名老中医临证丛书

刘启廷—方通用验案解读

刘启廷 刘荔 编著

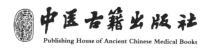

中医古籍出版社
Publishing House of Ancient Chinese Medical Books

图书在版编目（CIP）数据

刘启廷一方通用验案解读/刘启廷，刘荔编著.—北京：中医古籍出版社，2021.3
（名老中医临证丛书）
ISBN 978-7-5152-1921-9

Ⅰ.①刘…　Ⅱ.①刘…②刘…　Ⅲ.①验方-汇编-中国-现代　Ⅳ.①R289.5

中国版本图书馆 CIP 数据核字（2019）第 070357 号

名老中医临证丛书

刘启廷一方通用验案解读

刘启廷　刘荔　编著

责任编辑　黄鑫

封面设计　韩博玥

出版发行　中医古籍出版社有限公司

社　　址　北京市东城区东直门内南小街 16 号（100700）

电　　话　010-64089446（总编室）010-64002949（发行部）

网　　址　www.zhongyiguji.com.cn

印　　刷　廊坊市鸿煊印刷有限公司

开　　本　710mm×1000mm　1/16

印　　张　25

字　　数　422 千字

版　　次　2021 年 3 月第 1 版　2021 年 3 月第 1 次印刷

书　　号　ISBN 978-7-5152-1921-9

定　　价　99.00 元

自 序

　　中医药学以其悠久的历史和独特的疗效得到了广大人民群众的信任和拥护，为人类的繁衍昌盛做出了巨大的贡献。汉代医圣张仲景著《伤寒杂病论》，书中规范了人类所患疾病的发病规律，什么病因出现什么病，什么病机出现什么症状、什么证候，什么症状、什么证候使用什么方、什么药，证、方、证候、药物相应。如果出现并发症和合并症，都必须在原方的基础上加减药物。如果主症变了，那就改变药方，这样药味少，疗效佳，简便验廉，很受群众欢迎，连市场上的药房都有小方出售，只要病人到药房说出病名，开个小方拿几味药就治好了，各医院都有固定的协定处方，群众用药很方便，就连各大院校都规定每个学生要熟背 100 余首汤头。古代经方几千年盛行不衰，仍有药到病除的作用，为世界医林所瞩目。汉医传到日本后，《伤寒论》被奉为圣典，经方得到更广泛的使用，发挥出专病专方通治的作用。

　　但不知道从什么时候开始，这种有传承优势的方法逐渐发生了变化，市场上中药房不备小方了，医疗单位也不用协定处方了，中医简、便、验、廉的优势消失了，出现医生看病必须一人一方的情况，原因是中医有辨证论治的大法，只要用中药就得一人一方。这样，一个病人，找十个医生看病，得到的药方几乎没有同样的，致使疗效低下，也给一些居心不良的医生以发财的机会，一副药方一开就是几十味药，不仅疗效不佳，也加重了病人的经济负担。

　　中医药要发展，必须正确用好《伤寒杂病论》，依据《伤寒杂病论》辨证用药规律，明确诊病立方标准。笔者从初学起就在老师的指导下，运用《伤寒杂病论》的方药，每诊一个病人必须病证方药明确，用药要少而精，发挥单味药的作用。过去很多中医老前辈之所以治病疗效显著，所用方药都是从《伤寒杂病论》中有效经方发展而来的，例如，大黄牡丹皮汤治疗阑尾炎，茵陈蒿汤治疗黄疸型肝炎，麻杏石甘汤治疗各类小儿肺炎，乌梅汤治疗胆道蛔虫病等。我从 1993 年开始做中医传承指导老师以来，为每天接诊病人逐个建立病历，至今有病历 20 万份，2013 年进行初步总结，著《常见病一方通用经验方》，由中医古籍出版社出版发行，得到了广大中医药工作者的好评。该书主要总结了运用一病一方治疗常见内、外、妇、儿科 118 种病的情况。此后，又在《中国中医药报》连载《刘启廷经验方解读及医案医话》78 篇，得到了广大医务工作者及病人的好评。有些医生向我推荐病人，有些医生带着病人来，有些病人拿着报纸来找我看病，有些病人电话要求指导，全国各地都有，现在我又在《常见病一方通用经验方》的基础上，进行进一步整理，出版这部《刘启廷一方通用验案解读》，希望能够为中医药工作者提供更多参考。

再者，从我国医学发展的现状来看，有中医，有西医，而西医发展较快，西医是专病、专方、专法，针对性强，疗效好，什么细菌、什么病毒用什么药，都是固定不变的。实践证明，西医有治不了的病，中医也有治不了的病，必须按毛主席的指示，走中西医结合的道路，即中西并重，互相促进，西医发展得很快，中医也应该在原有的基础上进行发展。现在中医药的发展得到了国家的重视，习近平总书记很赞成中医的养生保健和治未病，要求要在原创的基础上发展中医事业，这是我们中医药界很好的发展机遇。我们要充分运用现代科学技术来发展中医，使中医在全球得到发展壮大，为人类的健康事业做出贡献。有感于此，特作序以引起广大中医药工作者的重视。

刘启廷

2018 年 10 月 8 日

前言

本书在前期出版的《常见病一方通用经验方》的基础上，进行整理提高，增加了综述部分——再论一病一方通用，首先说明什么是一病一方通用、为什么要一病一方通用；其次，我认为一病一方通用起源于汉代医圣张仲景所著《伤寒杂病论》，并结合多年的临床经验，介绍了《伤寒杂病论》病症方药以及治疗现代常见病所用的特异性方药，分《伤寒杂病论》与现在临床结合应用的特效方药、药症对应和常用中药用药心得400味三个部分进行归纳总结；最后介绍我在临床工作中应用辨证论治与一病一方通用的心得体会。

下篇分别对122种常见病一病一方通用经验方进行解读，在原书的基础上，增加了疾病的基本概念、病因病机、典型病例、按语、调护和预防，把中医养生保健和治未病的思想，贯彻于整个治疗过程，以提高临床疗效，有益于疾病早日康复。

医案医话部分是我的学术传承人刘荔副主任中医师专门整理的，她从小跟我学习，有丰富的临床工作经验，《中国中医药报》上刊登的78篇刘启廷经验方解读、名老中医临证经验和医案医话都出自她手，文章刊登后受到读者好评，许多外地患者持报纸前来求医问诊。

本书在编写过程中，得到已在北京从事中医临床工作的王玉主任的帮助，他不仅在临床上广泛使用我的方子，还为每一首方剂编写了歌诀，易于记诵。同时，本书的出版也得到医院领导的帮助和支持，在此表示衷心的感谢。

本书内容翔实，通俗易懂，易于掌握，适合名老中医药专家传承团队和广大医务工作者、中医药院校学生、基层中医工作者使用，有不当之处，敬请批评指正。

2018 年 10 月 8 日

专家介绍 ━━ ▬

　　刘启廷，1934 年出生，江苏铜山人。山东中医药大学附属临沂市中医医院主任中医师，教授，博士研究生导师。第二届国医大师候选人。2011 年被国家中医药管理局评为"全国名老中医药传承工作室老中医专家"，2014 年获得中华中医药学会颁发的"中医药学术发展成就奖"。

　　刘老从事中医临床工作 70 年，相继被评为省级、市级名中医，山东省第一批学术经验继承工作指导老师，全国第三批、第五批学术经验继承工作指导老师。曾任临沂地区人民医院医务科主任，临沂市中医医院副院长。兼任山东省中医药学会理事，临沂市中医药学会理事长。1991 年被评为临沂市级科技拔尖人才，1995 年被评为山东省先进助学个人。

　　刘老从 1964 年起在《中医杂志》发表学术论文，此后，相继在国家级、省级医学刊物上发表学术论文近百篇，编著医学专著 14 部，获得省级、市级科技成果二等、三等奖 12 项。

　　如今，85 岁高龄的刘老仍坚持在临沂市中医医院刘启廷全国名老中医传承工作室出诊，日门诊量七八十人，甚至过百人。刘老以善于治疗各种疑难杂病而闻名全国，尤推崇仲景经方学说，经长期临床验证，总结出一病一方、随症变化加减的效验方，用药以简、便、廉、捷而著称。他白天应诊，为患者服务，夜晚亲自总结经验，能让这些经验方为更广大的基层患者服务是刘老最大的心愿。

目　录

上篇　再论一病一方通用

下篇　验案解读

上篇 再论一病一方通用

第一章 一病一方通用概述

一、什么是一病一方通用

一病一方通用，也叫专病专方，就是根据每种病的病因、症状、体征，确定其属于什么样的疾病，每种疾病的病因、症状、体征都是固定不变的，其区别在于，根据病人的年龄、体质、气候、环境的不同，疾病症状、体征的轻重缓急有所差异。所以，只要是这种病，治疗的方药都有效，但是要根据同类药物性味、归经、功效的大小之分，随症选用合适的方药。任何一个学科的传承发展都必须有共同遵循的标准，这个标准是稳定的，当前妨碍中医药发展的一个障碍就是治疗病症所用方药没有固定的标准，我们中医药工作者，如果都能按照《伤寒杂病论》病证方药的理论体系诊病，那疗效就比较好。

现在有些医生看病没有一定的标准，随心所欲，先开西药，然后开中成药，再开中草药，每剂药二三十味，这样不仅不能治病，还会给病人增加经济负担。

只要有了标准，看病容易了，疗效自然也就有保障了，找你看病的人也就多了。我运用这一套标准，每天能接诊六七十人，有时一天都要看一百余人，能用中药治好的不用西药或中成药，如果中成药能治好的就用中成药，能用一味药治好的，就不用二味药，这样开方简练效高。

我掌握了这套标准，找我看病的人不仅来自本地，全国各地都有，一些病人把我治病的方子学成传家宝，亲戚、朋友一家几代人，谁有这种病都吃这方，而且吃了就好。这就是中医简、便、效、廉的优势。

二、一病一方通用的渊源

历代名医辈出，但没有哪一家能拿出一个针对固定病症对应不变的方药，只有张仲景的《伤寒杂病论》，将外感热病的病、证、症方药对应。《伤寒杂病论》是一部辨证论治的经典著作，被历代医家誉为方书之祖。可以说，一病一方通用就源于《伤寒杂病论》。

要明医理，首先要学好《伤寒论》，其病、证、症、方、药分明，根据疾病发生发展的规律，识症、定病、辨证、立法、选方、用药，方、药、症对应，取效迅速。只要病证不变，无论出现什么症状，都能在原方的基础上加减使用。在临床上，只要病、症状、方药对应，用之就有效，例如，胆道蛔虫用乌梅汤，急性阑尾炎用大黄牡丹皮汤，黄疸型肝炎用茵陈蒿汤，乙型脑炎高热用白虎汤，用上就有效。一部《伤寒论》将整个外感热病的发展规律、病症方药都讲得很清楚，全书归纳了 112 个病证，只用 93 味药，方简效高，是医生的必读之书。笔者从《伤寒杂病论》的病症方药数入手进行摸索，进而总结出规律，即现代临床常见病的特异性病症方药，将其命名为一病一方通用，以供同道参考。

第二章　《伤寒杂病论》与现代临床结合应用的特效方药

一、桂枝汤治疗表虚感冒

《伤寒论》第13条，太阳病，头痛，发热，汗出恶风，桂枝汤主之。

桂枝汤药用

桂枝9克，芍药9克，甘草6克，生姜9克，大枣12克。

上五味，咬咀三味，以水1400毫升，微火煮取600毫升，去滓，适寒温，服200毫升。服已须臾，啜热稀粥200毫升，以助药力。温覆令一时许，遍身漐漐，微似有汗者益佳，不可令如水流漓。

这种气虚感冒多见于小儿、老人体虚者，稍遇风寒即可出现头痛、畏寒、发热、出汗等全身不适，这时一剂桂枝汤就能解决。对经常反复发作者可以加玉屏风散，黄芪、炒白术、防风，可提高人们的免疫力，减少反复感冒。

二、麻黄汤治疗风寒感冒

病人外感风寒后突然出现恶寒、发热、无汗、头痛身疼、全身关节酸楚疼痛，舌淡，苔白，脉浮紧。即为风寒感冒，用麻黄汤。

麻黄汤药用

麻黄9克，桂枝6克，杏仁9克，甘草9克。

上四味，加水1600毫升，先煮麻黄减400毫升，去上沫，纳诸药，煮取500毫升，去滓，温服160毫升，取微汗即可。

因当前气候变暖，且麻黄能提取海洛因麻醉剂，临床一般不用麻黄，改用同类药，如紫苏叶、羌活、荆芥、桂枝等具有辛温解表作用的药物，其效果温和，可起到与麻黄汤同样的作用。

按照《伤寒论》的观点，风寒感冒必须从寒论治，《黄帝内经》也提出"今夫热病者，皆伤寒之类也"。张仲景认为：人伤于寒而传为热者，寒盛则生热也，寒散则热退。所以治疗风寒感冒，必须从寒论治。现在有些人受西医治疗流行性感冒的影响，一见头痛、恶风、发热就用清热解毒药，轻则用银花、黄连以清热解毒，或去医院注射抗生素，致使现在患气虚感冒的人越来越多，有人稍受风寒即发病，这是个人的一点见解，可供同道参考。

三、炙甘草汤治疗心律不齐

原文182条，伤寒，脉结代，心动悸，炙甘草汤主之。

本条是感冒治愈后，因原有气血两虚而出现心慌气短、睡眠不宁，脉缓，时有时无，即现代的二、三联率，证属气血不足，阴阳两虚，方用炙甘草汤。

炙甘草汤药用

炙甘草 12 克，生姜 9 克（切片），人参 6 克，生地 30 克，桂枝 9 克，阿胶 6 克，麦冬 15 克，火麻仁 15 克，大枣 10 枚。上九味以清酒 1400 毫升，水 1600 毫升，先煎八味，取 800 毫升，去滓，纳阿胶烊化，温服 200 毫升，一日三次。有人主张将火麻仁改为酸枣仁。本条未提及便秘，而提及睡眠不宁，本人有同样的意见。

现在炙甘草汤已推广用于治疗各种原因引起的心律失常，多发生于年老体弱的患者，或感冒愈后、或劳累、或心理压力过大等引起的乏力、气短、心慌、睡眠不宁，心电图检查提示心律失常、早搏等，效果显著。

四、麻杏石甘汤治疗各类肺炎引起的发热、咳喘

原文 63 条，发汗后，不可更行桂枝汤，汗出而喘，无大热者，可与麻黄杏仁甘草石膏汤。

162 条，下后不可更行桂枝汤，若汗出而喘，无大热者，可与麻黄杏仁甘草石膏汤。

麻黄杏仁甘草石膏汤药用

麻黄 12 克，杏仁 9 克，炙甘草 6 克，石膏 24 克。上四味加水 1400 毫升，煮麻黄减 400 毫升，去沫，入诸药，煮取 400 毫升，去滓，温服 200 毫升。

现在又被广泛应用于治疗呼吸系统感染性疾病，对喘息大叶性肺炎、支气管炎、百日咳有效，尤其对小儿更为适宜。

临床上只要出现发热、咳喘，舌红，苔微黄，脉浮数，用之都有神效。

五、旋覆代赭汤治疗各种眩晕症

原文 161 条，伤寒发汗，若吐若下，解后心下痞硬，噫气不除者，旋覆代赭汤主之。

旋覆代赭汤药用

旋覆花 9 克，人参 6 克，生姜 15 克，代赭石 3 克，炙甘草 9 克，半夏 9 克，大枣 12 枚。上七味，以水 2000 毫升，煮取 1200 毫升，去滓，再煎取 600 毫升，温服 200 毫升，日三服。

本方用旋覆花、生姜、半夏降低胃中痰的凝聚，温化痰饮；代赭石和胃降逆、止呕；人参、大枣、甘草补胃气，有提高整体生理机能的作用。

现在用本方稍做加减，可以治疗各种眩晕症。眩晕即突然头晕，站立不稳，感觉天旋地转，伴有恶心呕吐，如肝阳上亢者，则头痛脑胀，用前方加天麻 20 克，桑叶 20 克，龟板 20 克，磁石 20 克；如颈椎不适引起者，突然转头则引起眩晕、呕吐，用前方加葛根 30 克，天麻 20 克，川芎 15 克；如耳源性者，则有耳痛、听力下降或耳鸣，用前方加茯苓 30 克，猪苓 15 克，泽泻 30 克，夏枯草 15 克。一般服之都有效。

六、五苓散治疗功能性水肿

原文 71 条，太阳病，发汗后，大汗出，胃中干，烦躁不得眠，欲得饮水者，少少与饮之，令胃气和则愈。若脉浮，微热消渴者，五苓散主之。

五苓散药用

猪苓 9 克，泽泻 12 克，白术 9 克，茯苓 9 克，桂枝 6 克。上五味捣为散，以白饮和服方寸匕，日三服，即 5 毫升。现在都用汤剂煎煮，根据病情加大剂量，水煎服，日服三次。

本方猪苓、泽泻利水于下，白术、茯苓健脾利湿于中，助长阳气温动，桂枝通阳化气，助长阳气升动，使阳气温散性增强，加速水液的运行。

现在都用本方治疗功能性水肿。功能性水肿多见于体胖的中老年人，整日颜面眼睑浮肿，全身虚胖，下肢浮肿、疲乏无力，病因是气虚，气化功能失调。可加茯苓皮、冬瓜皮、生姜皮，以加速水液的代谢。

七、栀子豉汤治疗热病后虚烦

原文 76 条，……发汗吐下后，虚烦不得眠，若剧者，必反覆颠倒，心中懊憹，栀子豉汤主之。

栀子豉汤药用

栀子 9 克，香豉 9 克。上二味以水 800 毫升，先煎栀子得 500 毫升，纳豉，煮水 300 毫升，去滓，分二次温服。

本方栀子苦寒，苦以泻火，寒能清热，直接降低胸膈阳热的升温动性，但胸膈之热为郁热，即郁滞于内不散之热。故用香豉的辛微苦寒之性，以其辛甘宣散，助长郁热的升散之性，使其外透而解，其微苦寒则略具清热之功，能达到既使郁热升散宣透，又不助长热势之目的。药中二味有升有降，清宣郁热，应手取效。故常用于治疗热病愈后虚烦不眠、心中懊憹、神情不安，用之有效。

八、茵陈蒿汤治疗黄疸型肝炎

原文261条，伤寒七八日，身黄如橘子色，小便不利，腹微满者。茵陈蒿汤主之。

茵陈蒿汤药用

茵陈蒿18克，栀子9克，大黄8克。上三味，以水2400毫升，先煎茵陈蒿减1000毫升，纳二味，煮取600毫升，去滓，温服。

方以茵陈蒿苦燥脾湿，又能利湿邪从小便而去，为治疗肝脾湿热之主药，栀子清泄三焦湿热，大黄清泄阳明胃热。三药合用，使湿热分消于下而解，为治疗阳黄的主方。

治疗黄疸病应分清阳黄和阴黄，判断标准是：凡黄色如烟熏，暗而不明，伴见大便溏、小便黄、腹满、身冷、汗出不渴，脉沉微而细者，为阴黄；凡黄如橘子色，伴见口渴、腹满而紧、大便不畅、小便不畅，时有潮热，脉滑数者，为阳黄。阴黄者用茵陈蒿汤去栀子、大黄，加附子、干姜；阳黄者用茵陈蒿汤。

临床实践证明，茵陈蒿汤加减能治疗所有出现黄疸症状的疾病，特别是对于肝胆疾病，效果明显。

九、白虎汤治疗高热

原文219条，三阳合病，腹满身重，难以转侧，口不仁，面垢，谵语遗尿。发汗则谵语。下之则额上生汗，手足逆冷。若自汗出者，白虎汤主之。

白虎汤药用

知母18克，生石膏30克，炙甘草6克，粳米六合。以上四味，以水2000毫升煮米熟汤成，去滓，温服一升，日服三次。

本方为清热益气、健胃生津之剂，以石膏、知母寒凉性降减轻里热之升散温性，使热去、汗止、渴解、烦宁；粳米、甘草益气调中，调和知母、石膏的过分沉降，有保护阳气的升温性，平调阴阳而无太过之虞，体现了调节的二相性。

现在临床上将该方广泛用于治疗各种热性病，即大热、大汗、大渴、脉洪大，可以随症加减。如体虚的高热病人可以加人参，即人参白虎汤；湿热并重的病人可以加苍术，即苍术白虎汤。

十、竹叶石膏汤治疗热病汗后体虚心烦

原文 397 条，伤寒解后，虚赢少气，气逆欲吐，竹叶石膏汤主之。

本条说明热病愈后调整。由于热邪伤津，壮火食气，气阴两亏，故虚赢少气，胃气以下降为顺，乏力，气不足则下降无力而烦，上逆欲吐，故用益气生津降逆的竹叶石膏汤。

竹叶石膏汤药用

竹叶二把，石膏 30 克，半夏 9 克，麦冬 18 克，人参 6 克，炙甘草 6 克，粳米 15 克。上七味，以水 2000 毫升，煮取 1400 毫升，去滓，纳粳米，煮米熟，汤成去米，温服 200 毫升，日服三次。

本方为白虎汤加减而成，方中竹叶、石膏甘寒清热而解热除烦、止汗，人参、甘草益气，麦冬、粳米滋液，半夏降逆和胃，使其余热去而气液复，为治疗热病后期之良方。

临床上无论大人、小孩，只要是热病愈后症见余热未尽、口干心烦者，服用后都有效。

十一、大承气汤治疗肠梗阻

原文 252 条，伤寒六七日，目中不了了，睛不和，无表里证，大便难，身微热者，此为实也，急下之，宜大承气汤。

大承气汤药用

大黄 12 克，厚朴 15 克，枳实 9 克，芒硝 9 克。上四味，加水 2000 毫升，先煎厚朴、枳实，取 1000 毫升，去滓，加大黄煎取 400 毫升，去滓加芒硝，微火煮开，温服，得下，余勿服。

方中大黄苦寒清热，性沉降，力猛，直接降低胃肠阳热的升温动性；芒硝苦寒，助大黄以祛热，又能软化燥屎之凝聚，妙在枳实之苦寒、厚朴之苦温，二药性降，用以疏解气机之凝聚静性，助大黄、芒硝下行之力。诸药共奏祛实热、通积滞、除燥结之功。

现在用本方治疗各种肠梗阻患者及高热、神昏谵语、腹胀满、大便燥结者，服之可取效。

用大承气汤要抓住三个环节：

一抓诊断——判明腹胀便秘的原因、性质、部位、程度，确定用手术或非手术治疗。

二抓治疗——适合服用中药的患者要及时服用，及时观察，必要时可再服中药一次。

三抓效果——只要排矢气、通便，即可停药，不能久泻伤气。

十二、小承气汤治疗热病便秘

原文 213 条，阳明病，其人发汗，以津液外出，胃中燥，大便必硬，硬则谵语，小承气汤主之。若一服谵语止者，不可更与承气汤也。

小承气汤药用

大黄 12 克，厚朴 6 克，枳实 9 克。上药三味，以水 800 毫升，煮取 300 毫升，分温二服，初服当更衣，不尔者尽饮之，若更衣者勿服。

药用大黄为君，荡涤胃肠之燥屎；厚朴为臣，行气散满；枳实为使，破气导滞，不会大泄，以微和胃气更亢者，肠胃调和之象，故得和即止。

在临床上遇到高热、神昏谵语者一定要注意大便及腹胀的情况，如果便干多日不下、腹满不得气，在治疗方药的基础上加服小承气汤，对清热醒脑也有一定的作用。

十三、麻子仁丸治疗中老年人习惯性便秘

原文 247 条，趺阳脉浮而涩，浮则胃气强，涩则小便数，浮涩相搏，大便则硬，其脾为约，麻子仁丸主之。

麻子仁丸所治之病主要由于胃强热结，脾弱阴亏，优势的胃阳使肠中津液过分升散，而弱势的脾阴静守，不能约束肠中津液升散，致使津液偏渗膀胱而小便数，肠中津少则大便干硬，于是形成胃强脾弱的局部症状，称为脾约症。

麻子仁丸药用

麻子仁 60 克，白芍 15 克，大黄 6 克，厚朴 30 克，枳实 15 克，杏仁 30 克。上六味加工成细粉，用蜂蜜加工成药丸如桐子大，一次 10 丸，一日 3 次冲服。

用本方治疗老年习惯性便秘，效果极好。

十四、小柴胡汤治疗重感冒寒热往来、口苦、咽干、心烦欲吐、胁下胀满等症

原文 96 条，伤寒五六日，中风，往来寒热，胸胁苦满，嘿嘿不欲饮食，心烦喜呕，或胸中烦而不呕，或渴，或腹中痛，或胁下痞硬，或心下悸、小便不利，或不渴、身有微热，或咳者，小柴胡汤主之。

小柴胡汤药用

柴胡 15 克，黄芩 9 克，人参 9 克，半夏 9 克，炙甘草 9 克，生姜 9 克，大枣 12 枚。加水 2400 毫升，煮取 1200 毫升，去滓，再煎煮取汁 600 毫升，温服 200 毫升，日三服。若胸中烦不呕者，去半夏、人参，加栝蒌实一枚；若渴者，去半夏，加栝蒌根 12 克；若胸中痛者，去黄芩，加白芍 9 克；若胁下痞硬，去大枣，加牡蛎 12 克；若心下悸、小便不利者，去黄芩，加茯苓 12 克；若不渴，外有微热者，去人参，加桂枝 9 克，干姜 6 克。

临床上要牢记小柴胡汤的四大主症：①往来寒热；②胸胁苦满；③嘿嘿不欲饮食；④心烦喜呕。还要记住七个加减法：①胸中烦不呕，去半夏、人参，加栝蒌实；②胸中痛者，去黄芩，加白芍；③渴者，去半夏，加栝蒌根；④胁下痞硬，去大枣，加牡蛎；⑤心下悸、小便不利者，去黄芩，加茯苓；⑥不渴，外有微热者，去人参，加桂枝、干姜；⑦若咳者，去人参、大枣、生姜，加五味子、干姜。

临床上只要遇到出现小柴胡汤四大主症的患者，一般都可以用本方，取效神速。如感冒、疟疾、流行性腮腺炎、急性病毒性肝炎、产后发热等病用之疗效佳。

十五、大柴胡汤治疗急性胰腺炎

原文 165 条，伤寒发热，汗出不解，心下痞硬，呕吐而下利者，大柴胡汤主之。

大便不利应改为硬不利。

大柴胡汤药用

柴胡 15 克，黄芩 9 克，芍药 9 克，半夏 15 克，生姜 15 克，枳实 9 克，大黄 6 克，大枣 12 枚。上八味加水 2400 毫升，煮取 1200 毫升，去滓再煎，温服 200 毫升，日服三次。

本方即小柴胡汤去人参、甘草，加枳实、大黄、芍药而成，因邪实为主，故去人参、甘草加枳实、大黄，清泄阳明实热，以降低在里之阳的温动性，而胸腔心下结滞，妙在芍药酸苦敛阴，增强阴的静性以缓阳势之急迫而止胸脘咳、心下疼痛。本方是外解少阳、内泄清热、温清合方。

现在多用本方治疗急性胰腺炎、胆囊炎，特别是早期胰腺炎。

十六、十枣汤治疗大量胸腔积液及腹水症

原文 152 条，太阳中风，下利呕逆，表解者，乃可攻之。其人漐漐汗出，发作有时，头痛，心下痞硬满，引胁下痛，干呕短气，汗出不恶寒者，此表解里未和也，十枣汤主治。

十枣汤药用

芫花、甘遂、大戟。

上三味等分，为散，以水 300 毫升，先煎大枣 10 枚，去水 160 毫升，去滓，纳药末，强人服 1.5~3 克，赢人服半量，温服之。平旦服，若下后病不除者，明日更服，加半钱，得快下利后，糜粥自养。

本方甘遂、大戟苦寒有毒，芫花辛温有毒，苦辛合用，大力降低阴（饮）的凝聚性、静性，以峻泄逐饮，消满散结。大枣甘缓为君，补益脾土使邪去而正存，痞满消而脾无伤。

用本方来治疗肝硬化腹水、胸腹胀满有良效。只可暂时服用，得效即止。

关于十枣汤的剂量问题，原则上是各等分合用，一般每味药各用（3分）1 克，体弱者各用（2分）0.6 克。近期消化道出血及有出血倾向者、高热患者、有严重心脑血管疾病及体虚患者禁服。

十七、理中汤治疗虚寒腹痛、腹泻

原文 277 条，自利不渴者，属太阴，以其脏有寒故也，急温之，宜四逆辈。

理中汤是太阴病的主方，临床必见腹满、腹痛、呕吐、下利四大主症。

理中汤药用

人参、干姜、白术、炙甘草各 9 克，加水 1600 毫升，煎取 600 毫升，去滓，每次 200 毫升，日服三次。

药以干姜、白术、炙甘草温阳，温脾胃之寒，则腹满、痛、吐可除，人参用之助阳化气，为温中散寒之首选药。

十八、四逆汤治疗虚寒型脱症

原文 323 条，少阴病，脉沉者，急温之，宜四逆汤。

本条冠以少阴病，必有体弱、身寒、四肢发凉、精神疲惫、呼吸及脉细弱或昏睡等欲脱之象，必当温中回阳，四逆汤加人参效果尤佳。

四逆汤药用

炙甘草 6 克，干姜 4 克，生附子 9 克。上三味以水 600 毫升，煮取 240 毫升，去滓温服，重病人可用一段约 15 克大附子，干姜 9 克。

本方中附子生用，辛温性烈，温肾阳；干姜辛热，温脾阳；甘草缓和，以缓阳脱危急之势。

开方应君臣佐使之形，宜开生附子 9 克，干姜 4 克，炙甘草 6 克，如果能加人参 15 克，应把人参放在首位为君，这样才符合开方的规则。

现代临床上应用四逆汤治疗各种休克病人都有效。用参附汤回阳救逆，无论寒热病人，只要具备面苍、有汗、溲清、舌淡四大症状都可使用，特别对心力衰竭的病人，效果较好。

十九、真武汤治疗慢性肾病

原文 316 条，少阴病，二三日不已，至四五日，腹痛、小便不利、四肢沉重疼痛、自下利者，此为有水气，其人或咳、或小便利、或下利、或呕者，真武汤主之。

此条说明真武汤的治疗范围包括脉微细、但欲寐、四肢厥逆等典型少阴病主症，以及具有上述症状者，还有一些慢性肾炎、肾病综合征后期的病人。

真武汤药用

茯苓、芍药、生姜各 9 克，白术 6 克，熟附子 9 克。上五味加水 1600 毫升，煮取 600 毫升，去滓，温服，一日三次。

处方应为熟附子 9 克，炒白术 6 克，茯苓 9 克，生姜 9 克，芍药 9 克，甘草 9 克。

药以熟附子温阳散寒，白术燥湿行水，茯苓淡渗利水，生姜宣散水气，芍药养血和阴，甘草调和诸药。本方有温有行、阴阳两调，为温阳行水之首选方。

现在用本方来治疗慢性肾炎及肾病综合征后期，对消除蛋白尿、恢复肾功能有一定的帮助。

二十、黄连阿胶汤治疗心烦失眠

原文303条，少阴病，得之二三日以上，心中烦，不得卧者，黄连阿胶汤主之。

本病未从阳虚阴盛化，而从阴虚阳亢化，即是所谓少阴热化证，当用滋阴清热的黄连阿胶汤治疗。

诊断要点是心中烦、不得卧、舌红少苔、脉细数，并有口干舌燥、手足发热。

黄连阿胶汤药用

黄连12克，黄芩6克，芍药6克，阿胶9克，鸡子黄2枚。前三味加水1200毫升，煮取400毫升，去滓，放入阿胶烊化，少冷，纳鸡子黄，混合，温服，每次120毫升，一日三次。

方以黄连、黄芩苦寒泄热，阿胶、芍药甘润酸敛，鸡子黄滋润，滋阴复营，以增强阴之沉凝性，使其阳降则心宁，阴复则神安。

现在用本方治疗阴虚火旺、心肾不交所致失眠，有较好的效果。

二十一、乌梅汤治疗胆道蛔虫

原文338条，伤寒，脉微而厥，至七八日肤冷，其人躁无暂安时者，此为脏厥，非蛔厥也。蛔厥者，其人当吐蛔。今病者静，而复时烦者，此为脏寒。蛔上入其膈，故烦，须臾复止，得食而呕，又烦者，蛔闻食臭出，其人当自吐蛔。蛔厥者，乌梅丸主之。又主久利。

乌梅丸药用

乌梅300克，细辛18克，干姜30克，黄连48克，附子18克，当归12克，蜀椒12克，桂枝18克，人参18克，黄柏18克。除乌梅外九味轧成细末过筛，以苦酒渍乌梅一宿，去核，蒸之五斗米下，饭熟捣成泥，和药面混合放臼中，加入蜜，杵千下，制成丸如梧桐子大，一次10丸，日三次，加至20丸。禁生冷、滑物、臭食。

本方以乌梅之酸敛肠，使蛔闻酸而静，用黄连、黄柏之苦寒清泄膈热，即所谓得寒则安，而除其痛、热、心烦、口渴、知饥、苔黄；用干姜、细辛、当归、附子、蜀椒、桂枝之辛热祛寒，温肠胃之寒，使蛔得温而安，而阳得以温煦发散，其不欲饮食得食更甚，久利、肢厥、脉微等症亦除；以人参固本。故本方为寒热并用、攻补兼施、扶正安蛔之首选方。

现在用乌梅丸治疗胆道蛔虫，胆道蛔虫的典型症状是发作性上腹痛，呈绞痛状，呕吐蛔虫，时痛时止，痛时手足发凉，心烦不安，脉细微，好时如常人。

一般都用乌梅汤，处方：乌梅30克，细辛5克，蜀椒15克，干姜15克，附子10克，黄连10克，黄柏10克，当归15克，桂枝15克，人参15克。加水2000毫升，煎成1000毫升，每次服药200毫升，4小时服药一次。必须连续服药，一般3~5剂就可治愈，注意温服，熬出的药汁不要过多。

二十二、白头翁汤治疗细菌性痢疾

原文371条，热利下重者，白头翁汤主之。

热利即西医菌痢，必须具备发热、腹痛、下痢、脓血便，量少，小腹急迫，即里急后重，肛门灼热，小便烧灼感，舌质红，苔黄，脉滑数。

白头翁汤药用

白头翁6克，可增加至10~15克，黄柏9克，黄连9克，秦皮9克。上四味加水1400毫升，煮取400毫升，去滓，温服200毫升，不愈，再服200毫升。

本方四味药均以苦寒之性而善走肠道，寒能泄热，迅速降低肠中阳之温热性而治下利脓血、肛门灼热等症。苦能燥湿，能除肠中壅滞，调畅气机，消除里急后重及腹痛。虽只有四味药，但功效显著。

现在用本方治疗急性细菌性痢疾，效果非常好，越早治疗则效果越好。

细菌性痢疾即中医常见的"肠辟""下利""滞下""便脓血"之类。

热痢和慢性腹泻不一样，不能认为便稀次数多、腹痛就是痢疾。慢性腹泻也称慢性肠炎，大多因虚寒气滞所致。

二十三、四逆散治疗四肢发凉类杂症

原文318条，少阴病，四逆，其人或咳、或悸、或小便不利、或腹中痛、或泄利下重者，四逆散主之。

本条言少阴病，此四逆绝非寒厥、热厥之逆，乃是阳气郁于里不能达于四肢，即所谓气郁致厥，为气机不疏所致，此病的诊断标准是手足不温、胸胁满闷疼痛或腹中痛、泄利下重，或咳、或悸、或小便不利，脉弦。

四逆散药用

柴胡、芍药、枳实、炙甘草。上四味各10分，捣筛，白饮和服5毫升，日3次。咳者，加五味子、干姜；小便不利者，加茯苓；腹中痛，发凉者，加附子、炮姜；泄利下重者，先用水1000毫升煮薤白30克，煮取600毫升，去滓，以散18克，纳汤中，煮取300毫升，分3次服。

方以柴胡苦平，升阳解郁；枳实微苦，散积通滞，二者旨在提高阳之升散性；芍药、甘草酸甘和阴，以制约其升散疏利太过。本方为宣疏郁滞、平正通达之剂。

现在临床上凡遇到四五十岁妇女胸满腹痛、四肢发凉者，用四逆散治疗都有效。

以上是笔者多年的临床经验，以供读者参考。

第三章 药症对应

张仲景《伤寒杂病论》认证组方，不仅要方证对应，还要药症对应，达到有是症用是药。症状是用药的依据，也体现了药物性味归经的重要性。如桂枝汤证，属风邪外袭、营卫不和，组方用桂枝汤调和营卫。桂枝汤主治症状是发热恶风、自汗、头昏、苔白、脉缓，用桂枝、生姜辛温通阳，芍药、甘草、大枣酸甘敛阴，达到营和而病除。再如小柴胡汤属寒邪入里，在半表半里之间，寒热相争，即少阳证，主症是寒热往来、口苦咽干、胸胁苦满、心烦喜呕，药用柴胡味苦、性平、质轻，能升能降，其气轻而升浮，味苦而降泄，能疏达半表半里之气机，使半表之阴阳调达而除寒热往来，祛胸胁苦满，为平调阴阳之主药。黄芩味苦性寒，清泄半表半里郁热而除心烦、口苦咽干、目眩；半夏、生姜味辛性温，解除半里阴邪之凝聚而和胃止呕；黄芩与半夏合用有辛开苦降之妙；用人参、甘草、大枣以扶正，使邪从半表半里出表，汗出而解。所以，小柴胡汤是少阳病的主方主药。

从以上两则可以看出，中医治病不是凑合，而有一定的规律可循。你看一个病，开出一个方子，能叫人一看就知道是什么病，什么证，有哪些症状。不像现在有些医生治病，是病不明、证不清，只根据症状就开出杂乱无章的四五十味中药的方子，这样的话，中医能发展吗？要想发展中医，必须要学好《伤寒杂病论》，掌握其临床思维观，认识疾病，首先抓主症，以症定病，以病因、病性、病势辨证求因，审因论治，立法定方遣药，才能做到药味少、疗效高。这样，中医才能传承发展。

一、症状部位辨证用药规律

1. 头痛：前额痛用羌活，两太阳穴痛用白芷，头顶痛用藁本，后头痛用葛根、羌活，满头痛用天麻、石决明，偏头痛用蔓荆子、川芎、细辛。

2. 脑鸣：虚者用龟甲、磁石、制首乌、枸杞；实者用夏枯草、牡蛎、桑叶。

3. 耳鸣：虚者用龟甲、何首乌、枸杞、山萸肉；实者用夏枯草、龙胆草。

4. 鼻干，用芦根、黄芩、地骨皮；鼻出血，用大蓟、小蓟。

5. 鼻塞，用苍耳、鹅不食草、辛夷；鼻流清涕，用炒白芍、桂枝；鼻无味，用藿香、佩兰。

6. 咽喉干燥，用麦冬、沙参、桔梗；咽喉痛，用板蓝根、牛蒡子、马勃、射干；咽喉刺痒，用地骨皮、炙桑白皮。

7. 口唇干痒，用生石膏、地骨皮、芦根。

8. 舌痛，用淡竹叶、莲子心、白附子、天麻。

9. 舌麻木、发硬，用白附子、天麻。

10. 颈部淋巴结肿大，用夏枯草、浙贝母、蜈蚣、炮山甲。

11. 甲状腺肿大，囊性者用海藻、昆布；结节者用夏枯草、蜈蚣、炮山甲。

12. 肩背冷痛，用羌活、片姜黄。

13. 胸闷，用薤白、枳实、檀香。

14. 胸胁痛，用川楝子、延胡索。

15. 上腹胀、嗳气，用半夏、陈皮、厚朴、紫苏梗。

16. 嘈心腹胀，用广木香、槟榔、大腹皮。

17. 小腹痛，用小茴香、橘核。

18. 阴部潮热，用黄柏、土茯苓。

19. 阴囊肿痛，用小茴香、橘核、没药、川楝子。

20. 下肢痛，用独活、木瓜、桂枝。

21. 膝关节痛，用白芥子、木瓜。

22. 下肢浮肿，用紫苏叶、木瓜、赤小豆、薏苡仁。

23. 脚痛，用防己、木瓜。

24. 脚后跟痛，用白蒺藜加醋。

25. 黄疸，用茵陈蒿、青蒿、大枣。

26. 结石，用金钱草、海金沙、鸡内金、郁金。

27. 过敏，用蝉衣、荆芥、青蒿、徐长卿。

28. 腹水，用大腹皮、椒目、二丑、大戟、芫花、甘遂。

29. 胸水，用葶苈子、大枣。

30. 睾丸痛，用小茴香、橘核、没药。

31. 自汗，用黄芪、人参、炒白芍、桂枝、五味子。

32. 盗汗，用当归、黄芪、生地、熟地、黄连、黄芩、黄柏、煅龙牡。

33. 失眠，用酸枣仁、珍珠母、莲子心、合欢皮。

34. 哮喘，用蜜麻黄、紫苏子、蛤蚧。

35. 咳嗽，用蜜百部、川贝、桔梗、白前。

36. 痢疾，用白头翁、黄连、黄芩、黄柏。

37. 泄泻，夏天用白扁豆、薏苡仁、滑石、甘草。

38. 止血：止鼻血，用黄芩炭、小蓟炭；止牙龈出血，用玄参；止咳血，用三七、白及、藕节炭、黄芩炭、侧柏炭；止上消化道出血，用白术炭、白及、大黄炭；止下消化道出血鲜红，用槐米、地榆；止子宫出血，用血余炭、棕炭、三七参。

39. 通便：肠热者，用大黄、玄参、槐米；无力排便者用生白术、山药、人参、柏子仁；伤津缺液者用天花粉、玄参、火麻仁；血瘀者可用桃仁、大黄。

二、脏腑病症辨证用药规律

1. 心与小肠

心者，君主之官，神明出焉，主一身血脉运行；小肠者，受盛之官，化物出焉。常见病症有：

（1）心阳虚：症见心悸，气喘，心痛，肢冷，体寒，手足、唇鼻青紫黯，面苍白，舌淡，苔白，脉细弱。

常用方剂：养心汤或四逆汤。

常用药物：红参、附子、干姜、茯苓、桂枝。

（2）心阴虚：症见心悸，心烦，惊惕不安，少寐多梦，面虚红润，舌淡红尖赤，苔白，脉细数。

常用方剂：天王补心丹、朱砂安神丸。

常用药物：西洋参、麦冬、五味子、茯苓、菖蒲。

（3）痰火扰心：症见癫狂焦躁，不寐，心悸，面红赤，舌红干裂，脉滑数。

常用方剂：清心化痰丸、礞石滚痰丸。

常用药物：茯苓、菖蒲、半夏、礞石、朱砂、琥珀。

（4）饮邪阻遏心阳：症见心悸，眩晕，恶心呕吐，胸闷，嗳气，脘腹痞满，肠鸣，畏寒，舌淡，苔厚，脉沉滑或沉紧。

常用方剂：温胆汤。

常用药物：茯苓、菖蒲、郁金、半夏、干姜、炒白术。

（5）心血瘀阻：症见心悸，心前区闷痛，面青紫，舌有瘀斑或瘀点。

常用方剂：血府逐瘀汤。

常用药物：当归、川芎、桃仁、红花、丹参、檀香、降香。

（6）心脾两虚：症见食少倦怠，气短神怯，健忘，少寐，舌淡，苔白，脉缓。

常用方剂：人参归脾丸。

常用药物：人参、黄芪、茯苓、白术、半夏、酸枣仁、珍珠母。

（7）心肾不交：症见心烦，失眠多梦，潮热盗汗，腰膝酸软，遗精，尿频，舌红，无苔，脉虚数。

常用方剂：黄连阿胶汤、交泰丸。

常用药物：茯苓、菖蒲、郁金、黄连、肉桂、莲子心、阿胶、鸡子黄。

（8）阴阳两虚，兼见气血亏损：症见心悸，体倦乏力，容易出汗，活动后气喘，舌少苔，脉结代。

常用方剂：炙甘草汤、十全大补丸。

常用药物：生地、西洋参、麦冬、炙甘草、桂枝。

（9）水气凌心：症见全身浮肿，心慌气短，胸闷憋气，舌淡，苔白，脉沉滑。相当于现代医学心包积液。

常用方剂：五苓散、葶苈大枣泻肺汤加黄芪。

常用药物：黄芪、桂枝、人参、茯苓、猪苓、泽泻、炒白术、葶苈子、大枣。

（10）心热下移小肠：上见心烦、口舌生疮、咽痛、耳鸣，下见小便赤涩、灼热，尿痛，尿血，舌尖赤，脉滑数。

常用方剂：上则清心汤、下则导赤散。

常用药物：黄连、竹叶、升麻、大黄、生地、木通。

（11）小肠虚寒：症见小腹隐痛，肠鸣腹泻，小便频数，舌淡，苔白，脉细。

常用方剂：吴茱萸散。

常用药物：吴茱萸、小茴香、炮姜、补骨脂、益智仁。

（12）小肠气痛：症见小腹急痛，连及腰脊，下控睾丸，舌淡，苔白，脉沉细。

常用方剂：天台乌药散。

常用药物：乌药、小茴香、荔枝核、橘核。

2. 肝与胆

肝者，将军之官，谋虑出焉；胆者，中正之官，决断出焉。肝居胁下，胆附于中。常见病证有：

（1）肝气郁结：症见胁痛，恶心，呕逆，腹痛，腹泻，胁腹流窜作痛，口苦，舌红，苔白，脉弦。

常用方剂：柴胡疏肝散、金铃子散。

常用药物：柴胡、郁金、川楝子、延胡索、半夏、厚朴、紫苏梗。

（2）肝火上炎：症见胁痛，恶心呕吐，眩晕，耳鸣，目赤，心烦意乱，面红，舌赤，苔黄，脉细数。

常用方剂：龙胆泻肝丸。

常用药物：生地、龙胆草、大黄、牡丹皮、炒栀子、半夏、陈皮、柴胡、赤芍。

（3）肝阳上亢：症见头晕脑胀，昏沉欲倒，恶心欲吐，肢体麻木，走路发飘，面红目赤，舌红，苔白，脉弦。

常用方剂：天麻钩藤饮、羚羊钩藤饮。

常用药物：天麻、钩藤、石决明、羚羊角、生龙牡、龟板、磁石、夏枯草、桑叶。

（4）寒凝肝脉：症见少腹胀痛，睾丸坠胀，或阴缩发凉，舌润，苔白，脉沉弦。

常用方剂：暖肝煎。

常用药物：小茴香、橘核、肉桂、吴茱萸、荔枝核、川楝子。

（5）肝阴虚：症见两目干涩，视物昏花，头晕耳鸣，心烦，失眠，面红润，舌红，苔白，脉细弦。

常用方剂：杞菊地黄丸。

常用药物：枸杞、菊花、天麻、钩藤、生龙牡、夏枯草。

（6）肝气犯胃：症见胸脘满闷作痛，恶心呕吐，嗳气不畅，食欲不振，面青，舌红，苔白，脉弦。

常用方剂：四逆散和左金丸。

常用药物：柴胡、半夏、陈皮、厚朴、紫苏梗、延胡索、川楝子。

（7）肝脾不和：症见厌食，腹胀，肠鸣，便溏，舌淡，苔白，脉缓稍弦。

常用方剂：逍遥散。

常用药物：当归、炒白芍、柴胡、半夏、陈皮、茯苓、炒白术。

（8）肝胆不宁：症见虚烦不寐，噩梦惊恐，胆怯易惊，气短乏力，舌红，苔薄黄，脉弦细。

常用方剂：酸枣仁汤。

常用药物：茯苓、菖蒲、琥珀、酸枣仁、珍珠母、灯心草。

（9）肝火犯肺：症见胸胁刺痛，咳嗽阵作，咳血，性急善怒，面赤，口干，咽干，舌红，苔黄，脉弦细。

常用方剂：黛蛤散、泻白散。

常用药物：地骨皮、炙桑白皮、牡丹皮、炒栀子、石膏、芦根。

（10）肝肾阴虚：症见颜面憔悴，两颊嫩红，咽干舌燥，目涩羞明，腰膝酸软，五心烦热，盗汗，尿涩，舌红，少苔，脉细。

常用方剂：一贯煎。

常用药物：生地、菊花、枸杞、制首乌。

（11）胆虚：症见头晕呕吐，易惊少寐，视物模糊，舌红，苔薄，脉弦细。

常用方剂：酸枣仁汤。

常用药物：酸枣仁、半夏、龙骨、牡蛎。

（12）胆实：症见头晕目眩，胸胁满痛，口苦，呕吐苦水，易怒，少寐多梦，舌红，苔黄，脉弦。

常用方剂：龙胆泻肝汤。

常用药物：生地、龙胆草、柴胡、黄芩、半夏、竹茹。

3. 脾与胃

脾胃者，仓廪之官，五味出焉。常见病证有：

（1）脾阳虚：症见面黄，脘冷，或泛吐清水，腹胀，便溏，舌体胖，苔白，脉濡细。

常用方剂：理中汤。

常用药物：人参、附子、干姜、茯苓、半夏。

（2）中气虚：症见消瘦，全身无力，气短懒言，纳呆，腹胀，肠鸣，便溏，舌淡，苔白，脉缓弱。

常用方剂：补中益气汤。

常用药物：人参、茯苓、炒白术、干姜。

（3）湿热内蕴：症见身重体困，皮肤瘙痒，面目发黄，脘腹痞满，食欲不振，小便黄赤，舌红，苔白或黄腻，脉濡数。

常用方剂：茵陈蒿汤。

常用药物：茵陈、炒栀子、茯苓、炒白术、薏苡仁、生姜、大枣。

（4）寒湿困脾：症见体寒身重，上腹饱闷，无食欲，便溏或泄泻，舌质淡，苔白，脉缓弱。

常用方剂：胃苓散。

常用药物：茯苓、半夏、干姜、桂枝、炒白术、砂仁。

（5）脾胃不和：症见胃脘痞满，食入难消，嗳气作呕，恶心欲吐，舌淡，苔白，脉缓。

常用方剂：香砂六君子丸。

常用药物：茯苓、半夏、炒白术、砂仁、党参。

（6）脾肾阳虚：症见少气懒言，怯寒肢冷，便溏，舌淡，苔白，脉沉细。

常用方剂：理中汤、四神丸。

常用药物：人参、附子、干姜、茯苓、炒白术。

（7）脾湿犯肺：症见咳吐痰涎，胸闷气短，胃纳不佳，舌淡，苔白稍腻，脉滑。

常用方剂：二陈汤。

常用药物：茯苓、半夏、陈皮、干姜、炒白术。

（8）心脾两虚：见心病。

（9）寒邪犯胃：症见胃脘胀满、痞痛，泛吐清水，恶心呕吐，畏寒喜暖，舌淡，苔白，脉迟。

常用方剂：高良姜汤、良附丸。

常用药物：高良姜、香附、半夏、陈皮、厚朴、生姜。

（10）脾胃湿热：症见消谷善饥，口渴，呕吐，嘈杂，恶心，口臭，龈肿溃烂或出血，舌赤，苔黄，脉滑。

常用方剂：清胃散。

常用药物：茯苓、半夏、陈皮、炒栀子、玄参、黄连、大黄。

（11）胃虚：症见胃脘痞满，食入不化，时时嗳气，便溏，体弱，舌淡，苔白，脉弱。

常用方剂：建中汤。

常用药物：茯苓、炒白术、党参、半夏、砂仁。

（12）胃实：症见食滞不消，脘腹胀满，口臭，嗳腐，恶心呕吐，大便不爽，舌红，苔黄，脉滑。

常用方剂：保和丸。

常用药物：茯苓、半夏、陈皮、焦山楂。

4. 肺与大肠

肺者，相傅之官，治节出焉；大肠者，传导之官，变化出焉。常见病证有：

（1）风寒束肺：症见恶寒发热，头痛身痛，鼻塞流涕，咳嗽痰稀，舌淡，苔白，脉浮。

常用方剂：麻黄汤或小青龙汤。

常用药物：麻黄、细辛、杏仁、半夏、陈皮。

（2）风热乘肺：症见咳嗽喘促，痰黄黏稠，或咳吐脓血臭痰，胸痛引背，鼻干气急，身热烦渴，咽喉肿痛，便干尿黄，面红，舌红，苔黄燥，脉浮数。

常用方剂：千金苇茎汤或泻肺汤。

常用药物：生石膏、麻黄、杏仁、地骨皮、桑白皮、芦根、川贝。

（3）痰浊阻肺：症见咳嗽气喘，喉中痰鸣，痰黄黏稠，胸胁支满而痛，喘息不得卧，面浮肿，舌淡，苔白，脉滑。

常用方剂：泻肺汤。

常用药物：茯苓、半夏、胆南星、天竺黄、竹沥、陈皮、干姜、葶苈子。

（4）肺燥伤阴：症见咳嗽气逆，痰少质黏，或痰中带血，潮热盗汗，夜寐不宁，口干咽燥，面红，舌红，少苔，脉细数。

常用方剂：百合固金汤。

常用药物：沙参、麦冬、百合、桔梗、诃子。

（5）肺气亏损：症见咳而气短，痰稀，倦怠懒言，声音低沉，形寒肢冷，自汗，舌淡，苔白，脉细弱。

常用方剂：补肺汤。

常用药物：人参、黄芪、沙参、山药。

（6）脾虚肺阻、痰湿内犯：症见纳呆便溏，咳嗽痰多，倦怠无力，面目浮肿，舌淡，苔白，脉濡弱。

常用方剂：四君子汤。

常用药物：人参、炒白术、茯苓、薏苡仁、半夏、陈皮。

（7）肺肾两虚：症见咳嗽夜剧，腰腿酸软，动则气促，潮热盗汗，舌红，少苔，脉细数。

常用方剂：生脉散。

常用药物：人参、五味子、麦冬、地骨皮、煅龙骨、煅牡蛎。

（8）大肠虚寒：症见腹痛肠鸣，大便稀溏，小便清长，舌淡，苔白，脉缓。

常用方剂：胃苓散。

常用药物：人参、炮姜、补骨脂、肉豆蔻、炒白术。

（9）大肠实热：症见口燥唇焦，大便干结，肛门灼热肿痛，小便黄赤，舌红，苔黄燥；或下痢赤白脓血，里急后重，发热身重，舌红，苔黄燥，脉滑。

常用方剂：前者用凉膈散；后者用白头翁汤。

常用药物：前者用玄参、大黄；后者用黄连、黄芩、黄柏。

（10）虚寒证：症见久痢泄泻，或每遇寒冷则腹痛、腹泻，常年不愈，五更必泻，四肢不温，肛门下脱，面青㿠白，舌淡，苔白，脉细微。

常用方剂：四神丸或真人养脏汤。

常用药物：炒白术、炮姜、肉桂、吴茱萸、补骨脂、肉豆蔻、防风、陈皮。

（11）肠实证：分热实和寒实两种。热实，症见发热呕吐，脘腹胀痛，大便干结；寒实，症见身冷，腹痛，便结。

常用方剂：前者用承气汤，后者用温脾汤。

常用药物：前者用大黄、枳实、厚朴、元明粉；后者用人参、附子、干姜、当归、大黄、元明粉、甘草。

5. 肾与膀胱

肾者，作强之官，伎巧出焉；膀胱者，州都之官，津液藏焉，气化则能出焉。常见病证有：

（1）肾阴虚：症见形体虚弱，头晕耳鸣，健忘少寐，腰膝酸软，遗精早泄，口干，舌红，少苔，脉细。

常用方剂：六味地黄丸。

常用药物：熟地、山药、山萸肉、茯苓、牡丹皮、泽泻、炒杜仲、巴戟天。

（2）肾阴虚火旺：症见面红唇赤，潮热盗汗，腰脊酸痛，虚烦不寐，阳亢遗精，口干咽燥，尿黄，便干，舌红，苔少，脉细数。

常用方剂：人参胡桃汤或参蛤散。

常用药物：人参、黄芪、五味子、核桃仁、蛤蚧、炙桑白皮、黄柏、知母。

（3）肾阳不振：症见面色淡白，腰膝酸软，阳痿，头昏，耳鸣，形寒，尿频，舌淡。苔白，脉沉弱。

常用方剂：金匮肾气丸、右归丸。

常用药物：附子、肉桂、巴戟天、沙苑子、山萸肉、仙茅、淫羊藿、当归、阳起石、鹿茸。

(6) 肾虚水泛：症见周身浮肿，下肢尤甚，按之如泥，腰腹胀满，尿少；或咳逆上气，咯痰稀薄，动则气喘，面浮，舌淡，苔白，脉沉滑。

常用方剂：真武汤。

常用药物：黄芪、茯苓、猪苓、炒白术、桂枝、泽泻、冬瓜皮、姜皮、附子。

(7) 水气凌心：症见心悸不宁，水肿，胸腹胀满，咳嗽憋气，气短喘息、不能平卧，四肢厥冷，舌淡，苔白，脉虚数。

常用方剂：真武汤。

常用药物：茯苓、桂枝、黄芪、附子、白术、白芍、蜜麻黄、葶苈子、大枣、生姜。

(8) 肾虚土衰：症见大便溏泄，完谷不化，滑泄不禁，腹胀食少，神疲形寒，肢软乏力，舌淡，苔白，脉沉迟。

常用方剂：四神丸、痛泻药方。

常用药物：吴茱萸、补骨脂、五味子、炒白术、炒白芍、肉豆蔻、防风、陈皮。

膀胱者，州都之官，津液藏焉，气化则能出矣。

膀胱的主要功能是贮尿与排尿，贮尿与排尿主要靠气化功能。

膀胱主病，膀胱不利为癃、不约为遗溺。补气用肉桂；破气用荔枝核；清膀胱湿热用猪苓、泽泻、地肤子、黄柏、川楝子、滑石。

第四章　常用中药 400 味用药心得

根据张仲景《伤寒杂病论》药味少、效力大、疗效佳的用药特点，重点掌握常用药物的性味、归经及药物作用。

第一节　解表药

解表药皆以辛能发散、温能散寒、凉能清热为功用，通过发汗解肌，使人体出汗或微汗，以发散病邪，其具体作用包括以下几方面：

1. 发汗解表，治伤风感冒。

2. 宣肺止嗽，治表邪犯肺型咳喘，如支气管炎、肺炎初期、百日咳等。

3. 解痉止痛，治感冒头痛、高血压头痛及一些功能性头痛、风湿或类风湿性关节炎。

4. 透发疹毒，治风疹、麻疹。

因药物的性味及归经不同，有共性，也有个性，可分为两大类论述。

一、辛温解表药

凡是有辛温发散作用的药物都称为辛温解表药。

1. 麻黄　性温，味辛、苦；入肺、膀胱经。

功效特点：本品辛温大热，对表里寒邪较重及水肿实证，兼有恶寒的风水证、寒凝肌肤经络者，非麻黄不能解。

2. 桂枝　性温，味甘；入心、肺、膀胱经。

功效特点：本品发汗功能缓和，能调和营卫之气，多用于治疗表虚感冒。其温经通阳功效较强，配黄芪温经通阳，以助气化，能补心阳、止心悸。

3. 紫苏　性温，味辛；入肺、脾经。

功效特点：发表散寒，行气宽中，对外感风寒兼脾胃损伤者更为适用，还可解鱼蟹之毒。

4. 荆芥　性微温，味辛；入肺、肝经。

功效特点：气味轻扬，故能驱散风寒邪毒，祛风解痉。

5. 羌活 性温，味辛、苦；入膀胱经。

功效特点：散风化湿，透达关节、头目，可治疗感冒头痛、全身关节痛，其药力走上，善治头及上肢关节痛。

6. 防风 性微温，味辛、甘；入膀胱、肝、脾经。

功效特点：其性升浮走表，为祛风胜湿之要药。

7. 白芷 性温，味辛；入肺、胃经。

功效特点：本品辛散通透，温燥上升力强，善治风寒引起的头及眉棱骨痛。

8. 藁本 性温，味辛；入膀胱经。

功效特点：善达巅顶，专治太阳头痛、巅顶剧痛、痛连齿颊。

9. 细辛 性温，味辛；入心、肺、肾经。

功效特点：本品性温香窜，通窍散寒，善散少阴经寒邪，疏风解表，又能温里，对寒性或寒湿性头痛、关节痛有特效。

10. 辛夷 性温，味辛；入肺、胃经。

功效特点：本品辛温，香窜走上，善通鼻窍，尤善于治疗鼻渊头痛、鼻塞、香臭不闻、浊涕常流。

11. 生姜 性微温，味辛；入肺、胃、脾经。

功效特点：温中散寒，解表发汗，和胃安中，解诸药食之毒。

12. 葱白 性温，味辛；入肺、胃、脾经。

功效特点：本品性温辛散，轻扬肺气，开腠理，通毛窍，散风寒，可作日常防病之用。

13. 胡荽 性温，味辛；入肺、胃经。

功效特点：本品香窜透发之力较强，平时可用于芳香开胃，麻疹初起时可用于透疹散邪。

14. 香薷 性温，味辛；入肺、胃经。

功效特点：既能发汗解表，又能祛湿化暑，是治疗暑季感冒的专用药。

15. 鹅不食草 性温，味辛；入肺、大肠经。

功效特点：本品能透窍散寒，治疗鼻渊、寒哮及百日咳。

16. 苍耳子 性温，味辛、苦；入肺、肝、脾、胃经。

功效特点：发汗通窍，散风祛湿，能上达脑巅，下行足膝，外达皮肤，专治鼻渊流涕。

二、辛凉解表药

1. 薄荷　味辛，性凉；入肺、肝经。

功效特点：疏解风热，清利头目，透疹解秽。

2. 牛蒡子　味辛，性寒；入肺、胃经。

功效特点：疏散风热，利咽散结，解毒透疹。

3. 蝉蜕　味甘，性寒；入肺、肝经。

功效特点：轻浮宣散，走表向上，皮火风疹及风火眼疾皆可选用该药。

4. 桑叶　味甘，性寒；入肺、肝经。

功效特点：用于风火上攻之头目不清及肺热咳嗽。

5. 菊花　味甘、苦，微寒；入肺、肝经。

功效特点：解毒散热，善治肝阴不足之头晕，能养肝明目。

6. 蔓荆子　味苦、辛，性平；入肝、膀胱经。

功效特点：清头目，为治疗偏头痛之圣药。

7. 淡豆豉　味辛、甘，性微寒；入肺、胃经。

功效特点：既能宣透表邪，又能宣散郁热，为治疗病后胸中烦乱专用药，也是妊娠感冒常用药。

8. 浮萍　味辛、性寒；入肺经。

功效特点：善通毛窍，解表发汗，故有发汗胜于麻黄之说，能消水肿、透疹。

9. 葛根　味甘、辛，性平；入脾、胃经。

功效特点：能解肌发表，善治头颈强痛。

10. 柴胡　味苦、性平；入肝、胆、心包络经。

功效特点：专治寒热往来，为治疗少阳证专用药，又能舒肝解郁，可治疗胸胁胀痛。

11. 升麻　味甘、辛，性微寒；入肺、脾、胃经。

功效特点：能发散肌表风邪，专治阳明头痛，又能升胃阳，为治脏气下陷必用之品。

第二节　清热药

凡能清解里热的药物，统称为清热药，根据各药的特点分为六类。

一、清热泄火药

专治壮热、口渴、烦躁，或谵语、发狂，体虚者可加用扶正药。

1. 生石膏　味辛、甘，性大寒；入肺、胃经。

功效特点：专治高热不退、肺热咳喘及胃热亢盛。

2. 寒水石　味辛、咸，性大寒；入胃、肾经。

功效特点：有降火、走散、软坚等特点，可治咽喉肿痛、水肿、丹毒。

3. 知母　味苦、性寒；入肺、胃、肾经。

功效特点：能清热除烦，专治阴虚火旺、骨蒸潮热。

4. 栀子　味苦、性寒；入肝、胃、三焦经。

功效特点：善清透胸膈郁热，多用于治疗脾胃及肝胆、三焦热证。

5. 天花粉　味苦、酸，性微寒；入肺、胃经。

功效特点：既能清肺胃炽热，又善于滋阴生津，是滋阴生津之要品。

6. 芦根　味甘，性寒；入肺、胃经。

功效特点：专用于肺胃热证，能生津止渴，可用于治疗热病之烦热、口渴、心烦，是治疗肺炎、肺痈的常用药。

7. 莲子心　味苦、性寒；入心经。

功效特点：清心祛热，除烦安神，是治疗心烦失眠的常用药。

8. 竹叶　味辛、淡，性寒；入心、胃经。

功效特点：为清心除烦专用药。

二、清热明目药

清热明目药，有清肝火、退目翳的功效，适用于肝火亢盛、目赤肿痛、目生翳膜等症，其中有些药物尚可用于治疗肝阳上亢证。

1. 夏枯草　味苦、辛，性寒；入肝、胆经。

功效特点：苦能清热，辛能散结，长于宣泄肝胆之郁火，调畅气机之运行，是治疗肝阳上亢之头痛目眩、高血压病的要药，又能散结，可治淋巴结肿大、甲状腺肿等。

2. 决明子　味甘、苦、咸，性微寒；入肝、肾经。

功效特点：本品甘能补益，苦可清降，咸入血分，寒能清热，既可清肝火，又可补肝肾，治疗虚证、实证都能用。

3. 青葙子　味苦，性微寒；入肝经。

功效特点：本品味苦性寒而善降，功专清肝泻火，用于实热、热毒冲眼之目赤、翳障、肿痛等症，效果尤佳。

4. 密蒙花　味甘，性微寒；入肝经。

功效特点：本品甘寒清养，能润肝燥、祛风热，不论虚实，皆可应用，尤以肝肾阴虚而有热者，疗效最佳。

5. 谷精草　味辛、甘，性凉；入肝、胃经。

功效特点：本品能清能散，走行上焦，直达巅顶，善于疏散头部风热。

6. 木贼草　味甘、苦，平；入肺、肝、胆经。

功效特点：本品入肺、肝、胆经，能清三经风热，为疏风退翳明目药，由于本品退翳而兼有发汗之功，故适用于目疾兼有表证者。

7. 茺蔚子　味辛、苦，性微寒；入肝、心包经。

功效特点：本品辛散苦泄，入血分，善于活血化瘀，行中有补，为明目益睛、清泻肝热及祛瘀通经之良药。

三、清热凉血药

适用于热在血分之病证，如果气血两燔，可配合清热泻火药。

1. 生地黄　味甘、苦，性寒；入心、肝、肾经。

功效特点：清热凉血，滋阴生津，为滋阴凉血、生血益精之主药。

2. 玄参　味甘、苦，性寒；入肺、胃、肾经。

功效特点：能滋阴凉血、清热泻火、除烦止渴，为治疗咽喉、牙龈、口舌肿痛之要药。

3. 牡丹皮　味苦、辛，性微寒；入心、肝、肾经。

功效特点：专治肝肾阴虚火旺引起的潮热盗汗，或阴分伏热、夜热早凉等证，又可治疗热入营血引起的吐衄下血、斑疹热毒等。

4. 赤芍　味苦，性微寒；入肝经。

功效特点：清肝火，凉血热，散瘀血，治疗肝病有专效。

5. 水牛角　味苦、咸，性寒；入心、肝、脾、胃经。

功效特点：能凉心热、泄肝火、清胃热，具有清解热毒之功。

6. 紫草　味苦、咸，性寒；入心、心包络、肝、小肠经。

功效特点：凉血活血、解毒透疹，并有滑肠利尿的作用。

7. 白头翁　味苦，性寒；入胃、肝、大肠经。

功效特点：善于清除肠胃热毒，是治疗热毒下痢的要药。

8. 白茅根　味甘，性寒；入肺、胃、膀胱经。

功效特点：凉血止血，清热利尿，为治血尿之要药。

9. 丝瓜络　味甘，性平；入肺、胃、肝经。

功效特点：清热凉血、宣通经络，并能通乳。

四、清热燥湿药

多用于治疗湿热内蕴，湿邪化热证。

1. 黄芩　味苦，性寒；入肺、大肠、小肠、胆经。

功效特点：善清肺与大小肠、胆经之湿热，能止血安胎。

2. 黄连　味苦，性寒；入心、胃、肝、胆、大肠经。

功效特点：专清心、胃、肝、胆之实火。

3. 黄柏　味苦，性寒；入肾、膀胱经。

功效特点：长于泻肾家之火，清下焦之湿热。

4. 龙胆草　味苦，性寒；入肝、胆经。

功效特点：专清肝胆之实火。

5. 苦参　味苦，性寒；入心、肝、胃、大肠、小肠、膀胱经。

功效特点：凡参皆补，惟有苦参味苦性燥，专用于治疗皮肤病及带下、阴痒。

6. 白鲜皮　味苦，性寒；入脾、胃、膀胱、小肠经。

功效特点：善走肌肉、皮肤，除风湿热毒。

7. 秦皮　味苦、涩，性寒；入肝、胆、大肠经。

功效特点：专治湿热下痢。

五、清热解毒药

专用于治疗热毒内侵病变。

1. 金银花　味甘，性寒；入肺、心、胃经。

功效特点：本品善于清热解毒，清热透利，能清能解，可治疗痈疮疔肿、热痢。

2. 连翘　味苦，性微寒；入心、小肠经。

功效特点：清热解毒、散结消肿，多与金银花、蒲公英、地丁同用。

3. 蒲公英　味苦、甘，性寒；入肝、胃经。

功效特点：清热解毒，消肿散结，可治疗心胃痛、乳痈。

4. 大青叶　味苦、咸，性大寒；入心、胃经。

功效特点：清热凉血，兼行肌表，为解毒、凉血、散热之要药。

5. 板蓝根　味苦，性寒；入心、胃经。

功效特点：本品为清热解毒之要药，有利咽消肿之功。

6. 射干　味苦，性寒；入肺、肝经。

功效特点：本品能清能降，功能降火解毒，散血肿，利咽喉，又能清肺散结，故为治疗咽喉肿痛及痰多喘咳之要药。

7. 马勃　味辛，性平；入肺经。

功效特点：专治咽喉肿痛之要药。

8. 山豆根　味苦，性寒；入肺、胃经。

功效特点：消肿止痛，为清利咽喉之要药。

9. 漏芦　味苦，性寒；入胃经。

功效特点：消痈下乳，为治疗乳房疾病之要药。

10. 贯众　味苦，性微寒，有小毒；入肺、脾经。

功效特点：擅长解毒，除蕴热疫秽之疾。

11. 土茯苓　味甘、淡，性平；入肝、胃经。

功效特点：擅长解毒除湿，对梅毒筋骨拘挛者有特效。

12. 重楼　味微苦，性凉，有小毒；入肺经。

功效特点：为治疗疮疔肿毒之要药。

13. 马齿苋　味酸，性寒；入心、肝、大肠经。

功效特点：为治疗热毒血痢之要药。

14. 鸦胆子　味苦，性寒，有毒；入大肠、肝经。

功效特点：专治阿米巴痢疾。

15. 无花果　味甘、酸，性寒；入肺、胃经。

功效特点：上疗咽喉肿痛，下疗痔疮。

16. 穿心莲　味苦，性寒；入心、肺经。

功效特点：善治心火亢盛、疮痈初起、湿毒疖腮。

17. 半枝莲 味辛、甘、淡，性平；入心、肺经。

功效特点：清热解毒、散瘀止血、利尿消肿，多用于治疗各种肿瘤、尿毒症。

18. 半边莲 味甘、淡，性微寒；入肺、肝经。

功效特点：清热解毒，既可解虫毒，又可解蛇毒，可用于治疗胃癌及肝硬化腹水。

19. 白花蛇舌草 味甘、淡，性寒；入肝、脾经。

功效特点：清热解毒，擅长解蛇毒，常用于治疗各种肿瘤及慢性肾病。

20. 山慈菇 味甘，性微寒；入肝、胃经。

功效特点：清热解毒，消痈散结，可用于治疗瘰疬、结核、疔毒。

21. 黄药子 味苦，性平；入肝、胃经。

功效特点：凉血降火，消瘿解毒，可用于治疗甲状腺肿及恶性疮瘘，对肝脏有一定的伤害，肝病忌用。

六、退虚热药

1. 青蒿 味苦，性微寒；入肝、胆经。

功效特点：对热病后发热有效，并能散热止痒。

2. 白薇 味苦、咸，性寒；入胃、肝经。

功效特点：清虚热，清热凉血，养阴除热，对阴虚发热及高血压有效。

3. 银柴胡 味甘，性微寒；入肝、胃经。

功效特点：退虚热，除骨蒸，常用于骨蒸劳热。

4. 地骨皮 味甘、淡、苦，性寒；入肺、肝、肾经。

功效特点：能退热除蒸，降肺火。

5. 胡黄连 味苦，性寒；入心、肝经。

功效特点：退虚热，凉血化血，清热燥湿，用于治疗骨蒸劳热、盗汗。

第三节　祛暑药

1. 香薷 见辛凉解表药。

2. 藿香 味辛，性微温；入脾、胃经。

功效特点：芳香化湿，和中止呕，为治疗夏季胃肠病的常用药。

3. 佩兰　味微辛，性平；入脾、胃经。

功效特点：醒脾化痰，入暑辟浊，为治疗夏季胃肠病常用药。

4. 白扁豆　味甘，性微温；入脾、胃经。

功效特点：清暑化湿，为夏季泄泻的常用药。

5. 绿豆　味甘，性寒；入心、胃经。

功效特点：清热解毒，消暑止泻，能解各种食物中毒。

6. 西瓜　味甘、淡，性寒；入心、胃经。

功效特点：清热解毒，止渴除烦，为夏季天生白虎汤。

7. 荷叶　味苦，性平；入肝、脾经。

功效特点：清热解暑，健脾升阳。

第四节　祛风湿药

1. 独活　味辛、苦，性微温；入肾、肝经。

功效特点：祛风胜湿、止痛，用于治疗腰膝以下疼痛。

2. 秦艽　味苦、辛，性平；入胃、大肠、肝、胆经。

功效特点：除风湿，退虚热，又能舒筋通络，用于治疗风湿及类风湿患者伴随骨蒸潮热者。

3. 苍术　味辛、苦，性温；入脾、胃经。

功效特点：健脾燥湿，祛风湿，能燥能化，为健脾燥湿之要药。

4. 木瓜　味酸，性温；入肝、脾经。

功效特点：舒筋活络，和胃化湿，善治下肢浮肿、转筋。

5. 威灵仙　味辛，性温；入十二经。

功效特点：对风湿痹痛、肢体不和者疗效好，适用于下半身痹痛。

6. 桑枝　味苦，性平；入肝经。

功效特点：除湿止痛，善走上肢。

7. 桑寄生　味苦、甘，性平；入肝、肾经。

功效特点：补肝肾，除风湿，强筋骨，安胎，对高血压有效。

8. 五加皮　味辛、苦，性温；入肝、肾经。

功效特点：除风湿，强筋骨，能散能补。

9. 海桐皮　味苦、辛，性平；入肝、脾经。

功效特点：祛风湿，通经络，对脚气、痛风患者有效。

10. 豨莶草 味辛、苦，性寒，有小毒；入肝、肾经。

功效特点：祛筋骨风湿，为治疗湿热疮疡及皮肤风疹湿毒、瘙痒之要药。

11. 透骨草 味甘、辛，性温；入肝、肾经。

功效特点：能通四肢阳气，善治风湿痹痛之筋骨拘挛。

12. 伸筋草 味辛、苦，性温；入肝、肾经。

功效特点：本药走而不守，擅长行筋活血而通络，对肢体拘急不利者疗效较好。

13. 老鹳草 味苦、微辛，性平；入肝、肾经。

功效特点：适用于全身风湿痹痛。

14. 千年健 味苦、辛、微甘，性温；入肝、肾经。

功效特点：祛风湿、壮筋骨，专治足跟痛。

15. 海风藤 味辛、苦，微温，性温；入肝、脾经。

功效特点：祛风湿，通经络，适用于热性风湿痹痛。

16. 络石藤 味苦，性微寒；入肝、肾经。

功效特点：本品适用于热性痹痛。

17. 蚕砂 味甘、辛，性温；入肝、脾、肾经。

功效特点：燥湿祛风，又善于化胃肠湿浊，为治疗风湿痹痛、霍乱吐泻、腹痛转筋之要药。

18. 虎骨 味辛、甘，性温；入肝、肾经。

功效特点：祛风定痛，强筋健骨，药力最强，又能安神定惊。

19. 马钱子 味苦，性寒，有毒；入肝、肾经。

功效特点：通经络，消肿结、止痛，有毒慎用。

20. 白花蛇 味甘、咸，性温，有毒；入肝经。

功效特点：善于透骨搜风、攻毒止搐，内走脏腑，外达皮肤，无处不走，故凡人体内外风毒壅阻无血亏者，非此不能除。

21. 徐长卿 味辛，性温；入肺、胃、肝、肾经。

功效特点：祛风活血，行散止痛，燥湿止痒，对风湿痹痛疗效佳，又能燥湿止痒，活血解毒，用于治疗湿疹、风疹及毒蛇咬伤。

22. 虎杖 味苦，性微寒；入肝、肾经。

功效特点：多用于治疗热性关节肿痛，还可疗疮散结。

第五节　祛寒药

1. 附子　味辛，性大热，有毒；入心、脾、肾经。

功效特点：温脾逐寒，温中止痛。

2. 川乌　味辛，性温，有大毒；入心、肝、肾经。

功效特点：温经止痛，善于逐风除湿止痛。

3. 肉桂　味辛、甘，性大热；入肝、肾、心、脾经。

功效特点：温里止痛，入下焦，补肾阳。

4. 干姜　味辛，性热；入心、肺、胃经。

功效特点：温中回阳，能走能守，温脾胃之阳，治疗腹痛泄泻。

5. 高良姜　味辛，性热；入脾、胃经。

功效特点：善于温胃散寒，治腹冷痛。

6. 吴茱萸　味辛、苦，性热，有小毒；入肝、肾、脾、胃经。

功效特点：温下焦，助肾阳以止寒泻，治肝气犯胃之吐酸及寒疝腹痛。

7. 小茴香　味辛、甘，性温；入肝、肾、脾经。

功效特点：疏肝理气，暖肾祛寒，温脾开胃止痛，用于胃痛、寒疝、睾丸偏坠、妇人小腹冷痛。

8. 丁香　味辛，性温；入肺、胃、脾、肾经。

功效特点：温中降逆，温肾助阳，壮阳泻肺，专治寒性呃逆。

9. 草果　味辛，性大温；入脾、胃经。

功效特点：健胃燥湿，善化脾胃湿浊，并能截疟，治寒湿偏盛之疾。

10. 川椒　味辛，性温；入脾、胃经。

功效特点：散寒，燥湿，专治吐泻冷痛。

11. 胡椒　味辛，性热；入胃、大肠经。

功效特点：专治寒湿停中、脘腹冷痛。

12. 荜茇　味辛，性热；入胃、大肠经。

功效特点：温中散寒，行经止痛，专治肠胃寒凉。

13. 荜澄茄　味辛，性温；入脾、胃、肾经。

功效特点：温中下气，善治胃寒呕吐、呃逆，又能治寒疝腹痛、小便冷痛。

14. 艾叶　味辛、苦，性温；入肝、脾、肾经。

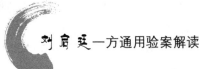

功效特点：暖血温经，专治妇人宫寒气滞，用于宫寒不孕、小腹冷痛。

第六节　泻下药

泻下药分为攻下药、润下药及峻下逐水药。

一、攻下药

1. 大黄　味苦，性寒；入胃、大肠、脾、肝、心经。

功效特点：为峻下热结之要药，专治实热证。

2. 芒硝　味咸、苦，性寒；入胃、大肠经。

功效特点：软坚润燥、泻下通便，常与大黄配伍，一攻一润，以缓行便软而下。

3. 番泻叶　味甘、苦，性寒；入大肠经。

功效特点：为热结便秘之润剂，一般泡服效果最好。

4. 芦荟　味苦，性寒；入肝、心、脾经。

功效特点：为苦寒泻下之润剂，善治肝火所致丹毒、便秘。

二、润下药

1. 火麻仁　味甘，性平；入脾、胃、大肠经。

功效特点：润燥滑肠，补益虚劳，健脾滋阴，故多用于治疗虚人、老人及产妇。

2. 郁李仁　味辛、苦，性平；入大肠、小肠、脾经。

功效特点：苦降下气，能行气，治疗便秘实证。

三、峻下逐水药

诸药毒性较大，功专逐火通便，多用于治疗胸膈积水。

1. 甘遂　味苦，性寒，有毒；入肺、脾、肾经。

功效特点：善行水湿，外用治热性肿毒，内服需醋煨，多与大戟、芫花等峻泻逐水之品同用，治胸腹积水。

2. 大戟　味苦，性寒，有毒；入肺、脾、肾经。

功效特点：善泻脏腑之水湿。

3. 芫花 味辛、苦，性寒，有毒；入脾、肺、肾经。

功效特点：善治痰饮、水饮；疥癣、痈肿。

4. 牵牛子 味苦，性寒，有毒；入肺、胃、大肠经。

功效特点：本药有黑白之分，黑丑较速，白丑较缓，多用于治疗脚气肿满及大便秘结。

5. 商陆 味苦，性寒，有毒；入肺、脾、胃经。

功效特点：通便行水，消肿解毒，与牵牛子同用，通泻二便、逐水作用甚强，故水肿胀满、痰饮喘咳用之为宜。

6. 巴豆 味辛，性温，有大毒；入胃、大肠经。

功效特点：本品是热性泻下药，主要用于治疗寒积便秘。

第七节 利水渗湿药

利水渗湿药分为利水消肿和利尿通淋两类。

1. 茯苓 分为茯苓皮、赤茯苓、白茯苓、茯神四种，味甘，性平；入心、脾、肾、肺经。

功效特点：茯苓皮利水消肿，赤茯苓分利湿热，白茯苓利水渗湿、健脾补肾，茯神宁心安神，既能祛湿，又能扶正。

2. 猪苓 味甘，性平；入肾、膀胱经。

功效特点：与茯苓比，猪苓无补益作用，只能渗湿利尿。

3. 泽泻 味甘，性寒；入肾、膀胱经。

功效特点：善于利水、渗湿、泄热，与茯苓、猪苓同用，茯苓得泽泻除湿之力倍增；泽泻得茯苓则利水不伤气。

4. 车前子 味甘，性寒；入肝、肾、肺、膀胱经。

功效特点：本品性滑利，专治湿热内蕴之水肿，对小便不利、赤白带下有特效，又能明目，为利肾水之专药。

5. 防己 味苦、辛，性寒；入肾、膀胱、脾、肺经。

功效特点：利水退肿、祛风止痛，功专下行，对下肢水肿有特效，有木防己、汉防己之分，汉防己专治下焦湿热所致下半身水肿、湿脚气；木防己祛风通络止痛，专用于治疗上半身水肿及风湿疼痛。

6. 薏苡仁 味甘、淡，性微寒；入脾、肺、肾经。

功效特点：利水渗湿，除痹，排脓，健脾止泻，解毒散结，为治肺痈、肠痈之要药。

7. 冬瓜皮、肉、仁 味甘，性寒；入肺、胃、大肠经。

功效特点：冬瓜皮能利水，肉可食用，仁能除肺气蕴热，下能导大肠之积滞，为治疗肺痈、肠痈之要药。

8. 赤小豆 味甘、酸，性平；入心、小肠经。

功效特点：善于利水祛湿，治疗下肢及面目浮肿，又能解毒排脓，故疮疡初起可研末醋调外敷。

9. 玉米须 味甘，性平；入肝、肾、膀胱经。

功效特点：利水消肿，为治疗糖尿病、肾病水肿之要药。

10. 萹蓄 味苦，性平；入胃、膀胱经。

功效特点：清热利水、通淋，味苦下行，专泄膀胱及尿道之湿热。

11. 瞿麦 味苦，性寒；入心、小肠经。

功效特点：利水通淋，可治疗膀胱及尿道湿热；活血通络，可治疗血瘀闭经，为治疗热淋及血淋之要药。孕妇忌用。

12. 木通 味苦，性寒；入心、肺、膀胱经。

功效特点：降火利水，专治火盛之口舌生疮、尿涩、血尿。

13. 通草 味甘、淡，性寒；入肺、胃经。

功效特点：清热利水，有通气下乳之用。

14. 灯心草 味甘、淡，性微寒；入心、肺、小肠经。

功效特点：清热利水，清心除烦，专清心火。

15. 淡竹叶 味甘、淡，性微寒；入心、肺、大肠经。

功效特点：清心除烦，利小便。

16. 地肤子 味辛、苦，性寒；入膀胱经。

功效特点：专治风湿热邪所致之皮肤瘙痒及妇人阴痒。

17. 冬葵子 味甘，性寒；入大肠经。

功效特点：利水，滑肠，下乳，排脓，为治疗阑尾炎专用药。

18. 石韦 味甘、苦，性微寒；入肺、膀胱经。

功效特点：利水通淋，清热止血，化石，上清肺热，下利膀胱。

19. 海金沙 味甘、咸，性寒；入膀胱、小肠经。

功效特点：利尿通淋，善于治膀胱湿热、小肠湿热，对热淋茎中痛尤为有效。

20. 滑石　味甘，性寒；入肾、膀胱经。

功效特点：利水渗湿，清热解暑，为夏季常用药。

21. 萆薢　味苦，平；入肾、胃经。

功效特点：化浊、燥湿、除痹，专治小便混浊之膏淋。

22. 茵陈　味苦，性微寒；入脾、胃、肝、胆经。

功效特点：利湿退黄，为治黄疸专用药。

23. 金钱草　味甘、咸，性微寒；入肝、胆、肾、膀胱经。

功效特点：除作为化石专用药外，还有利湿退黄的作用。

第八节　安神药

安神药可分为重镇安神和养心安神两类。

1. 龙骨（龙齿）　味甘、涩，性平；入心、肝、肾经。

功效特点：能镇心安神，煅用收涩固脱，功专固涩下焦精气，偏重收涩浮阳而重镇安神。

2. 牡蛎　味咸、涩，性微寒；入肝、胆、肾经。

功效特点：除重镇安神、潜阳固涩外，还能软坚散结。

3. 朱砂　味甘，性微寒；入心经。

功效特点：镇心安神，解毒明目。

4. 琥珀　味甘，性平；入心、肝、膀胱经。

功效特点：专治心肝血虚，既能补血养血，又能活血化瘀，重镇安神，利尿通淋，祛腐生新。

5. 珍珠母　味咸，性寒；入肝、心经。

功效特点：安神定惊，平肝潜阳，明目退翳，常配酸枣仁治虚烦不寐。

6. 紫石英　味甘，性温；入心、肝、肾经。

功效特点：镇心定惊，益气暖宫，治宫寒不孕。

7. 酸枣仁　味甘、酸，性平；入心、肝、胆、脾经。

功效特点：养心安神，有生用、炒用之分，炒用养心安神，生用泻肝胆之火以安神。

8. 柏子仁　味甘，性平；入心、脾经。

功效特点：与酸枣仁同为养心安神、滋阴止汗药，本品与玄参同用润肠通便，配合酸枣仁补肝、敛阴安神。

9. 远志 味苦、辛，性温；入心、肾、肺经。

功效特点：本品性燥宣泄，有毒，一般不用，炙远志能补脾益气，用于治疗心悸易惊、失眠健忘。

10. 合欢皮 味甘，性平；入心、脾经。

功效特点：善于解郁安神，用于治疗心神不安、忧郁失眠。

11. 夜交藤 味甘，性平；入心、脾经。

功效特点：善于养心阴以安神。

第九节 平肝息风药

1. 天麻 味微辛、甘，性平；入肝经。

功效特点：平肝息风，养阴缓急，利腰膝，通血脉，善祛内风。

2. 钩藤 味甘，性微寒；入肝、心经。

功效特点：息风解痉，平肝热，主要用于治疗肝风内动所致眩晕、头痛、目赤，常与天麻同用，以减轻天麻之燥性。

3. 白蒺藜 味辛、苦，性微温；入肝、肺经。

功效特点：白蒺藜有沙蒺藜、刺蒺藜两种，沙蒺藜柔润而降，善于补肾滋阴，治下；刺蒺藜苦寒，长于清肝泻火、祛风，治上。

4. 代赭石 味苦、甘，性寒；入肝、心经。

功效特点：沉降逆气，善清肝降火。

5. 磁石 味辛、咸，性微寒；入肝、肾经。

功效特点：镇静安神，潜阳纳气，多用于肾虚精亏、肝火上升之头目眩晕。

6. 石决明 味咸，性微寒；入肝、肺经。

功效特点：为平肝潜阳之要药，明目退翳。

7. 羚羊角 味咸，性寒；入肝、心经。

功效特点：泻肝火，清心肺，专治心肝热毒上攻。

8. 玳瑁 味甘，性寒；入心、肺经。

功效特点：平肝息风，清热解毒，可用于治疗热毒攻心之证。

9. 地龙 味咸，性寒；入肝、肾、肺经。

功效特点：清热定惊，舒筋活血，通络，专用于治疗小儿咳喘、老年中风。

10. 僵蚕　味咸，性寒；入肝、肺经。

功效特点：祛风解痉，化痰散结，多用于治疗肝风内动之惊痛抽搐、咽喉肿痛、痰核及瘰疬。

11. 全蝎　味甘、辛，性平，有小毒；入肝经。

功效特点：解痉止痛，祛风活络，攻毒散结。

12. 蜈蚣　味辛，性温，有毒；入肝经。

功效特点：息风止痉、解毒散结作用强。

第十节　开窍药

1. 牛黄　味苦，性寒；入心、肝经。

功效特点：专攻清心开窍，用于痰热昏厥。

2. 麝香　味辛，性温；入十二经。

功效特点：善醒脑开窍，多与寒凉药配合使用。

3. 冰片　味辛、苦，性微寒；入心、肝经。

功效特点：芳香走窜，通诸窍，散郁火，专治神昏热厥。

4. 苏合香　味甘、微辛、苦，性温；入心、肝经。

功效特点：善开窍逐秽，专用于治寒痰蒙蔽心窍而神昏者。

4. 菖蒲　味辛、苦，性温；入心、肝、胃经。

功效特点：除痰开窍，醒神健脑，用于头晕神疲。有节菖蒲与石菖蒲之不同。节菖蒲醒脾开窍除痰，石菖蒲祛秽化浊。

5. 鹅不食草　味辛，性温；入肺、肝、脾经。

功效特点：专攻开鼻窍。本品与苍耳子、辛夷皆为通鼻窍专用药，可以配合应用。

第十一节　止咳化痰药

一、止咳平喘药

1. 杏仁　味苦、辛，性温，有小毒；入肺、大肠经。

功效特点：降气定喘，止咳，润肠通便。

2. 桔梗 味苦、辛，性平；入肺经。

功效特点：善开提肺气，有提壶揭盖之意。

3. 白前 味苦、辛，性微温；入肺经。

功效特点：善降气止咳，气降则咳喘消。

4. 百部 味甘、苦，性微温；入肺经。

功效特点：温热不燥，润肺止嗽。

5. 紫菀 味辛、苦，性微温；入肺经。

功效特点：温肺润燥，止咳平喘。

6. 款冬花 味辛、甘，性温；入肺经。

功效特点：润肺止咳，消痰行气。

7. 旋覆花 味苦、辛、咸，性微温；入肺、胃经。

功效特点：降气化痰。

8. 桑白皮 味甘，性寒；入肺经。

功效特点：泻肺平喘。

9. 枇杷叶 味苦，性平；入肺、胃经。

功效特点：降气止嗽。

10. 白果 味甘、苦、涩，性平，有小毒；入肺经。

功效特点：敛肺平喘，收涩止带。

11. 紫苏子 味辛，性温；入肺、胃经。

功效特点：宽胸下气，平喘。

12. 葶苈子 味辛、苦，性寒；入肺、膀胱、大肠经。

功效特点：为平喘下气行水之要药，多用于治疗胸腔积液之咳喘。

13. 马兜铃 味苦、微辛，性寒；入肺、大肠经。

功效特点：专治肺热咳喘，又能解毒，用于治疗疔疮肿痛。本品苦寒，体虚者慎用。

二、清热化痰药

1. 前胡 味辛、苦，性微寒；入肺经。

功效特点：本品善散风热，治痰热喘满。

2. 川贝母 味苦、甘，性微寒；入心、肺经。

功效特点：润肺化痰、止咳，偏补。而浙贝母偏泻，能散结化痰，多用于治疗外感热咳。

3. 瓜蒌　味甘，性寒；入肺、胃、大肠经。

功效特点：上清肺胃之热而涤痰导滞，下能宽中下气，开肠散结，可治疗肠痈、乳腺疾病。

4. 竹茹　味甘，性微寒；入肺、胃经。

功效特点：善涤痰止呕，清热除烦，安胎。

5. 木蝴蝶　味甘，性寒；入肺、肝经。

功效特点：善润肺止咳，清热下气。

6. 天竺黄　味甘，性寒；入心、胃经。

功效特点：清热豁痰，凉心定惊，多用于治疗热病神昏及小儿惊厥抽搐。

7. 竹沥　味甘，性寒；入心、胃经。

功效特点：善豁痰利窍，多用于治疗热病痰盛者。

8. 海浮石　味咸，性寒；入肺经。

功效特点：化痰散结，多用于治疗痰热阻肺及瘰疬痰核者。

9. 瓦楞子　味甘，性平；入肺、胃、肝、脾经。

功效特点：生用能软坚散结，可治疗瘰疬瘿瘤；煅用可和胃制酸。

10. 海藻　味苦、咸，性寒；入肝、胃、肾经。

功效特点：软坚散结。

11. 昆布　味咸，性寒；入肝、肾、胃经。

功效特点：软坚散结。

12. 海蛤壳　味咸，性寒；入肺、肾经。

功效特点：清热化痰，软坚散结。

13. 礞石　味甘、咸，性平；入肺、肝经。

功效特点：下气坠痰、镇惊，专治痰迷心窍、神志紊乱。

14. 胖大海　味甘、淡，性微寒；入肺、大肠经。

功效特点：用于治疗肺气郁闭，喑哑咽痛。

三、温化寒痰药

1. 半夏　味辛，性温，有毒；入脾、肺经。

功效特点：降气止呕，化痰下气。

2. 天南星　味苦、辛，性温，有毒；入肺、肝、脾经。

功效特点：开泄走窜，软坚燥湿，专治中风痰盛。

3. 白附子 味辛、甘，性大温，有毒；入胃经。

功效特点：祛风止痉，化痰止痛。

4. 白芥子 味辛，性温；入肺经。

功效特点：豁痰利气，宽胸膈，通经络。

5. 皂荚 味辛、咸，性温，有小毒；入肺、大肠经。

功效特点：善祛痰开窍，有毒不能久服，多外用治闭证。

第十二节 理气药

1. 香附 味辛、微苦，性平；入肝、胆经。

功效特点：本品长于疏肝解郁、理气止痛，多用于治疗妇科病。

2. 木香 味辛、苦，性温；入脾、胃、大肠经。

功效特点：善行气止痛，多用于治疗胃肠病。

3. 乌药 味辛，性温；入脾、肺、胃经。

功效特点：善温经行气、温肾散寒，多用于治疗妇科病。

4. 陈皮 味辛、苦，性温；入肺、脾经。

功效特点：善燥湿化痰、行气，多用于治疗胃病。

5. 青皮 味苦、辛，性温；入肝、胆经。

功效特点：善破肝气、软坚散结，多用于治疗痈肿郁结。

6. 枳实 味苦，性微寒；入脾、胃经。

功效特点：善宽胸下气，为治疗胸痹常用药。

7. 厚朴 味苦、辛，性温；入脾、胃、大肠经。

功效特点：善下气平喘。

8. 砂仁 味辛，性温；入脾、胃、肾经。

功效特点：善开胃消食。

9. 白豆蔻 味辛，性温；入肺、脾、胃经。

功效特点：善温中化浊。

10. 川楝子 味苦，性寒；入肝、胃、小肠、膀胱经。

功效特点：善行气止痛，多用于肝病。

11. 薤白 味辛、苦，性温；入肺、胃、大肠经。

功效特点：善通阳散结，为治胸痹之要药。

12. 大腹皮　味辛，性微温；入脾、胃、大肠、小肠经。

功效特点：善行气导滞、宽中除胀，多用于治疗胸腹积水。

13. 甘松　味甘，性温；入脾、胃经。

功效特点：有温而不燥、温中止痛之功，为醒脾开胃之要药。

14. 佛手　味辛、苦、酸，性温；入肝、脾、胃、肺经。

功效特点：疏肝理气，为治呕良药。

15. 沉香　味辛、苦，性温；入脾、胃、肾经。

功效特点：降气平逆、镇纳肾气，凡脾胃气滞引起的脘腹胀满痛及哮喘病皆可用。

16. 檀香　味辛，性温；入脾、胃、肺经。

功效特点：行气温中，开胃止痛，善于治疗胸膈胀满。

17. 柿蒂　味苦、涩，性微温；入胃经。

功效特点：善除逆气，为治呃逆专用药。

18. 荔枝核　味甘，性温；入肝、肾经。

功效特点：与小茴香、橘核同为治疗厥阴肝经疾病之要药，专治睾丸肿痛、少腹冷痛。

19. 路路通　味苦、涩，性平；入肝、胃经。

功效特点：行气宽中，活血通络，利水消肿。

第十三节　理血药

一、活血化瘀药

1. 川芎　味辛，性温；入肝、胆、心包经。

功效特点：血中气药，散风止痛，为治头痛良药，妇科亦常用。

2. 丹参　味苦，性微寒；入心、肝经。

功效特点：活血化瘀，凉血消肿，清心除烦。

3. 桃仁　味苦、甘，性平；入心、肝、大肠经。

功效特点：破瘀行血。

4. 红花　味辛，性温；入心、肝经。

功效特点：活血通络，祛瘀止痛。

5. 藏红花 味甘，性平；入肝经。

功效特点：散郁开结，活血化瘀，凉血解毒。

6. 益母草 味辛，性微寒；入肝、心经。

功效特点：凉血清热，专入心肝血分，功专活血化瘀、疏肝调经，为妇科要药。

7. 泽兰 味苦、辛，性微温；入肝、脾经。

功效特点：善疏肝脾之郁，活血祛瘀行水，具有通经散结不伤正的特点。

8. 三棱 味苦，性平；入肝、脾经。

功效特点：破血祛瘀，且能行气消积止痛。

9. 莪术 味苦、辛，性温；入肝、脾经。

功效特点：本品入肝脾气分，性峻善削，能破气中之血。

10. 郁金 味辛、苦，性寒；入肺、肝、胆经。

功效特点：能清热凉血，为血中之气药，入气分能行气解郁，入血分能凉血清热。

11. 片姜黄 味苦、辛，性温；入脾、肝经。

功效特点：破血行气、通络止痛、祛风疗痹，常用于治疗肩臂酸痛。

12. 延胡索 味辛、苦，性温；入肝、脾、心经。

功效特点：活血行气止痛，止痛作用强。

13. 五灵脂 味甘，性温；入肝经。

功效特点：活血化瘀止痛，止痛作用较强，有怪味，胃弱者慎用。

14. 乳香 味辛、苦，性温；入心、肝、脾经。

功效特点：活血止痛、消肿生肌、伸筋活络，多用于外科疮疡肿痛。

15. 没药 味苦、辛，性平；入肝经。

功效特点：散血化瘀、活血止痛、消肿生肌，多与乳香同用，二者味厚伤胃，少用。

16. 苏木 味甘、咸，性平；入心、肝、脾经。

功效特点：活血祛瘀、消肿止痛，为妇科及外科良药。

17. 降香 味辛，性温；入心、肝经。

功效特点：行瘀止血，定痛，走血分而降。

18. 牛膝 味苦、酸，性平；入肝、肾经。

功效特点：本品有川牛膝、怀牛膝两种。川牛膝善于引血下行，治月经不调；怀牛膝除能活血通络外，又能补肝肾、强筋骨。

19. 穿山甲　味咸，性寒；入肝、肾经。

功效特点：软坚散结、行善走窜，可透达经络，直达病所。

20. 皂刺　味辛，性温；入肝、胃经。

功效特点：消肿散结、搜风拔毒，能攻走血脉，直达病所。

21. 鸡血藤　味苦、微甘，性温；入肝、肾经。

功效特点：本品能补血活血，是伤家常用药。

22. 王不留行　味甘、苦，性平；入肝、胃经。

功效特点：本品功专通利，上能通乳，下能治疗闭经，为下乳专用药。

23. 刘寄奴　味苦，性温；入心、脾经。

功效特点：破血通经、消瘀止痛，专治血气胀满、妇女血滞闭经、产后瘀阻以及胸腹结痛，对血滞者有效。

24. 水蛭　味咸、苦，性平，有毒；入肝经。

功效特点：本品善走血脉，为破血祛瘀、散瘀通络之要药，多用于治疗肝病。

25. 虻虫　味苦，性微寒，有毒；入肝经。

功效特点：功善破血逐瘀，为肝病专用药，因药力猛烈，一般不用。

26. 土鳖虫　味咸，性寒，有毒；入肝经。

功效特点：破血逐瘀、续筋接骨，为妇科、外科、骨伤科常用药，对外伤筋骨及慢性肝病、宫外孕及腹部包块疗效好。

27. 自然铜　味辛，性平；入肝经。

功效特点：散瘀止痛、续筋接骨，为伤科接骨要药。

28. 血竭　味微甘、咸，性平；入肝经。

功效特点：行瘀止痛、生肌敛疮，多用于治疗疮口不敛，内服、外用均可。

二、止血药

止血药具有制止体内外多种出血的作用，并可防止因出血过多引起的循环衰竭，临床常用止血药有 14 种。

1. 蒲黄　味甘，性平；入肝、心经。

功效特点：炒用止血，生用行血消瘀，本品性平，无寒热之偏，若出血兼有瘀者，可生用、炒用各半。专治舌肿痛者，配干姜效如神，可生用敷之数分钟吐出；与五灵脂配伍，专治妇女少腹痛。

2. 仙鹤草 味苦、涩、微甘，性平；入心、脾、胃、大肠经。

功效特点：功专止血补虚，常与墨旱莲配合，用于治疗体虚出血。

3. 白及 味苦、甘、涩，性微寒；入肺、肝、胃经。

功效特点：本品苦寒，黏而涩，为收敛止血良药，多用于治疗肺胃溃破出血。

4. 藕节 味甘、涩，性平；入肝、肺、膀胱、胃经。

功效特点：收涩止痛，兼能化瘀，凉血养血。

5. 棕榈 味苦、涩，性平；入肺、肝、大肠经。

功效特点：功专收涩止血，燥湿杀虫，各种出血者皆可。炒炭用专治妇女阴痒，阴疮可外用熏洗。

6. 三七 味甘、微苦，性温；入肝、肾经。

功效特点：具有止血、化瘀、消肿、止痛之功，血虚无瘀者忌用。

7. 血余炭 味苦，性平；入肝、肾经。

功效特点：功专止血散瘀，补阴利尿，生肌敛疮，内外皆可用。

8. 茜草根 味苦、微酸，性凉；入肝经。

功效特点：功专凉血、止痛、行血，用之止血而无留瘀之弊。

9. 小蓟 味甘，性凉；入心、小肠、膀胱经。

功效特点：功专止血，善治血淋，兼有消肿解毒之效，多用于治疗痈疮肿毒。

10. 花蕊石 味酸、涩，性平；入肝经。

功效特点：功专止血化瘀，特别是治疗外伤出血，外敷愈合快，不化脓。

11. 墨旱莲 味甘、酸，性寒；入肝、肾经。

功效特点：凉血止血，补肾益阴，专治肝肾阴虚引起的出血。

12. 侧柏叶 味苦、涩，性微寒；入肺、肝、大肠经。

功效特点：功专凉血止血，清热止咳，生发乌发，专治小儿百日咳及青年脱发、白发。

13. 地榆 味苦，性寒；入肝、肾、大肠经。

功效特点：本品沉降而涩，专治下焦出血。

14. 槐角 味苦，性寒；入肝、大肠经。

功效特点：本品苦寒沉降，专治大肠火盛引起的出血。

第十四节　补益药

一、补气药

气是生命的动力，人体的生命之源，也是各脏器活动的动力，补益药物对人体不仅有强壮作用，也能增强体力。

1. 人参　味甘、微苦，性微温；入肺、脾经。

功效特点：重点补脾肺之气，对危重病人有一味药救命之称。

2. 党参　味甘，性平；入脾、肺经。

功效特点：调补脾肺之气。

3. 太子参　味甘、微苦，性微寒；入脾、肺经。

功效特点：此药参中之寒剂，气虚兼有阴液不足者可用。

4. 黄芪　味甘，性温；入脾、肾经。

功效特点：为甘温纯阳之品，故能补气升阳，可以大量使用。

5. 山药　味甘，性平；入脾、肺、肾经。

功效特点：本品既能补气，又能养阴，可治疗肺肾之虚劳，脾肾亏虚之滑精、腹泻，为治疗小儿消化不良常用药。

6. 白术　味甘、苦，性温；入脾、胃经。

功效特点：为健脾燥湿之要药，脾虚湿盛患者均可用。

7. 黄精　味甘，性平；入脾、肺、胃经。

功效特点：补中益气、育阴润肺之要药，凡脾肺肾气虚者皆可用。

8. 甘草　味甘，性平；入十二经。

功效特点：补气药中之调和药，中满患者少用或不用。

9. 大枣　性温，味甘；入肝、胃、心、脾经。

功效特点：本品补脾和营，益气止血，养心安神，缓和药性，调和诸药。多与生姜合用，可促进食欲、帮助消化、有利于其他药物的吸收；与葶苈子、甘遂、大戟、芫花同用，可缓和药性。

10. 饴糖　味甘，性温；入脾、胃、肺经。

功效特点：本品能补能调，可治疗脾胃肺之气虚。

11. 蜂蜜　味甘，性平；入脾、肝、大肠经。

功效特点：本品为补中益气、缓急止痛、润肺止咳、润肠通便之要药，为药食两用之品。

二、养血药

凡是有生血作用的药物均为养血药。

1. 熟地黄 味甘，性微温；入心、肝、肾经。

功效特点：本品为滋肾、养肝、补血之要药，凡血虚者均可用，此药黏腻，易于助湿碍胃，应用时可配伍砂仁及芳香健胃之品。

2. 何首乌 味甘、涩，性微温；入肝、肾经。

功效特点：本品制后能补肝肾、益精血、乌发、生发；生用能润肠、治痤疮。故凡肝肾精血亏虚者均可用。

3. 当归 味甘、辛、苦，性温；入肝、心、脾经。

功效特点：为养血和血、补血调经、活血止痛、润肠通便之要药，凡是血虚、血滞所致疾病都可用。

4. 白芍 味苦、酸，性微寒；入肝、脾经。

功效特点：本品为补血敛阴、柔肝止痛、育阴平肝之要药，凡月经不调、肝郁胁痛、胃肠绞痛、四肢拘挛、虚汗不断及肝阳上亢之眩晕、肢麻、肌肉跳动无力者，均可用。

5. 阿胶 味甘，性平；入肝、肺、肾经。

功效特点：为血肉有情之品，能补肝血、滋肾阴、润肺燥，一切血亏病人专用药。

6. 桂圆肉 味甘，性平；入心、脾经。

功效特点：本品既能补脾气，又能养心血，心脾两虚的病人都可用。

7. 桑椹 味酸、甘，性寒；入心、肝、肾经。

功效特点：能滋补肝肾、滋阴养血，为滋养肝肾药。

8. 海参 味咸、甘，性寒；入心、肾经。

功效特点：滋阴益精，养血润燥，多用于精血亏虚的病人。

三、养阴药

凡具有养阴生精、增液润燥作用的药物，统称为养阴药。

1. 沙参 味甘、苦，性微寒；入肺、胃经。

功效特点：能润肺止咳、益胃生津，有南北之分及南肥北瘦之别，南沙参长于养阴，北沙参长于清肺热。

2. 西洋参 味甘、苦，性微寒；入肺、胃、肾经。

功效特点：西洋参和太子参是诸参中的凉性药，两药的不同点，西洋参力厚，太子参力薄，尤其清火之力不如西洋参，治疗气阴不足证可两药合用，为治疗肺肾阴虚有热所致劳热咳嗽之要药。

3. 天冬 味甘、苦，性大寒；入肺、胃经。

功效特点：此药大寒，为清肺热之要药，凡肺热咳嗽都可用。

4. 麦冬 味甘、微苦，性微寒；入肺、心、胃经。

功效特点：能润肺清心、益胃生津、清心除烦，可用于治疗肺胃阴虚证。

5. 玄参 味苦，性寒；入肺、肾、心经。

功效特点：本品能壮肾水以制浮游之火，具有清上澈下之功，为滋阴降火之要药。

6. 石斛 味甘，性寒；入肺、肾、胃经。

功效特点：本品善清阳明虚热，为滋肾阴之要药。

7. 玉竹 味甘，性微寒；入肺、胃经。

功效特点：本品养阴润燥、生津止渴，具有养阴不碍邪的特点，专治肺胃阴虚燥热证。

8. 百合 味甘，性微寒；入心、肺经。

功效特点：药食两用之品，能润肺止咳、清心安神。

9. 枸杞子 味甘，性平；入肝、肾经。

功效特点：为滋补强壮药，能补肾生精、养肝益血明目。

10. 女贞子 味甘、苦，性凉；入肝、肾经。

功效特点：滋补肝肾、乌发明目。

11. 龟甲 味咸、甘，性平；入肾、心、肝经。

功效特点：有滋阴潜阳、养阴清热、益肾强筋、固精止漏之功，多用于治疗老年震颤、腰腿痿弱及妇女月经过多、崩漏、带下。

12. 鳖甲 味咸，性寒；入肝、脾经。

功效特点：滋阴退热，软坚散结，多用于阴虚劳热、肝脾肿大。

13. 芝麻 味甘，性平；入脾、肺、肝、肾经。

功效特点：芝麻有黑白两种，食用取油用白者，药用补肾以黑者为优，润燥通便黑白皆可，本品为滋养肝肾、生发黑发之要药。

14. 灵芝 味甘，性平；入肾、肝、肺经。

功效特点：大补五脏之精气，能生精化血，为滋补强壮药，能坚筋骨、润颜肤、补肾充耳。

四、助阳药

阳气是人体的火力，能量之源，助阳药有助于保持人体强壮、精神饱满、筋骨强壮。

1. 鹿茸 味甘、咸，性温；入肝、肾经。

功效特点：此药甘温柔润，补阳兼能生精血，适用于肾阳不足兼精髓亏虚之人。

2. 海狗肾 味咸，性温；入肾经。

功效特点：本品以大热之性暖肾助阳，又能益精补髓，多用于治疗阳痿、日久精衰者。

3. 蛤蚧 味咸，性平；入肺、肝、肾经。

功效特点：本品纳气定喘，长于补肺益肾，适用于治疗肺气虚之咳喘。

4. 冬虫夏草 味甘，性温；入肺、肾经。

功效特点：本品偏补肺阴兼有止血化痰之功。

5. 巴戟天 味辛、甘，性温；入肾经。

功效特点：补肾力强，专治肾亏阳痿、早泄、不育症。

6. 淫羊藿 味辛、甘，性温；入肝、肾经。

功效特点：本品温燥之性较强，除能壮肾阳、强筋骨外，还可补命门之火、除风湿痹，可用于治疗风湿痹痛、四肢麻木。

7. 仙茅 味辛，性热；入肾经。

功效特点：为温补肾阳之峻剂，其补命门之火、壮肾阳、暖腰膝、除寒湿之功较为突出。与淫羊藿合用，可补肾壮阳、强筋骨，用于治疗命门火衰之闭经、不孕及更年期综合征。

8. 肉苁蓉 味甘、咸，性温；入肾、大肠经。

功效特点：本品甘温质润，滋补精血作用较强，可用于治疗女子不孕、带下、血崩，及老年人便秘。

9. 锁阳 味甘，性温；入肝、肾经。

功效特点：本品补肾润燥，养筋起痿作用较突出，可治疗筋骨萎弱、阳痿、早泄。

10. 补骨脂 味辛、苦、涩，性温；入肝、脾经。

功效特点：本品大温气厚，味苦，故偏于走下，善补命门之火以壮元阳，多用于治疗肾虚寒之尿频、腹泻。

11. 益智仁　味辛，性温；入脾、肾经。

功效特点：本品能温脾暖胃，兼益肾壮火，且带涩性，故可治疗脾肾虚之吐、泄及肾虚之遗尿、尿频。

12. 核桃仁　味甘，性温；入肺、肾经。

功效特点：本品补肾固精，纳气平喘，多用于治疗腰腿酸软、阳痿、遗精、尿频、虚寒咳喘。

13. 狗脊　味苦、甘，性温；入肝、肾经。

功效特点：本品治腰痛，对于风湿性腰痛及脊柱痛者疗效更佳。

14. 杜仲　味甘、微辛，性温；入肝、肾经。

功效特点：本品生用舒筋补肝力强，治虚风内动之头晕目眩、虚性高血压；盐炒可补肾壮骨、安胎，治疗肾虚腰痛。

15. 续断　味苦、辛，性微温；入肝、肾经。

功效特点：此药能通血、续筋，兼能治崩漏、关节不利、筋骨折伤等。

16. 骨碎补　味苦，性温；入肝、肾经。

功效特点：此药补肾而收浮阳，又能活血而疗折伤，专治肾虚阳浮所致齿摇齿痛、遗精、耳鸣及跌打损伤。

17. 菟丝子　味甘、辛，性微温；入肝、肾、脾经。

功效特点：此药偏重补阳，温热不燥，补而不滞，凡肝肾虚者皆可用。

18. 沙苑子　味甘，性温；入肝、肾经。

功效特点：此药为养肝、固肾、明目之要药，专治肝肾亏虚之症见头晕眼花、目暗不明，可单用本品研末冲服。

19. 蛇床子　味辛、苦，性温；入肾经。

功效特点：此药温肾壮阳、杀虫止痒，专用于治疗男女阴部潮热湿疹。

20. 葫芦巴　味苦，性温；入肾经。

功效特点：此药专治寒湿腰痛。

21. 阳起石　味咸，性温；入肾经。

功效特点：此药温肾壮阳之力强，并能温暖下元，专治下元虚寒之阳痿、宫寒不孕。此药药性峻烈，非寒者忌用，不能单用，以丸散冲服为宜。

22. 海马　味甘，性温；入肝、肾经。

功效特点：此药偏重温补肾阳，多用于治疗阴冷、阳痿。

23. 鹿衔草 味甘，性温；入肝、肾、肺经。

功效特点：温肾固涩，并有补肾强骨、除湿作用。

第十五节　收涩药

凡是具有收敛固涩作用的药物都称为收涩药，也叫固涩药。

1. 山萸肉 味酸、涩，性温；入肝、肾经。

功效特点：此药具有补益肝肾之功，凡肝肾不足、亡阳欲脱者都可用，如尿频、出汗、阳痿、早泄、漏下等。

2. 覆盆子 味甘、酸，性温；入肝、肾经。

功效特点：此药温肾固精，专治肾阳虚之尿频、遗精、宫寒不孕。

3. 桑螵蛸 味甘、咸，性平；入肝、肾经。

功效特点：补肾固精止遗，以补为要，专治小便频数及遗尿。

4. 金樱子 味酸、涩，性平；入肝、膀胱、大肠经。

功效特点：本品酸涩，能收敛而坚肾阴、强肾阳，无燥烈之性，纯为滋养真阴之药，专用于止遗、止带、止泻。

5. 五味子 味酸，性温；入肺、心、肾经。

功效特点：此药有南北之分。北五味生津止渴、润肺补肾，可治疗劳嗽；南五味能敛肺止嗽、固表止汗、涩精止泻、生津止渴，可治疗风寒袭肺。

6. 五倍子 味酸、咸，性寒；入肺、肾、大肠经。

功效特点：降火止血，多用于治疗肺热久咳、吐血。

7. 乌梅 味酸、涩，性平；入肺、脾、大肠经。

功效特点：本品为清凉收涩药，功能敛肺涩肠、和胃生津，酸能安蛔止呕，凡久嗽、久泻、崩漏都可用。

8. 诃子 味酸、苦，性平；入肺、大肠经。

功效特点：本品苦能降气，酸涩能收敛，既能涩肠止泻，又能下行消胀、降火利咽、开喑。

9. 肉豆蔻 味辛，性温；入脾、胃经。

功效特点：涩肠止泻。

10. 莲子 味甘、涩，性平；入脾、胃、心经。

功效特点：养心安神，益肾固精。

11. 芡实 味甘、涩，性平；入脾、肾经。

功效特点：本品涩性较大，多用于治疗脾肾两虚所致带下病。

12. 罂粟壳 味酸、涩，性平；入肺、大肠、肾经。

功效特点：本品收敛固气，并有止痛作用，用于治疗久嗽、久泻。

13. 赤石脂 味甘、酸，性温；入肾、大肠经。

功效特点：涩肠、止泻、止血。

14. 乌贼骨 味咸、涩，性微温；入肝、肾经。

功效特点：性专涩敛，收敛止遗，为固精止带、制酸止痛之要药。

15. 椿根皮 味苦、涩，性寒；入胃、大肠经。

功效特点：本品有香椿、臭椿之分，多用香椿根皮，专治湿热泄泻及带下。

16. 麻黄根 味甘，性平；入肺经。

功效特点：止汗。

17. 浮小麦 味甘，性平；入心经。

功效特点：走表除浮热、止汗之力强。

18. 石榴皮 味酸、涩，性温；入肝、胃、大肠经。

功效特点：涩肠止泻。

19. 刺猬皮 味苦、涩，性平；入肾、胃、大肠经。

功效特点：为血肉有情之品，能固精缩尿、化瘀止血止痛。

第十六节　消导药

凡能增强消化功能、有助于祛积导滞的药物，称为消导药。

1. 莱菔子 味酸、甘，性平；入肺、脾经。

功效特点：消食除胀、降气化痰，只能用于实证，体虚者慎用，或配伍补虚药。

2. 山楂 味酸、甘，性温；入脾、胃、肝经。

功效特点：一为消食、促进消化；二为化瘀，善走血分，能除癥瘕，用于治疗产后瘀阻、月经不调，故为儿科、妇科常用药物。

3. 神曲 味甘、辛，性温；入脾、胃经。

功效特点：消导之力强，且善于行气，适用于治疗食积气滞、腹痛泻痢。

4. 麦芽 味咸，性平；入脾、胃、肝经。

功效特点：健脾通乳，用于治疗脾虚食少、消化不良及乳汁淤积。

5. 谷芽 味甘，性平；入脾、胃经。

功效特点：善于消食积，专治食积腹胀。

6. 鸡内金 味甘、涩，性平；入脾、胃、大肠经。

功效特点：本品善于消食积，又能健脾和胃、固涩止遗。

第五章 辨证论治与一病一方通用

（一）辨证论治

辨证论治是中医学理论的特点，也是精髓部分，它是医圣张仲景在《黄帝内经》哲理的基础上确定的中医辨证论治总方向，体现在他的两部经典中。一部《伤寒论》把外感病的发病规律、病证方药论述得很清楚，让人一看就懂，一学就会。一部《金匮要略》以《黄帝内经》天人合一的整体观点为基础，运用阴阳、五行、八纲、脏腑、经络等理论作为八纲八法辨证论治的依据，在临床上运用望、闻、问、切四诊合参的方法来诊断，奠定了中医治疗杂病的基础。全书22篇，包括内、外、妇、产科40多种疾病，病、证、脉明确，方药简练精少，全书只用了147味药。我的体会，这两部经典体现了辨病论治与辨证论治相结合的思想基础以及如何在临床实践中实施辨证论治的法则。

首先必须确定辨证的范围，如以腹满为主的疾病，应该在腹满的范围内进行辨证，所以设定中医病名的前提是限定辨证的范围。要想确定中医的病名，必须从认症开始，认症首先应从病人的主诉入手。因此，要全面用好中医的四诊技能，即望、闻、问、切，《难经》记载"望而知之谓之神，闻而知之谓之圣，问而知之谓之功，切而知之谓之巧"。因为病有病态、病色、病味，病人一入诊室，坐在医生的对面，医生一看、一听、一闻，就知道病人来看的什么病。首先进行切脉，再看舌质、舌苔，然后结合主诉、问诊，进行问诊时要特别注意过去病史、治疗情况以及在外院的各项检查报告，特别是对一些没症状的病，要弄清楚病因，了解病人的身体情况及各种嗜好和不良习惯，做好精神安慰，积极帮助治疗。将四诊所得进行综合分析，确定诊断，即病名，这样就完成了识症定病的任务，然后再进行辨证。

辨证寻找病因病机，也就是审证求因，经过综合分析得出病因、病机，进行审因论治，然后再确定治法，组药立方，方药药味不要多，要得当，还要注意药物的加工炮制，增效去毒，使得方证相应，药症相符，这样便可有的放矢地达到预期治疗效果。随后再转入下一轮的辨证论治，即临床疗效观察，就是随诊，也叫复诊。门诊病人只有通过复诊才能看出疗效，根据症状进行药物及剂量的调整，这样才能做到疗效确切。以上是辨证论治的基本原则和程序，即诊病、识症、辨证、求因、立法、组方、遣药这七部分。

（二）一方通用

凡是能看病的医生，都经过正规院校教育或跟师学习，并经过国家医师资格考试取得医师职业资格，他们掌握了一定的专业知识。但在临床实践中，立方运药，除了常用的有效经方外，就再也找不到一样的处方了。按理说，临床上凡是遇到病、症、证、因一样的情况，方药应该一样，这就是辨证论治。而根据时令季节、男女、年龄大小、体质强弱不同导致症状轻重缓急不同的情况，或出现别的病症，在这个病的基础上又出现别的症状，即合病或并病，方药则不同。

如张仲景《伤寒论》第 103 条，讲的是伤寒中风，有柴胡证，但见一证便是，不必悉具。柴胡证的四大症状：寒热往来、胸胁苦满、嘿嘿不欲食、心烦喜呕，只要见一项就属于柴胡证，可用小柴胡汤。至于在治疗过程中又出现什么症状，也要在这个方的基础上加减应用。如《伤寒论》第 42 条，太阳病下之后微喘者，表未解故也，桂枝加厚朴杏子汤主之，这就体现了《伤寒论》的辨证论治，具有一定的规律性。

笔者从 20 世纪 50 年代起就跟师学习，两位老师都是名医，他们都曾经考功名失败，以张仲景《伤寒论》起家，他们的方小、药味少、疗效好，在当地都有很高的威望，在他们的教导下，我从开始学医起，就按照张仲景《伤寒论》诊病、辨证、识症的思路，每接诊一个病人，首先明确是什么病，然后看这个病发展到什么程度，就是辨证，再就是识别症状的性质，据症选方，以症选药，整个思路就是诊病、辨证、识症、定方选药，以达到诊病准、辨证清、识症明、选方用药精辟。只有这样，才能达到方证规范，药症相符的要求。

在这种诊病思路的指导下，我首先严格按《伤寒论》的有效病症选用方药，也可选用各家经验方，如唐代孙思邈治疗慢性虚寒性便秘的温脾汤，金元时期朱丹溪治疗体虚感冒的玉屏风散，北宋钱乙治疗尿路感染的导赤散，清代程钟龄治疗感冒后咳嗽的止嗽散。我从 1995 年开始作为老中医经验传承带教，至今已成为省首批及国家第三批、第五批带教老师，对每天接诊的病历进行登记，病历数量已达 20 多万份，都是采用一方通用来治，没有无效的。

2013 年我对病例进行整理，写出《常见病一方通用经验方》一书，由中医古籍出版社出版发行。书中有经方，有验方，有我自己的组方，方药很乱，不固定。我在实践中总结各家经验，组成一个清胃化瘀汤作为治疗胃炎的基本方，胃炎具有嘈杂、烧灼、胀满、反酸、疼痛的症状，选方以蒲公英、川芎、党参清热化痰、健脾，保护胃黏膜；以黄连、吴茱萸调理寒热；以茯苓、半夏、陈皮、厚朴、紫苏梗降逆下气；以川楝子、延胡索调气止痛；以海螵蛸或煅瓦楞子制酸，无论什么类型的胃炎，都可用这个方子的加减方。如胁肋痛、上腹烧灼，诊为反流性食管炎，可加旋覆花、代赭石、柴胡、黄芩以化痰利胆；如口干舌燥，可能是萎缩性胃炎，证属中医胃阴虚，可加石斛、玉竹以生津增液；如烧灼疼痛严重，可能是糜烂性胃炎，证属湿浊内阻，可加干姜、没药；如有出血倾向，可加白及、小蓟炭、三七粉活血化瘀；如有恶变倾向，可加蜈蚣、炮山甲解毒化瘀。凡是胃病大便干者都可加大黄。我用这个方子通治胃病，见效快也易复发，有很多病人将底方保存起来，犯胃病就服药，吃了就好。因为胃病与饮食、情绪相关，所以容易治愈也易复发，必须坚持控制饮食和调节情绪。对一些常见病，我都采取一方加减通治。例如，益气活血汤治疗冠心病，舒肝和胃汤治疗消化不良，益气养血化瘀汤治疗慢性肝病，解毒利水汤治疗急性肾炎，健脾化湿汤治疗乳糜尿等。

再如，临床上治疗妇人脏躁症，只要是 40 岁以上的妇女，出现心烦意乱、潮热汗出、情绪低落、睡眠不宁，无论什么样的体质，住在什么地方，什么季节发病，都属于现代医学所谓内分泌紊乱，也就是《金匮要略》第二十二条讲的，妇人脏躁，喜悲欲哭，复如神灵所作，数欠伸，甘麦大枣汤主之。为什么 40 岁以上的妇女才会得这个病呢？这是人的生长发育规律所决定的。男过 40 岁，女过 35 岁，就进入中年期，肾气始衰，也就是《黄帝内经》上讲的，女子五七阳明脉衰而面始焦，发始堕；男子五八肾气衰，发堕齿槁。肾经的生长功能开始下降，也就是现代医学所谓的内分泌紊乱，对女性来说就是雌激素水平下降，人的面色焦燥，心情烦乱，这个年龄段的女性大多上有老、下有小，要想事事都如意就很难办得到，所以就会出现心烦意乱、潮热汗出、睡眠不宁、情绪低落。这种病，西医称为神经衰弱，也有当焦虑症、抑郁症治疗的，中医认为这是《金匮要略》中的妇人脏躁。本病的发病有特定人群，不是所有的人都会得这种病，只有 40 岁以上的妇女才容易患这种病。

40岁以上的妇女卵巢功能下降，雌激素分泌减少，出现子宫血虚，受风化热，因火扰动而致心神不安；化火伤阴，势必及肾，出现骨蒸、潮热、汗出；阴虚内燥、心阴不足、心神失养而出现心神内扰、烦乱不眠。故治以安神定志、解郁、调和阴阳、清蒸除汗、益气护正，方用安神解郁护正汤，药用茯苓、九节菖蒲、牡丹皮、炒栀子、仙茅、淫羊藿、地骨皮、炒白芍、桂枝、百合、牡蛎、莲子心、黄芪、人参、甘草。

方以茯苓、菖蒲、牡丹皮、炒栀子安神解郁；以仙茅、淫羊藿、地骨皮、炒白芍、桂枝壮阳益肾、除蒸止汗、调和阴阳；以百合、牡蛎、莲子心养心安神治失眠；以黄芪、人参固护正气，达到心神定、阴阳合、正气盛而病除。

大便干结者，加大黄；恶心欲吐者，加半夏、陈皮；伤心流泪甚至欲寻死者，加小麦、大枣。

本病是一种定向性的综合性连锁反应，不是哪一脏、哪一腑的疾病，系妇人闭经前的一种综合调节能力失调，只有进行综合调理，才能达到确切疗效。有些病人，今年治好了，明年又犯了，用这个方子仍然有效。笔者用此方治疗数千例病患，无一不效。

临床上治疗都本着诊病、辨证、识症、求因立法、定方、选药这个诊疗模式以症定病，结合症状、神色、形态、舌脉的改变，进行辨证论治，这就叫辨证求因，审因论治，立法定方，以方选药，这样就形成一病一方。在治疗过程中，无论出现什么症状，只要病因、主症不变，都可以在这个方药的基础上加减应用，这就是一方通用辨证论治。

任何科学技术，要想有效地传承应用，都必须有个使大家都能遵循的稳定的标准。例如《黄帝内经》中阴阳的标准，必须是阳为上、阴为下，阳为热、阴为寒。再如，《伤寒论》外感热病的发展规律必须是寒从表向里发展。虽然学院教材上讲了临床常见病的诊治，但因分类太细，不好掌握用药的分寸，所以历代名医都想总结专病专方经验，寻求一方通治经验方。现在全国也有几位名医提出，中医治病必须向专病专方发展。如一代经方大师胡希恕在20世纪80年代给日本学生的题词提示了经方治病的方法，让人瞩目的是"通治"二字。

全国名中医余瀛鳌在2009年主编的《中医通治方精选》中提到，这些病症的通治效方是作者在熟谙病因病机和治法的前提下，予以认真斟酌而确定的，易学易用，这和现代某些医籍将疾病分型过于繁细，又未必切于临床实用，读者难以掌握应用的做法大相径庭。后来，他又主编了《余瀛鳌通治方验案》一书，对中医药学的发展起到了一定的推动作用。最近，我又在《健康文摘》上看到肖相如老师的文章，他提出中医疗效不断被质疑，在一定程度上源于中医没有能够让医生共同遵循的标准，同一个病人，在疾病的某个发展阶段，不同的医生基本不可能开出完全相同的方子。有些人依然坚持临床看病就必须一人一方。这样的话，一些医生诊治用药毫无约束，药方一开就是二三十味，要么药量过大，甚至 100 至 200 克，一副药三四斤重，这样能治病吗？现在大多数病人用着西药，再用中药，稍见起色就停药，宣传中药的疗效能可信吗？中医看病如同人走路一样，一个病人请这个中医能治好，让那个中医也能治好，人家 3 天治好，你 10 天治好。走路也是一样，条条大路通北京，走这条路 3 天到达，那条路 5 天到达，你不就多走了 2 天路？如果通过测量，选一高速路 1~2 天即到不是更好吗？治病也是同样的道理，如果规范了针对什么病、什么症用什么方、什么药，达到病症方药条条对应，谁用都行，不就提高疗效了吗？

任何一个学科的稳定传承和发展，必须有个共同遵循的标准，标准的基础是确定性。我们中医治病也一样，首先是识病，即确定是什么病，要想认病准确要先从主诉开始，也就是病人所说最难受的症状，例如，脑病必须得有头痛，肺病必须得有咳嗽、气喘等固定的症状。立法方药要以证为主，辨证要以八纲为准，即阴阳、表里、寒热、虚实，八纲是立法用药的准则，每个病都必须用八纲分型，才能决定治则及用药，至于三因制宜，即根据症的轻重缓急选药。因为药物的性味归经及功能不同，可根据大人、小孩、男女、春夏秋冬及体质的不同，在同类药中选用适当的药物，而不是基于一个病症在不同人身上不同的反应，非得一人一方不行，这样就很难统一。

每种疾病都有固定的症状，虽然轻重缓急有别，却不可能变成其他症状。例如《伤寒论》桂枝汤证，原文 18 条，喘家作，桂枝汤，加厚朴杏仁佳。就是说在发热汗出、恶风的同时，又出现咳嗽气喘，在桂枝汤的基础上兼有肺气失宣。

有些人拿一把钥匙开一把锁来比喻中医看病，必须是一人一方。一把钥匙开一把锁，只要锁簧一样，那么用一把钥匙，什么样形状的锁都能打开。治病也是同样的道理，只要病因病机和症状一样，无论什么样的人，得什么样的病，用一个方都能治。例如《伤寒杂病论》的方，沿用千年仍然有效，就是这个道理。

一方通治既不是一方治百病，也不是一个方一直固定不变，而是根据病情的发展变化加减使用，这样叫一方通治加减应用。如一个中青年妇女，主诉发作性头痛多年，经多医治疗无效。刻下症：自述多年来经常出现发作性头痛，以右侧为主，出现针刺痛、烧灼样抽痛，不痛时如常人，除精神疲惫外，其他无异常，每遇心情不畅、紧张时发作，平时性情急躁，爱管闲事，能吃能喝能干活，二便正常，形体稍胖，面色红润，两眼有神，舌质红，苔白，脉稍弦，多次进行CT检查未见异常。诊断：偏头痛（血管神经性头痛）。辨证：肝郁气滞，气血凝结。立法：活血化瘀，通经止痛。方用：活血通络解惊汤。药用：当归30克，川芎15克，炒白芍30克，节菖蒲30克，郁金15克，全蝎10克，细辛5克，蔓荆子15克，白芷15克，甘草10克。水煎，分二次温服。

这是一个偏头痛病人的诊断过程，临床上头痛的病人很多，接诊凡是主诉头痛的病人，必须询问头痛的发作时间、痛的部位、痛的性质、痛的轻重，是连续痛还是间歇痛，头痛时的伴随症状，以及舌、脉的变化，这与辨证用药关系密切。再复诊时，首先问清服药后有效还是无效，对哪些症状有效以及有效程度。如果说无效，也要问对哪些症状无效，再详细辨证。如果辨证、立法、用药都很全面，再详细询问服药期间病人的情绪、休息是否有所改变，头痛与这两方面关系密切。如果这两方面没有改善，头痛就会加重。如果在治疗过程中又出现其他症状，就再按其他病症辨证用药，这样就便于提高疗效，积累用药经验了。

下篇 验案解读

第一章　内科病症治验

一、辛透化湿解表汤治疗普通感冒

感冒俗称伤风，是外邪侵入人体肌表而引起的一种病理反应，临床以恶风寒、喷嚏、鼻塞、流涕、头痛、全身酸楚等症为多见，或有发热，或有咳嗽，或见咽痛等。在感冒的整个病程中，可因人、因时、因地而各有不同的表现。感冒为临床常见多发病，其发病之广，个体重复发病率之高，是其他任何疾病都无法与之相比的。感冒一年四季均可发生，以冬春季为多。轻症感冒虽可不药而愈，重症感冒却影响工作和生活，甚至会危及小儿、老年体弱者的生命，尤其是时行感冒流行迅速，感染者众多，症状严重，甚至会导致死亡。感冒也是万病之源，可诱发或加重原有的慢性疾病，如气管炎、肺炎、心肌炎、肾病等。故感冒不是小病，要及早采取积极有效的措施，以防止病情的蔓延和加重。

【病因病机】《黄帝内经》已经认识到感冒主要是由外感邪气所致，其中，风为百病之长，故多为风邪挟寒、挟热等致病。如《素问·骨空论》曰："风从外入，令人振寒，汗出，头痛，身重，恶寒。"临床常见恶寒发热，鼻塞流涕，头痛，全身关节酸痛。病因为外邪乘虚侵袭人体，郁而生热。正如《伤寒论》所言："今夫热病者，皆伤寒之类也。"张介宾认为："人伤于寒而传为热病，寒盛则生热也，寒散则热退。"病邪之所以能够侵袭人体引起感冒，除邪气盛外，还与人体的正气失调有关。或是由于正气素虚，或是素有肺系疾病，不能调节肺卫功能而感受外邪致病。即使体质素健，若因生活起居不慎，如疲劳、饥饿等使机体正常功能下降，或因汗出衣裹冷湿，或餐凉露宿，冒风沐雨，或气候变化未及时加减衣服等，导致正气失调，腠理不密，邪气得以乘虚而入就会发病。正如《黄帝内经》所言："正气存内，邪不可干""邪之所凑，其气必虚"。

【方药组成】紫苏叶 15 克，羌活 15 克，荆芥 15 克，柴胡 15 克，黄芩 15 克，太子参 15 克，甘草 10 克。

【服用方法】上药浸泡 1 小时，武火煮开，文火再煮 15~20 分钟，取汁；加水再煎 15~20 分钟，取二汁，混匀，分 2 次服。4 小时服药 1 次，取微汗，不愈，再煎第 2 剂，仍间隔 4 小时服 1 次。一般 1~2 天即可痊愈。

【功用】辛透散寒，化湿解表，扶正祛邪。

【主治】普通感冒，症见发热恶寒，头身疼痛，鼻塞咽痛。

【组方依据】治疗感冒时，应着重于散寒透热以及恢复机体功能。组方以散寒透热兼扶正为主，使寒散热退，正复邪除而病愈。药用紫苏叶、羌活、荆芥辛温散寒、化湿解表；柴胡、黄芩和解表里、清热解毒；太子参益气固表、扶正祛邪；甘草调和诸药。药理研究表明，紫苏叶、羌活、荆芥、柴胡、黄芩均有解热镇痛、抗病原微生物和抗菌作用，对缓解感冒症状、消除炎症反应效果明显；太子参具有"适应原"样作用，有抗疲劳、抗应激、增强免疫力的作用，可提高病人的机体抗病能力，使"正气存内，邪不可干"，通过调整机体免疫力，达到未病先防、既病防变之目的。诸药合用，共奏散寒化湿、透热解表、扶正祛邪之功效。

【加减运用】若风寒袭表、痰塞咽喉，出现咽喉肿痛者，加板蓝根、牛蒡子以清热利咽、消肿散结；伴见寒热闭肺，出现咳嗽气喘者，加炙麻黄、苦杏仁以宣肺降气、止咳平喘；若为体虚感冒，或感冒失治、误治，日久不愈者，加黄芪、炒白术、防风以益气祛邪、固表止汗；伴见外邪犯鼻，鼻窍闭塞，出现遇寒即感、鼻流浊涕者，加苍耳子、鹅不食草以散风除湿、通利鼻窍；若为暑天感冒，出现头重身困、脘痞纳呆者，加藿香、陈皮、半夏祛暑利湿，清心泻热；伴见大便干结者，加大黄以通腑泄热。

【典型病例】

病案 1

孙某某，女，46 岁，2012 年 11 月 3 日初诊。

主诉：因忙于家务，睡眠不足，2 天前晨起后感受风寒，出现畏寒肢冷、头痛鼻塞、全身关节酸痛，在当地卫生室输液治疗 2 天，症状未见减轻，复现发热，体温在 38.5℃~39℃间。舌质红，苔薄白，脉浮稍数。

依据舌脉诸症，辨证为寒邪外侵，肺卫失调。予辛透化湿汤治疗。

处方：紫苏叶 15 克，羌活 15 克，荆芥 15 克，柴胡 15 克，黄芩 15 克，太子参 15 克，甘草 10 克。水煎服。4 小时服药 1 次，取微汗，不愈，再煎第 2 剂，仍间隔 4 小时服 1 次。并嘱其注意休息，汗后避风，多喝温水，饮食清淡，少吃辛辣、油腻食品，保持大便通畅。经服用 3 剂而告愈。

病案 2

曹某某，女，55 岁，2012 年 2 月 10 日初诊。

患者平素体虚易患感冒，一周前劳作后当风受寒，自觉畏寒肢痛，关节酸楚，鼻塞头痛，自服感冒清热冲剂、复方大青叶、康泰克等药物，症状未见减轻，又出现阵阵汗出，寒战，体倦乏力。舌质淡，苔薄白，脉浮缓。血常规、尿常规检查未见异常。

依据舌脉诸症，辨证为气虚失固，外邪乘虚入侵，营卫失调。治宜益气固表、祛风散寒。予辛透化湿汤加减。

处方：黄芪 30 克，炒白术 15 克，防风 15 克，紫苏叶 15 克，羌活 15 克，荆芥 15 克，柴胡 15 克，黄芩 15 克，太子参 15 克，甘草 10 克。4 剂。水煎服。4 小时服药 1 次，取微汗，不愈，再煎第 2 剂，仍间隔 4 小时服 1 次。

2012 年 2 月 13 日复诊，畏寒肢冷、关节酸楚、鼻塞头痛、出汗寒战明显减轻，体力渐增，又予上方去柴胡、黄芩。取药 4 剂，嘱其每日服 1 剂，水煎分两次温服。3 天后随访告愈。

【按】普通感冒是临床最常见的疾病，虽说是一种小病，但从发病到治疗还是比较复杂的，有些人稍微有点伤风受凉，就既服药又输液，结果使病情变得更加复杂。因此，刘老认为，对外感病治疗的正确与否，能反映出一个医生水平的高低，刘老本着辨证论治的原则，以辛透化湿汤为基础方，针对不同的兼症，采用相应的药物。从疗程来讲，凡疗程短者，说明辨证用药精确而合理。另外，治疗还应本着邪去而不伤正的原则，不能感冒虽除，而人之正气亦伤，以致数天不能恢复。

中医药对普通感冒和时行感冒均有良好的疗效，对已有流行趋势或可能流行的地区、单位，选用适当的中药进行预防和治疗，可以收到显著的效果。辛透化湿汤是刘老在临床上使用率较高、疗效较佳的方剂，刘老运用该方加减治疗普通感冒数千例，临床取效快，疗程短，各年龄段患者均可服用。刘老认为，感冒始于风寒，终于热变，故本着急病急治的原则，治疗从速从急，不可拖延。服中药亦要急病急治，不能今天开方明天服药，必须尽早服药，必要时连续 2~4 小时服药 1 次，取微汗，无汗不愈者再煎第 2 剂服，使机体正气恢复，病邪驱尽，切不可取汗太过，以图汗出病愈。本方剂已通过药效学实验，有显著的解热、镇痛、消炎、止咳和提高机体免疫力的作用。

【调护和预防】

1. 饮食宜清淡易消化，发热期间少吃荤食，多吃新鲜蔬菜和水果，多喝温水，增强机体代谢能力，有利于感冒早日康复。

2. 偶感风寒初期，可以用连须葱白、生姜煮水频服，取微汗，感冒有时可不药自愈。应注意休息，不要熬夜，避免汗后受风。

3. 增强抵抗力，防止病原体入侵是预防感冒的关键。平时要注意锻炼身体，合理安排户外活动，以适应环境和气候的变化。衣着要适宜，应随气候变化及时增减衣物，防止受凉或过热。要加强营养，提高免疫力。平时注意室内通风，避免去人多拥挤及空气污浊的公共场所。

【歌诀】外感皆因风寒伤，重用苏叶荆芥羌，柴胡黄芩解防热，甘草子参扶正良。

咽痛板蓝与牛蒡，咳喘加入杏麻黄，体弱表虚常感冒，加入玉屏效更强。

大便干结加大黄，随症加减变通方，一年四季都能用，普通感冒不二方。

二、和解少阳汤治疗寒热往来发热

寒热往来，多指恶寒与发热交替出现，定时或不定时发作，可伴见口苦、咽干。

【病因病机】寒热往来，中医称之为少阳证，认为是外感病邪由表入里，而尚未达于里，邪气停于半表半里的典型病证。因为邪伏于半表半里，邪气不太盛，正气不甚虚，邪正相争于表里之间，出于表与阳争，正胜则发热；入里与阴争，邪胜则恶寒，互有胜负，故寒热往来交替出现。正如《类证活人书》所云："往来寒热者，阴阳相胜也。阳不足则先寒后热，阴不足则先热后寒。"其病机是邪入于半表半里，枢机不利。

【方药组成】柴胡30克，黄芩15克，姜半夏10克，红参10克，甘草10克，生姜3片为引。

【服用方法】上药浸泡2小时，武火煮开，文火再煮20~30分钟，取汁；加水再煎15~20分钟，取二汁，混匀，分2次服，4小时服药1次，取微汗，不愈，再煎第2剂，仍间隔4小时服1次。一般1~2天即可痊愈。

【功用】和解少阳，补中扶正。

【主治】寒热往来，症见身热畏寒，发热时发时止，伴见口苦、咽干、乏力。

【组方依据】寒热往来，是指一阵冷一阵热，交替发作，一天一次或一天数次，有时能身热退净，有时身热不能退净，此症多见于外感时病，但与外感风寒之恶寒发热的寒热并作不同。《类证活人书》谓："往来寒热者，阴阳相胜也。阳不足则先寒后热，阴不足则先热后寒。"其病机是邪入半表半里，枢机不利。故治宜和解少阳，透表泄热，补中扶正。药用柴胡、黄芩清解少阳之邪，疏畅气机之郁，清除少阳之邪热，其中柴胡苦辛，"苦以发之"，可散火热之标；黄芩苦寒，"寒以胜之"，直折火热之本，二药相须为用，透表泄热，疏半表半里之邪，药理实验研究表明，柴胡、黄芩对多种病毒有明显的抑制作用，对革兰氏阳性杆菌和革兰氏阴性杆菌均有广泛的抑制作用，具有显著的解热、消炎作用。人参、半夏、生姜补中扶正，杜绝邪气入里；甘草调和药性。诸药合用，共奏和解少阳、畅利机枢、消除寒热之功效。

【加减应用】 属疟疾者，加常山、草果以截疟杀虫；正气不虚者，去人参以防闭门留寇；口干咽燥者，加天花粉、盐知母以清热泻火、生津止渴；伴见全身关节酸痛者，加桂枝、炒白芍以调和营卫；伴见咳嗽喘急者，加炙麻黄、苦杏仁以宣肺平喘；伴见干咳少痰者，加芦根以清热润肺；伴见大便干结者，加生大黄以通腑泻热。

【典型病例】

林某某，女，21岁，2011年10月21日初诊。

主诉：十天前正值行经期间，因操劳后汗出受风，遂出现发热恶寒、头痛身痛，体温达39.2℃，在当地输液治疗一周，热势渐退，但每天上午10时左右即感到头晕脑胀、心烦、胸胁苦满，伴少腹隐痛、食欲不振、大便干结，自服小柴胡颗粒略有缓解，次日症状复现，来院后化验血常规、尿常规、血生化，胸部透视及腹部超声均未见异常，建议服用中药治疗。刻诊见患者精神萎顿，面颊潮红，口唇干红，舌质红，苔白，脉细数。

依据舌脉诸症辨证，当属外感内郁、邪在半表半里之少阳证。治宜和解少阳，补中扶正，清热泻火。方予和解少阳汤加味。

处方：柴胡30克，黄芩15克，姜半夏10克，红参10克，芦根30克，甘草10克，大黄5克，生姜3片为引。每日1剂，水煎2次，取汁混合，分3次温服。服药1剂后即感症状大减，再服3剂，症状全消。

【按】 和解少阳汤源自《伤寒论》小柴胡汤，原方主治少阳病证，邪在半表半里，症见往来寒热，胸胁苦满，默默不欲饮食，心烦喜呕，口苦，咽干，目眩，舌苔薄白，脉弦者。该方还用于治疗妇人伤寒，热入血室，经水适断，寒热发作有时；或疟疾、黄疸等内伤杂病而见以上少阳病证者。方中柴胡味苦微寒，以升阳达表为君，黄芩苦寒，以养阴退热为臣。在治疗其他发热性疾病时，遇有寒热往来者，在治疗原发病的同时加入柴胡、黄芩，均有明显的退热效果。

对发热性疾病，还需强调通便。

【调护和预防】

1. 服药后可饮稀粥以助散热，覆被取微汗，避免汗后受风。

2. 注意休息，避免精神紧张，饮食宜清淡易消化，少吃辛辣、油腻、炙煿等燥热伤阴、加重内热的食物，多喝温水，保持大便通畅。

【歌诀】寒热往来身体烧，小柴胡汤去大枣，重用柴胡来解热，巧配诸药疗效高。

常山草果除疟药，全身酸痛配桂芍，正盛去参防留寇，花粉知母润咽燥。

咳喘麻杏宣肺娇，芦根润肺治痰少，便秘大黄泻腑热，和解少阳汤真好。

三、调和营卫汤治疗发热出汗

发热出汗症多见于体虚之人，易发生反复感冒，以发热、出汗为特点，或服用镇痛退热药后出汗较多、动辄复感。

【病因病机】发热出汗症，中医称之为外感风寒表虚证。病因为风寒客表，正气卫外，阳气浮盛而发热；营卫不和，卫阳不固，营阴失守，汗液外泄则出汗。多见于体弱易感之人。

【方药组成】桂枝 30 克，炒白芍 30 克，甘草 10 克，大枣 3 枚、生姜 3 片为引。

【服用方法】上药浸泡 2 小时，武火煮开，文火再煮 20~30 分钟，取汁；加水再煎 15~20 分钟，取二汁，混匀，分 2 次服，4 小时服药 1 次，取微汗，不愈，再煎第 2 剂，仍间隔 4 小时服 1 次。

【功用】调和营卫，固表止汗。

【主治】反复感冒，畏风身热，动辄汗出渐渐。

【组方依据】外邪袭表，腠理不固，且卫强营弱，营卫之气不和，正如《景岳全书·传忠录》所云："表虚者，或为多汗，或为肉战，或为怯寒。"如太阳病，头痛发热，汗出恶风，脉浮缓等。治宜解肌发表，调和营卫。药用桂枝解肌发表，外散风寒，炒白芍敛阴和营，两药合用，一治营弱，一治卫强，一收一散，调和营卫，使表邪解，里气和；生姜辛温，既助桂枝解肌，又能暖胃止呕，大枣甘平，既能益气补中，又能滋脾生津，姜、枣相合，还可以升腾脾胃生发之气而调和营卫；甘草一为佐药，益气和中，合桂枝以解肌，合芍药以益阴，一为使药，调和诸药。诸药合用，共奏调和营卫、固表止汗之功。

【加减应用】气虚易感者，加玉屏风散以益气固表，扶助正气；大便干结者，加熟大黄以通腑泻热；伴咳喘者，加炙麻黄、苦杏仁以宣肺平喘。

【典型病例】

沈某，男，33 岁，2015 年 1 月 22 日初诊。

因出差在外，感冒后多次服用解热镇痛药，出现动辄头身汗出，汗后渐渐怕风，伴见体倦乏力，精神不振，舌质红，苔薄白，脉浮细。综合分析病程，出差劳累，睡眠不足，饮食无常，感冒后为求早日痊愈，多次服用西药，使毛孔张开，汗出不止，且腠理疏松，遇风则表皮寒战。

依据舌脉诸症，辨证当属过汗后营卫失调。治宜调和营卫，固表止汗。方用调和营卫汤合玉屏风散治疗。

处方：炒白芍 30 克，桂枝 30 克，黄芪 30 克，炒白术 30 克，防风 10 克，炙甘草 10 克，生姜 3 片、大枣 5 枚为引。每日 1 剂，水煎 2 次，取汁混合，早晚温服。并嘱其注意休息，汗后避风，多喝温水，饮食清淡，少吃辛辣、油腻食品，保持大便通畅。服药 6 剂而告愈。

【按】调和营卫汤源自张仲景《伤寒论》桂枝汤，被誉为"群方之首"，原方主治外感风寒表虚证，又是调和营卫、调和阴阳的代表方。现代药理研究表明，桂枝汤不仅具有较强的消炎、镇痛、镇静、镇咳、平喘、祛痰作用，且对体温和汗腺有双向调节作用。在临床应用中，通过随症加减，可治疗多种疾病。本方主要用于治疗外感风寒表虚证，发热无汗者禁用。

【调护和预防】

1. 注意休息，不要熬夜，避免精神紧张，饮食宜清淡易消化，少吃辛辣、油腻、炙煿等燥热伤阴、加重内热的食物，多喝温水，保持大便通畅。

2. 服药后可饮稀粥以助散热，覆被取微汗，避免汗后受风。

3. 偶受风寒，初觉感冒，可以用连须葱白、生姜煮水频服，或初觉体温升高时，用温水浴足，取微汗，感冒有时可不药自愈。体温不超过 38.5℃时，尽量不要服用解热镇痛类退热药，因过用西药发汗药，容易造成出汗过多。中医认为，津汗同源，出汗多则阴津受损，气随津脱，气阴双亏，营卫失调，不耐风寒而频发感冒。

4. 平时注意锻炼身体，以提高免疫力，改善体质，提高抗病能力。

【歌诀】刘氏调和营卫方，源自仲景桂枝汤，方中去枣强卫气，表虚发热出汗良。

气虚易感玉屏风，便秘熟军把脐通，咳喘加入麻黄杏，随症加减药轻灵。

四、凉血清热汤治疗高热大渴

高热大渴症多见于各种温热病，表现为高热（体温在 39℃以上）和大量汗出同时出现，伴见面赤、烦渴引饮、口舌干燥，脉洪大有力，中医称之为阳明经热盛。

【病因病机】 引起高热大渴症的病因为外感寒邪，入里化热，迫津外泄，属气分实热，因热邪炽盛，故见壮热面赤；内热熏蒸，迫津外越，则见大汗出；热灼胃津，则见烦渴引饮。

【方药组成】 生石膏60克，盐知母15克，粳米30克，甘草10克。

【服用方法】 上药浸泡2小时，武火煮开，文火再煎20~30分钟，取汁；加水再煎20~30分钟，取二汁，混匀，分2次服，4小时服药一次，取微汗，不愈，再煎第2剂，仍间隔4小时服一次。

【功用】 滋阴降火，清热固表。

【主治】 高烧不退，出汗较多，烦渴多饮。

【组方依据】 阳明热盛是临床上常见重证。多由卫分传入气分，亦有直接发于气分而为阳明热证者。此乃邪盛正旺、正邪交争、里热蒸腾、阳明胃经热盛所致。属卫气营血辨证的气分证，其病机为阳明经热炽盛，病变部位在阳明胃经。常见症状为壮热、恶热、面赤、汗大出、心烦、渴喜冷饮、舌质红、苔黄而燥，脉洪大或滑数。治宜辛凉清热、滋阴降火。药用石膏辛甘大寒，入肺胃气分，清热除烦，生津止渴，泻肺火而透肌热；知母苦寒，滋阴降火，清泄肺胃之热，质润以滋胃燥而止渴，知母与石膏相配，一清一滋，有清热保津、滋阴润燥、清热除烦之效；粳米润燥护津、养胃和中，以防大寒之剂损伤脾胃；甘草解毒泻热、调和药性。诸药合用，共奏清热生津、固表敛汗之功。

【加减应用】 伴见恶寒者，加柴胡、黄芩以和解表里；神昏谵语、四肢抽动者，加羚羊角粉（冲服）以清热解毒、息风镇惊；伴见皮肤有出血斑者，加黄连解毒汤以泻火解毒、凉血止血；体虚者，加人参以扶助正气；恶心呕吐、舌苔厚腻者，加姜半夏、藿香、滑石以降逆止呕、利湿化浊。

【典型病例】

陈某某，男，18岁，2011年7月21日初诊。

因高烧2天来诊。主诉傍晚剧烈运动时大汗淋漓，随后用温水沐浴，浴后久处风扇旁贪图乘凉，至夜半出现高热，体温39.8℃，伴见头身疼痛，到附近诊所就诊，予口服扑热息痛2片，肌肉注射退热针（不详），返家后出汗较多，头身疼痛缓解，热势渐退。次日发热如故，再次去诊所服药打针，大汗后热退，数小时后体温又升至39℃以上。刻诊见患者面色潮红，口唇欠润，头汗身汗较多，时测体温38.2℃，伴见头痛、恶心、咽喉不利、小便灼热，舌质红，苔白，苔中央稍厚腻，脉滑数。查血常规、尿常规均在正常范围内。

依据舌脉诸症辨证，证属汗后腠理疏松，吹风贪凉，风寒之邪入里化热，迫津外泄。治宜滋阴降火，清热固表，辅以化浊降逆。方用凉血清热汤加味治疗。

处方：生石膏60克，盐知母15克，广藿香15克，姜半夏15克，滑石30克，甘草10克，粳米30克。取药4剂，嘱其水煎2次，取汁混合，分2次温服。并嘱其注意休息，汗后避风，多喝温水，饮食清淡易消化，少吃辛辣、油腻食品，保持大便通畅。

2011年7月25日二诊，服上方1剂后热势未再升高，2剂后热势平稳，诸症减，停药1天，惟头身汗多、口干欲饮，舌质红，苔薄白，脉细。考虑到大热大汗必伤及气阴，气虚失固，则头身汗出；阴津不足，则口干喜饮，又予玉屏风散加味治疗。全方益气固表，养阴润燥，提高免疫力，增强体质。

处方：黄芪30克，白术15克，防风10克，麦冬15克，浮小麦30克，炙甘草10克。每日1剂，水煎服。1周后，来述病情稳定无明显不适，自行停药。

【按】凉血清热汤源自《伤寒论》白虎汤，原方主治伤寒阳明热盛，或温病热在气分证，症见壮热面赤，烦渴引饮，口舌干燥，大汗出，脉洪大有力。凡是高热不退者均可服用本方。

【调护和预防】

1. 卧床休息，稳定情绪，避免精神紧张。

2. 鼓励多喝温水，防止高热汗出引起虚脱，并可解除烦渴症状。

3. 予清淡、富含营养饮食，适量进食新鲜水果，如梨、苹果、西瓜等，因高热病人多伴有胃阴不足，故少吃煎炸、油腻和不易消化的食物。

【歌诀】刘氏凉血清热汤，即是仲景白虎方，甘草用共泻热，高热不退此方良。

伴见恶寒柴芩解，神昏抽搐加羚羊，皮肤出血现紫斑，加入黄连解毒汤。

神倦体虚或年老，加入人参扶正良，高热大汗阳明热，随症加减用此方。

五、滋阴清热汤治疗阴虚发热

阴虚发热是指体内阴津耗损所致发热现象，以午后骨蒸身热、两颧红赤、形体消瘦为特征，多见于慢性消耗性疾病或大病初愈之人。

【病因病机】中医学认为"阴虚则生内热"，由于体内阴津亏虚，不能制约偏亢之阳以致阴虚发热，多见于患者素体阴亏，或热病日久，耗伤阴液，或误用、过用温燥药物，导致阴津损伤，水不制火，虚火内炽，邪热留居阴分，出现午后或夜间发热。病机为阴气不足，阳气有余，阴阳失去平衡，阴虚为本，虚火为标。

【方药组成】醋鳖甲30克，生地30克，生白芍30克，青蒿30克，地骨皮30克，白薇15克，银柴胡15克，黄芩15克，黄芪30克，生山药15克，太子参15克，甘草10克。

【服用方法】上药浸泡2小时，武火煮开，文火再煮25~30分钟，取汁；加水再煎20~30分钟，取二汁，混匀，分2次服，取微汗。

【功用】滋阴生津，退热除蒸。

【主治】午后身热，或骨蒸潮热，或伴手足心热、腰膝酸软、肢倦乏力。

【组方依据】阴虚发热的病机为阴气不足，阳气有余，阴阳失调。中医学认为，阳在外，为阴之卫，阴在内，为阳之守。素体阴亏，或热病日久，耗伤阴液，或误用、过用温燥药物，或嗜欲无度，或精神外弛，使阴液耗散，阳无所附，遂致浮散于肌表之间而引起发热有时，热势蒸蒸而不高，其热非实热，由阴虚引起，故治以保养阴精、养阴降火之法，不宜过用苦寒之品。药用醋鳖甲、生地、生白芍滋阴退热、凉血和营；青蒿、地骨皮、白薇、银柴胡、黄芩清营退蒸、透热转气；黄芪、生山药、太子参益气固表、养阴生津；甘草调和药性。诸药合用，共奏阴复津生、气血调和、热退蒸消之功效。

【加减应用】便秘甚者，加大黄以通腑泻热；失眠者，加酸枣仁、珍珠母以养血安神；伴有盗汗者，去青蒿，加煅牡蛎、浮小麦以固涩敛汗；心悸怔忡者，加麦冬、五味子以养阴宁心。

【典型病例】

刘某某，女，40岁，2013年9月2日初诊。

来诊述乳腺肿瘤切除术后，四次化疗，近十天来每到下午2点钟前后即感到全身酸痛、畏寒、头面发热，测体温多在37.5℃~37.8℃，自服小柴胡颗粒、脑清片、阿莫西林等药物，至傍晚热势减退，出汗较多，次日症状复现，自觉身体虚弱，疲倦无力，心烦，溲热。化验血常规，白细胞 $3.2×10^9$/L，血沉30mm/h，余均在正常范围。刻诊见患者面色潮红，面睑虚浮，行动迟缓，语言低沉，舌质红，苔薄白，脉细稍数。

依据舌脉诸症辨证，当属素体肝肾阴虚，术后化疗，更伤气阴，以致阴气不足，阳气有余，阴阳失衡而午后潮热。方用滋阴清热汤化裁，加淡竹叶意在清心除烦、利小便。

处方：醋鳖甲 30 克，生地 30 克，生白芍 30 克，青蒿 30 克，地骨皮 30 克，白薇 15 克，银柴胡 15 克，黄芩 15 克，黄芪 30 克，生山药 15 克，太子参 15 克，淡竹叶 10 克，甘草 10 克。水煎 2 次，取汁混合，分 3 次饭后温服。并嘱其注意休息，汗后避风，多喝温水，饮食清淡，少吃辛辣、油腻食品，保持大便通畅。

2013 年 9 月 9 日二诊，上方连服 7 剂，午后潮热日渐减轻，精神改善，食欲增加，心烦、溲热已除，惟午后仍有体倦、肢乏、不爱动，考虑到服药后气阴渐复大半，因患者手术、化疗在先，气血不足，余毒尚存，需继续服药巩固疗效。又予上方去青蒿，2 日一剂以善其后。

【按】阴虚发热是中医的一个病证。中医学认为，人体之阴是指精血津液等物质基础，人体之阳是指各种功能活动。在正常情况下，阴阳相互依存，维持着动态平衡。如果阴阳的动态平衡遭到破坏，阴阳的某一方出现偏盛或偏衰，就会发生疾病。阴虚发热宜治以滋阴清热。

【调护和预防】

1. 注意休息，减少活动，情绪稳定。

2. 中医认为，阴虚则火旺，故阴虚发热者尤宜多喝饮品，可适当辅以梨汁、苹果汁、莲藕等养阴凉润之品，禁食烟酒、辛辣、肥腻黏滑等伤阴助热之物。

3. 伴有自汗、盗汗者，衣被要适度，汗后要及时更换，避免受风、受凉。

【歌诀】滋阴清热鳖甲蒿，生地地皮藏山药，太子芪草银柴胡，阴虚发热有白芍。

便秘大黄泻腑热，不寐酸枣珍珠母，浮麦煅牡止盗汗，心悸怔忡麦味助。

六、益气养血清热汤治疗血虚发热

血虚发热以发热绵绵不断为特点，体温多在 37.5℃ 左右，多因病人失血引起，血常规检查可见贫血。

【病因病机】血虚发热，病因多为失血伤血，如吐衄便血、产后崩漏，或饮食劳倦，内伤脾胃，化生无源，血不足以濡养，阴不敛阳，阳气外浮而发热，一般热象不高。因血虚气弱不能上荣头目、外濡肢体，则见头晕眼花、面色少华、肢体倦怠；血虚，心神失养则见心悸、失眠、健忘。

【方药组成】炙黄芪 30 克，当归 30 克，炒白芍 30 克，桂枝 15 克，炒白术 30 克，五味子 15 克，地骨皮 30 克，白薇 15 克，人参 10 克，酸枣仁 30

克，熟地 15 克，枸杞子 20 克，山萸肉 15 克，炙甘草 10 克。

【服用方法】 上药浸泡 2 小时，武火煮开，文火再煎 25~30 分钟，取汁；加水再煎 20~30 分钟，取二汁，混匀，分 2 次温服。

【功用】 益气养血，养阴除热。

【主治】 发热不定时，劳累则易发热，可伴见头晕乏力、面色不华、动则心慌、睡眠不宁、多梦健忘。

【组方依据】 血虚发热，又名血虚热，其机理源于"血为气之母""血能载气"。血虚不能载气，阳气外浮而发热。《证治汇补·发热》云："血虚发热，一切吐衄便血，产后崩漏，血虚不能配阳，阳亢发热者，治宜养血。"故方中重用炙黄芪、当归补气生血，其中，黄芪补脾肺之气，以益气血生化之源，并能固表，当归活血、养血、补血，两药相合，以达气血双补之功；炒白芍苦酸清热、敛阴和营，桂枝解肌发表、外散风寒，两药合用，一治营弱，一治卫强，一收一散，调和营卫，使表邪解、里气和、阴阳平；地骨皮、白薇凉血养阴、清退虚热；人参、炒白术益气生血，助脾胃运化，健运后天气血生化之力；五味子、酸枣仁、炙甘草补脾养心、敛阴退热；熟地、枸杞子、山萸肉甘温味厚，补益精血，以补益气血化生之源。诸药合用，补气以生血，气旺血充，则浮越之阳气得以内敛而虚热自除。

【加减应用】 伴见便秘者，加肉苁蓉、黑芝麻以养阴润肠；妇女月经淋漓不停者，加阿胶珠、生地炭、三七粉以补血活血，化瘀止血。

【典型病例】

徐某，女，38 岁，2013 年 12 月 7 日初诊。

因发热 3 个月来诊，主诉呈阶段性发热，尤其是月经前后发作明显，体温多在 37.2℃~37.5℃左右，一般傍晚感觉肢体酸乏，四末发凉，午夜则体温升高，患者素有子宫肌瘤和贫血病史，月经量多，持续时间长，末次月经 12 月 6 日结束。刻诊见患者面色无华，面睑虚浮，唇淡口干，四肢不温，自述头晕、动辄心慌气短、食欲不振、渴不欲饮、盗汗、睡眠不宁、耳鸣健忘，查舌质淡，苔薄白，脉沉细无力。化验血常规，血红蛋白 92g/L，红细胞 $3.0 \times 10^{12}/L$，白细胞 $3.5 \times 10^{9}/L$。

依据舌脉诸症辨证，当属崩漏失血，导致阴血亏虚，阳无所依，浮散于外而发热。治宜益气养血、养阴除热。方用益气养血清热汤原方。

处方：炙黄芪 30 克，当归 30 克，炒白芍 30 克，桂枝 15 克，炒白术 30 克，五味子 15 克，地骨皮 30 克，白薇 15 克，人参 10 克，酸枣仁 30 克，熟地 15 克，枸杞 20 克，山萸肉 15 克，炙甘草 10 克。每日 1 剂，水煎 2 次，取汁约 500 毫升，分 3 次温服。并嘱其注意休息，汗后避风，多喝温水，饮食清淡易消化，少吃生冷、辛辣、油腻食品，避免精神紧张，保持大便通畅。

2013 年 12 月 14 日二诊，自觉傍晚肢体倦乏、发凉感明显减轻，服药期间偶有夜间身热、微汗，少时可自愈。又予上方继服。

2013 年 12 月 23 日复诊，上方连续服用 14 剂，来诊见患者精神改善、面唇红润，自述发热、盗汗已除，头晕、耳鸣、心慌、气短明显减轻，舌质红，苔薄白，脉沉细，针对其素有子宫肌瘤、月经量多，又值月经前期，且发热已除，予上方去炒白芍、桂枝、白薇，加茜根炭、蒲黄炭、赤芍以活血化瘀、固涩止血。

【按】中医认为，有形之血，不能自生，生于无形之气。气能生血，又能摄血。治疗既要大补已虚之阴血，又要重视健脾益气以助气血生化之源。同时还要积极治疗原发病，以固本求源。凡属血虚发热者，无论男女老幼，服用本方，皆有较好的疗效。

【调护和预防】

1. 积极治疗原发病，在体力许可的情况下，可适当安排户外活动。要保持乐观情绪，避免情感刺激。若贫血较重者，多伴见头晕、神倦乏力，应尽量休息。

2. 血虚之人多见脾胃虚弱，故饮食宜清淡、富于营养而易于消化，应少食辛辣、油腻和不易消化的食物。

3. 在食疗方面，可以适量服用具有补气养血功能的食品，如山药、莲藕、猪肝、桂圆、乌鸡、桑椹等。

【歌诀】血虚发热用参芪，归芍桂术萸地皮，熟地五味杞酸枣，养血清热薇炙草。
发热又添大便秘，苁蓉巨胜润肠奇，妇人经漏很难愈，胶珠地炭粉三七。

七、益气固表汤治疗气虚发热

气虚发热多见于体弱之人，发热常在上午，但热势不扬，劳累后发生或加重。

【病因病机】气虚发热的病因主要为脾气亏损，中气不足，阴火内生，气化功能失调，虚阳外越而发热，正如李东垣《脾胃论》所云："脾胃气虚，则下流于肾，阴火得以乘其土位"而发热。因上午阳气初生而未盛，故以上午常见，且劳则气耗，气虚不耐劳，故劳倦则复发或加重。又脾主运化、主四肢，气虚则饮食乏味，肢体乏力；气虚卫外不固，则又可兼见恶风、自汗、易感冒。《景岳全书》记载：凡因劳倦而无外感者，或身虽微热而脉见缓大无力，全不紧数；或懒言嗜卧，身常有汗，此即劳发之证。自与外感之头痛脉紧、筋骨酸痛不同。

【方药组成】 黄芪 30 克，炒白术 20 克，防风 15 克，人参 10 克，炒白芍 30 克，桂枝 20 克，地骨皮 30 克，白薇 15 克，甘草 10 克。

【服用方法】 上药浸泡 2 小时，武火煮开，文火再煮 25～30 分钟，取汁；加水再煎 20～30 分钟，取二汁，混匀，分 2 次温服，取微汗。

【功用】 益气固表，甘温除热。

【主治】 发热时高时低，每于劳累活动后发生或加重，可伴见动辄汗出，遇风即患感冒，平素气短懒言，易疲劳。

【组方依据】 气虚发热，由于脾胃气虚不能升清降浊，气陷于下，郁而发热；或阴火内炽而虚热更甚；或因气虚无阳以护其营卫，感受外邪而热；或气虚阴亏，虚火内生；或气虚血少，不能济心而心火内扰；或气虚湿聚血瘀，郁而化热，这些原因在一定条件下又可相互影响。但主要病机是脾胃虚损，元气不足，因而不能单用滋阴、养血、透邪、泻火、清热燥湿等法，只能根据"劳者温之""损者益之"的原则，采用"甘温除热"法来处理。甘温除热不是直接除热，而是通过纠正引起气虚发热的病理变化来退热。药用黄芪、炒白术、防风益气固表；人参、炒白芍、桂枝益气养血、温阳化气；地骨皮、白薇清退虚热；甘草解毒和药。诸药合用，共奏益气养血、甘温除热之功。

【加减应用】 自汗多者，加煅牡蛎、浮小麦以敛阴止汗；大便干结者，炒白术易生白术，加怀山药、火麻仁以健脾通便；伴有恶寒发热者，加柴胡、黄芩以和解表里。

【典型病例】

邱某某，女，23 岁，2012 年 11 月 23 日初诊。

主诉：反复发热 2 个月，以致精神不振，影响正常工作，体温多在 37.2℃～37.8℃之间，伴见头晕、心悸、乏力、汗出、畏风、脘腹空虚、饥不欲食，经询问，患者在超市工作，2 个月前正处于中秋节前，促销任务繁重，因超时工作而影响正常饮食，又长期处于相对密闭的空间，人员嘈杂，出汗较多，后感体力不支，出现体温升高现象，每天起床即感发热，服用退热药后体温恢复正常，次日体温再次升高。刻诊见患者面色萎黄，头身微汗，言语低微，舌质淡，苔薄白，脉浮大而虚。

脉证合参，证属劳倦内伤之气虚发热。治宜益气固表，甘温除热。方用益气固表汤化裁。

处方：黄芪 30 克，炒白术 20 克，防风 15 克，人参 10 克，炒白芍 30 克，桂枝 20 克，地骨皮 30 克，白薇 15 克，砂仁 5 克，甘草 10 克。取药 6 剂，每日 1 剂，水煎 2 次，取汁约 400 毫升，分 2 次早晚空腹温服。并嘱其注意休息，不要熬夜，汗后避风，多喝温水，饮食清淡，少吃辛辣、油腻食品，避免精神紧张，保持大便通畅。

2012 年 11 月 29 日二诊，服药后头晕、心悸、乏力、汗出、厌食明显改善，体温未再超过 37.5℃，面色转红润，言语气力足，舌质红，苔薄白，脉仍虚浮无力。又予原方 6 剂，诸症悉除，体温恢复正常。

【按】气虚发热主要为脾气虚所致，有些病人可伴有神疲乏力、气短懒言、纳食不香、腹胀便溏、面色萎黄、头晕目眩、舌淡苔白、脉沉弱无力等症。对此证切不可治以苦寒、滋腻之品，否则就会犯"虚虚实实"之戒。

【调护和预防】

1. 注意休息，安心养病，伴有慢性病者应减少活动。保持乐观情绪，避免精神紧张。

2. 少吃辛辣、滋腻补品以防燥热耗气，饮食宜清淡且富含营养，以减轻胃肠负担，有利于疾病的康复。

3. 气虚之人最怕季节转换，所以要注意衣物的增减、空气的流通，保暖、防寒、避暑，可适当运动，提高免疫力，增强体质。

【歌诀】气虚发热玉屏风，桂芍参草气血增，地皮白薇退虚热，甘温除热此方灵。
　　　　便干炒术易生术，再加淮山火麻仁；煅牡浮麦止自汗，寒热往来芩柴胡。

八、温阳清热汤治疗阳虚发热

阳虚发热证，中医病证名，指阳气亏虚、火不归原、格阳于外所致虚热征象。

【病因病机】阳虚发热，多见于平素阳气不足之人，感受风寒邪毒，或饮食不节、过食生冷，损伤脾肾阳气，或寒证日久伤阳，寒郁于内，格阳于外，虚阳外浮，致使阴阳失衡、营卫失调而发热。阳虚失其温煦，故四肢不温，虽有发热但喜热恶寒欲近衣被，属真寒假热之象。

【方药组成】生麻黄 10 克，熟附子 10 克（先煎），细辛 6 克，炒白芍 30

克，桂枝 20 克，人参 10 克（单煎），甘草 10 克。

【服用方法】上药浸泡 2 小时，先煎煮附子 30 分钟，再纳入其他药，武火煮开，文火再煮 25~30 分钟，取汁；加水再煎 20~30 分钟，取二汁，混匀，人参单独煎煮 40 分钟，再兑入中药汁内，分 2 次早晚温服，取微汗。再将煎煮过的人参用沸水泡，代茶饮。

【功用】温阳散寒，调和营卫。

【主治】全身阵阵微恶风寒，喜热怕冷，发热而欲近衣被，形寒怯冷，四肢不温，腰膝酸软，嗜卧不爱动。

【组方依据】阳虚发热的病因病机为阳虚阴盛、格阳于外，正如《景岳全书·火证》所云："阳虚者，亦能发热，此以元阳败竭，火不归原也……若以阳虚发热，则治宜益火，益火之法，只宜温热，大忌清凉"。故治以引火归原，选用温阳散寒、调和营卫之法。药用生麻黄、熟附子、细辛温阳散寒，其中，生麻黄开腠理、解外寒，熟附子固元阳、解里寒，伍以辛温香窜之细辛，既能助附子以解里寒，更能助麻黄以解外寒，俾其自太阳透入之寒，仍由太阳作汗而解；炒白芍和营以敛阴，桂枝温卫阳而散寒，二药相伍，则一散一收，能调和营卫；人参大补元气、复脉固脱、益气扶正；甘草甘缓和中、调和药性。诸药合用，共奏温阳散寒、调和营卫之功效。

【加减应用】伴见胸闷憋气者，加瓜蒌、薤白以通阳宽胸；大便稀溏者，加炮姜、炒白术以温脾止泻；大便干结者，加肉苁蓉、火麻仁以润肠通便。

【典型病例】

彭某，女，27 岁，2014 年 1 月 24 日初诊。

主诉：反复发热 1 个月，忽高忽低，在当地小诊所按上呼吸道感染治疗，予抗生素、鱼腥草等药物输液治疗，发热不减，反而出现四肢末端发冷、汗多畏风、身热欲近衣被、倦怠无力、口淡乏味、大便稀溏，平素血压偏低，腰膝怕凉，有痛经史，末次月经量少、色暗，2 天经尽。观其面色㿠白，舌质淡红，苔薄白，脉沉细无力。

依据舌脉诸症，结合患者素体阳虚，判断此次发热正值寒冷季节，患者输液，内寒外寒交加，如雪上加霜，寒在内而格阳于外，故出现身热反欲近衣被之真寒假热证。治宜温阳散寒，调和营卫。方选温阳清热汤治疗。

处方：生麻黄 10 克，熟附子 15 克（先煎），细辛 6 克，炒白芍 30 克，桂枝 20 克，人参 10 克（单煎），紫苏叶 30 克，甘草 10 克。嘱其先煎附子 1 小时，再纳入其他药材煎煮，人参单独煎煮，二汁混合，分 3 次饭后温服。

并嘱其可在体温升高时煎药渣泡脚，注意休息，汗后避风寒，多喝温水，饮食清淡，少吃生冷、辛辣、油腻食品，避免精神紧张，保持大便通畅。

2014年1月29日二诊，服药后自觉身体有温热感，但测体温均在37℃以下，体力增，精神爽，饮食、二便基本正常。因考虑临近年关，患者不愿服药，遂嘱其饮食调理，病未再发。

【按】本方由麻黄附子细辛汤合桂枝汤化裁，两方皆出自张仲景《伤寒杂病论》，麻黄附子细辛汤主治少阴病阳气虚寒兼有表证，桂枝汤主治太阳中风证，再配以紫苏叶解表，人参扶正，在散寒发汗之中予以温经助阳，使外感之寒邪得以表散，内损之阳得以固护，浮阳内返，虚火归元，祛邪不伤正，扶正不留邪，阴阳协调，发热自愈。

刘老经过临床观察，发现长期应用抗生素引起的低热不退，按阳虚发热辨治亦能获效，正如《岳美中论医集》所云："因抗生素乃抑制性药物，与寒凉药相似，久用则伤阳气，损脾胃"。

【调护和预防】

1. 中医认为，阳虚是气虚的进一步发展，阳气不足者常表现出情绪不佳，易于悲伤，要善于调节自己的情绪，祛忧悲、防惊恐、和喜怒、消除不良情绪的影响。

2. 要改变损伤阳气的生活习惯，如在夏天经常喝冰镇饮料，吹空调，露宿雨淋，尤其要注意少食生冷寒凉食物。

3. 避免乱用抗生素，防止药毒造成阳虚发热。

4. 避风寒，防止出汗过多更伤阳气。

【歌诀】阳虚发热证属阴，发热畏寒麻附辛，桂芍参苏同甘草，温阳散寒功似金。
　　　　伴见胸闷又憋气，再加薤蒌通胸阳，便溏姜术温止泻，便秘苁蓉火麻仁。

九、清疏芳化汤治疗湿郁发热

湿郁发热常见于夏季，以形体肥胖、嗜食肥甘厚味者多见。

【病因病机】夏暑之季湿气偏重，暑邪为病，常挟湿邪侵犯人体。如外受风寒湿热之邪，或内伤劳倦、饮食不节，损伤脾胃，湿自内生，郁久化热，蕴结不解，熏蒸肌肤，则见发热；湿为阴邪，胶着黏滞，不易速去，故发热缠绵难愈；湿邪中阻，脾阳被遏，三焦气化失利，清阳不升，浊阴不降，故头昏肢重、呕恶纳差、腹胀便溏。

【方药组成】广藿香15克，黄芩15克，柴胡15克，茯苓30克，姜半夏

15 克，白豆蔻 12 克，薏苡仁 30 克，青蒿 30 克，滑石 20 克，甘草 10 克，生姜 3 片。

【服用方法】上药浸泡 2 小时，武火煮开，文火再煮 25~30 分钟，取汁；加水再煎 20~30 分钟，取二汁，混匀，分 2 次温服，取微汗。

【功用】芳香化浊，调畅气机，清退郁热。

【主治】发热缠绵数日，午后或日晡更甚，汗出黏着，身重头困，腹胀纳差，便溏，苔腻。

【组方依据】湿郁发热，多为外感风寒暑湿之邪，或饮食失调、忧思气结等使脾胃受损、运化失职，以致湿邪内生，郁而化热，进而引起内伤发热。大凡湿之为病，祛湿为主，湿化则热除，诚如朱丹溪所言："外湿宜表散，内湿宜淡渗"，拟芳香化浊、清热利湿为治疗大法。药用藿香、黄芩、柴胡清热祛湿，升阳化浊；茯苓、半夏、生姜和胃化湿，通调三焦；白豆蔻芳化湿浊，和畅中焦；薏苡仁、青蒿、滑石清热除烦，宣化湿热；甘草解毒和胃，调和药性。诸药合用，共奏开上、畅中、渗下、宣化湿邪、清热化浊之功。

【加减应用】呕恶者，加竹茹、陈皮以和胃降逆；胸闷、苔腻者，加郁金、佩兰以芳化湿邪；大便干结者，加生大黄以通腑泻热；大便稀溏、排便不畅者，加炒白扁豆、槟榔以补脾行气；大便稀溏、次数较多者，加炮姜以温肠止泻；关节胀痛者，加秦艽、木瓜以化湿通痹。

【典型病例】

赵某某，男，38 岁。2013 年 7 月 29 日初诊。

主诉：因高烧不退在当地医院住院治疗 20 天，热势不退，每天过午即感到头痛、全身酸楚、紧束，随之测体温多在 38.5℃~40℃之间，服用退热药后体温可降至正常，但次日午后体温再次升高，各项检查均未提示阳性指征，慕名前来求诊。刻诊见患者形体虚胖，行动迟缓，面目红赤，言语低沉，出汗较多，自述伴见头重如裹、鼻出热气、神倦体乏、口苦黏腻、食欲不振、脘腹饱胀、大便 3 日未解，舌质红，苔黄，稍厚腻，脉濡数。

依据舌脉诸症，分析患者病源于贪凉受风，素体丰腴，外感寒湿，郁久化热，内有湿浊郁积，脾阳不宣，内外合邪，蕴结不解，熏蒸肌肤，则发热难除。脉证合参，当属湿郁发热。治宜芳香化浊，调畅气机，清退郁热，通腑泄浊。方用清疏芳化汤加大黄治疗。

处方：藿香 15 克，黄芩 15 克，柴胡 15 克，茯苓 30 克，半夏 15 克，白豆蔻 12 克，薏苡仁 30 克，青蒿 30 克，滑石 20 克，甘草 10 克，大黄 5 克，生姜 3

片。水煎 2 次，取汁混合，分 2 次温服。并嘱其注意休息，汗后避风，多喝温水，饮食清淡易消化，少吃生冷、辛辣、油腻食品，避免久处空调房间。

2013 年 8 月 4 日二诊，上方连服 6 剂，仍有午后头痛、肢体酸楚而后发热的症状，体温已降至 37.5℃~38.5℃ 之间，脘腹痞满，食欲不振，大便已通，查见舌脉基本同前，经追问，家属认为患者发热月余，身体虚弱，予母鸡炖汤服食，食后脘痞加重，身重困倦，厌食便溏，遂以上方去大黄，加苍术 15 克，以增强健脾燥湿之功。并嘱其饮食清淡，低脂、低盐、低糖饮食，多喝温水，注意汗后避风。

2013 年 8 月 11 日复诊，上方连续服用 12 剂，体温未再超过 37.2℃，诸症俱减，但尚未痊愈，舌质红，苔薄白，脉濡细。继予上方巩固治疗。经随诊病未再发。

【按】湿郁发热，往往迁延数日，难以速效。除去湿为阴邪、其性黏腻的原因外，人们往往对湿邪为患的多发性认识不足，且其兼证众多，不易辨析，致使久治不中，是发热缠绵不愈的常见因素。刘老强调，治疗湿郁发热，不是针对热邪来用药，而是针对湿邪用药，运用芳香宣散之品宣畅气机，使卫气充盈于肌表腠理之间，缓缓作汗，使风与湿俱去，枢机畅利，而热退身轻，不宜用辛温峻剂骤发其汗，因湿性黏腻，不易速去，若大汗出后，风气祛而湿邪不除，发热更难痊愈。

【调护和预防】

1. 因热往往依附于湿而存在，所以，不宜暴饮暴食、酗酒，少吃肥腻食品、甜味食品，以保持良好的消化功能，避免水湿内停或湿从外入，这是预防湿郁发热的关键。辛辣食物，例如辣椒、芥末、胡椒等可助湿热在体内滋长，少食为宜。

2. 居住环境宜干燥，通风。在盛夏暑湿较重的季节，要减少户外活动。不要熬夜或过于劳累，保持充足而有规律的睡眠。

3. 平素多运动，可以消耗体内多余的热量，排泄多余的水分，达到清热除湿之目的。汗后可用温毛巾擦身，切忌汗后冷水浴身或饮食冷饮。

【歌诀】湿郁发热病难揣，藿蔻苓夏滑苡仁，柴芩蒿草姜三片，芳香化浊退热吟。
呕恶陈竹降胃逆，胸闷苔腻佩郁金，便秘大黄通腑热，便溏不畅扁槟榔，
便稀频作炮姜用，关节胀痛木秦艽，诸般湿热千般灾，辛开苦降有绝招。

十、化痰祛湿汤治疗痰湿发热

痰湿发热证是指痰湿郁滞、郁而生热，以午后热甚、心内烦热、胸闷脘

痞、不思饮食、渴不欲饮、呕恶、大便不爽、苔白腻或黄腻、脉濡数等为常见症的内伤发热证候。多见于肥胖痰湿体质之人，或素瘦今肥者。

【病因病机】痰湿发热属于内伤发热，病因为久居湿地，饮食不节，脾失健运，酿湿生痰，湿浊内蕴，气血壅遏不畅；或湿郁化热，湿邪不能透发，聚湿生痰，而致身热。因痰湿中阻，脾胃气滞，受纳运化失常，故兼见头昏、困倦、脘痞、口腻等痰湿内阻郁热所致之症。痰为阴邪，入夜阴气盛，邪得阴助，故发病以夜热晨退为特点。

【方药组成】茯苓 30 克，姜半夏 15 克，陈皮 15 克，苍术 15 克，白术 15 克，炒黄芩 15 克，炮姜 30 克，紫苏梗 15 克，枳实 15 克，银柴胡 15 克，生姜 3 片为引。

【服用方法】上药浸泡 2 小时，武火煮开，文火再煮 25~30 分钟，取汁；加水再煎 20~30 分钟，取二汁，混匀，分 2 次温服，取微汗。

【功用】健脾燥湿，理气和胃，清热化痰。

【主治】恶寒发热，身热不扬，或夜热晨退，伴见身重倦怠，头昏困乏，脘腹痞满，口中黏腻，恶心纳差，便溏不畅，舌苔滑腻，脉滑。

【组方依据】痰湿发热的病机为痰湿内结，气机郁阻，壅遏化热，营卫失调。治宜健脾燥湿、清热化痰。方中茯苓、姜半夏、陈皮为二陈汤之主药，二陈汤为治疗湿痰的要方，湿痰之成，多因饮食生冷，脾胃不和，运化失调，以致湿聚成痰，方中半夏燥湿化痰、和胃止呕；橘红理气化痰，使气顺则痰降，气行则痰化；痰由湿生，故以茯苓健脾渗湿；煎加生姜，既制半夏之毒，又协同半夏、橘红和胃祛痰止呕；凡是痰湿为患，均可用本方增损治之；苍术偏于燥湿，振奋脾阳，白术偏重健脾，以养脾津，二术合用，燥湿化痰、理气和中；黄芩、炮姜寒温并用、辛开苦降、调理气机；紫苏梗、枳实宽中下气、除痞消胀；银柴胡清退虚热。诸药合用，共奏化湿消痰、调畅气机之功效。

【加减应用】大便干结者，加生大黄以通腑泻热；大便黏滞不畅者，加槟榔以行气导滞；睡眠不宁者，加菖蒲、郁金以清心解郁、宁神定志；呕吐者，加代赭石、旋覆花以降逆止呕；关节胀痛者，加秦艽、木瓜、薏苡仁以宣痹止痛；胸闷憋气者，加桂枝、薤白以宽胸理气。

【典型病例】

张某，男，37 岁，2013 年 7 月 9 日初诊。

主诉：发热 3 天。因大量饮用啤酒、吃海鲜，汗后受风，连续 3 天夜间发热，体温高达 39.5℃，服用退热药后汗出热退，体温恢复正常，次日夜间复见发热，连续 3 天，以致白天犯困，昏昏欲睡，伴见胸脘痞闷、口中黏腻、喉中痰阻、时欲呕恶、食欲不振，刻诊见患者形体肥胖，行动迟缓，面色潮红，口出异味，舌质暗红，苔黄腻，脉滑数。

依据舌脉诸症，结合患者病发暑季，饮食不节，内伤脾胃，痰湿壅盛，外受风寒，营卫不调，内外受邪，蒸腾为热，辨证为痰湿发热。治宜燥湿化痰，理气清热。予化痰祛湿汤化裁。

处方：茯苓 30 克，半夏 15 克，陈皮 15 克，苍术 15 克，白术 15 克，炒黄芩 15 克，炮姜 30 克，紫苏梗 15 克，枳实 15 克，银柴胡 15 克，代赭石 20 克，旋覆花 10 克，生姜 3 片为引。嘱其当天即服完 1 剂，水煎 2 次，取汁混合，早晚温服。并嘱其调节饮食，宜清淡易消化食物，低脂、低盐、低糖，不要喝瓶装水，尽量喝温水，注意汗后避风寒。服用 4 剂即告痊愈。

【按】痰湿发热多由于脾胃运化失常，痰浊内生，郁伏化热所致，故治疗侧重于化痰理气清热。

【调护和预防】

1. 在饮食方面，首重戒除肥甘厚味，戒酒，且最忌暴饮暴食和进食速度过快。应常吃味淡性温平的食品，多吃些蔬菜、水果，尤其是一些具有健脾利湿、化痰消瘀作用的食物，如白萝卜、洋葱、紫菜、白果、大枣、扁豆、薏苡仁、红小豆、蚕豆、卷心菜等，应限制食盐的摄入，不宜多吃煎炸、炙煿、生冷、酸涩食品。

2. 适当运动，改善体质，调畅气机，有利于津液的运行与代谢，恢复健康。

【歌诀】茯夏陈术苏苓苍，银柴枳实炮生姜，诸般痰湿发热客，刘氏化痰祛湿汤。
便干大黄泻腑热，便黏不畅有槟榔，旋覆代赭止呕吐，睡眠不宁郁金菖。
关节胀痛秦艽襄，再与木瓜薏仁尝，胸闷憋气薤白桂，痰湿发热凭此方。

十一、疏肝解郁汤治疗气郁发热

气郁发热，妇人多见。发热多为低热或潮热，因热势常随情绪波动而起伏，且伴有精神抑郁、胁肋胀满、烦躁易怒等情志异常，又称为肝郁发热。

【病因病机】气郁可以由外界致病因素所致，也可以由情志内伤引起，还可以因痰、湿、食、血等郁积而成。气郁为诸郁之初始，而诸郁相因为患，最终亦会导致气郁。当气机郁滞，发挥推动、兴奋、升发、温煦作用的阳气便会壅滞而发热。刘启廷教授认为，肝主疏泄，性喜条达，若情志内伤，肝气郁结，气滞日久，内蕴化火，可致发热；因其热多为七情所伤，故热势常随情绪波动而起伏；肝失疏泄，气机失调，则见精神抑郁、胁肋胀满、烦躁易怒、善太息等情志异常现象。

【方药组成】柴胡 15 克，黄芩 15 克，紫苏梗 15 克，厚朴 15 克，郁金 15 克，茯苓 30 克，青蒿 30 克，青皮 15 克，槟榔 20 克，甘草 10 克，生姜 3 片为引。

【服用方法】上药浸泡 2 小时，武火煮开，文火再煮 25~30 分钟，取汁；加水再煎 20~30 分钟，取二汁，混匀，分 2 次服，取微汗。

【功用】疏肝解郁，清肝泻热。

【主治】常觉身热心烦，往来寒热，热势常随情绪波动而起伏，伴见口苦咽干、善太息。

【组方依据】人体的生命活动受气机的影响，气机条达则人体健康。"百病生于气"，气郁则易生变，化火化热。遇到发热，应当辨其根本，治以疏肝解郁、清肝泻火，不可单用辛凉清热、苦寒泻下等方法。药用柴胡、黄芩、青蒿清热疏肝；紫苏梗、厚朴、郁金、茯苓、青皮、槟榔理气和胃、开郁化滞；甘草调和药性；生姜和胃安中。诸药合用，共奏调肝和胃、解郁退热之功效。

【加减应用】口黏、舌苔厚腻者，加半夏、陈皮以燥湿化痰；大便干结者，加大黄以通腑泻热；心烦意乱、情绪焦躁者，加牡丹皮、炒栀子以清心除烦；胸闷气短者，加人参以补气益肺；口干舌燥者，加芦根、麦冬以养阴润燥；睡眠不宁者，加合欢皮、酸枣仁、珍珠母以养心宁神；多梦者，加紫石英、莲子心以镇心安神。

【典型病例】

张某某，女，31 岁，2013 年 7 月 22 日初诊。

主诉：产后半年，因产后抑郁症住心理科治疗，半年来间断出现发热症状，情绪稍有不畅即感到身体潮热，测体温多在 37.5℃左右，伴见心烦意乱、坐卧不宁、胸胁胀满、睡眠不宁、口干口苦、大便干结，舌质红，苔薄黄，脉弦细稍数。考虑到患者产后气血亏虚，调养失当，肝血益损，疏泄失调，郁热化火，加之多种抗抑郁药的毒副作用亦可损气耗津，导致郁热不退加重。

依据舌脉诸症，诊为气郁发热，方用疏肝解郁汤化裁。因患者病起于产后抑郁，故在上方的基础上加用九节菖蒲、牡丹皮、炒栀子以醒神开窍、清心除烦。

处方：柴胡 15 克，黄芩 15 克，紫苏梗 15 克，厚朴 15 克，郁金 15 克，九节菖蒲 15 克，茯苓 30 克，牡丹皮 15 克，炒栀子 10 克，青蒿 30 克，青皮 15 克，黄芪 30 克，甘草 10 克，生姜 3 片为引。水煎 2 次，取汁混合，分 2 次温服。并嘱其家人配合患者调节情绪，解除思想负担，分散注意力，多与其交流，适当外出活动，注意汗后避风寒，饮食宜清淡。

2013 年 7 月 30 日二诊，服药期间曾二次出现潮热现象，持续 30 分钟左右可自行消退，心绪略有平稳，能够与人正常交流，胸胁苦满减轻，纳食增加，仍有睡眠不宁、口干苦、大便干，舌质红，苔薄白，脉弦细，予上方加大黄 5 克，以通腑泄热。

2013 年 8 月 9 日复诊，上方又服 10 剂，未再出现潮热现象，要求继续调治睡眠不宁，究其发病因素为产后体弱、情志不遂、忧愁思虑，治宜清心解郁、安神定志。

拟方：茯苓 30 克，九节菖蒲 15 克，郁金 15 克，牡丹皮 10 克，炒栀子 10 克，百合 30 克，合欢皮 30 克，酸枣仁 30 克，莲子心 10 克。每日 1 剂，水煎服。并配合心理、饮食、运动等方面的自我调节，连续治疗月余告愈。

【按】本方遵《黄帝内经》"火郁发之""木郁达之"之旨，以疏达发散郁火为法，治疗气郁发热。

【调护和预防】

1. 气郁发热与情绪关系密切，忧思郁怒、精神苦闷是导致本病的原因所在，故心理卫生和精神调养非常重要，针对性格比较内向的患者，宜培养其积极进取的竞争意识和拼搏精神，嘱其多参加社会活动、集体文娱活动，注意培养其开朗、豁达的性格，使其胸襟开阔，不患得患失，知足常乐。注意劳逸结合，早睡早起，保证有充足的睡眠时间。

2. 在饮食方面，应选用具有理气解郁、调理脾胃功能的食物，如大麦、燕麦、苦瓜、萝卜、洋葱、玫瑰等。少食收敛酸涩之物，如石榴、杨梅、酸枣、李子、柠檬等，以免阻滞气机，气滞则血凝。忌食辛辣、咖啡、浓茶等刺激品（尤其睡觉前）。亦不可多食冰冷食品，如雪糕、冰激凌、冰冻饮料等。

【歌诀】柴芩苏朴郁苓蒿，甘榔青姜助退烧，肝气郁结生内热，寒热往来不可少。
口黏苔腻加半陈，便干大黄泻腑好，心烦急躁合丹栀，胸闷气短人参妙。
芦根麦冬减舌燥，眠差合欢珍珠枣，多梦莲子紫石英，木火同发效更高。

十二、活血化瘀汤治疗血瘀发热

血瘀发热，多见于有外伤史或手术史的病人，西医称之为吸收热。

【病因病机】血瘀发热属内伤发热范畴，多见于中老年患者，起病缓慢，病程长，形体消瘦，发热多在夜间发生，伴不同程度的疼痛，且痛有定处。病因多为跌扑损伤，络脉瘀阻；亦可由气滞、气虚、阳虚、寒凝等导致机体阴阳平衡失调，气血运行不畅，瘀血阻滞，气血壅遏，使阳气郁而不发，以致发热。因瘀血病在血分属阴，故以发热多在午后或夜晚，或热势昼轻夜重为辨证要点。

【方药组成】当归 30 克，川芎 15 克，桃仁 15 克，青蒿 30 克，柴胡 20 克，黄芩 15 克，丹参 15 克，红花 15 克，甘草 15 克。

【服用方法】上药浸泡 2 小时，武火煮开，文火再煮 25~30 分钟，取汁；加水再煎 20~30 分钟，取二汁，混匀，分 2 次服，取微汗。

【功用】活血化瘀，疏通气血，调和阴阳。

【主治】午后或晚间全身潮热，微汗出，体温多在 37℃~38℃之间，可伴见身体痛有定处或肿块，舌质青紫，有瘀斑。

【组方依据】根据本病的发病特点，各种原因导致瘀血停滞于体内，使得气血不通，营卫壅遏，日久则血瘀阴亏而发热，《黄帝内经》指出："营卫稽留于经脉之中，则血泣而不行，不行则卫气从之而不通，壅遏不得行，故热。"瘀血久之伤阴则发热，瘀阻经络故疼痛，瘀血病在血属阴邪，故发热多在夜间为甚，瘀血阻滞，气血运行不畅，津液不能上润故口干，瘀阻脉络、肌肤失于濡养，故见面色无华或晦暗、肌肤甲错，瘀血内结伤阴故舌质红，少苔，边有瘀斑，脉细涩。《黄帝内经》曰："疏其壅塞，气血通调，则寒热自和。"只要辨证准确，便可遵循《黄帝内经》的治疗法则，治以活血化瘀为主，佐以理气散热之药，使瘀阻缓解，阴阳调和，瘀热自除，病可痊愈。药用当归、川芎、桃仁补血活血、行气散瘀；青蒿、柴胡、黄芩清热理气、和解阴阳；丹参、红花活血化瘀、散结消肿；甘草调和药性。诸药合用，祛瘀不伤正，理气不伤阴，行血散瘀则气血自行，共奏活血化瘀、疏通气血、调和阴阳而瘀热得除之功效。

【加减应用】大便干结者，加熟大黄以通腑泻热；胸闷憋气者，加薤白、桂枝、枳实以开胸顺气；潮热甚者，去柴胡、黄芩，加地骨皮、白薇以滋阴清热，使阳气得以生发；气虚无力者，加黄芪、人参以益气生精、助气行瘀。

【典型病例】

侯某某，女，53岁，2015年6月1日初诊。

患者因颅脑外伤入院手术治疗，术后13天，出现午后发热，最高时达39.5℃，腰穿脑脊液培养无细菌生长，对症治疗，汗出热退，次日午后体温再次升至39.5℃，特邀中医会诊。刻诊见患者头部包裹，面目虚浮，暗淡无华，自述头痛、头胀，午后加重，大便3日未解，舌质暗、尖边有瘀斑，苔白，脉沉缓。

依据舌脉诸症辨证，此系外伤所致气血运行不畅，瘀血阻滞，壅遏为热。治宜活血化瘀，疏通气血，清退瘀热，和解阴阳。方用活血化瘀汤化裁。

处方：当归30克，川芎15克，桃仁30克，青蒿30克，柴胡20克，黄芩15克，丹参15克，红花15克，大黄5克，甘草10克。每日1剂，水煎2次，取汁混合，分2次温服。并嘱其注意休息，避免情绪不稳和精神紧张，少吃生冷、辛辣、海鲜等刺激性食物，宜清淡且富含营养食物，注意汗后避风寒，适量进食新鲜蔬菜和含粗纤维的食物，以利于大便通畅。

2015年6月8日二诊，服用2剂后大便通下，体温未再超过39℃，头痛、头胀较前减轻，效不更方，嘱病房按原方继续服用。1周后体温恢复正常，回家调养。

【按】 血瘀发热亦可见于妇女因瘀血留滞而形成的月经难下、闭经、小产调护不当或产后恶露不下等症，应结合病因辨证治疗和调护。

【调护和预防】

1. 积极治疗原发病。

2. 注意休息，避免精神紧张，注意汗后避风寒。

3. 少吃生冷、辛辣、海鲜等刺激性食物，宜清淡且富含营养食物，适量进食新鲜蔬菜以及含粗纤维的食物，以利于大便通畅。

【歌诀】 桃红四物去地黄，柴芩蒿丹甘草良，血瘀发热不多见，刘氏立方可安康。

　　　　大便干结加大黄，胸憋蒌桂枳实襄，更有潮热日愈甚，加入骨薇减柴芩。

　　　　气虚乏力血凝滞，益以参芪助行瘀，血瘀发热虽少见，临证明察勿失机。

十三、消食化积汤治疗食积发热

食积发热多见小儿或体弱之人。因小儿正处于生长发育阶段，胃肠道的吸收能力较差，如果乳食喂养不当极易造成消化功能紊乱，食物停滞于胃肠，郁久生热。同样，久病体弱之人，脾胃运化失调，食积脘腹，可郁久化热。

【病因病机】食积发热多见于小儿，亦可见于老年人、卧床病人及久病体弱之人，病因系脾胃虚弱，运化功能失调，食积遏内，郁滞中焦，脾胃阳气不得宣达，郁而化热，热与积滞相合，产生内热，内热不能及时排除，势必外发而成食积发热。

【方药组成】茯苓15克，炒白术15克，党参15克，炒鸡内金15克，槟榔20克，木香12克，焦三仙各15克，生姜3片为引。

【服用方法】上药浸泡2小时，武火煮开，文火再煮25~30分钟，取汁；加水再煎20~30分钟，取二汁，混匀，分2次服，取微汗。小儿则根据年龄选择2日1剂，或3日1剂的服用方法。

【功用】健脾和胃，消食助运，化滞除热。

【主治】午后潮热，脘腹胀满，嗳腐吞酸，纳呆食少，舌苔腻，脉滑数。

【组方依据】食积发热的主要原因为脾胃素（亏）虚，运化失常，食滞胃肠，损伤脾胃，若积滞日久，郁而化热，热与积滞相合，产生内热，内热不能及时排除，蒸腾而发。故治宜健脾和胃，消食助运，化滞除热。方中茯苓甘淡渗湿、健脾补气；炒白术苦温燥湿、益气助运；党参甘温益气、健脾养胃，三药合用，健脾胃、助运化之功益著；炒鸡内金焦香健脾和胃，其性降，可温脾助运，引热下行；槟榔辛散苦泄，入胃肠经，善行胃肠之气，消积导滞，兼能缓泻通便；木香味辛芳香，行气止痛，调中导滞，具有能补能泻的双重功能，《本草会编》谓："木香，与补药为佐则补，与泄药为君则泄也。"焦三仙健胃消积、导滞散郁；生姜和胃止呕。诸药合用，共奏调和脾胃、疏畅气机、化积除热之功效。

【加减应用】大便干结者，加大黄以通腑泻热、导滞通便；大便溏、次数偏多者，加炮姜以温中散寒；口内黏腻、舌苔厚腻者，加半夏、陈皮以化湿行气；恶心呕吐者，加半夏、藿香以降逆止呕；有寒热往来者，加柴胡、黄芩以开郁解热。

【典型病例】

刘某某，女，83岁，2013年9月6日初诊。

主诉：发热1周。每天下午3时左右即感全身酸乏不舒，皮肤发热，测体温在37.2℃~37.6℃之间，在当地卫生室按感冒输液治疗3天，发热如故，刻诊见患者形体消瘦，独腹胀大，自诉食欲不振，厌闻食味，嗳腐食嗅，大便5日未解，触之皮温略高，查舌质红，苔黄欠润，脉弦滑稍数。

依据舌脉诸症辨证，当属年老体衰，脾虚失运，纳食不化，淤积生热。

遂予健脾和胃，消食助运，化滞除热。方用消食化积汤化裁。

处方：茯苓 30 克，炒白术 15 克，党参 15 克，炒鸡内金 30 克，槟榔 15 克，木香 10 克，焦三仙各 15 克，姜半夏 15 克，大黄 5 克，生姜 3 片为引。每日 1 剂，水煎 2 次，取汁混合，分 3 次温服。并嘱家人饮食细软、清淡、富含营养，尽量进食发酵面食，或以馒头切片，文火烤焦黄，慢慢嚼服。

2013 年 9 月 14 日复诊，家人代述，患者服药 1 剂，即泻下粪块多枚，腹胀减轻，来诊时未再出现发热现象，能少量进食，食后仍有嗳腐酸臭，唯服药后自觉腹痛明显、体力下降，大便日行 1~2 次，家人认为患者年老体弱，又予鸡汤进补，使滋腻之品滞脾碍胃，运化失调，故仍有嗳腐纳呆，予上方减去大黄，并嘱其饮食清淡，亦可以少食多餐。

【按】食积发热多见于儿童或体弱之人，若产后脾胃阳气未复，调摄失宜，饮食不节，或大病之后脾胃不健，摄食不当，皆能导致食积郁滞而发热，虽无典型停积诸症，按食积发热治之亦效。

另外，小儿或年老体虚之人因脾胃虚弱，需要注重饮食调护。如果出现食积发热，不要急于服用退热剂，当食积消退，身热亦会随之消失。

【调护和预防】

1. 暂时控制饮食的种类和数量，吃饭六成饱，宜清淡、易消化食品，使脾胃得到缓解和休息。适量进食萝卜汤，可帮助消积、化食、除胀。

2. 平时一日三餐定时、定量，并要注意营养均衡，不要过多进食肉类食品及不容易消化的食物，避免乱服滋补之品，要多吃青菜和水果，多喝水，适量进食含有粗纤维的食物，保持大便通畅。

3. 对于脾胃虚弱，经常出现积食的患者，烤馒头片是最佳保健食品。因为馒头为发酵面食，切片，经过火烤，其本身不仅起了物理变化，而且还发生了化学变化。淀粉经过火烤变为糊精，馒头片外层变为棕黄色就是淀粉转变为糊精的缘故。糊精容易被水溶解，还能促进唾液腺分泌消化液，有帮助消化的作用。此外，馒头片在口腔中必须经过牙齿的机械加工和充分咀嚼，这样可以获得更多的唾液。经过口腔充分搅拌的糊状物，到胃肠也就很容易被吸收和利用，从而减轻了胃肠道的负担。

【歌诀】食积发热脘腹胀，嗳腐纳呆苦胃肠，参苓术榔三仙木，再加内金和生姜。

大便秘结加大黄，炮姜暖中治便溏，口黏苔腻增陈夏，恶心呕吐半藿香。

寒热往来柴芩裹，开郁解热不用慌，食积为主诸般热，尽在消食化积汤。

十四、平喘清热汤治疗肺炎发热

肺炎发热指因肺实质炎症引起的发热，以感染最为多见。此病多见于冬春季节，以青壮年男性为患者多。起病急骤，多以寒战突然起病，继而出现高热不退。

【病因病机】肺炎发热当属中医外感发热范畴，发病前常有受凉、淋雨、饥饿、疲劳、醉酒或病毒感染史，当人体正气不足，卫表不固之时，由于外邪侵袭肺卫，邪气盛而正不虚，邪正交争，邪不解而入里化热，邪热郁肺，故见高热不退，汗出不解；邪热壅阻肺气，肺失清肃，故咳嗽、气急、咯痰黄稠。

【方药组成】生石膏30克，炙麻黄10克，苦杏仁15克，鱼腥草30克，柴胡15克，黄芩15克，甘草10克。

【服用方法】上药浸泡2小时，武火煮开，文火再煮30分钟左右，取汁；加水再煎20~30分钟，取二汁，混匀，分2次服，取微汗。小儿则根据年龄选择2日1剂，或3日1剂的服用方法。

【功用】清热宣肺，平喘止咳。

【主治】突然发热，体温多在38.5℃以上，伴见咳嗽、喘促、痰黄稠、头痛以及全身的肌肉酸痛为主症，血常规、胸透可提示有肺内感染的情况。

【组方依据】肺炎发热的病因主要为外邪袭肺，入里化热，或寒郁化热，或邪热郁肺，或素体热盛，热邪炽盛，灼津炼液成痰，痰热壅肺，肺气不清，营卫失调。故治宜清热宣肺，解毒化痰，平喘止咳。方中生石膏甘辛大寒，归肺胃经，清热泻火，解肌除烦，医学研究证明，生石膏内服后经胃酸作用，一部分变成可溶性钙盐，至肠吸收入血后能增加血清内钙离子的浓度，可抑制体温调节中枢、减轻骨骼肌的兴奋性、减少血管通透性，故有解热、镇痉、消炎等作用。炙麻黄、杏仁发汗解表、宣肺平喘，其中，炙麻黄辛散而微兼苦降之性，可外开皮毛之郁闭，使肺气宣畅，内降上逆之气，以复肺司肃降之常；苦杏仁味苦能降，且兼疏利开通之性，降肺气之中兼有宣肺之功，二者相辅，为主治肺气壅遏所致喘咳之要药。鱼腥草寒能泄降，辛以散结，主归肺经，以清解肺热见长，又可消痈排脓，药理实验研究表明，鱼腥草具有抑菌抗病毒作用，可以提高机体免疫力，对感染性疾病的治疗有着重要的意义。柴胡、黄芩和解表里、清除余热；甘草调和诸药、清热解毒。诸药合用，共奏清热宣肺、平喘退热之功效。

【加减应用】大便干结者，加大黄以通腑泻热；发热咳喘较甚者，加金银花、金荞麦以宣肺透热；咳嗽加剧者，加炙百部以宣肺止咳；吐痰带血者，加桃仁、薏苡仁以活血利湿；痰阻气急者，加葶苈子、枇杷叶以肃降肺气、泻肺化痰；咳痰黄稠者，加瓜蒌、贝母以清热化痰。

【典型病例】

刘某某，男，26岁，2013年12月26日初诊。

主诉：因急性肺炎收入院治疗，持续高热不退，体温多在39.5℃左右，对症治疗后体温忽高忽低，每天反复2~3次，入院6天后因高热不退求助中医。刻诊见患者面红目赤，呼吸急促，咳声沉重，自述全身发热如蒸，头颈汗多，咳嗽，咯痰黄稠、略有咸腥味，胸胀胸痛，食欲好，小便黄，大便干。查舌质红，苔黄欠润，脉浮大而数。

依据舌脉诸症，辨证为外邪袭肺，入里化热，壅肺酿毒，肺失宣肃。治宜清热解毒，宣肺平喘。方用平喘清热汤加金银花、金荞麦、大黄。

处方：生石膏30克，炙麻黄10克，苦杏仁15克，鱼腥草30克，金银花30克，金荞麦30克，柴胡15克，黄芩15克，大黄5克，甘草10克。水煎2次，取汁混合，第1剂间隔4小时服药1次，再煎第2剂，分2次傍晚睡前和次晨温服，次日再煎第3剂，相当于2天服完3剂中药。西药维持原治疗。

2013年12月28日复诊，上方连服3剂，高热现象逐渐减轻，咯吐多量黄脓痰，胸闷胀痛缓解，大便日行1~2次，又予原方每日1剂水煎服。上方连续服用12剂，发热蒸汗、咳喘咳痰基本消失，嘱其出院回家饮食调养。一月后随访已恢复正常工作。

【按】发热不是一个独立的疾病，而是许多疾病可能出现的一个症状，在治疗发热的同时，还要积极治疗原发病。肺炎最典型的一个症状就是患者会出现体温上升的情况，而感冒患者的体温也会升高，不过一般感冒所导致的发热，体温不会超过39℃。而肺炎患者所表现出的高热是体温在很短的时间内就会升高，可能会达到39℃~40℃，如果是婴幼儿出现肺炎发热的话，很有可能烧坏脑子，造成终身的遗憾，所以大家对于肺炎发热一定要重视起来。对小儿肺炎重症出现的高热现象，按上方辨证治疗，退热效果同样理想。

因肺与大肠相表里，肺气郁闭，腑气不通，当泻下通便，故在此方中加入生大黄，可收上病下治之功。

【调护和预防】

1. 卧床休息，保持安静，密切观察病情变化，避免精神紧张。

2. 肺炎发热可使病人机体代谢加强，故应给予高蛋白、高热量、高维生素饮食，鼓励病人多喝温水，少吃煎炸、油腻及化燥助热之品，可以适量进食梨汁、莲藕汁以助清肺泄热。

3. 平时注意锻炼身体，预防急性呼吸道感染。

【歌诀】麻杏石甘鱼腥草，再加柴芩效果高，平喘清热齐奏效，肺炎病人服之好。

便秘大黄通腑好，热盛喘甚金银荠，肺热咳剧加百部，痰中带血薏仁桃。

痰阻气逆葶把找，降逆化痰如见宝，痰稠色黄肺郁热，加入蒌贝疗效高。

十五、宣肺止咳汤治疗咳嗽

咳嗽是一种保护性反射动作，通常咳嗽反射能有效清除呼吸道内的分泌物或进入气道的异物。医学上对咳嗽的生理作用是肯定的，认为咳嗽本身是一个防御反应，咳嗽、咯痰等都是排出肺部、呼吸道垃圾的最佳办法。因此，从生理角度来讲，咳嗽是一种保护作用。但是，当咳嗽变得频繁而剧烈，尤其是慢性和反复咳嗽，则严重影响人们的生活，咳嗽则成为一种症状。

【病因病机】中医学认为，咳嗽既是一个独立性疾病，又是肺系疾病的一个症状。咳嗽是由于外感或内伤等多种因素而导致肺气失于宣发、肃降，因而上逆所引起的一种反射性行为。张介宾在《景岳全书》中指出："咳嗽之要，止惟二证，何为二证？一曰外感，一曰内伤，而尽之矣。"把咳嗽分为外感咳嗽和内伤咳嗽，而治疗尤以前者为当务之急。因为外感不治，延久必致内伤，内伤复外感，又会加重病情，故不能轻视之。外感咳嗽一般多为邪实，因六淫外邪侵袭肺系，或脏腑功能失调，内伤及肺，肺失宣降，肺气上逆，冲击气道，导致肺气宣肃失调，肺气上逆而引起咳嗽。正如《景岳全书·咳嗽》所云："咳证虽多，无非肺病"。肺主气，司呼吸，其位最高，为五脏之华盖，肺又开窍于鼻，外合皮毛，故肺最宜受外邪，而肺又为娇脏，不耐寒热，体内寒、热、痰、湿等邪气上侵则肺气不清，失于肃降，迫气上逆而为咳。

【方药组成】炙百部15克，白前15克，荆芥15克，桔梗15克，陈皮15克，紫菀15克，川贝10克（研末冲服），太子参15克，甘草10克。

【服用方法】上药浸泡2小时，武火煮开，文火再煮25~30分钟，取汁；加水再煎30分钟，取二汁，混匀；纳川贝末，煮沸，分2~4次饭后及睡前温服。

【功用】宣肺止咳，清热化痰。

【主治】感冒后咳嗽，或因接触某些刺激性气体诱发咳嗽，时发时止，或呈痉挛性咳嗽，早晚加重，经久不愈，一般不伴有发热和憋喘。

【组方依据】古人对咳嗽的治疗多存戒惧之心。如张三锡言："百病为咳嗽难医。"徐灵胎亦有《咳嗽难治论》的著述。究其原因，肺为娇脏，太寒则邪气凝而不散；太热则火刑金而动血；太润则易生痰饮；太燥则耗津伤液；太泄则汗出而阳虚；太涩则气闭而邪结。在临床上，经常遇到感冒后遗留的顽固性咳嗽，给病人造成身心的伤害。

本方主要治疗以咳嗽为主的病症，多发生在感冒后，或因接触某些刺激性气体而诱发，经久不愈，一般不伴有发热和憋喘。元代医家朱震亨《活法机要·咳嗽证》云："咳谓无痰而有声，肺气伤而不清也。嗽是无声而有痰，脾湿动而为痰也。咳嗽谓有痰而有声，盖因伤于肺气、动于脾湿，咳而为嗽也"。"有声无痰为咳，有痰无声为嗽"。二者往往不能严格分开，故合称咳嗽。咳嗽的发生总由肺失肃降、痰湿内蕴、气机升降失调所致。主要表现为咳嗽时发时止，或呈痉挛性咳嗽，早晚加重，多迁延数日。治疗以宣肺、清热、止咳为主。药用炙百部、白前、荆芥润肺降气、化痰止咳；桔梗、陈皮宣肺利咽、下气化湿；紫菀、川贝一寒一热，开肺宣郁、化痰止咳；太子参、甘草固摄肺气、调和药性。诸药合用，共奏润肺降气、化痰止咳之效。本方的巧妙之处还在于白前长于祛痰，又能降气；桔梗开宣肺气，以利胸膈咽喉，二者协助，一宣一降，宣降并施，疏利肺气。紫菀性温，理肺化痰，川贝性凉，润肺止咳，两者合用，一温一凉，相互制约，使其温而不燥，清不留湿。

【加减应用】伴见发热恶寒、咳声重浊等风寒表证者，加防风、杏仁、羌活以疏风解表、散邪止咳；伴见身热咽痛、声音嘶哑等风热表证者，去陈皮、紫菀，加桑叶、薄荷、菊花以疏散风热、轻清止咳；伴见痰多、舌苔黏腻者，加二陈汤以化痰燥湿止咳；咽喉刺痒引起咳嗽者，加地骨皮、炙桑白皮以清泄肺热、润肺止咳；气虚者，加黄芪、炒白术以健脾益气、扶正祛邪；久咳不止者，加罂粟壳以敛肺止久咳；大便干结者，加大黄以通腑泄热，因肺与大肠相表里，治咳一定要保持大便通畅；有明显过敏者，加蝉衣、防风以散风解痉、利咽止咳；感冒未愈、痰热咳喘者，加鱼腥草以清热解毒、化痰止咳。

【典型病例】

张某某，女，43岁，2012年2月27日初诊。

主诉：1周前因受凉引起咳嗽，咳痰色白而稠，咽部刺痒，咳声重浊，遇风多语则咳甚，夜间因痉挛性咳嗽加重而影响睡眠，无明显寒热相，舌质淡红，苔薄白，脉浮。体格检查：咽部轻度充血，扁桃体无肿大，双肺呼吸音稍粗，未闻及干湿啰音。查血常规正常。胸片示肺纹理粗。曾在当地卫生室输液治疗3天，症状未见好转。

依据舌脉诸症，辨证为外邪所袭，伤及肺卫，肺失宣降，清肃失常，气道不利，肺气上逆则咳嗽。治以宣肺止咳，清热化痰。方予宣肺止咳汤化裁。

处方：炙百部15克，白前15克，荆芥15克，桔梗15克，陈皮15克，紫菀15克，川贝母10克（研末冲服），太子参15克，地骨皮30克，炙桑白皮15克，甘草10克。取药3剂，水煎，分4次服，每餐后和睡前各服1次。同时嘱其低脂、少盐饮食，多饮水，适当休息。

2012年3月1日复诊，咳嗽、咽痒明显减轻，睡眠改善，痰少易咯，咽部无充血，双肺呼吸音清，又予上方3剂巩固之。3天后告愈。

【按】咳嗽不仅是一个病症，也是人体驱邪外出的一种保护性病理反射，故在治疗时绝不能见咳止咳，必须根据不同的病因采取相应对策，逐邪外出，邪去病除，咳嗽自止。早期治疗当以宣畅肺气、疏散外邪为主，因"上焦如羽，非轻不举"，故用药宜清灵，避免过早妄用酸敛药收涩镇咳，闭门留寇。

宣肺止咳汤是在《医学心悟》止嗽散的基础上加减组方的，止嗽散是程仲龄所创的一张经验方，对于多种咳嗽都有良效。程氏说："本方温润和平，不寒不热，既无攻击过当之虞，大有启门驱贼之势，是以客邪易散，肺气安宁，宜其投之有效欤！"无论老人孩童、久病新病、妊娠前后，皆可服用该方。

在临床上通过灵活加减本方，对上呼吸道感染、支气管炎、百日咳等表邪未尽、肺气失宣者所导致的咳嗽治疗效果最为显著。浙贝和川贝，都有清肺、润肺止咳之功，但浙贝性味偏辛，有宣散之功，故多用于外感咳嗽初期；川贝苦甘微寒，滋润性强，多用于燥咳、久咳，及外感咳嗽日久。

【调护和预防】

1. 适当休息，注意气候变化，防寒保暖，避免熬夜，避免精神紧张。

2. 避免进食生冷、辛辣及过咸之品，嗜酒及吸烟等不良习惯尤当戒除，避免刺激性气体伤肺。宜多吃具有养阴生津功能的新鲜蔬菜和水果，如萝卜、雪梨、枇杷、百合、蜂蜜、银耳等，避免进食煎炸、烧烤、炙煿等伤阴化燥之品，少食肥甘厚味，以免助湿生痰。

3. 平时注意劳逸结合，适当参加体育锻炼，以增强体质，提高抗病能力。

【歌诀】刘氏宣肺止咳汤，止嗽散中加味尝，川贝太子配伍妙，屡用屡验不二方。

痰多苔腻合二陈，咽痒咳嗽地骨桑，气虚黄芪健脾气，久咳不止米壳裹。

蝉衣防风疗过敏，大便秘结加大黄，感冒未愈鱼腥草，随证加减效果良。

十六、益气定喘汤治疗慢性咳喘

慢性咳喘是指反复发作的以咳嗽和喘息为主要临床表现的一组证候，可见于现代医学呼吸道感染、慢性支气管炎、支气管哮喘缓解期、肺纤维化、阻塞性肺气肿以及肺源性心脏病等，主要表现为咳嗽、咯痰，早晚咳嗽较甚，急性发作期症状加重，随着病情进展逐渐出现喘促、气急，严重时出现呼吸困难、鼻翼煽动、甚至张口抬肩等症状，由于病程漫长，反复发作，迁延不愈，给患者带来极大的痛苦。

【病因病机】咳喘，作为病名首见于《黄帝内经》，《灵枢·经脉》称："是动则病肺胀满，膨膨而喘咳"。《素问·五常政大论》称"从革之纪……其发咳喘"。根据其证候特点，相当于中医学喘证、肺胀、肺痿、内伤咳嗽、哮证等范畴。因本病具备咳、痰、喘的特点，故发病与肺、脾、肾的功能失调密切相关。肺为娇脏，居胸中，为五脏六腑之华盖，主气、司呼吸，主宣发肃降，通调水道，许多因素均可导致肺失宣肃而发为咳喘；脾主运化，脾虚则运化水湿功能减退，津液代谢失调，痰浊内生，停聚于肺，有"脾为生痰之源，肺为储痰之器"之说；肾主纳气，为气之根，人体的呼吸功能虽为肺所主，但必须依赖肾的纳气功能才能正常呼吸，若肾气亏虚，摄纳失常，气不归元，阴阳不相接续，气逆于肺，出多入少则发为喘促。

本病的发生以肺、脾、肾亏虚为本，以外邪犯肺、引动伏邪为标。病机特点为本虚标实，急性期以标实致病为主，兼有本虚，如六淫之邪侵袭肌表，或从口鼻而入，或从皮毛入侵，内合于肺，肺失宣肃，痰浊滋生，阻塞于肺，引起咳喘、咯痰。稳定期以本虚致病为主，痰饮、寒邪为诱因，正如《黄帝内经》所云"正气存内，邪不可干""邪之所凑，其气必虚"，久咳伤肺，肺气上逆，卫外不固，反复发作，脾肾受损，逐渐形成慢性咳喘；痰饮内聚，脾失健运，水湿留阻，上渍于肺，留滞肺络，阻塞气道，肺有停痰宿饮，易受外邪诱发，致使咳喘反复不愈；肺病经久，必累及肾，肾失摄纳，致肺气不能归根于肾，故气短而喘，动则尤甚。本病的发生与年老体弱、脏腑功能失调和外邪侵袭等因素有关。

【方药组成】 黄芪 30 克，炒白术 30 克，人参 10 克，蛤蚧 5 克，山萸肉 15 克，五味子 15 克，炙麻黄 10 克，苏子 10 克，炙桑白皮 15 克，炒白果仁 15 克，炙甘草 10 克。

【服用方法】 上药浸泡 2 小时，武火煮开，文火再煮 30 分钟，取汁；加水再煎 25~30 分钟，取二汁，混匀，分 2~4 次温服。

【功用】 补肺固表，益气健脾，纳气平喘。

【主治】 慢性咳喘，以咳、痰、喘为特点，症见咳喘反复发作，动辄气促，咯痰咳嗽，遇风寒、劳累或闻及异味则加重。

【组方依据】 咳和喘是两种不同的临床表现，咳者不必皆喘，喘者也不必皆咳。慢性咳喘虽非同一病种，然均有咳、痰、喘的表现，均具备肺失宣肃、脾失健运及肾不纳气等病理变化，故在治疗时遵守"异病同治"的原则，拟益气定喘汤，以补肺气、健脾运、固肾纳气、止咳平喘，治疗发作期的慢性咳喘，待病情稳定后，再改用定喘丸长期服用，以达扶正固本的效果。药用黄芪补脾益气、补肺固表，炒白术补气健脾、燥湿化饮，人参补气救脱、补益脾肺，三药合用，健脾补肺、扶助正气，脾肺健则痰无所生；蛤蚧补肾阳、益精血、补肺气、定喘嗽，山茱萸补肾气、益元阳、固肾精，五味子滋肾阴、敛肺气、宁嗽定喘，三药均入肺、肾经，合用则补肺气、助纳气；炙麻黄辛散而微兼苦降之性，外开皮毛之郁闭，使肺气宣畅，内降上逆之气，复肺之宣肃，善于平喘，为主治肺气壅遏所致喘咳之要药；紫苏子、炙桑白皮温肺降气、消痰平喘，主理肺气而止咳嗽；白果仁敛肺定喘，《本草便读》谓之："上敛肺金除咳逆，下行湿浊化痰涎"，为治咳喘必备之品；炙甘草益气和中、润肺解毒、调和药性。诸药合用，共奏生肺气、固肾气、平咳喘之功效。

【加减应用】 若痰涎壅盛、痰多黄稠难以咯出者，加葶苈子、鲜竹沥泻肺中痰火以化痰止咳；痰多清稀、咯吐不尽者，加炮姜、半夏以温肺化饮、燥湿化痰；若咳喘伴吐痰带鲜红血丝者，加藕节、侧柏叶、墨旱莲以凉血止血、养阴清热；咳喘伴吐血暗红量多者，加三七粉、阿胶、血余炭以补血润燥、止血散瘀；咳喘日久损心，症见心悸、喘咳不得卧者，去炙麻黄之辛温升散，加麦冬、菖蒲、远志以养阴清心、安神止悸、开窍除烦；气虚肠燥、大便干结者，加肉苁蓉、核桃仁以温肺润肠、滋肾通便。

【典型病例】

贾某，女，14 岁，2009 年 10 月 8 日初诊。

有慢性咳喘史 5 年，每逢春秋季寒温交替时节容易因感受风寒而诱发咳喘，半月前外出游玩出汗后受凉，出现发热畏寒、咽干咽痛、咳嗽气喘、全身关节酸痛等，在当地使用解热镇痛、抗生素、激素类药物治疗，感冒症状消失，惟咳嗽、气喘、咯痰、自汗逐渐加重，伴见食欲不振、食后干哕、大便溏，求治于中医。刻诊见患者形体消瘦，精神不振，面黄唇淡，咳嗽气促，咳声深重，舌质淡，苔白稍厚，脉沉弱。肺部听诊，双肺可闻及散在干、湿啰音，深吸气后可听到哮鸣音。

依据舌脉诸症，辨证为素体娇嫩，卫外不固，肺脾受损，痰浊内生，气化失常，摄纳不足。治疗予益气定喘汤加陈皮、半夏、生姜以燥湿化痰、和胃降逆，因患者消瘦体轻，药量略减。

处方：黄芪15克，炒白术15克，人参10克，蛤蚧5克，山萸肉10克，五味子10克，炙麻黄6克，苏子6克，炙桑白皮10克，白果仁10克，陈皮6克，半夏6克，炙甘草10克，生姜3片为引。取药6剂。嘱其水煎2次混合后，分4次温服，每次饭后30分钟及睡前各服药1次，同时告知饮食清淡，少吃肉类、麻辣、生冷及洋快餐、可乐等食物，出汗后要避风寒。

2009年10月14日二诊，服药后咳嗽、气喘、自汗明显好转，痰白易咯出，食欲增加，精神自然，舌苔变薄，肺部听诊呼吸音清，病理性啰音消失，效不更方，予原方继服六剂，服法同前。

2009年10月20日三诊，查见患者咳嗽、气喘基本消失，面色、口唇、肌肤红润有光泽，自述遇冷风或食生冷、油盐仍阵发咳喘，食欲增加，二便正常，舌质红，苔薄白，脉沉细。病情基本稳定，痰湿渐化，予上方去陈皮、半夏、生姜，取药6剂，服法同前。告知家长待患者病情稳定后，可改服固本定喘丸长期巩固治疗。

2009年11月1日复诊，咳喘、咯痰、出汗症状已除，服药期间未曾感冒，体重增加，食欲改善，舌脉如常。考虑患者正处于生长发育期，有反复发作史，先天之本不足、后天之体受损，根据中医急则治标、缓则治本的原则，予固本定喘丸以扶正固本、预防复发。患者间断服药2年，病情得到控制，至今未再发作。

固本定喘丸组成：黄芪250克，炒白术250克，人参100克，蛤蚧10对（黄酒浸泡），山萸肉250克，白果仁250克，炙麻黄150克，炙甘草150克。焙干，轧细末，装胶囊内，每粒胶囊含生药0.5克，每次8粒，每日3次，口服。

【按】慢性咳喘多发于少儿和老年人，此类患者，咳、喘、痰日久不愈，体内正气日益虚损，肺气虚弱，不能固表抗邪，往往遇寒则旧疾复发，进而伤及脾、肾，导致咳喘加重，更进一步伤及三脏之气，形成恶性循环，这就是慢性咳喘易复发、难治愈的原因。若单纯注重急则治标，虽然咳喘暂愈，但正气未复、体力未康、抵抗力弱，仍易反复发作。因此，治疗慢性咳喘，待症状缓解、标症消除后，不要急于停止治疗，还应遵照"缓则治其本"的原则，坚持服药巩固治疗，防止复发。刘老在临床上使用固本定喘丸治疗百余人次，有些患者连续服药多年，经随访，虽然个别病例一度反复，但较前减轻。

临床观察表明，长期应用本方，可逐渐提高患者肺功能，巩固疗效，且临床应用中尚未发现明显的毒副作用，疗效较好。除药物治疗外，还要尽量避免诱发因素，增加营养，进行适当锻炼，增强体质，防止复发。

【调护和预防】

1. 注意休息，居住环境通风，保持适当的温度和湿度，少到人员较多或空气不流通的场所，避免接触刺激性气体和有毒物质。

2. 饮食宜清淡，低脂、低盐饮食，宜多吃具有养阴生津、补肺健脾功能的新鲜蔬菜和水果，如萝卜、山药、雪梨、枇杷、百合、蜂蜜、银耳等，嗜酒及吸烟等不良习惯尤当戒除。避免进食煎炸、烧烤、辛辣等伤阴化燥之品，少食肥甘厚味，以免助湿生痰。

3. 病情稳定后，可以到空气清新的地方做深呼吸，以提高肺功能。

4. 预防感冒，根据四时季节变化，随时增减衣服，避免感冒的发生。

5. 平素加强锻炼，提高免疫力，增强体质，降低感冒的发病率，可有效降低慢性咳喘复发率。

【歌诀】 益气定喘用芪术，人参五味蛤山萸，桑皮白果加苏子，麻甘用炙病可除。

痰涎壅盛黄黏稠，添加葶苈鲜竹沥，痰多清稀吐不尽，炮姜半夏痰饮去。

咳吐鲜血连藕柏，咳吐暗血余胶七，若见心悸喘难卧，去麻加入麦菖志。

十七、益气活血止咳汤治疗支气管扩张

支气管扩张是常见的慢性呼吸系统疾病，临床表现为持续或反复咳嗽、咳痰，或伴咯血，可导致呼吸功能障碍及慢性肺源性心脏病。本病病程长，不可逆转，由于反复感染，可严重影响患者的生活质量，加重社会经济负担。

【病因病机】 支气管扩张属中医"咳血""咳嗽"范畴，由于反复发作，久治不愈，每遇感冒发热即可引发反复咯血。中医认为，火热、痰湿、瘀血是支气管扩张的常见致病原因。病邪的入侵与机体正气不足相关，因此，本病具有本虚标实、虚实兼杂的特点。病理变化为正气不足，卫外不固，复因感受六淫之邪，肺气失于宣肃，外邪郁而化热，肺络受损，故见咳嗽、咯痰、咯血等症。素有痰热内蕴，内外合邪，致肺失清肃，肺络受损；邪热蒸液成痰，阻塞肺窍，进而又致气机不畅，血滞为瘀，痰热与瘀血互结，蕴酿成腥臭脓痰。脏腑功能失调，肝火上逆犯肺，致肺气失于清肃，肺络受损，从而出现咳嗽咯血。此外，病情反复，耗伤气阴，以致阴虚肺热，正虚邪恋。

【方药组成】 黄芪30克，炒白术30克，炙麻黄10克，苦杏仁15克，炒桃仁15克，薏苡仁30克，三七粉3克（冲服），浙贝母15克，炙甘草10克，陈皮15克。

【服用方法】 上药浸泡2小时，武火煮开，文火再煮30~40分钟，取汁；加水再煎25~30分钟，取二汁，混匀；纳入三七粉，分2~4次温服。

【功用】 益气活血，补肺止咳。

【主治】 慢性咳嗽、咳痰、反复咯血。

【组方依据】 支气管扩张属肺系病变。肺为娇脏，喜润恶燥。火热、痰湿、瘀血是本病常见的致病因素。本病的形成常与幼年或体虚之时肺部感受外邪侵袭（如患流感、麻疹、百日咳）有关。其病虽愈而正气受伤，致使痰湿深伏于肺。若再遇外邪入侵，或肝火犯肺，引动内伏之痰湿，导致肺气上逆，而每见咳嗽、吐脓痰等症；热伤肺络，血溢脉外则见咯血或痰中带血；久病入络，或离经之血留滞不散，形成瘀血，又成为致病因素。本病自邪热犯肺到肺络受损，是一个慢性渐进的过程，病程缓慢。本病以本虚标实、虚实兼夹为病理特点，即肺脾两虚为本，外邪侵袭为标，肺脏本虚贯穿病程始末。本病初起主脏属肺，渐可累及肝脾，日久累及心肾。肺络损伤是本病的主要病机，外邪或他脏邪热再度伤络，形成病情反复发作、迁延难愈的趋势。故治以补肺健脾、益气扶正、宣肺平喘、润肺止咳、活血化瘀，标本兼治。药用黄芪、炒白术健脾补肺、益气扶正；炙麻黄、苦杏仁宣肺平喘、润肺止咳；炒桃仁、薏苡仁、三七粉、浙贝母活血行气、化瘀散结；炙甘草、陈皮理气和中、调和药性。诸药合用，共奏脾肺健运、散瘀化痰之功效。

【加减应用】 体虚无力者，加人参以益气生津；大便干结者，加熟大黄以通腑泻热；身重、舌苔厚腻者，加黄芩、干姜、半夏、陈皮以辛开苦降、利湿化痰；吐血量多者，加蒲黄炭、侧柏炭以收敛止血。

【典型病例】

陈某某，女，53岁。2013年9月30日初诊。

主诉：反复咳嗽、咯血 2 个月。自幼体质虚弱，二十年前因咯血诊断为支气管扩张，经常住院治疗。2013 年 7 月 18 日因劳累出现咯血量多急诊住院治疗，此后两个月来间隔数天即出现一次痰中夹血，咯血前喉中发咸，连吐数口，偶有咳嗽、潮热、盗汗，伴见心绪烦乱、睡眠不宁、溲黄便秘，舌质红，苔薄微黄，脉弦滑稍数。

依据舌脉诸症辨证，当属素体亏虚，加之病程日久，热灼阴伤，肺络受损，血不循经，随痰而咯。治宜益气活血，滋阴降火，补肺止咳。方用益气活血止咳汤为基础，加麦冬、北沙参以增滋阴润肺、降火止血之功。

处方：黄芪 30 克，炒白术 30 克，炙麻黄 10 克，苦杏仁 15 克，炒桃仁 15 克，薏苡仁 30 克，三七粉 3 克（冲服），浙贝母 30 克，麦冬 15 克，北沙参 30 克，炙甘草 10 克，陈皮 15 克。每日 1 剂，水煎 2 次，取汁混合，纳入三七粉，分 4 次饭后温服。并嘱其宜清淡且富含营养，低脂、低盐、低糖饮食，少吃辛辣刺激性食物，注意休息，避风寒。

2013 年 10 月 14 日二诊，上方连续服用 14 剂，服药期间又出现 2 次咯血，为痰中夹带暗红色血块，心烦、盗汗、失眠、溲赤减轻，大便干结，舌质红，苔薄白，脉弦滑，综合分析，考虑到久病必瘀，瘀血不除，络脉不得修复，故在上方的基础上将三七粉加倍、加酒大黄以凉血散瘀。

2013 年 10 月 24 日复诊，上方又服 10 剂，咯血停止，余症均减轻，大便已通，舌质红，苔薄白，脉弦细，唯恐病再复发，又予初诊方剂隔日 1 剂服用，以巩固疗效。并嘱其多喝水，多吃新鲜蔬菜和水果，养成按时排便的习惯，以保持大便通畅。

【按】本病的病机为火热熏灼肺络，受损肺络难以复原。一般来讲，肺热壅盛、肝火犯肺等证以邪实为主，在初、中期如果治疗及时，调理得当，病情能够得以控制者，预后较好。如果反复发作或久治不愈，大量咯血，形成阴虚火旺证者，预后较差。因此，缓解期的治疗非常重要，通过缓解期的治疗，可有效降低复发率。

【调护和预防】

1. 注意休息，睡眠充足，避免精神刺激。

2. 居住环境通风，保持适当的温度和湿度，少到人员较多或空气不流通的场所，避免接触刺激性气体和有毒物质，尽量减少与动物的接触，居室内不要摆放鲜花，也不要喂养宠物。

3. 饮食宜清淡，低脂、低盐饮食，应多吃具有养阴生津、健脾补肾功能的新鲜蔬菜、水果及干果，如萝卜、山药、雪梨、枇杷、百合、蜂蜜、银耳、杏仁、核桃等，嗜酒及吸烟等不良习惯尤当戒除。避免进食煎炸、烧烤、辛辣等伤阴化燥之品，少食肥甘厚味，以免助湿生痰。

4. 预防感冒，根据四时季节变化，随时增减衣服，避免感冒的发生。病情稳定后，可以到空气清新的地方做深呼吸，以提高肺功能。

5. 平素加强锻炼，提高免疫力，增强体质，降低外邪入侵的几率，可有效降低慢性咳喘复发率。

【歌诀】芪术杏贝炙麻黄，桃七薏甘陈共裹，气管扩张用此治，益气活血补肺良。

体虚无力加人参，大便干结增熟军，身重苔腻姜苓入，利湿化痰用半陈。

吐血量多病势危，急增蒲黄侧柏灰，快速止血救颓势，华佗妙手把春回。

十八、益气通窍汤治疗慢性鼻炎

慢性鼻炎是指因全身、局部炎症或职业环境等因素引起的鼻腔黏膜和黏膜下层的慢性炎症，多由于急性鼻炎失治、误治，迁延不愈而成，或者对过敏原过度敏感所致，严重者可引起头痛头昏、呼吸不畅、嗅觉失灵、记忆力减退，一般病程较长，容易反复发作。

【病因病机】慢性鼻炎属中医"鼻鼽""鼻嚏"范畴。其病因为外感寒热之邪，伤于皮毛，肺气不利，壅塞鼻窍，伤蚀肌膜。因肺开窍于鼻，肺和则鼻窍通利，嗅觉灵敏；若气虚卫外不固，易受外邪侵袭，化热郁于肺，邪热循经上熏于鼻，邪滞鼻窍，久恋不去；或脾气虚弱，湿浊不化，滞留鼻道，壅阻脉络，气血运行不畅而致鼻腔受邪而发病。本病多发于秋冬季节，因外感风寒、失治误治，病久迁延而成，患者经常出现鼻痒、鼻塞、喷嚏连连、鼻流清涕，可伴见嗅觉减退，呼吸不畅，或伴见头痛昏胀，体倦乏力，有时伴有畏寒发热。其病因乃是久病气虚，肺失宣肃，外邪乘虚侵袭，引动伏邪，化湿生热，痰浊壅滞。

【方药组成】黄芪30克，炒白术30克，防风15克，苍耳子6克，辛夷10克，鹅不食草10克，桔梗15克，陈皮15克，甘草10克。

【服用方法】上药浸泡2小时，武火煮开，文火再煮30分钟，取汁；加水再煎25~30分钟，取二汁，混匀，分2次早晚温服。

【功用】健脾益气，补肺固表，通窍化浊。

【主治】慢性鼻炎，症见遇风易感，鼻塞流涕，头痛头昏。

【组方依据】本病的病机为正虚邪滞，正气不足、无力驱邪外出导致发病，故以扶正祛邪为基本治疗大法。在扶正固本的基础上，针对局部对症用药，经临床验证，其经验方益气通窍汤对慢性过敏性鼻炎的发作期有治疗作用、对缓解期有预防作用。方中以玉屏风散为主，补脾实卫、益气固表，其中，黄芪为补气要药，于内可大补脾肺之气，于外则固护卫外之气，白术补气健脾，更助黄芪加强益气固表之功，防风走表而散风邪，且黄芪得防风固表而不致留邪，防风得黄芪祛邪而不伤正，有补中寓疏，散中寓补之意。药理实验研究表明，玉屏风散可调节人体的免疫功能，提高机体的抗病力。对于慢性过敏性鼻炎的疗效较西药更佳。苍耳子、辛夷、鹅不食草被誉为通鼻窍之要药，辛夷通九窍、散风热，能助胃中清阳上行头脑；苍耳子疏风散湿，上通脑顶，外达皮肤；鹅不食草祛风散寒、通利鼻窍，三药合用，可宣通化浊、解毒消肿，无论急性、慢性鼻炎皆可配伍应用。桔梗、陈皮通调肺气，有提壶揭盖、上通下达之意。甘草性平味甘，补脾润肺、清热解毒、调和药味。诸药合用，共奏脾气健旺、肺气得宣、上通下达、清鼻泄浊之功效。

【加减应用】 如头痛明显者，加川芎、白芷以祛风散寒、燥湿止痛；喷嚏频发者，加僵蚕、蝉衣以疏风散热、息风止痉；伴见咽干、咽痛者，加板蓝根、射干以清热解毒、清咽利喉；伴见寒热往来者，加柴胡、黄芩以和解表里、透热外出；伴见咳嗽、咯痰者，加炙百部、陈皮以润肺降气、化痰止咳；伴见大便干结者，加大黄以通腑泄热。

【典型病例】

徐某，男，13岁，2012年9月15日初诊。

主诉：鼻塞流涕、头昏畏寒3日。患者有过敏性鼻炎病史3年，每逢秋冬季节易复发，平素稍遇风寒或油烟气味即鼻痒喷嚏、流清涕，尤其是冬季，起床即感鼻痒，经常连打十余个喷嚏。一周前不慎受凉，出现恶寒发热、咽痛咳嗽、头痛鼻塞，自服感冒清热颗粒、复方氨酚烷胺片等药物，症状略有缓解，3天前又不慎受凉，复现鼻痒喷嚏、鼻塞流涕、畏寒纳呆、不爱动、容易出汗、睡眠打鼾，来诊时体温37.8℃，咽部充血，扁桃体无肿大，舌质红，苔白，脉细数。化验血常规、尿常规均在正常范围。

根据舌脉诸症，辨证为正气不足，风寒外侵，肺卫受损，壅塞鼻窍。治宜益气实卫，解热固表，通窍化浊。方用益气通窍汤加味。

处方：黄芪15克，炒白术15克，防风10克，苍耳子5克，辛夷5克，鹅不食草5克，桔梗10克，陈皮10克，柴胡15克，黄芩10克，甘草5克。每日1剂，水煎2次，取汁混合，分4次，每于饭后30分钟和睡前各温服 1 次。嘱其避风寒，少吃生冷、辛辣、油腻之品，多吃粗杂粮、新鲜蔬菜和水果，保持大便通畅。可指导患者早晚用食指按摩鼻翼两侧 3~5 分钟，再按揉迎香穴 1 分钟（迎香穴具体位置在鼻翼外缘中点 5~8 毫米处，左右各一，按压后有酸楚感），每天起床后用冷水洗面，晚上睡前用温水洗面。亦可在中药煎煮取汁后，趁热熏蒸鼻部，以利于药物直达病所，发挥药效。

2012 年 9 月 18 日二诊，服药 2 剂，体温恢复正常，头昏、鼻塞、流涕、乏力、出汗均略有缓解，唯遇冷风和进食刺激性食物则喷嚏连续，大便稍干，舌脉同前，考虑到发热已退，故去柴胡、黄芩解表退热之品，加大黄 3 克，以通腑泄热。同时嘱其加强起居调理，饮食清淡，少食鱼、肉、煎炸油腻及洋快餐、饮料等生痰助热食物，加强体育锻炼，预防感冒。

2012 年 9 月 24 日三诊，上方连服 6 剂，头昏、流涕消失，偶有鼻塞，夜间鼾声大减，食欲增加，大便正常。考虑到患病日久，又有反复发作病史，恐过早停药再次发作，又予原方 6 剂，嘱其隔日 1 剂，以善其后。

2012 年 10 月 13 日四诊，鼻塞、流涕基本消失，偶有晨起则鼻痒喷嚏十余声。为进一步巩固疗效，预防复发，给予我院自制膏方小儿表虚易感膏（由玉屏风散加甘草组成），以扶助正气，固卫护表。

【按】慢性鼻炎的发病与身体素质、气候条件、空气质量、不良嗜好等因素有关，大多因伤风感冒诱发，秋冬风寒之季多见，若首次鼻炎未能彻底根治，往往遗留病根，一旦受凉或受到异味刺激，会演变成慢性过敏性鼻炎。本病的病因病机主要是正虚邪滞，素体正气亏虚，稍有外邪袭表，肺卫首当其冲，肺与鼻相通，鼻窍不利，又可累及全身，故在治疗时强调扶正祛邪、通窍畅窦，促使慢性炎症自愈。因为本病复发率高，治疗一定要彻底，不能症状稍有改善就立即停药，可在症状消失后服用玉屏风散，以扶助正气，巩固疗效。

【调护和预防】

1. 饮食宜清淡，少食鱼、肉、煎炸、油腻及洋快餐、饮料、烟酒等生痰助热食物，多喝温水，多吃新鲜蔬菜和水果，保持大便通畅。

2. 少到人员密集和空气不流通的场所，居住室内保持清洁卫生，定时日晒卧具，控制室内尘螨、霉菌和真菌的生长繁殖；不饲养鸟类、家禽、宠物，加强室内空气流通，防止呼吸道感染，尽量避免或减少吸入刺激性气体。

3. 晨起用冷水浴面洗鼻，晚上睡前用温水浴面洗鼻，浴面洗鼻后，双手按摩印堂和鼻翼两侧 3~5 分钟，可改善局部血液循环；每日早晚坚持做深呼吸，以加强肺功能，促进疾病康复。

4. 保持精神舒畅，情绪稳定，加强锻炼，改善体质，增强免疫力，提高自身防病能力。

【歌诀】 益气通窦鼻炎汤，黄芪白术苍耳防，陈皮辛夷与桔梗，鹅不食草效更良。

头痛川芎白芷筹，喷嚏连连僵蝉留，咽干咽痛热毒蕴，加入桔射以利喉。

十九、化痰利咽汤治疗慢性咽炎（梅核气）

梅核气，以其发如梅核窒碍咽喉而得名，如《古今医鉴》云："梅核气者，窒碍于咽喉之间，咯之不出，咽之不下，核之状者是也。"本病多见于青中年女性，多因情志抑郁而起病，咽中梗塞感与情绪波动有关，局部检查无器质性改变，或仅见咽喉局部充血发红，依据其特点，多属现代医学慢性咽炎、咽喉神经官能症。

【病因病机】慢性咽炎属中医"梅核气"范畴，每因情绪不舒、忧愁过度而发病，该病多发于壮年人，以女性居多。中医认为导致慢性咽炎的主要病机为肝郁痰阻，多因情志抑郁，思虑过度，导致肝失疏泄，乘脾犯胃，脾失健运，水津不行，聚湿成痰，结于咽喉。因妇女爱生闷气，故患者多为女性。再者，肾阴不足，水不制火，虚火上炎，消灼肺金，熏燎咽喉，亦可致病。痰湿体质，及过食辛辣、嗜食肥甘、饮食不节、烟酒无度之人，脾失健运，聚湿生痰，痰浊瘀阻咽喉，复因外感或内伤，导致脏腑失和，气血运行不畅，痰浊结于咽喉，也可发为本病。

【方药组成】柴胡 15 克，九节菖蒲 30 克，茯苓 30 克，姜半夏 15 克，陈皮 15 克，射干 15 克，桔梗 15 克，炒僵蚕 15 克，甘草 10 克，生姜 3 片为引。

【服用方法】上药浸泡 2 小时，武火煮开，文火再煮 25~30 分钟，取汁；加水再煎 20~30 分钟，取二汁，混匀，分 2~4 次温服。

【功用】解郁化痰，清咽利喉。

【主治】咽干、咽痛，或自觉咽喉部有异物感，吞之不下，吐之不出，如有炙肉阻塞咽部。

【组方依据】《仁斋直指方》云："七情气郁，结成痰，随气结聚，坚大如块，在心腹间或塞咽喉，如梅核、粉絮样，咯不出，咽不下。"中医认为，本病的病因病机为七情郁结，肝失条达，致气机不和，气血失调。肝气横逆犯脾，脾失健运，痰湿内生，痰气交结上逆，郁结于胸膈之上，如梅核塞咽，肉块梗喉，吞之不下，吐之不出。若久郁化火伤阴，则可出现阴虚火旺之证。本病的病机在于气郁痰凝，而气郁为病之本。故肝气郁结、气滞痰凝、结于咽喉是梅核气的主要病因，可采用疏肝解郁、行气化痰、清咽利喉的治疗原则，药用柴胡、菖蒲疏肝解郁、化湿开窍；二陈汤燥湿化痰、理气和胃；射干、桔梗、僵蚕清热利咽、消肿散结；甘草调和药性。诸药合用，共奏疏肝理气、化痰解郁之功效。

【加减应用】大便干结者，加大黄以通腑泻热；心烦意乱者，加牡丹皮、炒栀子以清心除烦；睡眠不宁者，加酸枣仁、黄连、肉桂以养心安神、交通心肾。

【典型病例】

韦某，女，40 岁。2013 年 10 月 28 日初诊。

主诉：咽部不爽 2 月余，自觉咽喉部如有异物，胶着如鲠，吐之不出，咽之不下，做空咽动作时更加明显，工作或娱乐时症状消失，经喉科检查无阳性指征，对症治疗效不显，经询问，患者有食道肿瘤家族史，故更加担忧咽喉或食道肿瘤的发生，以致精神抑郁不畅而影响正常工作和生活，伴见食欲不振，睡眠不宁，月经周期正常，量少色暗有块，白带不多，查舌质淡胖，苔薄白，脉沉细稍滑。

依据舌脉诸症辨证，当属肝郁气滞，痰湿郁阻。治当疏肝解郁，化痰利咽。方用化痰利咽汤为基础，加百合、合欢皮、酸枣仁以助清心除烦，养心安神之功。

处方：柴胡 15 克，九节菖蒲 30 克，茯苓 30 克，姜半夏 15 克，陈皮 15 克，射干 15 克，桔梗 15 克，炒僵蚕 15 克，百合 30 克，酸枣仁 30 克，合欢皮 15 克，甘草 10 克，生姜 3 片为引。水煎 2 次，取汁混合，分 4 次于饭后及睡前温服。并给予心理调节，嘱其放松心情，饮食清淡，少吃辛辣、油腻、腌渍及过热的食品，吃饭要细嚼慢咽，多喝水，多吃新鲜蔬菜和水果，保持大便通畅。

2013 年 11 月 6 日二诊，自觉咽部梗阻感较前略微减轻，咳出大量黏稠痰，心情舒畅，睡眠改善，食欲增加，舌质淡，苔薄白，脉沉细。予上方又连续服用 20 余剂，诸症悉减，已恢复正常工作。

【按】本病目前被公认是一种心身疾病或精神躯体性疾病，对这类患者还要从心理方面进行开导，解除思其想顾虑，增强信心。

【调护和预防】

1. 慢性咽炎（梅核气）与心情关系密切，多愁善感、情志不畅是导致本病发生和迁延不愈的一大诱因，要想尽快康复，避免复发，最好的方法就是学会让自己快乐起来。因此，患者要稳定情绪，平衡心理，戒躁除烦，学会转移注意力，释放心理压力，保持心情舒畅。

2. 饮食宜清淡，少食煎炸、辛辣等刺激性食物及生冷、油腻等助湿生痰类食物，戒烟酒以减轻对咽喉部的损伤，多喝水，多吃新鲜蔬菜和水果，保持大便通畅。

3. 不要乱服药，因慢性咽炎非细菌感染所致，滥用抗生素不仅会导致机体菌群失调，还能导致细菌耐药。滥用含化片，会造成胃部不适。

4. 加强体育锻炼，以改善体质，增强免疫力，提高机体抗病能力。

【歌诀】化痰利咽汤药煎，半夏陈皮苓射干，柴胡僵蚕与桔梗，菖蒲姜草迎笑颜。

丹皮栀子除心烦，睡眠不宁枣桂连，大便干结大黄入，慢性咽炎此方瘥。

二十、益气活血汤治疗冠心病

胸痹病名最早见于《黄帝内经》，以病位和病机命名，是指由于心脉痹阻不通而引起的以胸部闷痛，甚至胸痛彻背、短气、喘息不得卧为主的一种病症。心痛病名最早见于马王堆古汉墓出土的《五十二病方》，以病位和症状命名，特指近心窝部位的疼痛，是胸痹的常见表现。因两者在病因病机、症状表现上反映了同一病理，临床习惯称为胸痹心痛。胸痹心痛以胸闷、心痛、短气为主要表现，相当于现代医学的冠心病。急性发作时相当于缺血性心脏病；胸痹心痛重症即真心痛，相当于心肌梗死，甚至旦发夕死，夕发旦死，严重威胁人的生命。

【病因病机】本病病机关键在于心脉痹阻。究其病因，多由于正气亏虚，或饮食不节，或情志失调，或感受寒邪等，引起体内痰浊、瘀血、气滞、寒凝等痹阻心脉，其主要临床表现为膻中或左胸部发作性憋闷、疼痛。轻者仅见偶发短暂轻微的胸部沉闷或隐痛，或为发作性膻中或左胸不适感；重者疼痛剧烈，或呈压榨样绞痛。常伴有心悸、气短、呼吸不畅，甚至喘促、惊恐不安、面色苍白、冷汗自出等。其病常本虚标实，虚实夹杂，虚者以气虚、阳虚为多见；实者则以血瘀、痰浊为多见。

【方药组成】黄芪30克，人参10克，茯苓30克，桂枝15克，当归15克，川芎15克，丹参15克，延胡索30克，檀香6克，薤白15克，炙甘草10克。

【服用方法】上药浸泡2小时，武火煮开，文火再煮30分钟，取汁；加水再煎 25~30 分钟，取二汁，混匀，分 2 次早晚温服。

【功用】益气温阳，活血化瘀，通窍宣郁。

【主治】胸痹心痛。

【组方依据】针对本病本虚标实，虚实夹杂，发作期以标实为主，缓解期以本虚为主的病机特点，遵循"邪实者以通为补，虚者以补为通"的原则，治疗据"痛则不通、不通则痛"之理，采用标本兼顾、虚实同治之法，补其不足，泻其有余。补虚，当权衡心之气血阴阳之不足，有无兼见肝、脾、肾之亏虚，调阴阳补气血，调整脏腑之偏衰，尤应重视补心气、温心阳；泻实，当针对气滞、血瘀、寒凝、痰浊而理气、活血、温通、化痰，尤重活血通络、理气化痰。补虚与祛邪之目的均在于使心脉气血流通，通则不痛。刘启廷教授常用经验方益气活血汤治疗此病，效果较好。该方所治胸痹心痛，属于现代医学冠心病范畴，组方以益气温阳、化瘀通络为主。方中药用黄芪补气兼能扶阳，走而不守，人参补气兼能养阴，其性守而不走，二药为伍，一动一静，阴阳兼顾，通补无泻，益气固元，扶助心气；茯苓益脾培土，淡以渗湿，补而不峻，利而不猛，桂枝甘温化气，能温通胸中阳气，散痹开痞，两药合用，温通心阳，散寒化浊，使补不留滞，化不伤正；当归专能补血，又能行血，川芎功擅行气活血，又能温经止痛，两药皆为血中之气药，使补中有动，行中有补，活血补血，行气消滞；丹参、延胡索皆为活血化瘀之品，丹参能破瘀通散、活血行血，延胡索活血行气，主治一身上下之痛，合之则养血通经、散瘀止痛；檀香、薤白皆味辛性温之理气药，辛能散寒，温能通阳，理气宽胸、开痹止痛；炙甘草益气复脉、调和药性。诸药合用，共奏益气养阴、温阳散寒、化浊止痛之功效。

【加减应用】心前区痛甚、舌边尖有瘀斑者，加桃仁、红花以活血化瘀、行气止痛；痰湿闭阻，胸闷憋气、肢体沉重者，加半夏、陈皮、枳实以燥湿化痰、行气导滞；心阳不振，胸闷背寒者，加附子、干姜、片姜黄以补火助阳、散寒通痹；若邪气阻滞脉络，出现心悸、脉结代者，加苦参以安神定志、调整心律；大便干结者，加熟大黄，因熟大黄泻下作用缓和，能减轻泻下腹痛，增强活血化瘀之功，尤适用于体虚而有瘀血之老人。

【典型病例】

潘某某，女，54 岁，2010 年 4 月 7 日初诊。

主诉：胸闷、气短、心前区发作性疼痛 6 个月，加重 7 天。2009 年 10 月份因家庭琐事，劳心劳力，逐渐出现胸闷、气短、善太息，偶发心前区一过性疼痛，经检查诊断为冠心病，口服多种中西药物治疗，症状得到改善，但稍劳累后病情反复发作。1周前因劳累，再次出现胸部憋闷，如有重物压迫，心前区发作性疼痛较前更加频繁，疼痛有时向左肩背部放射，夜间加重，口服速效救心丸可得到暂时缓解，服用西药后又导致胃痛、纳呆，求治于中医。患者除上述表现外，还伴有心悸、活动后气促汗出、食欲不振、睡眠易醒、大便干结。舌质淡，舌边尖有瘀点，苔白，脉沉而结。自动分析心电图提示：窦性心律（64次/分），偶发室性早搏，ST段水平下移，T波倒置。

综合分析患者病情，依据舌脉诸症，辨为心气不足，心血瘀阻，胸阳不振，脉络痹阻。治宜益气温阳，活血化瘀，通窍宣郁。方用益气活血汤化裁。

处方：黄芪30克，人参10克，茯苓30克，桂枝15克，当归15克，川芎15克，丹参30克，延胡索30克，檀香6克，薤白30克，桃仁15克，红花10克，熟大黄5克，炙甘草10克。7剂，水煎服，每日1剂，早晚分2次温服。同时嘱其避免劳累，低脂、低糖、低盐饮食，调节情志，保持心情舒畅。

2010年4月15日二诊，自觉胸部憋闷、心前区疼痛明显减轻，夜间曾有两次发作，服速效救心丸后均能很快缓解，自觉体力不足，稍微活动即感心慌胸闷，食欲增加，大便基本正常，舌质淡，舌边尖有瘀点，苔白，脉沉细。诊疗同前，予上方，人参增至15克，以增强补益元气、扶助心气之功，取药10剂。

2010年4月26日三诊，胸闷消失，半月来未再出现心前区疼痛，仍有气短及活动后气喘，睡眠易醒，口干渴，舌质红，舌边尖瘀点变淡，苔少，脉沉细。予上方去檀香、薤白，以防温燥伤阴，加麦冬30克以养阴生津、清心助眠。取药10剂。

2010年5月9日四诊，自觉精神、体力基本恢复正常，复查心电图：窦性心律，ST段低平，T波正常。舌质红，苔薄白，脉缓和。继予上方10剂，嘱其隔日服用1剂，同时注意生活调养，适当运动，提高自身抗病能力。半年后家人来述，目前病人身体恢复正常。

【按】刘启廷教授强调，在胸痹心痛的治疗中，尤其是对真心痛，在发病的前三四天内，警惕并预防脱证的发生对降低死亡率、提高治愈率更为重要。必须辨清证候之顺逆，一旦发现脱证之先兆，如疼痛剧烈，持续不解，四肢厥冷，自汗淋漓，精神萎靡或烦躁，气短喘促，脉或速，或迟，或结，或代，或脉微欲绝等，必须尽早使用益气固脱之品，并进行中西医结合救治。

另外，防治本病必须高度重视精神调摄，避免寒冷刺激。

【调护和预防】

1. 注意休息，严重者应卧床休息，避免精神刺激，消除紧张、恐惧心理。

2. 饮食宜低脂、低盐、清淡、易消化，多吃新鲜蔬菜和水果，多吃粗杂粮，每餐六成饱为宜。戒烟酒，忌食油腻、炙煿及辛辣刺激性食物。

3. 保持大便通畅，便秘者切勿排便时用力过度，以免加重心脏负担。必要时使用缓泻剂。

4. 劳逸结合，从事脑力劳动和伏案工作者，应适当增加活动量，避免熬夜。

【歌诀】 益气活血汤效神，归芎玄胡檀丹参，薤白桂枝苓炙草，人参黄芪来救心。

心前痛甚加桃红，胸闷体沉枳夏陈，胸闷背冷加姜附，再加姜黄效更神。

心悸脉结或代脉，玄胡索中加苦参，大黄用熟治便秘，随证加减治冠心。

二十一、安神补心汤治疗心悸

心悸是一种自觉症状，俗称心慌，发生时，患者自觉心跳快而强，并伴有心前区不适感。心悸既是临床常见病症之一，也是多种临床疾病的主要症状之一，因此，还应对原发病进行对症治疗。

【病因病机】 心悸可因外感、劳累、惊恐而诱发，时作时止，不发时如常人，属祖国医学"惊悸"和"怔忡"的范畴。一般病情较轻者为惊悸；若终日悸动，稍劳尤甚，全身情况差，病情较重者为怔忡。怔忡多伴惊悸，惊悸日久不愈者亦可转为怔忡。本证的发生与素体虚弱、情志所伤、劳倦、汗出受邪等因素有关。平素体质不强，心气怯弱，或久病心血不足，或忧思过度，劳伤心脾，心神不能自主，发为心悸；或肾阴亏虚，水火不济，虚火妄动，上扰心神而致病；或脾肾阳虚，不能蒸化水液，停聚为饮，上犯于心，心阳被遏，心脉痹阻，心中悸动。

【方药组成】 黄芪 30 克，人参 10 克，五味子 15 克，麦冬 15 克，茯苓 30 克，炙远志 15 克，酸枣仁 30 克，桂枝 15 克，炙甘草 10 克。

【服用方法】 上药浸泡 2 小时，武火煮开，文火再煮 30～35 分钟，取汁；加水再煎 25～30 分钟，取二汁，混匀，分 2 次早晚温服。

【功用】 益气补心，养阴除烦，安神定悸。

【主治】 自觉心中悸动，心跳快而强，甚至不能自主，并伴有心前区不适感，可与失眠、健忘、眩晕、耳鸣等并存，多呈阵发性发作，每因情绪波动或劳累过度而发。

【组方依据】 治疗当遵循"虚则补之"的原则，拟以补益心脾、安神定悸为大法。药用黄芪、人参益气养心，以资生血之源；麦冬养阴生津、清心除烦；五味子收敛耗散之心气；茯苓、炙远志、酸枣仁健脾宁心、安神定志；桂枝通阳化气；炙甘草益气和药。诸药合用，共奏益气补心、养阴除烦、安神定悸之功效。

【加减应用】 若出现心律不齐、异常搏动者，加苦参、丹参以燥湿祛瘀、活血通络；失眠健忘者，加珍珠母、制首乌以柔肝镇静、养血安神；若胆虚惊厥者，加菖蒲、牡蛎以开窍镇惊；有痰湿内阻者，去人参、黄芪，加半夏、陈皮、生姜以燥湿化痰、除湿散结；伴有胸闷不畅者，加瓜蒌、薤白以温通胸阳、行气散结；伴有胸痹心痛者，加川芎、丹参以活血化瘀、通络止痛；大便干结者，加大黄以通腑泻热；若肢冷心悸者，去麦冬，加附子、干姜以温经通脉。

【典型病例】

王某某，男，30岁。2013年11月7日初诊。

主诉：心慌、胆怯逐渐加重1个月。3个月前因工作压力大，过度劳累导致头晕头痛、心烦心慌、抑郁焦躁，在当地对症治疗后，头痛头晕、抑郁焦躁减轻，又出现阵发性心慌心跳，西医按神经官能症、躯体化障碍等治疗，症状不见减轻，严重影响工作和生活，求助于中医。刻诊见患者精神萎靡不振，言语低怯，自述如心欲跳出之状，怕声响，怕见生人，夜间经常惊醒，醒后前胸额头出汗，伴见神倦乏力、口淡无味、纳谷不馨，舌质暗淡，苔薄白，脉沉细弱。

依据舌脉诸症辨证，当属劳神过力，心脾受损，心神失守，不能自主。治宜益气健脾，养心安神，开窍镇惊，方用安神补心汤加九节菖蒲、牡蛎。

处方：黄芪30克，人参10克，五味子15克，麦冬15克，茯苓30克，炙远志15克，酸枣仁30克，桂枝15克，九节菖蒲30克，郁金15克，牡蛎30克，炙甘草10克。每日1剂，水煎2次分服。

2013年11月13日二诊，上方连服6剂，自述感觉不明显，但家人代述患者精神较前好转，夜间惊醒的次数减少，食欲增加，时时出现嗳气，善太息，查舌脉同前，考虑到久病气血运行不畅，络脉必有兼瘀之候，故于上方加郁金30克，以达行气化瘀、清心解郁之功。配合心理疏导，嘱其从事力所能及的劳作及运动，并要求家人多与其交流，以放松心情，转移注意力。

2013年11月23日复诊，上方又连服10剂，心慌胆怯明显改善，已能胜任正常工作，唯不耐劳，劳则心慌心烦、夜卧不安，纳食可，二便调，舌质淡，苔薄白，脉沉细。予上方，人参加至 15 克，以增补益心气、安神益智之功。又守方治疗二十余剂而告愈。

【按】心悸的病位在心，其发病与脾、肾、肝、肺四脏功能失调相关。病性有虚实两方面，虚者为气血阴阳亏损，心神失养；实者多由于痰火扰心、水饮凌心，及瘀血阻脉，气血运行不畅所致，虚实可相互转化。本病为本虚标实，本为气血不足、阴阳亏损；标为气滞、血瘀、痰浊、水饮。因此要仔细辨证，随症加减用药，才能取得疗效。

健康人在剧烈运动、精神高度紧张或兴奋时感到心慌、心悸属于正常现象，可以通过休息、舒缓情绪来改善心悸，不必治疗。

【调护和预防】

1. 保持乐观情绪，避免忧思、恼怒、惊恐等不良刺激。

2. 劳逸结合，适当运动，以不觉得劳累为宜。保证充足的睡眠，不要熬夜，按时起居。

3. 饮食宜低脂、低盐、低糖，多吃粗杂粮，多吃新鲜蔬菜和水果，切忌暴饮暴食，吃饭七成饱，细嚼慢咽，多喝水。

4. 保持大便通畅，便秘者切勿排便时用力过度。必要时使用缓泻剂。

【歌诀】　安神补心疗心悸，人参远志麦黄芪，酸枣桂枝和五味，甘草用炙疗效奇。

失眠健忘有首珍，苦参丹参律不齐，菖蒲牡蛎胆虚怯，加入大黄治秘结。

肢冷心悸舍麦冬，加入姜附回阳逆，痰湿内阻姜陈夏，再去人参和黄芪。

二十二、益气解毒汤治疗病毒性心肌炎

病毒性心肌炎是一种与病毒感染有关的心肌病变，多数患者在发病前（约 1~3 周）有上呼吸道感染和消化道感染史。临床常见心悸、胸闷、气短、乏力等症状，心律失常，心电图发生病变，可作为诊断依据。

【病因病机】依据证候特征，病毒性心肌炎属中医"心悸""怔忡""胸痹"等范畴。本病的发生以正气亏虚为本，邪毒内侵为标。病因多为素体亏虚，外感温热毒邪，内舍于心；或外感热病失治、误治，毒邪损阳伤气，心气受损，湿郁不得宣发，而脉络闭阻，心气虚损，气化无能，以致湿毒攻心。寒温失调、劳倦过度、情志刺激、起居失常为本病的诱发及加重因素。病初以邪实正虚、虚实夹杂为主，后期则以正气亏虚，心之气阴不足为主。

【方药组成】黄芪 30 克，当归 15 克，川芎 15 克，茯苓 30 克，桂枝 15

克，菖蒲 15 克，薤白 15 克，丹参 15 克，板蓝根 30 克，地骨皮 30 克，防风 10 克，甘草 10 克。

【服用方法】上药浸泡 2 小时，武火煮开，文火再煮 25~30 分钟，取汁；加水再煎 20~30 分钟，取二汁，混匀，分 4 次温服。

【功用】益气活血，解毒祛浊，化瘀通络。

【主治】病人常先有发热，全身酸痛，咽痛，倦怠，或伴有恶心、呕吐、腹泻等症状，然后出现心悸怔忡、胸闷气短或心前区隐痛、头晕、午后低热等现象。

【组方依据】临床观察发现，正气不足、温热邪毒乘虚侵心为病毒性心肌炎的发病主因，瘀血、痰浊为病变过程中的病理产物，耗气伤阴、血脉阻滞为主要病理变化。病初以邪实正虚、虚实夹杂为主，后期则以正气亏虚、心之气阴不足、痰瘀阻滞为主。病变部位主要在心，常涉及肺、脾、肾等脏腑，因此，治疗要抓住"虚、毒、瘀"三个临床分期的病机关键，从祛除病邪、调节机体气血阴阳、扶助正气入手进行治疗，可取得较好的疗效。药用黄芪、当归、川芎益气补血、活血行气；茯苓、桂枝助阳化湿、温通经脉；菖蒲、薤白理气化浊、开窍通络；地骨皮、板蓝根、防风清热凉血、解毒胜湿；丹参通瘀活络、清心安神。诸药合用，共奏益气活血、通阳开窍、化湿解毒之功效。

【加减应用】伴见肢体倦怠、头昏沉、呕恶、厌食者属湿盛痰阻，加苍术、半夏以健脾燥湿、化痰降逆，加黄芩、干姜以辛开苦降、解毒化浊；若气虚甚者，加高丽参以大补元气、复脉固脱；若心悸怔忡、惊厥、脉结代者，加琥珀、朱砂以镇静安神、除惊定志；若胸闷憋气加重、心率慢并发早搏者，为心阳不振、水气凌心，上方加附子、肉桂以补火助阳、逐寒化湿；伴心烦意乱、睡眠不宁者，为余毒攻心，上方加栀子、淡豆豉清心除烦，加酸枣仁、珍珠母宁心安神。

【典型病例】

滕某某，女，37 岁。2013 年 12 月 16 日初诊。

主诉：半月前因运动后大量出汗受风，随即出现发热，体温高达 39℃，伴见全身肌肉、骨节酸痛，在当地卫生室输液治疗 5 天，体温降至 37.5℃~38℃左右，身痛减轻，但出现心悸怔忡、胸闷气短、头晕、倦怠嗜卧、纳食不馨，体温升高则昏昏欲睡，经西医心肌酶谱、心电图等检查确诊为病毒性心肌炎，病人拒绝住院治疗，求助于中医。刻诊见患者面色㿠白，两颧潮红，精神尚好，应答自如，症状如上，咽部充血，舌质黯淡，苔白，脉沉细数。

依据舌脉诸症辨证为外感热病，经大量输液治疗后，湿毒之邪损阳伤气，心气受损，湿郁不得宣发，而脉络闭阻，心气虚损，气化无能，以致湿毒攻心；又心气受伤，气化失职，湿热蕴结，灼伤营阴，以致气阴两虚，血脉瘀阻。治宜益气活血，解毒祛浊，化瘀通络。方用益气解毒汤为基础，加柴胡以清退郁热。

处方：黄芪30克，当归15克，川芎15克，茯苓30克，桂枝15克，菖蒲15克，薤白15克，丹参15克，板蓝根30克，地骨皮30克，防风10克，柴胡30克，甘草10克。水煎2次，取汁混合，分4次于饭后和睡前温服。并嘱其尽量卧床休息，宜清淡且富含营养饮食，多喝水，保持大便通畅。

2013年12月23日二诊，体温已退至37.5℃以下，心悸气短、头晕减轻，上午精神尚可，午后乏力，嗜卧，不想活动，食欲增加，食后饱胀，嗳气频繁，舌脉同前，予前方去柴胡，加紫苏梗以宽中理气除腹胀。

2014年1月11日复诊，3天前又因为劳累受凉，再次出现午后低热、心慌、乏力等症状，身热反怕凉，予上方倍桂枝，加银柴胡，以助温阳散寒、清退虚热。又连续服用24剂，诸症消失，精神舒畅，体重增加，嘱其慎起居，避风寒，适当增加运动量，提高免疫力，防止复发。

【按】正气不足、湿热邪毒乘虚侵袭脏器为发病的主因，瘀血、痰浊为病变过程中的病理产物，耗气伤阴、血脉阻滞为主要病理变化。故在治疗时，要抓住"虚、毒、瘀"三个关键，从祛除病邪、调节机体气血阴阳、扶助正气入手进行治疗，邪去正安，有利于疾病的康复。

【调护和预防】

1. 一旦确诊，治疗要及时、准确和正规，需要定期随诊、复查，坚持服药，治疗要彻底。

2. 需要卧床休息，尽量少运动，待病情好转后，可以逐渐增加活动量，避免剧烈运动及过度劳累。

3. 避免精神紧张，防止惊、恐、恼、怒等不良情绪的刺激。

4. 饮食注意均衡营养，保证足够的热量、蛋白质、各种维生素、矿物质及微量元素的摄入，宜低盐、低脂饮食，切忌偏食、择食、饥饱无常或暴饮暴食。

5. 多吃新鲜蔬菜和水果，多吃粗杂粮，保持大便通畅。

6. 平时适当锻炼，增强体质，提高免疫力，防止上呼吸道感染。

【歌诀】 益气解毒芪归蓝，苓桂芎丹菖骨甘，薤白理气防祛热，一方通治心肌炎。
头昏呕恶肢体倦，苍半姜苓除痰恋，气虚甚者加人参，心悸脉结朱琥研。
胸闷憋气喘气难，率慢并发早搏前，心阳不振水凌心，加入附桂水可还。
心烦不眠栀豉添，再与酸枣珍珠圆，病毒心肌虽难治，服下此汤即可痊。

二十三、调搏增率汤治疗慢心律并早搏

慢心律并早搏，是指心跳缓慢并伴发早搏的一种病理性改变，现代医学称之为缓慢性心律失常，属中医"胸痹""惊悸""怔忡"等范畴。

【病因病机】 心脏之跳动、脉搏之搏动、血液之运行，皆有赖于心阳、心气的温煦和推动作用。正如《血证论》所云："气为血帅"，气行则血行，气滞则血瘀，而心阳根于肾，心阳之作用又必须受肾阳命门之火的温煦才能发挥其"心主血脉"的作用。若心肾阳虚，阳虚则内寒；或素体虚弱，外感寒湿，寒为阴邪，易伤人体阳气；或阴盛阳衰，水气凌心；或素有痰瘀，闭塞心窍，正与邪内外相引，闭阻心窍，加之心气不足，行血无力，使气血运行更为迟缓而导致心动过缓、节律失常。慢心律并早搏为素体虚弱、寒湿侵袭、心窍闭塞，以致心阳不振，鼓动无力，心律紊乱，脉率缓慢。心肾阳虚为本，寒湿内盛为标，标本之间互为因果，阳虚生寒，寒盛伤阳。

【方药组成】 熟附子10克（先煎），人参10克（先煎），桂枝15克，茯苓30克，生麻黄10克，细辛3克，苦参15克，甘草10克。

【服用方法】 上药浸泡2小时，先煎附子、人参，煮沸1小时，再加入其他药物，文火煎煮25~30分钟，取汁；加水再煎30分钟左右，取二汁，混匀，分4次服，每于饭后及睡前各服1次。

【功用】 益气健脾，温阳化湿。

【主治】 以胸闷、气短、心悸、畏寒怕冷、脉涩或结代等虚寒证为主。

【组方依据】 宜温阳益气治其本，散寒利湿治其标，标本同治，以达回阳祛寒复脉之功效。药用附子善补命门，补火助阳，振奋心阳，以逐寒外出；红参大补元气，为益气养血之峻补药，使脾肺气足，则一身之气皆旺，心脉才能鼓动有力；桂枝、茯苓助阳化湿利水，专治水气凌心、湿阻心窍；麻黄、细辛为驱寒之要药，麻黄发表散寒，开泄皮毛，散邪于表，细辛散阴寒之邪，相伍为用，兼治表里之寒邪，以驱散久留之寒气，配合益气温阳化湿之剂，增强驱寒外出之力，并对血管有收缩作用，有助于提高心率，可谓相得益彰；苦参燥湿祛浊，善治心律失常；甘草调和药性。诸药合用，共奏益气健脾、温化水湿、鼓舞心阳之功效。

【加减应用】心虚胆怯者，加酸枣仁、琥珀以养血安神、宁心定惊；心脾两虚者，加黄芪、龙眼肉以补益心脾、益气养血；心血瘀阻者，加川芎、丹参以活血止痛、化瘀通痹；水气凌心者，加干姜、白术以回阳通脉、燥湿消痰；心阳虚弱者，重用桂枝、附子以温通经脉、回阳救逆。

【典型病例】

林某某，女，45 岁，1992 年 5 月 23 日初诊。

主诉：心悸不安、胸闷 4 个月，稍动则心慌气短，自汗出，易疲劳，四肢酸软，平时头晕昏沉，口淡无味，纳差便溏，小便清长，月经量少，白带不多。查体见：形体肥胖，精神萎靡，语声低微，舌淡苔白，脉结沉细。心率 45 次/分，心律不齐，每分钟闻及早搏 5~6 次，心电图提示：Ⅰ度房室传导阻滞伴频发室性早搏。患者系农药化肥仓库保管员。

依据舌脉诸症，四诊合参，辨证为心阳虚弱，治宜益心气，振心阳，给予调搏增率汤化裁。

处方：熟附子 15 克（先煎），人参 15 克（先煎），麻黄 6 克，茯苓 20 克，桂枝 20 克，细辛 3 克，苦参 15 克，甘草 10 克。先煎附子和人参，沸后再煮 2 小时，加入其他药物，煎取 3 次，取汁，混合后分 4 次温服。并嘱患者脱离工作环境，避免精神紧张和劳累，适当运动锻炼，宜清淡易消化、低脂、低糖、低盐饮食，多吃粗杂粮，多吃新鲜蔬菜和水果，保持大便通畅。经服药治疗月余，诸症消失，心率 78 次/分，律齐，心电图恢复正常，随访 2 年未复发。

本例患者因长期接触农药化肥，长期处于潮湿有毒的环境中，以致寒湿毒邪内侵，损伤阳气，阴盛阳衰，水气凌心，心窍闭塞，而出现心悸、胸腹痞闷、气短、头晕昏沉、肢体沉重、下肢及面部虚浮，舌质淡，舌体胖，舌苔白，脉结缓。患者脱离农药化肥仓库这一环境，及时治疗，配合生活起居、饮食、精神及运动等方面的调节，预后较好。

【按】以本方加减治疗慢心律并早搏，在临床上取得较好的疗效，尤其在缓解症状、改善预后以及安全用药方面，均有较好的表现，充分体现了中医药治疗本病的巨大潜力和独特优势。针对苦参治疗心律失常，有人曾提出异议，而药理实验表明，苦参所含苦参碱有奎尼丁样作用，通过影响心肌细胞钾离子、钠离子转运系统，降低心肌应激性，可起到抗心律失常的作用，对心动过速、心动过缓、房早、室早及房颤均有较好的疗效。

在煎煮和服用方法上应加以注意，附子宜先煎，沸后慢火煮 1 小时，久煎一则可以降低其毒性，二则增加钙含量。药理研究证明，附子中的活性成分消旋去甲乌头碱，有较快地提升心率及改善窦房结和房室传导作用，故有一定的强心作用，可治疗心律失常。每剂药煎煮 3 次后混合，分 4 次温服，以保持药效的连续性。再煎煮药渣，睡前泡脚，既可充分发挥药物剩余有效成分，还可督促患者养成睡前泡脚的习惯。泡脚有舒经和络、固本散寒、养肾护肾等作用。

另外，在临床观察中发现，因劳累、感受寒湿而发病者，只要针对病因进行积极治疗，效果较好。因老年冠心病、心肌病引起者，治疗效果较差。另有一些年轻患者，初期多为外邪热病，因求愈心切，过多地使用激素，热虽退而邪内陷，出现心悸、胸闷、气短、自汗等症状，心电图多提示心肌炎，房室传导阻滞并早搏，这类病人恢复较慢，与机体免疫力突然下降、正不胜邪有关，也提示我们治疗外感发热时应慎用或不用激素。

【调护和预防】

1. 避免精神紧张及过度劳累，戒烟，限酒，少喝浓茶、咖啡等，因为这些都是导致心律失常的因素。

2. 宜低脂、低盐、低糖饮食，多吃粗杂粮，多吃新鲜蔬菜和水果，切忌暴饮暴食，吃饭七成饱，细嚼慢咽，多喝水，保持大便通畅。

3. 劳逸结合，适当运动，以不觉得劳累为宜。保证充足的睡眠，不要熬夜，按时起居。

【歌诀】 刘氏调搏增律汤，慢律早搏效果良，麻甘辛苦苓参桂，再加附子温心阳。

心胆虚怯琥枣裹，心脾两虚龙眼黄，心血瘀阻芎丹入，水气凌心加术姜。

心阳虚弱畏寒凉，重用附桂暖心阳，辨证施治为良法，随机加减是良方。

二十四、益气调搏汤治疗功能性房颤和早搏

功能性房颤和早搏，属中医"心悸""怔忡"范畴，不同于因器质性心脏病所造成的房颤和早搏，系因身体功能性改变而引起的症状和体征，多在情绪低下、焦虑烦躁、过度劳累、精神紧张、突遭惊吓或大病初愈等情况下发作。

【病因病机】 中医认为，心主血脉，推动血液有序运行，心气旺盛，心血充盈，脉道通利，则脉搏跳动有力而均匀。若情志失调，思虑伤脾，惊恐伤肾，郁怒伤肝，气化失调；或大病初愈，正气未复，均可导致心之气血不足，

推动血液循环的力量减弱，导致脏腑功能减退而诱发疾病。病理机制为心脾气虚，血脉瘀阻，心神失养。

【方药组成】 黄芪30克，人参15克，莲子15克，炙远志15克，苦参15克，延胡索30克，甘松15克，红花15克。

【服用方法】 上药浸泡2小时，先煎人参，煮沸1小时，再加入其他药物，文火煎煮25~30分钟，取汁；加水，再依上法煎煮30分钟左右，取二汁，混匀，分2次温服。

【功用】 益气养血，养心安神，复脉调律。

【主治】 自觉心脏跳动紊乱或加快，或伴有胸闷、气短，或伴有头晕。

【组方依据】 功能性房颤和早搏，类似于历代医家论及的"心怵惕""心动悸，脉结代"。其发病机理多因心气不足，血行不畅，久则瘀血内生，心脉痹阻；或因心阳不振，无力化气行水，心阳痹阻，进而痰瘀互结，气血亏虚更甚。临床多呈本虚标实、虚实夹杂之候。故治宜益气养血，温养心阳，活血化瘀，通脉复律。方用黄芪、人参补心助脉，黄芪味甘、性温，补气兼扶阳，走而不守；人参味甘微苦、性平，补气兼养阴，守而不走；黄芪配人参，一走一守，阴阳兼顾，彻里彻外，通补无泻，具有强大的补气助元作用。莲子、远志宁心安神，莲子性平、味甘涩，善于补五脏之不足，通利十二经脉气血，使气血畅而不腐；远志辛苦、微温，定心止悸、温通心阳，《本草正义》谓："远志，味苦入心，气温行血，而芳香清冽，又能通行气分。其专主心经者，心本血之总汇，辛温以通利之，宜其振作心阳，而益人智慧矣。"苦参、延胡索、甘松行气化滞、调整心率，现代药理研究表明，苦参中含有多种生物碱，有奎宁丁样作用，可以调整和改善心律，《别录》谓其具有"安五脏，定志益精"的作用，《本草百种录》言其能"专治心经之火"，故目前常用于治疗快速型心律失常。红花善活血化瘀、通利经脉，为血中之气药，能泻而又能补。诸药合用，共奏益气养血、顺气活血之功效。

【加减应用】 大便干结者，加生白术、肉苁蓉、火麻仁、柏子仁以益气养阴、润燥通便；心烦意乱者，加牡丹皮、炒栀子以清心除烦；失眠者，加酸枣仁、珍珠母以镇心安神。

【典型病例】

葛某某，女，52岁。2014年1月10日初诊。

主诉：新年前后过于操劳，心情不舒畅，自觉心慌如怀揣小兔状，呈阵发性发作，伴心烦意乱，胸闷气短，善太息，睡眠不宁，自认为得了心脏重病。心电图提示：频发室性早搏呈二联律，ST-T 低平，服用倍他乐克、谷维素、复方丹参滴丸等药物，效果不明显。刻诊见患者形体虚胖，面色红润，情绪激动，频繁嗳气，舌质黯淡，苔白，脉沉细代。

依据舌脉诸症辨证，当属过劳伤气，情志不畅，肝郁气滞，血行不畅，忧虑伤脾，惊恐伤肾，痰浊瘀阻，心神失养。治宜益气养血，行气散瘀，养心安神，复脉调律。方用益气调搏汤化裁。

处方：黄芪 30 克，人参 15 克，莲子 15 克，炙远志 15 克，苦参 15 克，延胡索 30 克，甘松 15 克，红花 15 克，丹参 30 克，牡丹皮 15 克，炒栀子 10 克，炙甘草 10 克。每日 1 剂，水煎 2 次，取汁混合，分 2 次早晚温服。并给予心理疏导、饮食调节。

2014 年 1 月 21 日二诊，患者自觉症状明显改善，体力增加，遇事能耐心等待，食欲可，食后脘腹胀满，得嗳气则舒，舌质黯淡，苔薄白，脉沉细。予上方加紫苏梗 15 克以理气、宽中、舒郁。并嘱以小麦、莲子、薏苡仁、百合、山药共煮粥常服。一月后复查心电图恢复正常。停药坚持食疗，半年来早搏未再出现。

【按】益气调搏汤主要治疗功能性房颤和早搏，及早采取措施，可以有效防止病情进一步发展。对于因器质性心脏病引起该病的患者，应辨证使用。辨证要点在于分清虚实，虚证可分为气虚、阳虚、血虚、阴虚，实证有气滞、痰浊、血瘀等，病位在心，但关乎五脏。脾运失健，痰浊内生，心阳不振、胸阳失展共为本病的主要病机，七情失调、起居无常是诱发本病的主要原因，因此，在治疗时要嘱咐患者保证充足的睡眠，稳定情绪，保持大便通畅，对疾病的康复非常重要。

【调护和预防】

1. 调节情绪，心胸开阔，精神放松，避免精神紧张和过度劳累，避免郁、怒、愁、恐等不良情感的刺激，以消除诱发心律失常的致病因素。

2. 戒烟，限酒，少喝浓茶、咖啡等，宜低脂、低盐、低糖饮食，多吃粗杂粮，多吃新鲜蔬菜和水果，切忌暴饮暴食，吃饭七成饱，细嚼慢咽，多喝水，保持大便通畅。

3. 劳逸结合，适当运动，以不觉劳累为宜。保证充足的睡眠，不要熬夜，按时起居。

4. 可进行一些轻松愉快又不至于增加心脏负担的全身性活动，如跳交际舞，做广播操，打太极拳，养鱼，种花，散步，保健操，练气功等。随季节、气候变化调节生活起居，预防感冒，以免加重病情。

【歌诀】 *房颤早搏很难痊，刘师组方参芪莲，苦甘红远延胡索，益气活血脉复原。*
大便干结加生术，麻仁柏子肉苁蓉，丹皮栀子除烦乱，珍珠酸枣治失眠。

二十五、清胃化瘀汤治疗慢性胃炎

慢性胃炎属中医"胃脘痛""心口痛""胃痞""肝胃气痛""嘈杂"等范畴，以上腹部近心窝处经常发生疼痛为主症，常伴嘈杂、恶心、脘痞、纳差等兼症，一般发病率高，与人的饮食、情绪、体质和感受外邪密切相关。现代医学认为，慢性胃炎是由多种原因引起的胃黏膜慢性炎症性改变的一种常见病，包括各种慢性胃炎、胃神经官能症、胃下垂以及胃溃疡等。

【病因病机】中医认为，慢性胃炎的发生多是由于长期寒湿侵胃，郁久化热，湿热阻络，气滞血瘀，气虚精亏所致，属本虚标实之证。标实为毒、寒、湿、热互结，中气受伤，升降失常，胃络瘀阻，故多属实证；本虚为脾胃不足，外邪得以乘虚而入，或脾虚失运，致湿、热、瘀毒互结，升清降浊失常。究其病因，以肝胃不和、脾胃虚弱、湿热蕴脾等为主，该病初起或发作期以气滞、胃热为多见，久病则虚中夹实、寒热错杂。

【方药组成】蒲公英30克，川芎15克，党参15克，黄连10克，吴茱萸6克，厚朴15克，紫苏梗15克，川楝子6克，玄胡索30克。

【服用方法】上药浸泡2小时，武火煮开，文火再煮25~30分钟，取汁；加水，再煎30分钟，取二汁，混合，分2次，早晚空腹服。

【功用】清胃化瘀，行气止痛。

【主治】各类慢性胃炎引起的胃脘疼痛、嘈杂吞酸、腹胀嗳气。

【组方依据】该方所治胃炎，包括各类胃炎及十二指肠球炎，诊断以胃脘疼痛、吐酸、嗳气三大症状为要点。其病因系长期寒湿侵胃，郁久化热，湿热阻络，气滞血瘀，气虚津亏。治宜清热散瘀，理气和胃，制酸止疼。药用蒲公英清热解毒、化瘀解痉，蒲公英素有"疗疮圣药"之誉，有抑菌和杀伤幽门螺杆菌的作用，且能活血生肌，故对溃疡的修复、炎症的消退及清除幽门螺杆菌等起到重要作用。川芎素称"血中之气药"，集活血、行气于一身，功在活血行气、化瘀生新，药理研究表明，川芎能改变胃黏膜的血液循环，促进胃黏膜的修复及炎症消退。党参益气健脾、生精和胃，有研究表明，党参能加强胃黏膜的防御能力，通过扶助正气，以达到祛邪之目的。胃炎的发生，以饮食所伤、肝郁气滞最为常见，故合用紫苏梗、厚朴宽中理气、健脾化痰、燥湿和胃,如《药品化义》所谓:"苏梗,能使郁滞上下宣行,凡顺气诸品惟此纯良。其性微温,比枳壳尤缓。病之虚者,宽胸利膈,疏气而不迅下。"对肝郁脘痞患者尤为适用。黄连、吴茱萸组成左金丸,出自《丹溪心法》,具有清泻肝火、降逆止呕之功效,是治疗肝火犯胃、肝胃不和证的常用方,组方重用黄连苦以清心、寒以泻火,佐吴茱萸辛以散郁,郁散则火随之得泄,既能降逆止呕、制酸止痛,又能制约黄连之过于寒凉,二味配合,一清一温,辛开苦降,以收相反相成之效。川楝子、玄胡索组成金铃子散,川楝子善走气分,能疏肝气、泄肝火、清热行气,泄气分之热而止痛;玄胡索辛温活血,行血中气滞,气中血滞,二味相配,一泄气分之热,一行血分之滞,使肝火得清,气机通畅,则诸痛自愈,因川楝子苦寒有小毒,故用量要轻。诸药合用,共奏清胃化瘀、行气止痛之功效。

【加减应用】 上腹部冷痛者,加高良姜以温胃散寒、消食止痛;痛甚、泛吐清水者,加干姜、艾叶以温中散寒止痛;胸胁窜痛者,加片姜黄、枳壳以行气通络、宽中止痛;口干喝水多者,加石斛、玄参以益胃生津、滋阴清热;大便干结者,加大黄、槟榔以消积降气、清热通便;大便黏黑者,加三七参、白及以散瘀止血、生肌定痛;有溃疡者,加乳香、没药、白及以活血行气、消肿生肌。

【典型病例】

张某某,男,60岁,2012年7月31日初诊。

主诉:右上腹痛撑胀作痛半年多,同时伴有嘈杂泛酸、脘痞纳呆、溲黄便干,在当地医院确诊为慢性胃炎,服用西药病情不见减轻,体重下降5公斤,精神不振。舌质红,苔少,脉稍弦紧。腹部触诊右上腹部有压痛。电子胃镜检查见胃窦、胃体部充血水肿,有散在小糜烂出血点,提示浅表糜烂性胃炎。腹部超声肝胆胰脾未见异常改变。

依据舌脉诸症,辨证为肝郁脾虚,湿热内阻,气滞血瘀,络脉受损。治宜清胃化瘀,疏肝行气,消肿散结,和胃止痛。方用清胃化瘀汤化裁。

处方:蒲公英30克,川芎15克,党参15克,黄连10克,吴茱萸6克,厚朴15克,苏梗15克,川楝子6克,玄胡索30克,白及15克,大黄5克。取药10剂,水煎2次,取汁混合,分2次早晚空腹服。同时嘱其按时进餐,以七分饱为宜,清淡饮食,禁烟酒,少生气。

2012年8月10日二诊,脘痛痞满明显减轻,偶有泛酸嘈杂,食欲增加,精神改善,大便通畅,腹部压痛消失。舌脉同前,继予上方10剂以巩固治疗。

2012年10月3日三诊，在当地按上方又连续服用20剂，自觉症状均已消失。3天前因食用过夜韭菜水饺，右上腹痛、泛酸嘈杂、脘痞纳呆复现，大便2日未行，舌红苔白，脉弦紧。辨证同上，处方同前，10剂。尤嘱饮食调理。3个月后随访病情未再反复。

【按】清胃化瘀汤是刘启廷教授早期创建的使用频率较高的有效方剂，在一方治一病的基础上，临床加减应用数十年，收集有效病例数千份，效果显著。该方组方严谨，遣药精炼，主方通用，收效速捷。在临证时，辨证应用治疗各型胃炎，无不效如桴鼓。如瘦人阴虚伤津，口干口渴，胃镜检查多提示萎缩性胃炎，可在基础方中加石斛、玉竹以益胃生津、滋阴清热；如胖人，多见湿热或痰湿阻胃，胃镜检查提示糜烂性胃炎或有局部溃疡，可加半夏、陈皮、白及、海螵蛸等燥湿化痰、敛疮生肌；如性情急躁、嗜酒的病人，多伴见食道烧灼痛，胃镜检查提示胆汁反流性胃炎，可在基础方中加半夏、降香、陈皮、生姜等以降逆和胃。在服药方法上，宜适时服药，使药物直达病所，否则，则会增加胃肠负担，起不到应有的疗效。此方宜晨起和睡前空腹服用，使药液直接作用于病变部位，以便于长期发挥药理效应，保持有效的药物浓度。刘启廷教授还告诫患者，凡饮食不节、饥饱失常，或冷热不适，或醇甘厚味，或情绪不稳、肝火犯胃，均可加重病情，故在服药的同时，主张三分治疗，七分调养，精神调节、合理膳食、药物治疗三方面配合，以求达到最佳疗效。

【调护和预防】

1. 保持心情舒畅，因情绪与胃炎关系密切，临床研究发现，发怒、紧张等不良的情感反应可直接导致胃肌收缩、微小血管痉挛、胃自身保护修复机能减退、胃酸分泌亢进等变化，诱发胃肠道疾病，这与中医肝气犯胃的观点一致。在临床上，由于精神因素加重诱发慢性胃炎者屡见不鲜，故在日常生活中保持情志舒畅对慢性胃炎的治疗和康复有着重要的意义。

2. 调节饮食，饮食不节可直接导致胃炎，故患者要特别注意饮食调养。首先应忌食生冷辛辣之品，煎炸、油腻、黏滞等难消化的食品也不宜多吃。饮食宜软易消化，避免过于粗糙、过于浓烈的香辛调料和过热饮食。尽量不要吃泡饭、剩饭，吃饭要养成细嚼慢咽的习惯，使食物充分与唾液混合，以利于消化，减轻对胃黏膜的刺激。少吃腌渍、烟熏、不新鲜的食物。每餐饮食以七分饱为宜，晚饭不要吃得过晚。多喝水，忌服浓茶、浓咖啡等有刺激性的饮料。饭后静卧半小时。多吃新鲜蔬菜和水果，要在饭后1~2小时后吃水果,并保持大便通畅。

3. 起居有常,中医认为本病大多发于脾胃素虚者,脾胃既虚,正气较弱,故患者应注意保暖,尤其是腹部和背部宜避风寒,并保证适当休息,避免过度劳累。

4. 积极治疗口咽部感染灶,勿将痰液、鼻涕等带菌分泌物吞咽入胃而诱发或加重胃病。

5. 戒烟忌酒,烟草中的有害成分能促使胃酸分泌过多,对胃黏膜产生有害的刺激作用,过量吸烟还会引起胆汁反流。过量饮酒或长期饮用烈性酒能使胃黏膜充血、水肿、甚至糜烂。故应戒烟忌酒。

6. 慎用、忌用对胃黏膜有损伤的药物,长期滥用此类药物会使胃黏膜受到损伤,从而引起慢性胃炎及溃疡。

【歌诀】清胃化瘀治胃痛,蒲连党朴莨苏芎,金铃三十楝六克,气滞血瘀服之通。

加入良姜止冷痛,胃烧吐酸蛸瓦楞,痛甚吐水姜艾救,胸胁串痛枳片中。

口干引饮参斛凑,大便干结槟黄攻,便黑黏腻七及入,溃疡乳没及建功。

二十六、舒肝和胃汤治疗消化不良

消化不良是指由胃动力障碍所引起的疾病,具有上腹痛、上腹胀、早饱、嗳气、食欲不振、恶心、呕吐等一组胃部不适的症状,经检查排除引起上述症状的器质性疾病,属于功能性疾病。

【病因病机】消化不良属中医"痞满""纳呆""反酸"等范畴,是一组常见的伤于饮食的证候群。中医学认为本病的病位在脾、胃、肝,病机为脾胃功能失调,升降失常,关键是中焦气机阻滞。因脾胃同居中焦,脾主升清,胃主降浊,脾升胃降是气机升降的枢纽,由于食积、湿阻、气滞等因素,或脾胃虚弱,导致脾不主升,胃不主降,脾胃气机升降失常而造成气机阻滞。同时,肝主疏泄,对脾胃升降运动有着重要的影响,若肝气郁结,则可乘脾犯胃,从而导致中焦气机阻滞。病理性质为本虚标实。属实者为食滞、湿阻、气滞、血瘀,属虚者为脾胃虚弱,升降无力。虚实之间可相互转化,实邪内阻,日久可损伤脾胃,脾胃虚弱可致痰湿、气滞,故常出现虚实夹杂的病理变化和本虚标实的病理特质。脾胃虚弱为本,食滞、湿阻、气滞、血瘀为标。

【方药组成】茯苓30克,姜半夏15克,陈皮15克,厚朴15克,紫苏梗15克,炒莱菔子15克,炒白术15克,生姜3片为引。

【服用方法】上药浸泡2小时,武火煮开,文火再煮25~30分钟,取汁;

加水，再煎 30 分钟，取二汁，混合，分 2 次早晚空腹服。

【功用】 健脾和胃，疏肝理气，导积化滞。

【主治】 持续性或反复发作性的上腹部不适，如食后脘腹胀满，嗳气腐臭，呕恶厌食，矢气臭秽。

【组方依据】 消化不良多由于情志不遂、饮食伤胃、劳倦伤脾、寒温失调等因素导致脾胃气机升降失常。病位在胃，涉及肝脾两脏。以肝郁气滞、脾失健运、胃失通降、湿浊中阻、气机闭塞为基本病机。故治疗时，须注重健脾和胃、疏肝理气，使脾气得升，胃气得降，肝气得舒。方中茯苓健脾和胃、利水渗湿，半夏燥湿化痰、降逆止呕，陈皮理气健脾、和胃止逆，三药合为二陈汤之基本方，共奏健脾利湿、化痰和胃之功。厚朴、紫苏梗乃理气常用之品，可使清气得升，浊气得降，以行郁化痰、下气除满；莱菔子能升能降，具有消食导滞、降气化痰的功效，经炒制之后减轻辛散耗气之弊；炒白术健脾益气、强胃助运；生姜和胃降逆，有"呕家圣药"之称。诸药合用，共奏健脾助运、和胃化滞、消食导积之功效，使脾气得升，胃气得降，肝气得疏，遂得痊愈。

【加减应用】 胁肋窜痛、嗳气不畅者，加炒栀子、郁金以疏肝解郁、理气止痛；大便干结，或黏滞不爽者，加枳实、大黄以导滞通腑，引浊气下行；若胃中积热上冲、呃逆口臭者，加竹茹以清胃降逆、化痰除烦；食积不化、食欲不振者，加焦三仙以健胃消食、行气导滞。

【典型病例】

张某某，女，15 岁，2014 年 1 月 27 日初诊。

主诉：肚脐周围胀痛不舒，嗳气酸腐，时时干哕，纳食不馨，大便干结，经追问 4 天前恰逢过小年，家人团聚，饭菜丰盛，就餐过晚，食后即卧，次晨呕吐少量饭食，至此自述腹部胀痛、嗳气酸腐、矢气臭秽，2 日未排大便。末次月经 1 月 23 日，月经量、色正常；白带不多。查体见患者腹部微胀，肝脾未触及，脐周压痛，舌质红，苔白略厚腻，脉细数。

依据舌脉诸症，辨证为过食伤胃，气机逆乱，积滞内停。治宜健脾和胃，理气止痛，化滞导积。方用舒肝和胃汤加味治疗。

处方：茯苓 30 克，姜半夏 15 克，陈皮 15 克，厚朴 15 克，紫苏梗 15 克，炒莱菔子 15 克，炒白术 15 克，枳实 10 克，大黄 5 克，生姜 3 片为引。每日1 剂，水煎 2 次，取汁混合，分 2 次温服。并嘱其清淡饮食，少吃生冷、辛辣、油腻等食品，每餐以六成饱为宜，晚餐不要吃得太晚，适量食用熟萝卜菜，并注意调畅情志，避免着凉。服药4剂，便通胀除，告知病愈。

【按】引起消化不良的原因较多，胃和十二指肠部位慢性炎症导致其正常蠕动功能失调可致病，但大多与不良饮食习惯以及精神郁闷不乐、压力过大有关。故治疗时，重在疏肝和胃，辅以健脾助运，以达药到病除之目的。在药物治疗的同时，配合精神调理也非常重要。

【调护和预防】

1. 注意忌嘴，不吃过冷、过烫、过硬、过辣、过黏的食物，更忌暴饮暴食，戒烟禁酒。避免油腻及刺激性食物，忌食酸性以及咖啡、巧克力、土豆、红薯等易致肠道胀气、有碍消化的食物。吃饭细嚼慢咽，咀嚼过程中口腔所分泌的酶素和唾液有助于食物的消化和吸收，可减少肠胃负担。每餐以六成饱为宜，最好是少食多餐，晚餐不宜太晚。

2. 讲究心理卫生，保持精神愉快和情绪稳定，避免紧张、焦虑、恼怒等不良情绪的刺激。注意劳逸结合，防止过度疲劳。

3. 结合个体情况，适度运动锻炼，提高机体抗病能力，减少疾病的复发，促进身心健康。

4. 天凉之后，昼夜温差变化大，患有慢性消化不良的人，要特别注意胃部的保暖，适时增添衣服，夜晚睡觉盖好被褥，以防止腹部着凉而引发旧病。

【歌诀】 消化不良有妙方，苓夏陈朴梗莱姜，白术健脾抑肝旺，刘氏舒肝和胃汤。

胁痛嗳气金栀长，便秘不爽枳大黄，呃逆呕吐加竹茹，三仙化食不二方。

二十七、和胃降逆汤治疗呃逆

呃逆即打嗝，指气从胃部上逆，喉间频频作声，声音急而短促，健康人也可发生一过性呃逆，多与饮食有关，特别是饮食过快、过饱，摄入过热或过冷的食物、饮料等，外界温度变化和过度吸烟亦可引起呃逆。若呃逆频繁或持续24小时以上，病人不能自控则为病态，现代医学称之为膈肌痉挛。

【病因病机】中医认为呃逆是由于饮食不当、情志不遂、脾胃虚弱等造成的胃虚邪实，胃失和降。病位在膈，病变的关键脏腑为胃，并与肺、肝、肾有关。因胃居膈下，肺居膈上，膈居肺胃之间，肺胃均有经脉与膈相连；肺气、胃气同主降，若肺胃之气逆，皆可使膈间气机不畅，逆气上出于喉间，而生呃逆；若情志不遂，肝气不利，横逆犯胃，胃失和降，胃气上逆动膈；或肝郁克脾，脾失健运，化生痰浊，或素有痰饮内停，复因恼怒气逆，胃气上逆挟痰动膈，亦可发为呃逆；久病体弱，肾失摄纳，冲气上乘，挟胃气上逆动膈，也可导致呃逆。

【方药组成】茯苓 30 克，姜半夏 15 克，陈皮 15 克，公丁香 10 克，柿蒂 15 克，生姜 3 片为引。

【服用方法】上药浸泡 2 小时，武火煮开，文火再煮 25～30 分钟，取汁；加水，再煎 20～30 分钟，取二汁，混匀，分 4 次温服。

【功用】和胃除满，降逆止呃。

【主治】胃气上冲，喉间频频作声，声音急而短促，持续发作。

【组方依据】针对本病多痰湿为患，首选二陈汤理气和中、燥湿除逆，方中姜半夏燥湿化痰、和胃止呕；陈皮理气化痰，使气顺则痰降，气行则痰化；痰由湿生，茯苓健脾渗湿，生姜温中，既能制约半夏之毒，又协同半夏、陈皮和胃祛痰止呕；公丁香温胃散寒、下气止呃，柿蒂温而苦涩，专治呃逆，两药相伍，调和寒热、下气降逆。诸药合用，共奏调达胃气、下行逆气之功效。

【加减应用】若呃声沉缓有力，得热则减，遇寒则甚，肢冷，舌苔白厚者，多偏寒证，上方加高良姜以温中散寒、暖胃降逆；若呃声响亮短促，胃脘灼热，口臭溲赤，舌苔黄厚，多偏热证，予上方加黄连、竹茹以清泻胃热、涤痰降逆；若呃声断续低长，气出无力者，多偏于虚证，加人参以补益元气、生津止呃；伴见大便干结者，加大黄以通腑泻热；食滞腹胀、嗳气频繁者，加姜厚朴、神曲以下气消食；呃逆频发、恶心呕吐者，加旋覆花、代赭石以降气化痰止呕。

【典型病例】

李某某，男，64 岁，2014 年 3 月 18 日初诊。

主诉：呃逆 3 天，1 周前因感冒输液治疗，出现呃逆，初期为阵发性发作，休作有时，喝温水可得到暂时缓解，近 3 天呃声连连，严重影响饮食和睡眠，经胸部 CT、腹部超声检查，均无异常改变，多方治疗罔效。刻诊见患者形体肥胖，气喘吁吁，呃声连续，声缓有力，自述伴有胸闷气短、上腹痞满隐痛、口干苦不欲饮水、尿急短少、大便干结。素嗜食肥甘厚味，饮酒吸烟，有糖尿病史二十余年，目前使用胰岛素治疗，血糖基本维持在 7mmol/L 左右，舌质暗红，苔白，脉弦滑。

依据舌脉诸症，辨证为湿瘀内阻，胃失和降。治宜燥湿行气、和胃降逆，方用和胃降逆汤加味治疗。

处方：茯苓 30 克，姜半夏 15 克，陈皮 15 克，公丁香 10 克，柿蒂 15 克，厚朴 15 克，大黄 5 克，槟榔 15 克，生姜 3 片为引。水煎 2 次，取汁混合，分 4~6 次徐徐温服。并嘱其少吃辛辣、油腻食品，戒烟酒，饮食宜清淡，吃饭要细嚼慢咽，避免精神紧张。

2014 年 3 月 22 日复诊，上方连服 4 剂，呃逆明显减轻，唯进食生冷或过饱时复现呃逆，余未述明显不适，大便日 2 行，舌脉同前，又予上方 4 剂，并嘱平时用生姜泡水代茶饮。共服药 8 剂，告知病愈。

【按】呃逆，俗称"打嗝"，偶尔发生在饭后或饱食后，是一种正常的生理现象，多属于功能性消化不良的表现，可在短时间内停止。而呃逆症则表现为打嗝难以自制，嗝声有时响，有时不响，与进食没有必然联系，可持续数天不止，严重影响进食和睡眠。因此，对于呃逆的治疗，要分清轻重，一般轻者多不需治疗，重者可辨证治疗。若为年老正虚，重病后期及急危患者，呃逆时断时续，呃声低微，气不得续，饮食难进，脉细沉弱，则属元气衰败、胃气将绝之危重证。

【调护和预防】

1. 避免精神紧张，注意调节情绪，避免焦虑、惊恐等不良情志的刺激。

2. 宜清淡易消化饮食，不可太热、太冷、过饱，禁食辛辣、煎炸、油腻及不易消化的食物，禁饮酒，饮食宜温，吃饭细嚼慢咽，可少量多餐。保持大便通畅。

3. 起居有常，不要熬夜，避免外邪侵袭。

【歌诀】和胃除湿治呃逆，丁柿苓半姜陈皮，加入良姜除苔厚，苔黄干燥连竹宜。

大便干结大黄利，食积腹胀神朴吉，本是刘氏精心制，屡用屡验效神奇。

二十八、清胃降火汤治疗口疮

口疮，指口内生疮、反复发作的一类疾病。临床表现为唇内、颊、舌、软腭或齿龈等处黏膜发生单个或多个大小不等的圆形或椭圆形溃疡，表面覆盖灰白或蓝色假膜溃疡，溃疡部灼痛明显。因其具有周期性复发的规律，又称复发性口腔溃疡。

【病因病机】口疮，中医又称之为"口疳""口糜""鹅口疮"等，中医认为本病的发生既有外因，也有内因。内因责之于先天禀赋不足或久病体虚。外因责之于平素调护不当，如饮食不节、恣食膏粱厚味、过食辛辣刺激之物，或情志过极，或劳倦过度等，均可导致脏腑功能失调，湿热蕴结，火热循经上犯，灼肌熏膜，以致口舌糜烂。盖脾开窍于口，心开窍于舌，肾脉循喉咙连舌本，两颊及齿龈属胃与大肠经，无论外感、内伤，凡化热、化火者均可循经上炎，熏蒸口舌而发病。从临床辨证分型来看，口疮可分实火型与虚火型。实火型以心脾积热最常见，虚火型则以阴虚火旺最常见，病性虽有虚实之分，但总体来说皆以火邪为患。正如《素问·气交变大论》所云："岁金不及，炎火上行……民病口疮，甚则心痛。"

【方药组成】黄连 10 克，炒栀子 15 克，大黄 6 克，茯苓 30 克，升麻 10 克，淡竹叶 10 克。

【服用方法】上药浸泡 2 小时，武火煮开，文火再煮 30 分钟，取汁；加水再煎 25~30 分钟，取二汁，混匀，分多次频繁含服，每次间隔 2 小时。服药期间禁食生冷、辛辣、煎炸食物，多饮水，注意口腔卫生，保持心情舒畅。

【功用】清胃泻火，升阳化湿。

【主治】口腔内或舌两边生疮，局部灼痛，严重者影响饮食，多有反复发作史。

【组方依据】复发性口腔溃疡的发生为外感时邪、内伤情志，导致脏腑功能失调，脾胃积热，或情志不舒，肝木相乘脾土，脾虚生湿，湿从热化，郁而化火，上行熏蒸，肌膜腐蚀而溃烂。自拟方剂清胃降火汤，意在清胃泻火、升阳化湿、消肿止痛、生肌敛疮。药用黄连清热燥湿、泻火解毒，炒栀子清透疏解郁热，大黄凉血解毒、善清在上之热，三药合用，可治疗湿热内蕴证，清脾胃积热，使热有出路，药理研究证实，黄连有广谱抗菌效果，能增强白细胞的吞噬能力，还有解热、镇痛、镇静、局部麻醉等作用，是治疗口腔溃疡的常用药物之一；茯苓健脾助运，利水渗湿，以利于疮面愈合；升麻升举脾胃之阳气，冉雪峰《大同药物学》记载"仲景伤寒金匮，凡咽喉痛多用升麻，是升麻具有治咽喉口腔专能"，升麻升举清阳之气，以利浊邪下降；淡竹叶善于清心泻火，因"舌为心之苗"，心火得降，口糜、舌疮可愈；甘草性平，通行十二经脉，可升可降，能和能缓，又解又补，调和药性。诸药合用，共奏清胃泻火、化湿敛疮之功效。

【加减应用】口内黏腻者，加半夏、陈皮以燥湿化痰；形寒肢冷、口内疮面淡红者，加附子、干姜以温经散寒、通脉燥湿；口内流涎多者，加益智仁以温脾摄唾；情绪紧张易激动者，加牡丹皮、莲子心以清心除烦。

【典型病例】

病案 1

张某某，男，42 岁。2012 年 2 月 28 日初诊。

患者反复发作口腔溃疡 3 年，每次发作使用激素、维生素类药物可暂时缓解，但发作周期逐渐缩短，发作时间延长。来诊述此次发作已有 1 周，在右侧口颊及舌边各有一黄豆粒大小疮面，中心凹陷，每进食刺激性食物则疼痛难忍，同时伴有心烦意乱、口流清涎、溲黄、便结、舌质红、苔薄黄、脉细数。

中医诊断：口疮（辨证为脾胃积热，郁而化火，上行熏蒸）。西医诊断：复发性口腔溃疡。治宜清胃泻火，解郁化湿，温脾摄唾。方用清胃降火汤加味。

处方：黄连 10 克，炒栀子 15 克，大黄 6 克，茯苓 30 克，升麻 10 克，淡竹叶 10 克，益智仁 10 克，甘草 6 克。取药 7 剂，每日 1 剂，水煎 2 次混合，分多次慢慢吞服，每次间隔 1 小时，即少量多次服。

2012 年 3 月 8 日二诊，溃疡面缩小 2/3，患者自述疼痛、流涎、心烦明显减轻，舌质红，苔薄白，脉细稍数。效不更方，继以上方 7 剂，嘱其服药方法同前。

2012 年 3 月 16 日复诊，来述溃疡面已消失，心情舒畅，纳食、二便正常，舌质红，苔薄白，脉和缓。考虑患者病灶已除，机体恢复正常，嘱其今后通过饮食、精神、运动等生活调理，后随访半年未见复发。

病案 2

王某，女，32 岁。2012 年 7 月 25 日初诊。

患者 6 年前产褥期出现口腔小面积溃疡，对症治疗后愈合，其后经常在月经前 3~5 天发作口腔溃疡，溃疡部位不固定，用激素类药物治疗 3 天愈合，1 个月前在上颚左侧出现一溃疡面，经中西药物治疗无效，溃疡面逐渐增大，伴局部灼热疼痛，严重影响进食和语言，伴见心烦、食欲不振、小便黄、大便稀，平素易患感冒。舌质红，苔薄白，脉细弱。

中医诊断：口疮（辨证为脾胃伏热，火气上攻，郁结肌膜）。治宜清胃泻火，散结止痛。方用清胃降火汤加减。

处方：黄连 10 克，炒栀子 15 克，升麻 6 克，淡竹叶 10 克，茯苓 30 克，干姜 10 克，板蓝根 30 克，马勃 15 克，甘草 10 克。取药 4 剂，每日 1 剂，水煎 2 次混合，嘱其分多次含漱，慢慢吞服，每次间隔 1 小时。

2012 年 7 月 30 日二诊，溃疡面略有缩小，疼痛减轻，食欲增加，予上方加金银花 30 克，连翘 30 克，以增强清热解毒之功，取药 4 剂。金银花味甘性寒，归肺、胃经，功专清热解毒，并具消肿散结之功，治疗火毒引起的溃疡肿痛，效果显著；连翘味苦性凉，轻清而浮，善清心而去上焦诸热，功擅消肿散结，为治疮之要药，二药伍用，并走于上，轻清升浮宣散，清气凉血、清热解毒、消肿散结的力量增强。

2012 年 8 月 3 日三诊，溃疡面仅存绿豆大小，疼痛基本消失，又予上方 4 剂维持治疗。

2012 年 8 月 11 日四诊，述服药后溃疡面消失，又取上方 4 剂，嘱其隔日 1 剂巩固治疗，并在生活起居、饮食及精神方面进行自我调护。随访 3 个月未见复发。

【按】口疮病因复杂，反复发作，缠绵难愈，属当今临床疑难病症，目前尚无特效药物，尤其远期疗效不够理想。中医运用辨证论治的原则，注重局部治疗与全身治疗相结合，在防止复发方面有一定的优势。

根据本病脾胃积热、郁而化火、上行熏蒸而致病的原理，采用清胃泻火、利湿降浊法，以清胃降火汤化裁，案例 1 因其同时伴见口内流涎较多，考虑因脾虚湿盛、津液不固致病，故加益智仁以温脾摄唾。案例 2 因溃疡面发生于靠近咽喉的部位，且伴见便稀、肢冷，故去大黄苦寒泻下以防重伤正气，加干姜以温经散寒、通脉燥湿，加板蓝根、马勃、金银花、连翘以清咽利喉、消肿散结。

采用多次慢慢吞服法服药，使药物能在病灶部位长时间滞留，有利于病变局部对药物的吸收，能够更好地发挥药效。

此外，复发性口腔溃疡的发生在很大程度上与个人体质以及生活习惯有关。因此，要防止口疮的发生，需做好个人生活调理和预防。

【调护和预防】

1. 注意保持口腔清洁卫生，采取正确的刷牙方法，饭后可用绿茶水或淡盐水漱口，早晚刷牙，定期更换牙刷，使用牙线彻底清除牙缝中的食物残渣，有利于口腔溃疡的愈合，预防口腔溃疡的复发。

2. 吃饭细嚼慢咽，少吃甜食，适量补充维生素和各种人体所需的微量元素，多食新鲜蔬菜水果、粗杂粮以及含蛋白质丰富的食品，多喝水，每天保持充足的饮水量。避免刺激性饮食，忌食煎炸、烘烤及辛辣之品，戒烟酒，以减少对口腔黏膜的损伤。

3. 养成定时排便习惯，防止便秘。

4. 保持心情舒畅，乐观开朗，避免遇事着急。

【歌诀】清胃降火治口疮，苓栀升竹连大黄，药到病除真方法，刘氏薪传效果良。

　　口黏陈夏涎益智，丹莲专治易紧张，形寒肢冷疮面淡，寒证口疮加干姜。

二十九、清肝利胆汤治疗急性黄疸型肝炎

急性黄疸型肝炎是急性肝炎的一个临床分型，是基于临床症状而命名的一种疾病，属于临床常见的消化道传染病。

【病因病机】急性黄疸型肝炎，属中医"黄疸（阳黄）"范畴。多由于感受外邪，或饮食不节，内生湿邪，郁久化热，蕴结于脾胃，导致脾胃运化功能失常；熏蒸肝胆，阻遏气机，肝失疏泄，影响胆汁的正常循行，随血外溢肌肤则皮肤面目俱黄，湿热内盛，下注膀胱则尿黄。

【方药组成】茵陈 30 克，赤芍 30 克，金钱草 30 克，大黄 12 克，茯苓 30 克，白术 15 克，炒鸡内金 30 克，柴胡 15 克，车前子 30 克，大枣 7 枚。

【服用方法】上药浸泡 2 小时，武火煮开，文火再煮 25~30 分钟，取汁；加水，再煎 30 分钟，取二汁，混合，分 2 次早晚空腹服。初诊前 3 天，病情较重者，每日服 2 剂，待病情缓和后改为每日 1 剂。服药期间大便应保持在每日 3~4 次。

【功用】清肝利胆，化湿退黄。

【主治】皮肤及白睛黄染，小便黄赤，伴见发热、体倦、腹胀、纳差等。

【组方依据】本着湿、热、毒、瘀为发病原因，治疗当以清热解毒、利湿退黄、凉血化瘀为法，以祛邪为主，兼顾肝、胆、脾、胃功能，扶正为辅。方中重用中医治疗黄疸病必备药品——茵陈清热利湿，疏肝利胆以退黄，赤芍活血通经、凉血散瘀、清热解毒，共为主药，以清肝利湿、凉血通瘀；金钱草除湿退黄，协助茵陈化湿行滞；大黄苦寒泄热，荡涤胃肠、通利大便、导热下行，不但能协助茵陈清热利胆，还能通大便以泻实结；茯苓、白术健脾和胃，使脾气旺而肝得以恢复其疏泄功能；炒鸡内金健胃消食、化积行滞，助大黄通瘀化积；柴胡和解退热、疏肝理气；车前子利湿，通利小便，为分消湿热之通路；大枣缓和药性。诸药合用，共奏清肝利胆、化湿退黄之功效，使热清、湿化，瘀随便下、湿随溺消而病愈。

【加减应用】无明显燥热者，加少量附子、干姜，以助湿从热化，化湿退黄；兼见胁肋疼痛者，加延胡索、川楝子以疏肝理气止痛；伴见恶心呕吐较重者，加半夏、橘皮、竹茹以降逆和胃止呕；若身重神倦、便溏者，加藿香、白蔻仁、苍术以宣利气机而化湿浊。

【典型病例】

程某某，男，34 岁。1994 年 3 月 7 期初诊。

主诉：尿黄、面目皆黄10余日。患者10天前无明显诱因出现目睛发黄、尿黄，伴有纳呆、乏力，在当地卫生院以急性黄疸型肝炎收入院治疗，西医予对症治疗，中药治以清利肝胆湿热，病情无改善，黄疸加重，后转入我院治疗。持3天前的肝功能检验报告，其中，黄疸指数、谷丙转氨酶及谷草转氨酶均中度异常。刻诊见患者精神萎靡不振，面目、肌肤皆呈黄染状，舌质红，苔白厚，脉滑。自诉口干、口黏、不欲饮水，纳呆、恶心、厌食油腻，周身疲乏、困倦无力，小便黄赤如浓茶状，大便稍干。

依据舌脉诸症，辨证为湿热蕴结肝胆之阳黄。治宜清肝利胆，化湿退黄，散瘀行滞。方用清肝利胆汤化裁。

处方：茵陈30克，赤芍30克，金钱草30克，大黄12克，茯苓30克，白术15克，炒鸡内金30克，柴胡15克，车前子30克，大枣7枚。每日1剂，水煎2次，早晚空腹温服。嘱其卧床休息，饮食清淡且富含营养，多喝水，保持大便通畅。西药予肝泰乐、维生素C和B族维生素常规服用。

1994年3月12日二诊，黄疸减退，恶心止，大便通，尿色变淡，但仍纳呆腹胀、胸胁痞满、乏力体倦，忖其热势减退，予上方加干姜10克，以增强温中化湿之力。

1994年3月18日复诊，面目、肌肤黄染基本消失，食欲渐增，体力渐复，复查肝功能基本正常，为巩固疗效，又取药6剂，后经随访，病告痊愈。

【按】急性黄疸型肝炎，按照传统习惯用茵陈蒿汤治疗，但临床应用效果较差，究其因，湿属阴，性寒质黏滞，与热交蒸，使气血阻遏，气机失调，若过用寒凉药，不利于化湿，故前方去栀子之苦寒。与茵陈蒿汤原方比较，本方组方全面，湿、瘀、热并治，扶正祛邪并用，使邪去正复，同时又能驱邪外出，所以有见效快、病程短、病情很少反复的特点。

【调护和预防】

1. 注意休息，充分的休息与睡眠有利于急性肝炎患者的康复，待黄疸消退后，体力渐增，应适当运动，以不觉得疲乏为度。

2. 安心静养，解除思想顾虑，注意调神，保持平和的心理状态。避免不良情绪的刺激。

3. 饮食宜清淡且富含营养，进食时应细嚼慢咽，禁食生冷、油腻、辛辣、坚硬食品，以防伤及脾胃，影响肝病恢复。避免暴饮暴食，戒除烟酒等不良嗜好。多食新鲜蔬菜和水果，多喝水，保持大便通畅。

【歌诀】 茵黄赤钱柴利胆，苓术大枣及车前，清肝利胆祛湿热，扶正祛邪退黄疸。

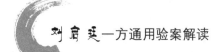

热不明显加姜附，湿从热化利疸消，胁肋疼痛金铃子，呕恶半陈竹茹找。

身重便溏苍藿蔻，宣利湿浊法最好，急黄病势如山倒，刘氏此方如珍宝。

三十、益气养血化瘀汤治疗慢性肝病

慢性肝病，包括现代医学的慢性肝炎、酒精性肝病、脂肪肝、肝硬化、原发性肝癌等一系列疾病，是一种有进行性加重趋势的疾病，并具有一定的隐匿性，可严重危害人民的健康。

【病因病机】中医古籍没有此病名的记载，根据其临床表现，可归属"胁痛""黄疸""臌胀""积聚"等范畴，以肝功损害、肝纤维化为主要病理改变。临床常见症状为右胁肋部隐痛或撑胀作痛，持续或进行性加重，易疲劳，食欲减退，脘腹痞满，恶心，厌油腻，大便稀溏，严重者可见腹部膨隆臌胀，面黄肌瘦，神情呆滞，二便不畅。

慢性肝病的病因病机复杂，多数学者将其概括为"湿热毒邪残留未尽，肝郁脾肾气血亏虚"。从临床所见，湿热为患是慢性肝病的重要致病原因，湿热之邪易生痰浊，困扰伤脾，首犯脾阳，水谷失运，痰湿内停，蕴郁肝胆，出现腹痛、腹胀、黄疸、乏力、纳呆等消化系统症状；湿性黏滞，郁久化热，气机被阻，脉络滞涩不畅，肝络瘀塞，出现腹内积聚；肝失疏泄，横逆伤脾，水湿停聚，血行瘀积，出现腹部臌胀如鼓；脾运失常，升降失司，肾失开阖，水湿停聚，出现水肿现象。本病的病理性质属本虚标实，虚实夹杂、正气亏虚是发病的基础，湿热邪毒是致病的外因，肝脾肾气血虚为本，水湿瘀血邪实为标。

【方药组成】黄芪 30 克，炒白术 30 克，党参 30 克，三七参 6 克（研末冲服），赤芍 30 克，水蛭 10 克，土鳖虫 15 克，鳖甲 20 克，三棱 15 克，莪术 15 克，大黄 10 克，炒鸡内金 30 克，砂仁 6 克。

【服用方法】上药浸泡 2 小时，武火煮开，文火再煮 30~40 分钟，取汁；加水，再煎 30 分钟，取二汁，趁热纳入三七粉，混匀，分 2~4 次，早晚温服。或将上药药量加倍，焙干，轧成细末，装胶囊内，每粒胶囊含生药 0.5 克，每次 8 粒，每日 3 次，口服。并要求患者一生忌酒，少食辛辣油炸烧烤食物，少生气，适当运动，按时服药，定期复查。

【功用】健脾益气，活血化瘀，解毒散结。

【主治】慢性肝病，包括肝功能损伤、肝硬化前期、肝纤维化、中重度脂肪肝。症见右胁肋部隐痛或撑胀作痛，持续或进行性加重，易疲劳，食欲减退，脘腹痞满，恶心厌油腻，大便稀溏，严重者可见腹部膨隆臌胀，面黄肌瘦。

【组方依据】 慢性肝病是湿、毒、热、瘀、虚邪综合发展的结果，多种病机交织缠绵，贯穿于疾病全过程，病性虚实相兼、错综复杂，在治疗上，要顾及整体，临机应变，才能事半功倍，收到满意的效果。《金匮要略》云："见肝之病，知肝传脾，当先实脾"。方中重用黄芪、炒白术、党参，黄芪善补脾气、升阳固表，兼能利水；党参健脾补气，还能益气生津；炒白术益气健脾、燥湿利水，三药合用，健脾益气、燥湿化浊。佐以三七、赤芍养血活血、祛瘀止痛。三七味甘、微苦，性温，归肝、胃经，既善于化瘀止血、消肿定痛，又能补虚强壮，《本草纲目拾遗》谓："三七补血第一"，近年来用三七制剂治疗各种肝病，包括急慢性肝炎、肝纤维化及肝硬化等，均取得了较好的疗效。三七配伍水蛭、土鳖虫、三棱、莪术可祛瘀破癥、消肿散结，现代药理实验已证明，活血化瘀类中药能扩张血管，减少血流阻力，增加肝血流灌注，改善肝细胞缺氧状态，调节机体免疫功能，从而达到改善肝功能、抗肝纤维化和抑制病毒复制之目的。用大黄通腑逐瘀、泻下热积，可排出体内毒素。炒鸡内金、砂仁健胃消食、理气化积，可以增强胃肠动力，改善纳呆、脘痞等症状。诸药合用，共奏健脾益气、活血化瘀、解毒散结之功效。

【加减应用】 超声检查提示肝脏有结节样改变者，加蜈蚣、炮山甲以解毒散结、消癥除积；血清转氨酶增高者，加茵陈、五味子以解毒利湿、护肝降酶；气虚较甚，症见神倦懒言、精神萎靡者，倍用黄芪、炒白术以增强益气健脾、升阳化气功能；阴虚甚，症见口干、五心烦热者，加地骨皮、麦冬以清热养阴、生津除烦；伴见腹水、腹部鼓胀撑痛者，加大腹皮、牵牛子以泄水通便、消肿除胀；腹痛较甚者，加玄胡索、川楝子以增强行气止痛之功。

【典型病例】

孙某某，男，47岁，2005年9月18日初诊。

主诉：腹胀脘痞逐渐加重1个月，伴见乏力、消瘦、恶心、食欲不振，食后腹部撑胀加重，小便短黄，大便稍干，舌质暗，舌边有齿痕及紫色瘀点，苔白厚，脉弦细。刻诊见患者面色晦暗，精神萎靡，腹部微隆起，右肋下叩击痛，胸部散在蜘蛛痣，手掌潮红，有嗜酒史15年，有乙肝家族史，其兄、姐皆因肝癌病故，患者思想压力较大，整日卧床，唉声叹气。化验乙肝五项显示：乙肝表面抗原（HBsAg）、乙肝 E 抗体（抗-HBe）、乙肝核心抗体（抗-HBc）三项阳性，血清谷丙转氨酶（ALT）284u/L，谷草转氨酶（AST）

149u/L，谷氨酰转肽酶（GGT）67u/L，腹部超声提示慢性肝病，门脉高压，脾稍大。

依据舌脉诸症，辨证为肝郁脾虚，湿热熏蒸，痰浊内聚，气滞血瘀，络脉受阻，积聚肝脏。治宜益气健脾，化瘀行滞，消癥散结。方用益气活血化瘀汤化裁。

处方：黄芪30克，炒白术30克，党参30克，三七参6克（研末冲服），赤芍30克，水蛭10克，土鳖虫15克，鳖甲20克，三棱15克，莪术15克，大黄10克，茵陈30克，五味子15克，炒鸡内金30克，砂仁6克。每日1剂，水煎，2次混合，分4次温服，服药后以每日大便2~3次为宜。嘱其戒酒戒烟，饮食清淡低盐，适当活动，保持心情舒畅。

2005年9月29日二诊，患者腹部撑胀明显减轻，食欲增加，食后仍脘痞不舒，精神改善，小便转清，大便日泻5~6次，腹痛即便，自觉因便稀而体力不支，舌质暗，苔白，脉弦细弱。治疗有效，以原方大黄易熟大黄，熟大黄虽然泻下力缓，但泻火解毒不减。

2005年10月20日三诊，腹部撑胀基本消失，食欲增加，嗳气增多，腹部变软，每日大便2次，便稀通畅，精神改善，复查肝功能，ALT 123u/L，AST 86u/L，GGT 39u/L，舌质暗，舌边尖散在瘀点，脉弦细。效不更方，继续巩固治疗。

2005年11月29日复诊，患者已能胜任正常工作，精神好转，体力增加，自觉腹部症状基本消失，复查肝功能，ALT 67u/L，AST 59u/L，GGT 35u/L。患者服汤剂70余剂，病情趋于稳定，改用丸药，巩固治疗。取上方30剂，焙干，轧成细末，装胶囊内，每粒胶囊含生药0.5克，每次8粒，每日3次，口服。同时告知生活调理的重要性，肝病患者绝对禁止饮酒，避免劳累，消除思想顾虑，要定期复查肝功能和腹部超声。

2006年3月7日再次复诊，述近半年来一直服用丸药，偶尔有因劳累、生气、过饱引起腹胀脘痞，可自行缓解，在当地复查肝功能，提示均在正常范围，腹部超声提示慢性肝病、脾大。自觉一切恢复如常人，大便稍干，1~2日一行。舌质暗，苔白，脉弦细。予上方去茵陈、五味子，熟大黄易大黄，又取药30剂，研末装胶囊服。

【按】本方可治疗乙肝病毒携带者、肝功能损害者、慢性肝病、早期肝硬化、慢性酒精性肝损害、脂肪肝等，以肝功能损害、肝纤维化为主要病理改变。由于本病的病变过程循序渐进，病情阶段不同，轻重不一，兼症各异，治疗时要分析病因，判明病机关键，抓住病因病机规律，以确定治则。通过长期的临床验证，总结出用益气健脾、扶助正气、活血化瘀法治疗慢性肝病的经验，所拟益气养血化瘀汤，在益气健脾的基础上，优选活血化瘀之品，调节机体阴阳平衡，恢复脏腑功能，以利于驱邪外出，针对病理产物瘀血及痰湿，补中有泻，以泻寓补。并根据急则治其标、缓则治其本的原则，对病情较重的患者，多以汤药煎服，药效迅速，荡涤病邪，待病情稳定后改服丸药长期巩固，药力持久，临床效果较为理想。

刘老用益气养血化瘀汤（丸）治疗慢性肝病近千例，包括肝硬化腹水、肝脏占位病人百余例，均达到满意疗效，有效延长了患者生存期，改善其生存质量。药理研究表明，黄芪、党参、炒白术合用，能调节体内蛋白的平衡；水蛭、土鳖虫、大黄合用，能破积逐瘀，对慢性乙肝病毒携带者及肝硬化均有较好的效果。该方的优点在于组方合理，标本兼顾。服药方法灵活多变，病重、病急期给予汤剂，可在短时间内消除症状，改善肝功能，有利于病灶的修复，在缓解期和病情稳定后，改用胶囊剂长期服用。上例患者现已服益气养血化瘀丸 7 年多，每半年复查一次，肝功能均在正常范围内，腹部超声提示慢性肝病样改变，工作、生活如同健康人。

【调护和预防】

1. 饮食要合理，禁止饮酒，忌暴饮暴食，少食或不食辛辣、油腻、煎炸等刺激性食物，吃饭细嚼慢咽，避免进食不易消化和过热、过硬的食物，防止损伤消化道引起并发症。多吃新鲜蔬菜和水果，多喝水，以促进机体新陈代谢。适量进食含纤维素的食物，以保证大便通畅，有利于内毒素的排泄。

2. 注意调整情绪，解除思想负担，树立战胜疾病的信心。避免忧愁、愤怒等不良情绪的影响。

3. 在体力许可的情况下，适当进行锻炼，以改善体质，增强免疫力，提高抗病能力。起居有常，避免过度劳累和熬夜。

4. 坚持服药治疗，定期复查相关指标。

【歌诀】 益气养血化瘀汤，党参二术芪大黄，七金元芍砂水蛭，三棱鳖甲肝病良。肝有结节蜈山甲，气虚甚者芪术增，五心烦热骨麦入，腹水腹胀二丑通。

三十一、暖腹固肠汤治疗慢性腹泻

慢性腹泻，指病程在 2 个月以上的腹泻，或间歇期在 2~4 周内的复发性腹泻，主要表现为每天大便次数增多，粪质稀，大便有时带有赤白黏液或含未消化物，常反复发作，迁延不愈，可伴见腹痛腹胀，排便急迫，肛门不适，神疲体倦，泄泻有时可因饮食寒冷或辛辣、情绪改变、腹部受凉等诱发。现代医学认为慢性泄泻是由多种因素导致的肠道综合证候群，主要是由于肠道吸收功能紊乱以及肠道出现炎症反应所致，包括慢性肠炎、肠功能紊乱、过敏性肠炎、肠易激综合征、溃疡性结肠炎、慢性直肠炎、肠结核等疾患。该病在临床上比较常见。

【病因病机】慢性腹泻，属于中医的泄泻范畴，一般将大便溏薄者称为"泄"，大便如水注者称为"泻"。引起慢性泄泻的病因包括脾胃虚弱；或久病气虚；或外邪迁延日久，脾胃受伤，受纳运化失职，水湿内停，清浊不分；或肝失疏泄，横逆乘脾；或肾阳不振，命门火衰，不能温煦脾土，腐熟水谷，而致下泄。脾失健运、肠失传化、肝失疏泄、肾失封藏是本病病机的重点。脾气不足，运化无力，升降失常，则生泄泻；肠腑受伤，不能泌别清浊，水谷并下而成泄泻；肝郁犯脾，气机阻滞，运化失常，水谷清气下趋大肠而为泻；肾阳虚衰，火不生土，脾失温煦，水湿不化，可致大便滑脱不禁。临床慢性泄泻患者以脾肾阳虚为多见，多表现为大便溏薄，腹痛绵绵，喜温喜按，腹胀纳少，四肢不温，体倦面黄，腰膝酸软，或黎明之时腹中微痛，肠鸣即泻，泻后痛减，舌淡苔白，脉沉缓弱，因病程较长，患者普遍出现体质虚弱、精神紧张的表现。本病以脾肾亏虚为本，虚实夹杂，其久病不愈，并非邪气盛，而是正气不足，无力驱邪外出，病邪留滞，更伤正气，互为因果，迁延难愈。此外，情志不遂也是慢性泄泻久病不愈的另一重要因素。

【方药组成】炮姜30克，吴茱萸10克，肉桂10克，炒白芍30克，炒白术30克，肉豆蔻15克，砂仁6克。

【服用方法】上药浸泡2小时，武火煮开，文火再煮30分钟，取汁；加水再煎25~30分钟，取二汁，混匀，分2次早晚温服。

【功用】温补脾肾，固肠止泻。

【主治】慢性腹泻。

【组方依据】本方所治慢性泄泻，表现为大便稀，次数增多，遇寒即发，腹痛即便，便后痛止，便稀无脓血，有时便中带有赤白色黏液，或在早晨五更时发作。此乃脾肾阳虚，腹中寒积，运化失司，固守无力，遇冷即发。故补脾肾之阳气，增强抗病能力，是祛除病邪的先决条件。拟暖脾固肾汤，以温养脾土、扶助肾阳、调和气机、固肠止泻。药用炮姜、吴茱萸、肉桂，三者皆辛温之品，均具温中、止痛、理气、燥湿之功，可燥脾胃之寒湿，除脐腹之寒痼，合用温中散寒、助阳止泻功倍。炒白芍、炒白术，一为养血药、一为补气药。白芍酸寒，长于平抑肝阳；炒用则寒性减弱，长于补肝敛阴。白术生用健脾而不燥，炒用则补脾燥湿止泻，二者合用，补脾燥湿、柔肝缓急、调和气机。肉豆蔻、砂仁同入脾、胃二经，均具有芳香化湿和温里作用，肉豆蔻辛温而涩，涩而不滞，能暖脾胃、固大肠、止泻痢，既善温中涩肠，治阳虚久泄，又能温中行气，治虚寒气滞，标本兼顾，为治疗虚寒性泄利之要药；砂仁具化湿行气、温胃开滞、健脾安胎等功效，两者配伍，暖腹涩肠、温脾行滞、固肠止泻。诸药合用，共奏温脾暖肾、散寒消积、涩肠止泻之功。

【加减应用】病程较长、久泄滑利不止者，加赤石脂、煨诃子以增强收敛止泻作用；气机失调、腹部上下窜痛者，加广木香、防风以行气止痛；久泻致脱肛者，加人参、黄芪以补气固脱；食欲不振者，加焦三仙以健脾和胃；若痛泻久治不愈者，加米壳以涩肠止痛。

【典型病例】

董某，男，45岁，2012年5月18日初诊。

主诉：腹痛泄泻2年，反复发作，每日大便5~6次，腹痛即便，有时急于排便难控自遗，粪质稀不成形，有时夹白色黏冻或泡沫，晨起症状尤甚，脐周胀满不舒，进食或大量饮水后则肠鸣漉漉，便后腹部暂爽，畏寒肢冷，精神不振，舌淡苔薄白，脉沉缓。两年来体重下降10公斤，间断服用多种药物，仍反复发作。腹部超声未见异常，粪常规（一）。

依据舌脉辨证，此为脾肾阳虚，寒湿内阻，运化失职。治宜温补脾肾，固肠止泻。予暖腹固肠汤加减。

处方：炮姜30克，吴茱萸10克，肉桂10克，炒白芍30克，炒白术30克，肉豆蔻15克，补骨脂30克，炒山药30克，赤石脂30克，陈皮6克。取药10剂，每日1剂，水煎2次，分2次早晚温服。嘱其服药期间禁食辛辣、生冷、油炸及不易消化食物，注意腹部保暖，保持心情舒畅。

2012年6月6日二诊，服药后腹痛泄泻略有改善，每日大便3次，粪质稀夹带黏冻，矢气多，腹胀减轻，食欲增加，停药1周，复因情绪不稳又有加重趋势，舌淡苔薄白，脉沉缓。予上方加防风15克，水煎服。

2012年8月8日复诊，上方连服30剂，大便每日2~3次，粪质稀不成形，腹痛即便，便后腹爽，体重增加3公斤，精神体力渐恢复。3天前因饱餐后过食生冷，复感脐周窜痛胀满，大便不成形，担心泄泻再次复发，舌质淡，苔薄白，脉沉细。诊疗同前，予上方去炒山药、赤石脂，加木香10克，以健脾消滞、下气宽中、行气止痛。

2013年1月16日再次复诊，自述服上药后大便恢复正常半年多，体重增加近5公斤。1周前因生气后进食过夜韭菜馅水饺，再次出现腹痛肠鸣，大便稀，伴脐周微胀，心情急躁，舌质红，苔薄白，脉沉细。此次发病因情绪失控、饮食不节所致，脾肾阳虚为本，肝郁克土为其诱因，故治宜温肾厚肠、抑木扶土，仍以原方化裁，药用炮姜30克，肉桂10克，炒白术30克，炒白芍30克，陈皮15克，防风15克，木香10克。取药10剂，原法继服。后经电话随访，已基本痊愈。

本病例症见大便稀、晨起腹痛即泻、便中夹带白色黏冻样物，伴见畏寒肢冷，为脾肾阳虚症状。暖腹固肠汤重在温阳益气，以扶正固本。初诊在原方的基础上添加补骨脂以增强补肾阳作用，加炒山药、赤石脂以助健脾固肠，陈皮易砂仁以行气除胀。二诊加防风升脾阳而止泄，又取痛泻药方之义，舒脾泄肝胜湿，为引经之要药。三诊因腹部窜痛又加木香，理气消积以止痛，健脾燥湿复脾运。末次就诊因情绪诱发，故拟方抑木扶土、温肾厚肠以止泄。

【按】慢性腹泻久病不愈，并不是邪气盛，而是正气不足，无力驱邪外出，病邪留滞，迁延缠绵。正所谓"正气存内，邪不可干""邪之所凑，其气必虚"。因此，补脾肾之阳气，增强机体抗病能力，是驱除病邪的先决条件。

【调护和预防】

1. 注意饮食卫生，饮食要有规律，一日三餐按时定量，细嚼慢咽，切忌暴饮暴食，不食过夜饭菜，少食生冷、辛辣、煎炸、油腻及不易消化的食物，以减轻胃肠道负担，适量进食具有健脾补益功效的食物，如山药、莲子、白扁豆、薏苡仁、栗子、赤小豆等。

2. 注意季节变化，保护肚脐，避免腹部受凉，防止寒气外侵。

3. 调节情绪，保持心情舒畅，避免精神刺激。

4. 生活起居有常，注意劳逸结合，避免劳累，适当运动，增强体质，提高抗病能力。

【歌诀】暖腹固肠慢泻汤，吴萸肉桂炮干姜，焦术砂仁炒白芍，肉蔻暖腹又涩肠。
便次增多脂诃子，腹部窜通用木防，参芪来补体虚弱，增食再把三仙尝。
腹痛久泻不愈者，加入米壳功效良，慢性泄泻难治愈，使用此方把名扬。

三十二、健脾化郁汤治疗过敏性肠炎

过敏性肠炎，属于胃肠功能性障碍，是消化系统最常见的疾病之一。现代医学认为本病与神经功能失调有关，表现为腹部不适或长期反复发作腹痛，腹痛部位多在左下腹，一般为持续性钝痛，可持续数分钟到数日不等，在排便、排气后可暂时得到缓解。还可伴有头痛、乏力、失眠、心悸、出汗等神经血管不稳定症状。其发病与饮食关系密切，精神紧张、环境改变、气候更替等因素亦可诱发。

【病因病机】过敏性肠炎属中医"泄泻""腹痛"范畴，以反复发作为特征。本病的发生除与饮食有关外，更多的诱因为情绪刺激。病变部位虽然在肠胃，但与肝、脾关系密切。肝主疏泄，调畅情志，可促进脾胃消化；脾主运化，调节升清降浊。若外感湿、寒之邪，或饮食不节、脾胃虚弱，或肝郁气滞，肝气乘脾，肝脾不和，气机失调，皆可导致胃肠功能紊乱而发生腹痛、肠鸣、泄泻。

【方药组成】炒白术30克，炒白芍30克，防风15克，陈皮15克。

【服用方法】上药浸泡2小时，武火煮开，文火再煮25~30分钟，取汁；加水再煎20~30分钟，取二汁，混匀，分2次温服。

【功用】补脾柔肝，祛湿止泻。

【主治】左下腹持续性钝痛，黏液样便，反复发作，腹痛即泻，泄后痛减。

【组方依据】过敏性肠炎的病因不外乎外感六淫、饮食不节、情志失调和体质虚弱。病机在于脾胃运化功能失调，肝郁脾虚是其反复发作的基本病机之一。故治宜补脾柔肝，祛湿止泻。药用炒白术苦甘而温，补脾燥湿，脾旺则肝体得以濡润，药理实验表明，白术健脾通便，对胃肠功能有双向调节作用，《本草汇言》称其"乃扶植脾胃、散湿除痹、消食除痞之要药，脾虚不健，术能补之；胃虚不纳，术能助之"；炒白芍酸寒，调肝缓急、敛阴止痛，可缓解肠道痉挛，与白术相配，于土中泻木，一健脾，一柔肝，肝脾同调，是止痛止泻之黄金搭档。陈皮辛苦而温，能散能行，疏肝化滞，理脾化湿，配伍白术则走中有补，使脾气健复，如《本草汇言》所云："橘皮，理气散寒，宽中行滞，健运肠胃，畅利脏腑，为脾胃之圣药也"。防风性润，具升散之性，长于搜肝气而疏肝，并能祛风邪，风能胜湿，为脾经引经之药，与术、芍相伍，散肝郁，舒脾气，燥湿以助止泻之功；与陈皮相配，尤能起到辛散肝经郁结之气的功效。诸药合用，补中寓疏，泻肝补脾，调和气机，使脾健肝旺而病愈。

【加减应用】若受凉痛泻加重者，加炮姜、补骨脂以温肾助阳、固气止泄；久泻不止者，加赤石脂以涩肠止泻；腹痛甚者，加延胡索、广木香以理气止痛。

【典型病例】

孙某某，男，47岁，2014年5月8日初诊。

主诉：半年前进食海鲜、饮用啤酒后即出现腹痛、腹泻症状，经服用中西药物治疗，腹痛、腹泻消失，1个月前因饭后生气，再次出现腹痛、腹泻，服用庆大霉素、吡哌酸、固肠止泻丸等药物，腹泻不减，求助中医。来诊述稍微受凉即感腹中急痛、便后痛止，每日大便4~6次，有时痛急稀粪自溢，以致精神抑郁、痛苦不堪，伴见腹胀、肠鸣、口淡无味、纳食不馨、夜卧不宁，舌质淡，苔薄白，脉弦紧。

依据舌脉诸症，中医辨证为肝郁气滞，横逆乘脾，运化失调。治宜疏肝健脾，祛湿止泻。方用健脾化郁汤治疗。

处方：炒白术30克，炒白芍30克，防风15克，陈皮15克，延胡索15克，广木香10克。每日1剂，水煎2次，取汁混合，分2次早晚温服。嘱其服药期间禁食辛辣、生冷、油炸及不易消化食物，注意腹部保暖，保持心情舒畅。

上方连续服用18剂，并进行精神和饮食方面的调理，痛泻症状逐渐减轻至消失，食欲增加，睡眠改善，随访2个月未再复发。

【按】 现代医学将过敏性肠炎归属于胃肠神经官能症范畴，认为该病由生活与工作中的困难、意外、不幸等引起。情绪紧张、焦虑均可影响胃肠正常功能，进而引起胃肠道功能障碍，而腹痛、腹泻常因进食不慎或饮冷而加重，故中医多以肝郁伤脾论治。

此病既为肝郁伤脾，何以用防风而不用柴胡疏肝理气，盖柴胡疏肝而性燥，无止泄之功，而防风能搜肝风、祛风邪，助白芍以调肝，使肝不乘脾，又为理脾的引经药，其性升浮，升阳以止泄。

【调护和预防】

1. 注意饮食卫生，饮食要有规律，一日三餐按时定量，细嚼慢咽，切忌暴饮暴食，避免食用辛辣及刺激性食物，少饮酒、咖啡、冷饮等，少吃油腻及海鲜食品，适量进食具有健脾补益作用的食物，如山药、莲子、白扁豆、薏苡仁、栗子、赤小豆等。

2. 消除恐惧心理，调节情绪，保持心情舒畅，避免精神刺激。

3. 加强体育锻炼，有助于增强体质，促进肠神经功能的恢复。

4. 避免乱用抗生素，由于本病所致腹泻并不是由致病性细菌所引起，故服用抗生素无效。相反，若长期滥用抗生素，还会导致肠道正常菌群失调，引发更为严重的腹泻或腹泻、便秘交替出现。

【歌诀】刘师健脾化郁汤，实是草窗痛泻方，灵活运用治肠炎，变态反应在肚肠。

遇凉加重故炮姜，久泻赤脂以涩肠，腹痛甚者加玄胡，理气止痛广木香。

三十三、温阳化湿汤治疗五更泻

五更泻，以五更时分发生泄泻而得名，是一种慢性、反复发作性的黎明之时的腹痛、腹泻，多见于中老年人。

【病因病机】五更泄泻又名"鸡鸣泄""肾泄"，该病名最早记载于《丹溪心法》："有每日五更初洞泻……，随节饮食忌口，但得日间上半时无事，近五更其泻复作"。本病多见于脾肾亏虚之人，病因是病久渐虚，脾病损肾，脾肾阳虚。肾阳不足，命门火衰，不能蒸化致病；黎明之前，阴气盛，阳气未复，脾肾阳虚者，胃关不固，隐痛而作，肠鸣即泻，泻后腑气通则安；因肾亏则腰膝酸冷，脘腹畏寒，形寒肢冷，四肢不温；肾阳虚衰，命门火衰，温煦无力，小便清长，夜间尿频。又肝肾同源，黎明为少阳木旺之时，若忧思伤脾，或饮食伤脾，导致脾虚肝旺，则容易在黎明之时木乘土位，导致脾失健运而水谷不化，形成泄泻。

【方药组成】炒白芍30克，炮姜30克，肉桂15克，吴茱萸6克，补骨脂30克，五味子30克，肉豆蔻10克，防风10克。

【服用方法】上药浸泡2小时，武火煮开，文火再煮25～30分钟，取汁；加水再煎20～30分钟，取二汁，混匀，分2次温服。

【功用】养血柔肝，温补脾肾，固涩止泻。

【主治】以每至五更黎明时脐周腹痛、肠鸣泄泻、泻后痛减为特点，大便稀，无黏液及脓血，可伴见形寒肢冷，四肢不温，腰膝酸冷，疲乏无力，小便清长，夜尿频多。

【组方依据】五更泻又称晨泻，主要病因为脾肾阳虚。中医学认为人至老年，肾阳虚衰，命门之火不能温煦脾土，即不能帮助脾胃腐熟水谷，消化吸收，脾胃运化失常就会出现泄泻。而黎明之前，阳气未振，阴寒较盛，故尤易发作。因为肝肾同源，黎明为少阳木旺之时，若忧思伤脾，或饮食伤脾，导致脾虚肝旺，则容易在黎明之时木乘土位，导致脾失健运而水谷不化，形成泄泻。故方中首选炒白芍补血养血、柔肝敛阴、缓急止痛，药理实验表明，炒白芍对于肠胃组织可以起到很好的抑制作用，可以防止肠胃组织自动收缩产生的痉挛反应；还可增强吞噬细胞的吞噬作用，从而起到免疫的作用；辅以炮姜温补脾肾、燥湿散寒，正如清代《得配本草》所云："炮姜守而不走，燥脾胃之寒湿，除脐腹之寒痞……"；肉桂、吴茱萸、补骨脂补命门火、温中散寒、化湿止泻；五味子、肉豆蔻涩肠止泻、行气止痛；防风散肝搜风，助白芍以调肝和脾、升阳止泻。诸药合用，共奏健脾、固肾、止泄之功效。

【加减应用】若形寒肢冷等肾阳虚症状较明显者，加附子以增强其温肾暖脾之力；若久泻不止，身体虚弱，中气下陷，加黄芪、党参、白术、升麻以健脾益气、升提中宫；小腹疼痛较甚者，加小茴香、木香以暖肾行气止痛。

【典型病例】

王某某，男，32岁，2014年6月10日初诊。

主诉：晨起腹中急痛，便后腹中稍微轻松，少时腹痛又便，连续腹泻3～4次，每天如此，持续2月余。在当地按慢性结肠炎治疗，效果不明显。刻诊见：患者形体消瘦，面黄无华，自诉每天早晨5时左右即肠鸣腹痛、泻后痛减，大便稀，有时夹杂少许黏冻状，伴有精神萎顿，肚脐发凉，腰膝冷痛，动辄汗出，不耐劳，食欲可，舌质淡，苔薄白，脉沉细。

依据舌脉诸症，中医辨证为脾肾阳虚之五更泄泻。治宜柔肝缓急，温补脾肾，固肠止泻。方用温阳化湿汤化裁。

处方：炒白芍30克，炮姜30克，肉桂15克，吴茱萸6克，补骨脂30克，五味子30克，肉豆蔻10克，防风10克。每日1剂，水煎2次，取汁混合，早晚温服。禁食生冷、油腻食物及啤酒、饮料，可以适量进食生姜羊肉清汤以助温中散寒。经服药治疗24天，病渐向愈，遂以饮食调理，基本痊愈。

【按】本方亦适用于慢性肠炎、结肠炎、直肠炎、非特异性溃疡性结肠炎、过敏性结肠炎、细菌性痢疾、五更泻、酒后腹泻、海鲜腹泻、病毒性腹泻、水土不服腹泻，临床表现为腹痛腹泻、腹胀肠鸣、久泻不愈。

【调护和预防】

1. 注意腹部保暖，尤其在夏秋交替之际，此时天气变化早晚温差大，晚上睡觉时，一定要注意保护腹部和腰背，以免受凉伤身。

2. 饮食宜清淡、易消化、少油腻，一日三餐按时定量，细嚼慢咽，以七分饱为佳，宜吃温热食物，不要吃生冷、辛辣及过夜的饭菜。适量进食具有健脾温肾作用的食物，如羊肉、生姜、芡实、山药、莲子、栗子、核桃仁、粳米等。

3. 保持良好的心理状态，生活中要做到乐观、开朗、遇事豁达。

4. 注意加强锻炼，如经常去散步、慢跑、打太极拳等，以强腰壮肾、增强体质。

【歌诀】五更泻有四神方，刘师再加芍桂防，除却大枣防留滞，生姜改成黑炮姜。

畏寒附子温肾阳，小腹痛甚木茴香，久泻芪术升麻党，随症加减基础方。

三十四、养血润肠汤治疗习惯性便秘

大便为体内排毒的主要途径，一般来讲，每日 1～2 次或 1～2 日排便一次均属正常，若 3 日以上不曾排便则为便秘。有些便秘是人为造成的，没有养成定时排便的习惯，久则淤积成病，往往数日大便一次，便干成团，坚硬如石，艰难排出，形成习惯性便秘。现代医学研究发现，习惯性便秘可导致痔疮、腹胀、贫血、营养不良、脱肛、肛裂、直肠癌等，并可诱发心脑血管疾病，有些老人可因便秘而在努挣排便时猝死。

【病因病机】习惯性便秘属中医"便秘"范畴。中医辨证属气虚、津亏、血燥者多见，当属"虚秘"范畴。便秘之病位在大肠，是由于大肠濡润传导功能失常所致，但与肺、肝、脾、肾关系密切。大肠与肺相表里，是消化系统的重要器官之一，其主要功能是传化糟粕。大肠传导功能有赖肺气之肃降，肝气之疏泄，脾气之运化，肾气之气化开合。其形成多与气、血、津液不足等有关。病之初期多表现为气虚、血虚或津亏，日久多相兼为患，终为气虚血亏，津液不足。气血津液亏虚，一方面使肠道失于濡养，推动无力，形成"无水舟停"；另一方面又可导致相关脏腑功能失调，影响大肠传导功能，以致"无力行舟"而发为本病。因此，气血亏虚，津液不足，脏腑失养，大肠传导功能失调，是习惯性便秘的主要病因病机。

【方药组成】当归 30 克，熟地 30 克，生白术 30 克，怀山药 30 克，炒黑芝麻 30 克，炒火麻仁 30 克，枳实 10 克，大黄 6 克，槟榔 15 克。

【服用方法】上药浸泡 2 小时，武火煮开，文火再煮 25～30 分钟，取汁；加水再煎 20～30 分钟，取二汁，混匀，分 2 次温服。

【功用】养血润肠，行气通便。

【主治】每周排便少于 3 次，或经常感到排便困难；或大便不干，但无力排出。

【组方依据】习惯性便秘的病位在大肠，属大肠传导失司，但根本原因在肝、脾、肾功能失调，以津液不足、脾肾亏虚、气机郁滞为主，多为本虚标实，虚实夹杂，故治疗以扶正为本，兼以行气化滞。药用当归、熟地养血生津、滋阴润燥；生白术、怀山药和中益气、健脾助运，以调理胃肠功能；黑芝麻、火麻仁补肾益精、润燥通便；枳实、大黄、槟榔行气化滞、通便泻热。诸药合用，共奏润血、行气、生津、通便之功效。

【加减应用】 年老体弱者，加肉苁蓉以补肾阳、益精血、润肠通便；伴口干渴者，加玄参、玉竹、麦冬养阴生津、增液行舟。

【典型病例】

高某某，男，76岁，2013年5月20日初诊。

主诉：有便秘病史二十余年，经常服用药物辅助通便。1个月前因患感冒发热住院治疗，出院后体质较前明显减弱，但食欲尚好，动辄汗出，大便干结难以排出，以致脘腹痞胀不舒，食入尤甚，口干，溲黄，舌质暗，苔白欠润，脉沉细弱。

依据舌脉诸症，辨证为气虚津亏，肠道失荣，运化失常。治宜补气养血，行气导滞，润肠通便。方用养血润燥汤化裁。

处方：当归30克，熟地30克，玄参30克，玉竹30克，生白术30克，怀山药30克，炒黑芝麻30克，炒火麻仁30克，枳实10克，大黄6克，槟榔15克。每日1剂，水煎2次，取汁混合，早晚空腹服用。另嘱其多喝水，多吃新鲜蔬菜和水果，晨起空腹服药后，按摩脐周5分钟，主动排便。排便时间不宜过长，没有便意不要努挣。

2013年5月30日二诊，依上法治疗，大便初干中软后稀，排出顺畅，唯服药后期出现腹中隐痛不舒，考虑到患者年事已高，不耐大黄过于苦寒，易以熟大黄力缓泻下、化瘀通腑，又服10剂，病告痊愈。嘱其长期服用黑芝麻、核桃、黑木耳、黑豆、燕麦等润肠助运通便之品，1年来大便基本通畅。

【按】 肠胃积热是便秘最常见的证型，泻热导滞通便是其主要治则，但不是唯一法则。习惯性便秘多因饮食失节，或情志失和，或年老体衰，或素体亏虚、气血亏耗，或阳虚体弱、阴寒内生等导致大肠传导失常，若只图一时之快，单纯机械地使用泻热导滞通便法，久之可导致津气亏耗，或阳气益损，津血不能濡养大肠，气虚气滞，传送乏力，形成依赖而呈恶性循环。因此，经常服用泻药或洗肠等错误方法，可使直肠反应迟钝，失去敏感性而加重便秘。除非为解一时之急，最好少用或不用泻药。

【调护和预防】

1. 多食含丰富纤维的食物，如谷类杂粮食物、各种新鲜蔬菜、红薯、萝卜、香蕉、苹果、猕猴桃、黑芝麻、核桃、蜂蜜等，少食辛辣厚味，多喝水，以促进胃肠蠕动，利于粪便的排泄。

2. 养成良好的排便习惯，每天按时蹲便，蹲便的时间不宜过长，短时间排净为佳，排便前可以用温水清洗会阴部及肛门，刺激排便，切忌排便时看书看报，分散精力，拖延时间。

3. 保持乐观情绪，平衡心态，避免情绪波动，这一点对肠道气滞引起的便秘尤为重要。

4. 避免乱服泻药，以及清肠、洗肠治疗，防止对肠道造成二次伤害。

5. 凡 3 日以上不大便者，亦可采用应急排便措施，有条件的可用开塞露直接注入肛门内，以帮助排便；或用肥皂头切成花生米大小，蘸点水，塞入肛门内，不久即可顺利排便；也可将萝卜咸菜切成花生米大小，蘸点油塞入肛门内，不久即有排便感觉。不能任其自然，这样会因宿便日久过硬，而引起其他疾病。

【歌诀】养血润便用当归，熟地巨胜麻子迫，大黄槟榔与枳壳，血润气行便通回。
　　　　若有年迈体衰者，加入苁蓉把弱挥，玄参麦竹口干渴，虚人便秘此方备。

三十五、解毒利水汤治疗急性肾炎

急性肾炎是急性肾小球肾炎的简称，是小儿时期最常见的一种肾脏疾病，属于现代医学免疫反应性疾病，多见于儿童和青年人，发病较急，临床以急性起病、浮肿、少尿、血尿、蛋白尿及高血压为主要特征，其中以链球菌感染肾炎最为常见，如果采取积极有效的治疗则预后良好，部分患者迁延不愈会转成慢性肾炎。

【病因病机】急性肾小球肾炎多归属于祖国医学水肿之阳水、尿血病范畴，中医认为引起本病的主要原因为素体不足，脾肾气虚，卫气不固，腠理不密，风、寒、湿、毒乘虚浸淫，脏腑郁遏，脉络闭塞，经血外溢，气化失职，水气内阻，湿瘀不得宣泄。或皮肤疮疖感染，邪毒内侵，湿热郁遏肌表，内犯肺脾，肺失通调，脾失健运，导致水湿内停，泛于肌肤，发为水肿。本病初起以标实邪盛为主，病位主要在肺脾，水肿症状尤为突出，治疗多以发汗、利水为主，以利于驱邪外出，治疗强调速愈，防止迁延成为慢性病。

【方药组成】浮萍 15 克，桂枝 15 克，茯苓皮 30 克，桑白皮 15 克，姜皮 15 克，紫苏叶 15 克，金银花 15 克，连翘 15 克，白茅根 30 克，通草 6 克，甘草 10 克。

【服用方法】上药浸泡2小时，武火煮开，文火再煮25~30分钟，取汁；加水再煎20~30分钟，取二汁，混匀，分2次温服。

【功用】清热解毒，宣肺行水，化瘀通络。

【主治】以突然眼睑浮肿、继而全身浮肿为特点，伴见小便急痛，有时呈血尿，或兼有恶寒发热、咳嗽气喘，或兼见咽喉肿痛、吞咽不利，尿常规可见大量红细胞及尿蛋白。

【组方依据】急性肾炎属中医学"水肿"范畴，由于外邪袭肺，水道不畅，致脾虚气滞，肾气亏虚，气化失司，从而出现水肿，此病与肺、脾、肾功能失调有关，故治疗应从整体出发，标本兼治。药用浮萍、紫苏叶发汗解肌、疏散寒湿；金银花、连翘清热解毒、消肿散结；桑白皮、茯苓皮、姜皮清肺理脾、化湿行水；桂枝温阳化气、行水利湿；白茅根、通草凉血利尿、化瘀通络、清热通淋；甘草利水解毒、调和药性。诸药合用，共奏通脉络、消瘀浊、固肾气之功效。

【加减应用】血尿严重者，加小蓟、萹蓄、旱莲草以清热凉血、祛瘀止血；有皮肤疮疡者，加蒲公英、地丁以清热解毒、消肿散结；有咽喉肿痛不利者，加板蓝根、牛蒡子以清热利咽、散结止痛；有恶寒发热者，加荆芥、柴胡、黄芩以散寒解表、透肌宣热；有咳嗽气喘者，加炙麻黄、苦杏仁以宣肺平喘、止咳化痰；尿痛、尿血不减者，加木通、瞿麦以增强清热通淋之功。

【典型病例】

胡某某，男，12岁。1988年12月5日就诊。

其父代诉，患儿半年来反复患感冒，受风或稍微劳累即出现畏寒发热、咽喉肿痛，每次发作后输液治疗即愈。5天前因感受风寒，出现畏寒发热、咽喉肿痛、咳嗽、喘憋、面目浮肿，以两眼睑浮肿尤为明显，连续对症治疗5日，病状无改善，继而出现下肢及阴囊浮肿。来院时化验血常规：白细胞25×10^9/L，中性粒细胞85%，淋巴细胞12%；尿常规：红细胞4+，尿蛋白3+。西医诊断为急性肾小球肾炎。

依据舌脉诸症，中医诊断为风邪袭表、肺失宣降、水湿外溢肌肤之水肿病。治宜宣散风邪，化气行水。方用解毒利水汤化裁。

处方：浮萍15克，桂枝15克，茯苓皮30克，桑白皮15克，姜皮15克，紫苏叶15克，金银花15克，连翘15克，板蓝根30克，牛蒡子15克，黄芩10克，白茅根30克，通草6克，甘草10克。每日1剂，水煎2次，取汁混合，分2次温服，配合西医抗菌消炎及利尿药治疗。并嘱家长，宜清淡且富含优质蛋白、低脂、低盐饮食，卧床休息，避免外感风寒。

1988 年 12 月 10 日二诊，服药 5 剂，体温恢复正常，咽喉肿痛、咳嗽喘憋明显减轻，浮肿略有改善，复查尿常规：尿蛋白 2+，予上方去黄芩、牛蒡子、浮萍，加生白术 15 克，茯苓 15 克，以增强健脾助运、利湿消肿之功。

1989 年 1 月 6 日复诊，上方连续服用 20 余剂，咽痛、咳喘消失，面身浮肿甚微，精神、食欲改善，二便通畅，复查血尿常规均已恢复正常。予玉屏风散益气固表善其后。感冒少发，随访 2 年未再复发。

【按】本病初期以标实邪盛为主，病变部位在肺、脾二脏，以水肿为突出表现，此期水肿严重者，可配合西药利尿剂口服。恢复期则虚实夹杂，病变主要在脾、肾二脏，久则正虚邪恋，水湿内聚，郁久化热，灼伤脉络，耗损肾阴。因此，待肿消、尿常规检查基本正常后，可改服五苓散加黄芪、山药以巩固疗效，并能防止因感冒发作再次引起本病的反复。若有咽喉肿痛反复发作，扁桃体肿大，尿常规检查显示尿蛋白、尿红细胞反复出现者，可考虑做扁桃体摘除术。在临床治疗的百余例患者中，有数例病情反复发作不愈，经扁桃体摘除术后未再复发而痊愈。

判断本病治愈的标准不是单凭症状，还要结合尿常规检查，一定要彻底治疗，否则有可能反复发作而成慢性肾炎。

【调护和预防】

1. 要充分休息，保证充足的睡眠，待血尿、水肿消退及血压恢复正常后再逐步增加活动量，按时服药，定期复查，避免疲劳。

2. 注意调节饮食，宜低脂、低盐或无盐饮食，宜易消化、富含营养、优质蛋白饮食，限制蛋白摄入量且以优质动物蛋白为主，因过多的盐分和蛋白会加重肾脏的负担，不利于疾病的康复。宜多吃维生素含量丰富的蔬菜和水果，保持大便通畅。

3. 保持良好的心情，作息规律，忌熬夜，禁烟酒，多晒太阳。

4. 平时注意锻炼身体，增强体质，提高自身抗病能力，预防上呼吸道感染。对反复发作的扁桃体炎一定要彻底治愈，否则可能会导致肾炎。

5. 不要乱服肾毒性药物，房事有节，以保护肾功能。

【歌诀】解毒利水治肾炎，苓桂姜苏杜水澜，茅通甘草银翘，急性肾炎病可痊。

血尿严重扁蓟莲，加入蒲地治疮疡，咽喉肿痛板蓝蒡，恶寒发热柴荆扬。

咳嗽气喘杏麻黄，尿痛尿血瞿通良，急性肾炎须急治，刘氏薪传有良方。

三十六、健脾固肾排毒汤治疗慢性肾炎

慢性肾炎是慢性肾小球肾炎的简称，是一种由多个病因引起的慢性肾损伤，发病年龄多为青壮年，以蛋白尿、血尿、水肿、高血压等为主要临床表现，伴或不伴肾功能损害的免疫介导的炎性疾病，其进展缓慢，病情缠绵，最后常导致终末期肾病。

【病因病机】慢性肾炎属于中医"水肿""腰痛""虚劳"等范畴，病因病机较为复杂，临床大致可分为风热袭肺，肺失肃宣，水气不利；湿热蕴结，三焦不利；脾肾阳虚，水湿泛滥；脾阳虚弱，水湿稽留；阴虚湿热，肾络阻滞；少阳枢机不利，三焦瘀滞；水湿壅盛，气机闭阻；肾阳不振，脾失健运；肝肾阴虚，肝阳上亢；阴阳两虚，湿浊内盛等。内脏虚损、阴阳失调、气血不足是发病的基础和病变要点，湿浊、热毒内阻脏腑，功能失调，导致气滞、水湿、瘀血阻络，互为因果，形成恶性循环。病位以脾肾为主，可见气血阴阳俱损，病性为本虚标实，肾虚失于封藏、精气外泄为本，湿浊、热毒、瘀血滞留为标。

【方药组成】黄芪 30 克，炒白术 30 克，生地 30 克，熟地 30 克，菟丝子 15 克，覆盆子 15 克，怀山药 15 克，续断 15 克，旱莲草 30 克，三七粉 10（冲服），半枝莲 30 克，益母草 30 克，茯苓 30 克，桂枝 10 克。

【服用方法】上药浸泡 2 小时，武火煮开，文火再煮 30~40 分钟，取汁；加水再煎 30 分钟左右，取二汁，混匀，冲三七粉，分 3 次温服。

【功用】健脾固肾，益气固精，利湿化浊。

【主治】体弱虚胖，足胫或腰以下浮肿，伴见腰膝酸软，倦怠无力，食少纳呆，尿少，舌质淡，舌体胖，脉缓。

【组方依据】慢性肾炎的病机特点为本虚标实，虚实夹杂。本虚以肺、脾、肾三脏虚损为主，标实以湿浊、瘀血为重。激素是西医治疗本病的常用手段，性温燥，久用可耗气伤阴，损伤脾胃，故临床所见脾肾亏虚者尤为显著。治疗首当健脾固肾、益气固精，配以利湿化浊、活血化瘀，扶正以祛邪。药用黄芪、炒白术补中益气、健脾化湿，其中，黄芪味甘微温，归脾、肺二经，善补脾肺之气，益元气而补三焦，脾为生化之源，肺主一身之气，脾肺气足，一身之气皆旺；白术味苦甘而温，归脾、胃二经，可以健脾补气，《医学启源》云："除湿益燥，和中益气，温中，去脾胃中湿，除胃热，强脾胃。"药理实验表明，黄芪含有黄酮类多糖体及多种氨基酸，可促进细胞内部合成

抗体、增强免疫力，并可有效改善气虚症状、提高白细胞对病毒产生干扰素的功能，避免感冒病毒的侵入。生地甘而寒凉，性润，滋阴凉血生津；熟地甘而微温，气味俱厚，补血填精，二地合用，清热养阴、凉血生津。菟丝子、覆盆子、怀山药、续断，皆为补肾要品，以益肾助阳、固摄精血，其中的怀山药，李时珍《本草纲目》记载其"健脾补益，滋精固肾，治诸百病，疗五劳七伤"。因此，在服药治疗的同时，还嘱其以山药作为食疗。续断有壮筋骨、调血脉，兼治腰膝酸痛的作用。旱莲草、三七粉、半枝莲、益母草为理血药，可凉血活血、散瘀止血，药理研究表明，有活血化瘀作用的药物可以扩张血管，增加血流量，促进微循环，改善局部缺血、缺氧状态，促进增生性病变软化或吸收，随着血流量的增加，肾脏得到充足的供血，营养状态得以改善，促进了肾小球和肾小管的修复和再生，炎症消除，肾功能恢复。茯苓甘淡性平，甘以益脾培土，淡以利水渗湿，补而不滞，利而不峻，治生湿之源；桂枝辛甘而温，辛甘助阳，甘温化气，阳气温煦，阴霾自散，苓桂相伍，一利一温，不发表而专于化气行水、温阳化气、除湿化浊。诸药合用，共奏健脾肾、化湿瘀、通阳化浊之功效。

【加减应用】若肺脾气虚较甚，出现气短乏力者，加红参以补肺脾之气；若脾肾阳虚，出现全身浮肿、手足欠温、尿少者，加附子、干姜以温补脾肾；若浮肿较重者，加猪苓、泽泻、生姜皮以利水渗湿消肿；若尿血较多者，加血余炭、生地炭以益阴消瘀、凉血止血；尿中蛋白较多者，加山茱萸、益智仁以涩精固脱止泄；伴见恶心呕吐者，加半夏、陈皮以燥湿化痰、降逆止呕；大便干结者，加大黄炭通腑泻热。

【典型病例】

王某某，男，39岁，2011年9月19日初诊。

主诉：腰痛、足胫浮肿加重3日。3年前因经常出现尿中蛋白及隐血阳性，西医诊断慢性肾炎，间断服用西药治疗。1周前因劳累，出现腰痛、双下肢沉重、浮肿，逐渐加重，来院复查尿常规，尿蛋白3+，尿潜血3+，肾功能正常，血尿酸偏高，因准备生育二胎，求助于中医。刻诊见患者眼睑微肿胀，双下肢呈轻度凹陷性水肿，自述腰痛腰酸，肢体沉重，乏力明显，小便短少，大便溏，舌质淡，苔薄白，脉沉细无力。

依据舌脉诸症，辨证为脾肾阳虚，水湿泛滥，气化失调，清浊不分，固密失职。治宜健脾益气，温肾固精，利湿化浊，泌别清浊。方用健脾固肾排毒汤化裁。

处方：生黄芪 30 克，炒白术 30 克，生地 30 克，熟地 30 克，菟丝子 15 克，覆盆子 15 克，怀山药 15 克，续断 15 克，旱莲草 30 克，三七粉 10 克（冲服），半枝莲 30 克，益母草 30 克，茯苓 30 克，桂枝 10 克，土茯苓 30 克。每日 1 剂，水煎 2 次，取汁混合，分 2 次早晚温服。并嘱其饮食调理，低脂、低糖、低盐、优质蛋白饮食，避免劳累和感冒，不要熬夜、按时起卧，适度节制性生活。

2011 年 9 月 28 日二诊，眼睑肿胀消失，腰痛及双下肢浮肿、沉重亦较前改善，小便增多，大便成形，尿常规检查：尿蛋白 1+，尿潜血 1+，颗粒管型 2 个。效不更方，又予上方 10 剂。并嘱生活调理同前。

2011 年 10 月 7 日复诊，自觉全身轻松，浮肿消失，食欲增加，二便自调，唯有腰部酸楚不适，微怕凉，不耐疲劳，舌质淡，苔薄白，脉细缓。复查尿常规、肾功、血尿酸均在正常范围，上方去针对尿酸治疗的土茯苓，继续维持原治疗，恢复正常性生活。患者间断服药 70 余剂，多次复查尿常规、肾功能、血尿酸、尿蛋白时有时无，其余各项指标均在正常水平，嘱其以药膳调理，常服白果、莲子、薏苡仁、赤小豆、山药、大枣等以健脾固肾。4 个月后来述其妻已受孕，次年顺产一健康男婴。

【按】尿中蛋白持续不消者，病位在肾，实乃脾气虚所致，脾气虚不能升清，不能将饮食精微上送至肺，精微下泄，自小便排出，形成蛋白尿。所以，需脾肾同治，同时还要注意补泻兼顾，补而不滞，固摄不留邪，除湿不伤阴，凉血不留瘀。

【调护和预防】

1. 应注意多加休息，不要过度劳累，避免剧烈运动。

2. 养成良好的生活习惯，起居有常，不要熬夜，可依据身体状况适当参加一些力所能及的工作和娱乐活动，放松心情，减轻思想负担，面对现实，积极治疗。

3. 宜优质低蛋白、低磷、低盐、高维生素饮食。可适当增加碳水化合物的摄入，以保证足够的热量，减少自体蛋白质的分解，如有水肿和（或）高血压则应限制钠盐的摄入。蛋白质的摄入量一般以每日 0.6 克/千克体重为宜，以优质蛋白如鸡蛋、瘦肉、牛奶为佳。

4. 积极根治慢性感染病症，预防链球菌感染，特别是慢性扁桃体炎、中耳炎、鼻窦炎、龋齿及上呼吸道感染等。

5. 避免使用肾毒性药物。

6. 注意防寒保暖，预防上呼吸道感染及传染病的发生。

7. 平时多锻炼、多运动，提高身体免疫力。减少发病的机会。

【歌诀】健脾固肾排毒汤，芪术菟丝覆盆帮，三七山药旱莲断，坤草茯苓桂半方。

气虚乏力用红参，阳虚加入姜附温，肿甚加入猪泽泻，尿血丹地血余镇。

尿见蛋白黄益智，恶心呕吐半夏陈，大便干结大黄炭，护肾延命此方珍。

三十七、健脾化湿汤治疗乳糜尿

乳糜尿以小便混浊如乳汁，或似泔水、豆浆、豆脑而得名。本病复发率较高，其复发的原因为劳累过度、酗酒、进高脂肪餐、感冒发热、胎前产后等，休息或对症治疗可以缓解病症。

【病因病机】乳糜尿，属于中医"尿浊""膏淋"范畴。中医认为，其与脾肾有关。脾为生化之源，肾藏精。湿热疫毒侵袭，脾虚运化失司，肾亏封藏无权，导致络脉阻滞，清浊不分，精微下泄，脂汁外溢，下入膀胱，故见小便混浊如脂膏。正如《丹溪心法》所云："真元不足，下焦虚寒，小便白浊，凝如膏糊。"《医学心悟》曰："浊之因有二种，一由肾虚败精流注；一由湿热渗入膀胱，肾气虚，补肾之中必兼利水。盖肾经有二窍，溺窍开则精窍闭也。湿热者，导湿之中必兼理脾，盖土旺则能胜湿，以土坚凝，则水自澄清也。"

【方药组成】黄芪 30 克，炒白术 15 克，益智仁 15 克，菟丝子 15 克，山萸肉 15 克，绵萆薢 30 克，茯苓 30 克，石莲子 15 克，石菖蒲 15 克，乌药 15 克，通草 3 克。

【服用方法】上药浸泡 2 小时，武火煮开，文火再煮 30~40 分钟，取汁；加水再煎 20~30 分钟，取二汁，混匀，分 2 次温服。

【功用】健脾补肾，敛精固涩。

【主治】反复发作乳白色尿、或伴有血尿，可因劳累或过食肥甘厚味而反复发作。急性发病时可兼见腰腹疼痛、畏寒发热、体倦乏力。

【组方依据】肾藏精，司开阖，与膀胱相表里，肾失固摄，肾气偏衰，则不能藏精而外泄，膀胱气化不利，清浊不分而出现尿浊、尿血。脾为后天之本，脾失健运，饮食精微不能运化，下注膀胱乃尿浊。乳糜尿的病机归于虚实两端，实者责之于湿热下注膀胱，虚者责之于脾肾亏损，清浊泌别失常。依据脾肾亏虚、运化失调、湿浊下注之机理，治宜健脾补肾，升清固涩，泌别清浊。药用黄芪、炒白术补中益气、健脾助运；益智仁、菟丝子、山萸肉温脾暖肾、固气涩精；绵萆薢、茯苓、石莲子、石菖蒲利湿祛浊、涩精止泻；乌药、通草散寒行气、化湿利尿。诸药合用，共奏脾健气旺、温肾散寒、祛湿化浊之功效。

【加减应用】 尿血者，加三七参、炮姜炭以活血行血、止血散瘀；少腹胀痛、尿出不畅者，加乌药以理气开郁、散结消胀；尿浊成块、尿液清冷者，加炮姜、附子以温肾助阳、益气固脱；身体虚弱者，加人参、桂枝以益气通阳、扶正祛邪。大便溏薄者，加补骨脂温肾助阳以止泄；大便干结者，加肉苁蓉甘温助肾以通便。

【典型病例】

丰某某，男，69岁，2012年9月24日初诊。

主诉：尿浊反复发作3个月，每因劳累或稍有饮食生冷、油腻则诱发，表现为小便混浊如米泔水样，夜尿沉置后如棉絮状，伴小腹隐痛微胀，腰酸身重，经中西医多方治疗病情无变化，近半月因饮食控制严格，自觉体倦乏力、心慌头晕、纳食不馨。刻诊见精神欠佳，面部浮肿，面容憔悴无光泽，口中略有异味，舌质淡，苔白，中间稍黄腻，脉濡细。化验尿乳糜试验阳性。

依据舌脉诸症，辨证为脾肾两虚，湿热下注。西医诊断为乳糜尿，中医诊断为膏淋。治宜益气健脾，祛湿化浊，敛精固涩。方用健脾化湿汤化裁。

处方：黄芪30克，炒白术15克，益智仁15克，菟丝子15克，山萸肉15克，绵萆薢30克，茯苓30克，石莲子15克，石菖蒲15克，乌药15克，通草3克，土茯苓30克，滑石30克，甘草10克。每日1剂，水煎2次，取汁混合，分2次温服，药渣再煎代茶饮。并嘱其注意饮食清淡，少盐低脂，避免进食辛辣、煎炸及豆制品，适量进食新鲜蔬菜和水果，保持大便通畅，注意休息，避免劳累。

2012年10月10日二诊，上方连服10剂，尿浊较前略有减轻，腹痛腹胀消失，唯腰膝酸痛不减，自觉精神改善，纳食增加，大便通畅，舌质淡，苔薄白，脉沉细。予上方加制首乌、威灵仙以补益肝肾、宣通经络。服法调护同前。

2012年11月19日三诊，连续服药20剂，尿浊症状消失，3日前因饮少量凉开水，即感到小腹拘急，随即尿浊复现，夜间3次，查舌质淡，苔白稍厚，脉沉细。予上方加炮姜30克，以温补脾肾之阳而止拘急。

2012年12月4日四诊，服药期间偶有尿浊如米泔水样，体重增加2公斤，纳食、睡眠改善，仍感觉腰腹畏寒、酸乏无力，舌质红，苔薄白，脉沉细。考虑到患者年高体弱，病程较长，元阳受损，故加巴戟天以滋肾气、益元阳，以助固肾涩精。

2013年3月16日复诊，自述服用上药近百剂，未再出现尿浊症状，现因胃脘嘈杂疼痛1周来诊，伴嗳气、脘腹痞满、进食尤甚，舌质淡，苔白微厚，脉濡细。辨证为脾胃湿困，气机逆乱，治宜化湿益胃，方用清胃化瘀汤加瓦楞子治疗，服药12剂告愈。

【按】乳糜尿作为丝虫病的一个症状，治疗上必须先根治丝虫病。

本病易反复发作，常见的诱因有受凉、劳累、暴饮暴食等，故患者在日常生活中要有自我防护意识，以降低本病的发生率。

本病初起多以湿热标实为主，故初期当清热利湿、祛瘀止血；久则脾肾两虚，阴血亏耗，多属本虚标实、虚实夹杂之症，治宜固本祛邪，以调补脾肾，佐以清利为首务。

【调护和预防】

1. 避免过度疲劳，多休息，勿劳累。发作期间尽量少活动，严重者需卧床休息。

2. 饮食宜清淡，以蔬菜为主食，忌食辛辣、油腻食物，切忌猪肉、猪油、蛋黄、鱼类、豆制品、花生和葵花子等高脂蛋白食物，多饮茶水。

3. 避免精神紧张，合理安排生活起居，不要熬夜，缓解期应加强体育锻炼，增强抗病能力，但要避免重体力劳动。

【歌诀】刘师健脾化湿汤，芪术益智乳糜方，乌药萸肉茯苓菀，草薢石莲通草菖。

　　　　尿血加入七姜炭，尿浊成块附炮姜，人参桂枝补虚弱，病人称赞此方良。

三十八、益气缩尿汤治疗尿频

尿频是指排尿次数增多。正常成人每天日间平均排尿4~6次，夜间就寝后0~1次。如排尿次数明显增多，超过了上述范围，就是尿频。单纯尿频可无任何不适感觉，因为夜间小便次数增多，可影响睡眠。

【病因病机】中医将尿频列为肾虚范畴，认为本病的发生与脾肾阳虚、固纳失约有关，多见于小儿和年老体弱之人。由于小儿体质虚弱，脾气不足，肾气不固，膀胱约束无能，气化不宣，致小便频数；年老体弱者脏腑功能减退，脾肺肾虚，上虚不能制下，土虚不能制水，膀胱气化无力，而发生小便频数。

【方药组成】人参10克（另煎），黄芪30克，炒白术30克，桑螵蛸10克，覆盆子15克，益智仁15克，砂仁6克。

【服用方法】上药浸泡 2 小时，武火煮开，文火再煮 25~30 分钟，取汁；加水再煎 20~30 分钟，取二汁，混匀；人参单独煎煮 40 分钟，取汁兑入中药汁内，分 2 次温服。煎煮后的人参用沸水冲泡，代茶饮。

【功用】健脾益气，温肾缩尿，纳气固涩。

【主治】尿意频数，排尿次数明显增多而尿量不增多，不伴尿急、尿痛、尿血等症状。

【组方依据】单纯性尿频，基本病机在于肺脾肾气虚，膀胱气化失职，不能制约尿道，因此，治疗宜补肺健脾，益肾固涩。药用人参、黄芪健脾补肺，脾气足则运化正常，肺气充则通调水道；桑螵蛸、覆盆子、益智仁温肾助阳，以助气化，固纳有权；砂仁调和脾胃、祛湿化浊。诸药合用，共奏脾气盛、肾气足、固纳功能恢复之功效。

【加减应用】大便溏薄者，加破故纸以温肾固肠；四肢发凉者，加附子、干姜以温肾暖脾；睡眠不宁者，加合欢皮、酸枣仁、珍珠母以养心安神。

【典型病例】

王某某，女，62 岁，2013 年 7 月 26 日初诊。

主诉：尿频月余，小便频数而量少，甚至数分钟一次，以致不敢外出活动，整日呆在家中，有时因排解不及时而尿液自行溢出，夜尿 3 次，睡眠尚可，尿常规、尿培养均未见异常，西医诊断为神经性尿频，对症治疗病情无变化，患者思想压力大，饮食、睡眠均受到影响，体重下降 8 公斤。超声及血生化检查基本正常。舌质淡，苔薄白，脉沉细缓。

依据舌脉诸症，辨证为脾肾阳虚，膀胱失约，摄纳失常。治宜健脾温肾，固涩止遗。方用益气缩尿汤治疗。

处方：人参 15 克，黄芪 30 克，炒白术 30 克，桑螵蛸 10 克，覆盆子 15 克，益智仁 15 克，砂仁 6 克。水煎 2 次，取汁混合，分 4 次温服。并嘱其放松心情，学会转移注意力，每日做提肛收腹动作 2 次，每次 100 下，饮食宜清淡且富含营养，低脂、低盐，另以山药、莲子、白果仁、核桃仁煮粥常服。

2013 年 8 月 2 日二诊，服药后尿频现象略有改善，小便已能自控，每次尿量亦较前增多，因精神紧张，仍然不敢外出，乘私家车外出需带一尿罐，以备在车内随时排解小便。查患者面色苍白，舌淡苔白，脉沉细弱，考虑到患者久病体虚，活动减少，气滞、气虚互为因果，故予上方倍人参，加陈皮以助健脾益气行滞之用。

2013 年 8 月 9 日复诊，尿频现象明显减轻，每日仍有 10 多次，夜尿 1

次，睡眠、饮食改善，体力、精神好转，大便稍干，舌脉同前，病已向愈，治疗以巩固为主，故予上方又添加肉苁蓉 30 克，以温肾益精、润燥通便，嘱其 2 日 1 剂，早晚温服，配以食疗。守方随症加减服药 40 余剂，小便基本恢复正常。

【按】在生理情况下，如大量饮水、吃西瓜、喝啤酒，由于进水量增加，通过肾脏的调节和过滤作用，尿量增多，排尿次数增多，出现尿频；在病理情况下，如部分糖尿病、尿崩症患者饮水多，尿量多，排尿次数也多，均无排尿不适的感觉。应与单纯尿频区别对待。

夜尿多是影响睡眠的主要原因，反之，睡眠不宁，又可诱发夜尿频繁。对老年人亦可采用食疗方法，即每天吃 1 个海参，坚持 1~2 个月，可收到一定的效果。

【调护和预防】

1. 适当控制食盐的摄取量，以利于肾脏保持水分。因尿频体造成内失钾较多，应补充含钾丰富的食物，如玉米、豆类、花生、香菇、白菜、核桃、红枣、西瓜、香蕉、莴苣等。由于饮食的酸碱平衡对于预防尿频非常重要，在饮食方面要多吃富含植物有机活性碱的食品，少吃肉类，多吃蔬菜，远离烟酒。

2. 避免焦虑、紧张、抑郁等不良情绪的影响，保持良好的心情，不要有过大的心理压力，可以通过调整心态、转移注意力，减轻排尿的意念。

3. 经常进行户外运动，在阳光下多做运动多出汗，可帮助排除体内多余的酸性物质，多呼吸新鲜的空气，减少发病率。

4. 训练盆底肌，即先深吸气，收紧肛门及会阴部 3~5 秒，再呼气放松 3~5 秒，如此反复 20~30 次，每天坚持 2 次。每天定时按摩关元穴（脐下四指处）。均可改善尿频的症状。

【歌诀】 益气缩尿治尿频，人参黄芪益智仁，桑蛸砂仁白术炒，夜尿频频效如神。

　　　便溏故纸温肾阳，姜附加入暖肢凉，心血不足眠不宁，珠母合欢酸枣襄。

三十九、清热通淋汤治疗尿痛

尿痛，多见于现代医学急慢性泌尿系感染，如肾盂肾炎、膀胱炎、尿道炎、前列腺炎等疾患的急性发作期。常可反复发作，每因劳累和饮水不足时发生或加重。

【病因病机】尿痛属中医淋证范畴，以热淋最为常见。病机为湿热毒邪客于下焦，膀胱气化失司，水道不利，故尿痛难忍。本病初起主要为湿热蕴结下焦，膀胱气化不利，久病则由实转虚。稍有不慎新感即易引动伏邪而发病，形成肾虚而膀胱湿热的虚实夹杂之证。

【方药组成】生地 30 克，木通 6 克，瞿麦 15 克，萹蓄 15 克，甘草 10 克。

【服用方法】上药浸泡 2 小时，武火煮开，文火再煮 25~30 分钟，取汁；加水再煎 20~30 分钟，取二汁，混匀，分 2 次温服。

【功用】清热利湿，利尿通淋。

【主治】小便灼热疼痛，尿出不畅，可伴见少腹拘急引痛，口苦，便干。

【组方依据】淋证所发，为肾虚膀胱生热，其发病原因，一为肾虚和膀胱蕴热，湿热郁久生毒；二为复感外邪，湿毒热邪蕴于下焦为淋，在治疗上，本着"急则治其标，缓则治其本"的原则，在急性发作期，宜清热解毒、利湿通淋，拟清热通淋汤。本方以导赤散为基础方，药用生地甘寒而润，入心肾经，凉血滋阴以制心火之功；木通苦寒，入心与小肠经，上清心经之火，下导小肠之热，两药相配，滋阴制火而不恋邪，利水通淋而不伤阴，共为君药；瞿麦、萹蓄清热化湿、通利小便，为之臣；甘草清热解毒、缓急止痛、调和药性，为方中佐使。诸药合用，共奏清热毒、利小便、止尿痛之功效。

【加减应用】大便干结者，加大黄以通腑泻热；尿血者，加白茅根、三七参以凉血止血；伴见发热恶寒者，加柴胡、黄芩以升阳达表、退热和解；伴见小腹坠胀疼痛者，加川楝子、乌药以理气导滞、除胀止痛；舌苔白厚者，加滑石以清热渗湿、通淋止痛；伴见心烦意乱者，加淡竹叶以清心除烦、导热下行。

【典型病例】

李某某，女，23 岁，2013 年 5 月 18 日初诊。

主诉：尿急、尿痛、尿灼热 2 个月。在当地医院按泌尿系感染住院治疗，症状一直未见改善，慕名求助中医，刻诊见患者面色无华，营养欠佳，形体偏瘦，言语无力，精神萎靡，自述为在校大学生，因平素体弱易感，加之学习紧张，喝水很少，突然出现尿急、尿痛、尿灼热感，且伴见发热恶寒，经住院治疗 2 个月，发热恶寒已除，唯尿痛症状不减，伴心烦意乱、体倦乏力、纳食不馨，大便稍干，月经正常，白带不多。查体未见阳性体征，舌质红尖赤，苔白，脉沉细稍数。

依据舌脉诸症，辨证为气虚失固，湿热蕴结，气化失调。治宜清热利湿，利尿通淋。方用清热通淋汤化裁治疗。

处方：生地 30 克，木通 6 克，瞿麦 15 克，萹蓄 15 克，淡竹叶 10 克，甘草 10 克。每日 1 剂，水煎 2 次，取汁混合，分 2 次早晚温服。并嘱其注意休息，多饮水，饮食清淡，少食辛辣刺激性食物和煎炸油腻等易助湿生痰之品，避免精神紧张。

2013 年 5 月 24 日复诊，自述服用上方 2 剂即感自觉症状减轻，服完 6 剂，上述症状皆消失，小便恢复正常，舌质红，苔薄白，脉细，唯仍觉乏力，考虑素易罹患伤风感冒，故予上方加玉屏风散，继服 6 剂，并嘱其多喝水，适当锻炼以增强体质。

【按】尿痛乃湿热蕴结膀胱为患，根据急则治标、缓则治本的原则，当以清热通淋为急务，从而确立清热通淋利尿的治法，选用相应的方药，待湿热渐清，可转以扶正为主。清热通淋汤治疗因泌尿系感染引起的尿痛，较西药抗生素见效快，副作用小，服用方便。

【调护和预防】

1. 多喝清水，多食水果，通过饮水排尿，有利于除湿热，以便及时把细菌等有害物质排出体外，减轻症状。但要减少咖啡因的摄取，汽水、可乐、浓茶、咖啡等会加重尿痛。

2. 饮食宜清淡，少吃辛辣、煎炸、炙煿等易助热生燥、伤阴耗津的食物。

3. 女性外阴部汗腺特别丰富，加之生理现状，尤须注意个人卫生，内裤宜宽松，勤换洗，月经期卫生巾亦须勤更换，以减少病原菌的生长繁殖。

【歌诀】清热通淋治尿痛，导赤瞿麦化裁中，生地木通淡竹草，随症加减建奇功。

便秘大黄把腑通，尿血茅根入方中，再加三七增疗效，凉血止血功殊荣。

四十、养血凉血宁血汤治疗出血性疾病

出血性疾病泛指多种疾病引起的出血症状，包括鼻出血、牙龈出血、吐血、呕血、尿血、便血、皮下出血等。

【病因病机】隋代巢元方《诸病源候论》将出血性疾病概称为"血病"。在血病病机的认识上，明代张景岳《景岳全书·杂证谟·血证》中概括最为精要："血本阴精，不宜动也，而动则为病；血主营气，不宜损也，而损则为病。盖动者多由于火，火盛则迫血妄行；损者多由于气，气伤则血无以存。"亦即将出血性疾病的病机归纳为"火盛"及"气伤"两个方面。常见病因多

为血燥、血热，迫血流窜；或因劳倦内伤、气不摄血。

【方药组成】当归 30 克，生白芍 30 克，水牛角粉 10 克（冲服），生地 30 克，牡丹皮 15 克，赤芍 15 克，三七参 6 克（研末，冲服），甘草 10 克。

【服用方法】上药浸泡 2 小时，武火煮开，文火再煮 25~30 分钟，取汁；加水再煎 20~30 分钟，取二汁，混匀，纳入水牛角粉、三七粉，再加热煮沸，分 2~4 次温服。

【功用】养血凉血，宁血止血。

【主治】各种出血性疾病，包括鼻出血、牙龈出血、呕血、咳血、尿血、便血等。

【组方依据】本着"急则治其标、缓则治其本"的原则，治标为其首要，治疗时根据不同的出血部位，选择用药，总的治疗原则为养血、凉血、宁血、止血。药用当归、生白芍补血活血、养血润燥；水牛角粉、生地、牡丹皮清热凉血、活血散瘀；赤芍、三七参活血止血、去瘀生新；甘草调和药性。诸药合用，共奏清热凉血、活血止血之功效。

【加减应用】鼻出血者，加黄芩炭、藕节炭以清肺润肺、止血散瘀；牙龈出血者，加栀子炭清胃凉血以止血；呕血者，加栀子炭、大黄炭以凉血止血、导热下行；咳血者，加白及、黄芩炭以清肺宣热、敛肺止血；便血者，加地榆炭、炮姜炭、大黄炭以清热解毒、收敛止血；尿血者，加旱莲草、白茅根、血余炭以滋阴凉血、清热通淋。

【典型病例】

案例一：赵某某，男，78 岁，2013 年 1 月 7 日初诊。

主诉：尿血 1 个月。1 月前因前列腺占位在当地医院手术治疗，并行膀胱造瘘引流尿液，术后尿色持续呈鲜红色，多方治疗无效，慕名求助中医。患者因行动不便乘坐轮椅，尿袋内呈鲜红色液体，自述小腹部隐痛不舒，倦怠乏力，食欲一般，大便通畅。舌质淡，苔薄白，脉沉缓。

依据舌脉诸症，诊断为尿血，证属气虚失固，络脉受损，湿热下注。方用养血凉血汤加味。

处方：当归 30 克，生白芍 30 克，水牛角粉 10 克（冲服），生地 30 克，牡丹皮 15 克，赤芍 15 克，三七参 6 克（研末，冲服），血余炭 15 克，黄柏炭 15 克，白茅根 30 克，甘草 10 克。每日 1 剂，水煎 2 次，取汁混合，分 4 次温服。并嘱其调整心情，避免精神紧张，宜清淡易消化饮食，适量饮水，及时更换尿袋，避免尿袋内尿液回流造成逆行感染。

2013年1月21日二诊，上方连服12剂，尿袋内尿液逐渐变成淡红或淡黄色，小腹隐痛较前略有好转，大便日行1~2次。舌脉同前，予上方继服。

2013年2月19日复诊，上方又服20剂，尿色变成淡黄色，未再出现肉眼血尿，多次尿常规检查，红细胞-~++，未再述明显不适，为巩固疗效，又嘱其以上方隔日一剂巩固治疗。

案例二：侔某某，男，29岁，2014年8月2日初诊。

主诉：半月内鼻出血5次，两侧鼻孔均有出血，以右侧较严重，鲜血在无明显征兆的情况下流出，塞住鼻孔则从口中溢出，休息、冷敷、指压鼻翼两侧可缓解，末次出血量较大，来院后经西药棉纱填塞、压迫止血，因恐惧反复发生，求助中医。刻诊见患者形体肥壮，面色萎黄无华，两鼻所塞纱条已经血染，自述有高血压、脂肪肝病史，自觉头面昏胀不舒，耳鸣，鼻部干痒，口苦口干，心烦，工作压力较大，睡眠不宁，食欲强，二便调。舌质红，苔白，脉细数。

依据舌脉诸症，诊断为鼻衄，证属肺胃伏热，耗伤津液，火热上循，灼伤络脉，迫血妄行。方用养血凉血汤加味治疗。

处方：当归30克，生白芍30克，水牛角粉10克（冲服），生地30克，牡丹皮15克，赤芍15克，三七参6克（研末，冲服），黄芩炭15克，藕节炭20克，甘草10克。每日1剂，水煎2次，取汁混合，分4次温服。嘱其饮食清淡，低脂低盐低糖饮食，忌烟酒辛辣之品，规范治疗高血压，调整紧张的工作状态，避免情绪激动。服药4剂，未再出血，又服4剂巩固，随访三月未再复发。

【按】本着急则治其标、缓则治其本的原则，对反复出血的患者，在治疗时要找出引起出血的原因，固本治疗，防止再次复发。

【调护和预防】

1. 注意休息，在出血期间最好卧床休息，静心休养，减少活动，稳定情绪，避免焦虑、紧张、急躁和动怒。

2. 针对出血部位的不同，采取相应的措施。如鼻出血，应采用直坐位，或抬高头部，用冷水敷额头，或用手指紧压两侧鼻翼；咯血者应取半卧位或侧卧位卧床，勿屏气，轻咳嗽，将血咯出；吐血、便血期间需暂禁饮食，待病情稳定后，宜少量多餐流质或半流质饮食，禁食过硬、过热的食物，以免再伤血络。

3. 平时饮食宜清淡，少吃辛辣、煎炸、炙煿等易助热生燥、伤阴耗津的食物。戒除烟酒等不良嗜好。多吃新鲜蔬菜和水果，保持大便通畅。

4. 积极治疗原发病，防止病情复发发作。

【歌诀】养血凉血宁血汤，各种出血基础方，当归生地赤白芍，丹皮三七草牛角。

鼻加芩藕皆炒炭，牙龈出血栀子炭，呕血栀子大黄炭，咳血白及黄芩炭。

榆姜大黄治便血，血余旱茅尿血裹，刘氏多年经验备，随症加减用此方。

四十一、解毒清热化瘀汤治疗过敏性紫癜

过敏性紫癜是一种常见的血管变态反应性疾病，因机体对某些致敏物质发生变态反应，导致毛细血管脆性及通透性增加，血液外渗，皮肤、黏膜及某些器官出血。临床表现除皮肤出现紫癜外，常有不同程度的关节痛、腹痛及肾炎等表现，少数伴有血管神经性水肿。本病好发于6岁以上儿童和青少年，如果积极有效地治疗，大多预后良好。

【病因病机】过敏性紫癜属中医血证、斑疹等范围，中医学称之为"肌衄""紫癜风""葡萄疫"。《张氏医通》载："血从毛孔出者为肌衄"。《圣济总录》谓："紫癜风之状，皮肤生紫点。"《外科正宗》云："葡萄疫，其患多见于小儿，感受四时不正之气，郁于皮肤不散，结成大小青紫斑点，色若葡萄，发在遍身头面。"中医认为，本病的发生与外感六淫、素体亏虚、饮食失节、瘀血阻络等因素有关，其病机为外感风热湿毒之邪，侵淫腠理，郁而化火，燔灼营血，湿热交蒸，损伤脉络；或素体阴虚，血分有热，复感风热，风热与血热相搏，壅盛成毒，致使经脉受损，血溢脉外；或饮食失节，导致脾胃运化失司，聚生内热，外发于肤，迫血外溢而发为紫斑。若邪滞中焦，气滞血瘀，气机不通则出现腹痛、便稀；湿热瘀毒流于关节则出现关节肿痛；若邪注下焦，膀胱气化失常则出现癃闭、关格等危症。若日久不愈，或反复发作，则又表现为气血亏虚，瘀阻脉络，成难治之症。

【方药组成】生地15~30克，玄参15~30克，牡丹皮10~15克，水牛角30~60克（先煎）或水牛角粉10克（冲服），赤芍15~30克，紫草10~15克，青蒿10~15克，荆芥10~15克，蝉蜕10~15克，甘草10克。

【服用方法】上药浸泡2小时，先煎煮水牛角2小时，再纳诸药，武火煮开，文火再煮30分钟，取汁；加水再煎25~30分钟，取二汁，或加水牛角粉，再煮沸，分2~3次温服。

【功用】凉血化瘀，祛风解毒。

【主治】过敏性紫癜，亦可用于血小板减少性紫癜发作期。

【组方依据】 过敏性紫癜多因接触某些特异性物质，如尘埃、花粉、食物、药物等，引起毛细血管管壁变态反应性出血，临床多称之为"肌衄"，病因为风湿热毒内蕴、损伤脉络、迫血外溢肌肤，治宜凉血化瘀、祛风解毒。基础方药用生地、玄参、牡丹皮、水牛角清热凉血、养阴生津；赤芍、紫草活血化瘀、凉血散结；青蒿、荆芥、蝉蜕祛风散邪、解毒消斑；甘草调和药性。诸药合用，共奏清热凉血、化瘀止血、祛风解毒之功效。

本方以犀角地黄汤为基础方，犀角地黄汤是治疗各种紫癜病的经典方剂，因为现在犀牛角稀缺，且不允许使用，而水牛角作为犀角的代用品，货源充足，具有清热凉血、定惊解毒的作用。药理研究表明，水牛角与犀牛角水煎液同样具有缩短大鼠凝血酶原时间、提升血小板数量、降低毛细血管通透性作用。

【加减应用】 挟风者，症见斑块瘙痒、时隐时现，加防风以增强祛风透疹之功；挟湿者，伴见头身困重、纳呆口腻、关节灼痛，加苍术、黄柏、土茯苓以化湿祛浊；挟瘀者，多表现为久病不愈、反复发作或痛有定处，加桃仁、红花以祛瘀生新；虚火者，伴见口干舌燥、心烦意乱者，加生石膏、黄连以清心除烦；气虚者，加玉屏风散益气以摄血；大便干结者，加大黄以通腑泄热；腹痛便血者，加槐花、地榆炭以凉血止血、解毒止痛；四肢关节疼痛者，加秦艽、木瓜以燥湿止痛；腰痛、尿中有蛋白者，加黄柏、续断、半枝莲以补肾固精、化浊利尿。待病情稳定后，可服用固本宁血丸以巩固疗效。

固本宁血丸组成：黄芪300克，炒白术300克，防风150克，生地200克，熟地200克，牡丹皮200克，水牛角300克，三七参300克，白芍200克，赤芍300克。烘干，轧成细末，装胶囊内，每粒胶囊含生药0.5克，每次6~10粒，每日3次，口服。本品具有益气固表、养血凉血、活血散瘀之功效。

【典型病例】

娄某，女，9岁，2013年3月6日初诊。

患儿家长代诉，双下肢反复出现紫色斑疹2年。2011年3月中旬因食物过敏，四肢出现紫色斑疹，伴见腹痛、尿血，西医诊断为过敏性紫癜，经住院治疗20天，予激素及消炎、抗过敏等方法治疗而痊愈。1个月前因感冒治疗后复现双下肢散在紫斑，数天后蔓延至上肢，呈对称性分布，收入院二十余天，紫斑不消，尿血、尿蛋白时隐时现，因服用激素出现满月脸，活动后气喘、出汗较多，出院求助中医。刻诊见患儿颜面、眼睑虚浮，四肢散在大小不等的紫红色瘀斑，压之不褪色，触之不碍手，舌质红，苔薄白，脉浮数。询问患儿平素体弱易感，偏食甜点及肉食，大便稍干，来诊时仍每天用泼尼松15毫克。持近期检验单，血常规正常，尿常规提示尿红细胞1+，尿蛋白±。

依据舌脉诸症，辨证为气虚不固，热毒内盛，迫血妄行。治应急则治其标，方用解毒清热化瘀汤化裁。

处方：生地15克，玄参15克，牡丹皮10克，水牛角30克（先煎），赤芍15克，紫草10克，青蒿10克，荆芥10克，蝉蜕10克，大黄5克，甘草10克。每日1剂，嘱先煎水牛角1小时，再加入它药，共煎煮2次，取汁混合，分3次温服。服药期间少食海鲜、生冷、辛辣、油腻食物，鼓励患儿多食新鲜蔬菜和水果，多喝水，避受风寒，尽量减少运动。

2013年3月12日二诊，患儿四肢紫癜有减退趋势，躯干部紫斑已消失，大便通畅，出汗减少，气喘改善，泼尼松减至每天维持量10毫克，复查尿常规正常。予原方继服。

2013年3月18日三诊，患儿上肢紫斑基本消失，唯下肢又有新鲜斑点出现，色红，伴有瘙痒感，经追问，家长告知恐激素反应，泼尼松已停服5天，考虑新疹出现可能与突然停服激素有一定的关系，予上方加黄芪15克，炒白术10克，防风10克，取玉屏风散提高免疫力、消除激素撤减反应，且防风尚可增强透疹止痒之效。

2013年3月27日四诊，患儿双下肢紫斑明显变淡，未再出现新鲜病灶，为防止病情反复，予固本宁血丸巩固疗效。

【按】据临床观察发现，过敏性紫癜发病有明显的季节性，以冬末初春季节为多见，初暖仍寒，易患上呼吸道感染，加之季节关系，春天风大，花草萌发，容易导致过敏反应，因此提醒家长注意，如果孩子为过敏性体质，当皮肤出现皮疹，且伴关节痛、血尿及腹痛等症状时，一定要引起重视，及早就诊。

刘启廷教授总结几十年的临床经验，认为风热毒邪是导致本病发生的主要原因，素体阴虚、血分伏热为发病基础，外感热毒、饮食失宜为诱发因素，此外，情志、劳倦等原因导致脏腑阴阳失调、阳气内盛而蕴生内热，也会引起紫癜的发生。本病以热证、实证为多，或见虚实夹杂证，属虚证者少见。故治疗应以祛邪为主，采用凉血化瘀、祛风解毒之法则，自拟解毒清热化瘀汤为基础方，结合临床诸症，挟风者佐以祛风，挟湿者兼以化湿，挟瘀者并以祛瘀，虚火者滋阴以配阳，气虚者益气以摄血，随证加减。在治疗中，坚持"治其外必治其内"的原则，标本兼治，为防止病情再度复发，提高患者的抵抗能力，予固本宁血丸善后，疗效显著，治愈率高，复发率低。用该方治疗过敏性紫癜患者数十例，皆取得满意疗效。

另外，过敏性紫癜的对因处理非常重要，消除致病因素，避免过敏性食物和药物的摄入，是治愈本病，防止复发的根本措施。

【调护和预防】

1. 合理安排饮食，有消化道出血者给予少渣、易消化、半流质饮食，应禁食各种致敏食物。食物过敏是引起本病的一个主要原因，许多食物中的异体蛋白质可引起过敏性紫癜，这些食物主要包括鱼、虾、蟹、蛋、牛奶、蚕豆。病人一旦发现某种食物有致敏作用，应终身禁食这种食物。可适当多吃富含蛋白质、维生素及具有补血作用的食物，如瘦肉、动物肝脏、大枣、柑橘、西红柿及绿叶蔬菜。避免进食辛辣、炙煿、烟酒等助热、生燥、易上火之品。饮食宜清淡，多喝水，保持大便通畅。

2. 密切观察患者是否有腹痛、泄泻、黑便、关节疼痛、皮肤肿胀情况及尿检变化。

3. 适当休息，消除紧张情绪，保持心情舒畅。

4. 居室通风，室内不要摆放花草，不要饲养和接触宠物。

【歌诀】 解毒化瘀过敏癜，生地丹皮赤芍玄，紫草甘草与荆芥，肌衄青蒿及秋蝉。
口干舌燥心烦乱，加入石膏和黄连，便血地榆秘大黄，关节肢痛秦木添。
腰痛伴有蛋白尿，黄柏续断半枝莲，凉血化瘀祛风毒，过敏紫癜此方痊。

四十二、益气养血凉血汤治疗血小板减少性紫癜

血小板减少性紫癜，西医认为是一种与免疫力有关的血小板减少综合征，多发于素体虚弱之儿童、妇女，多以感冒发热为诱因。主要症状表现为机体不同部位、不同程度的自发性出血倾向，出血部位以鼻和齿龈多见，尤以皮肤、黏膜、胃肠道、泌尿道出血更为突出，严重者可有深部肌肉、关节腔及颅内出血。

【病因病机】 依据血小板减少性紫癜的特点，本病属于中医学的"血症""肌衄"等范畴，病因有外感、内伤之分，多因外感邪热、或饮食不节、或情志不调、或劳累过度等诱因而反复发作，迁延难愈，病邪主要是热和瘀，病位在肝、脾、肾三脏，病理性质为邪实正虚，邪实有热毒血瘀，正虚包括脾气虚弱、肝肾阴虚、脾肾阳虚，病机可由实致虚，以虚实夹杂为多见。由于

本病发作无常，变化多端，多种兼夹为患，故病情复杂。

【方药组成】黄芪 15~30 克，西洋参 10 克（另煎），生地 15~30 克，牡丹皮 10~15 克，水牛角 30 克（先煎），制何首乌 15~30 克，赤芍 10~15 克，白芍 15 克，旱莲草 15~30 克，三七参 3~6 克，甘草 5~10 克。

【服用方法】上药共浸泡 2 小时，先煎煮水牛角 2 小时，再将其他药物加入，武火煮开，文火再煮 25~30 分钟，取汁；加水再煎 30 分钟，取二汁，混合。西洋参单独煎煮，将煎煮的西洋参汁混入中药汤剂中，分 2 次早晚空腹服。煎煮过的西洋参用沸水冲泡，代茶饮。

【功用】补气养血，活血化瘀，凉血止血。

【主治】皮肤出现青紫斑点或斑块，多见于四肢及躯干部。可伴有鼻腔、牙龈及口腔黏膜出血，女性月经过多。

【组方依据】本病的病机主要是感受阳热之邪，或因肝、脾、肾三脏亏损，功能紊乱所致。外感热邪，由表入里，内蕴化火，火灼脉络而妄行脉外；又脾主气，气能生血、摄血，若饮食不节，损伤脾胃，脾虚不能统血，血失统摄，则无所主而溢于脉络之外；肝为藏血之脏，如情志失调，郁怒伤肝，肝火太盛，火灼阴津，迫血妄行；或久病肾阴不足，则阴虚火旺，虚火妄动，灼伤脉络而血溢于外。气为血之帅，血为气之母，气行则血行，血少则气散，故气与血两相维附，互相依赖，若气虚推动无力，血液运行不畅，瘀血阻滞脉络，使血液不循常道而外溢，所谓瘀血不去，新血不生，出血亦难止。病机特点为气虚火旺，阴血亏损，脉络失常，血溢脉外，留滞皮下。故治宜益气养阴，养血活血，凉血止血，化瘀消斑。药用黄芪、西洋参益气养阴；生地、牡丹皮、水牛角、赤芍清热凉血、散瘀消斑；制何首乌、白芍补肝肾、益精血、养血活血；旱莲草、三七参滋阴凉血、止血化瘀；甘草解毒、调和药性。诸药合用，共奏益气养血、散瘀消斑之功效。

【加减应用】口鼻出血量较多者，加黄芩、侧柏炭以清肺热、凉血止血；大便干结者，加大黄炭以导热下行，凉血泻火；贫血者，加阿胶、龟板胶类血肉有情之品滋阴补血、止血生新；出血多而色淡者，为脾不统血，前方去西洋参、黄芪，加炙黄芪、高丽参以增强固气摄血功能。待病情稳定后，可服用养血宁心丸，以巩固疗效，预防复发。

【典型病例】

赵某某，女，7 岁。1996 年 5 月 6 日就诊。

因全身紫斑、口鼻出血，诊为血小板减少性紫癜。在当地医院住院治疗月余，曾 5 次输血，效果不明显，又去上级医院住院治疗 10 多日，血红蛋白下降至 30g/L，血小板 7.0×10^9/L，因疗效不佳，被动员回家。家人抱一线希望来我院住院治疗，求助于中医。刻诊见患儿面部虚浮、面色㿠白，精神萎靡，烦躁不宁，全身散在如针尖大小紫色斑点，有的融合成片，口鼻出血，双鼻孔虽用油纱填塞仍继续渗血，舌面及口内黏膜有紫血疱并有淡红色液体流出，舌质淡，苔白，脉虚大无力。血常规检查：血红蛋白 30g/L，白细胞 4.2×10^9/L，中性粒细胞 60%，淋巴细胞 38%，嗜酸性粒细胞 2%，血小板 8.2×10^9/L。入院后给予少量多次输血、大剂量止血剂加激素治疗。

据其脉症，中医诊断为肌衄，辨证为气虚血脱，虚火内扰，迫血妄行。治宜益气摄血，凉血降火。用益气养血凉血汤加血余炭治疗。因病情危重，嘱其每日 2 剂，水煎服，每 4 小时服药 1 次。服用上方 4 剂后，精神大有好转，口内出血已止，双鼻填塞未再见渗血，除配合西药治疗外，继服上方。又服 4 剂后，全身紫斑逐渐消失，双鼻孔填塞物已去除，未再见出血，精神、食欲尚好。检查血常规：血红蛋白 60g/L，白细胞 7.5×10^9/L，血小板 75×10^9/L。

上方加减共服用 40 余剂，住院 32 日，紫斑消失，口鼻出血已止，精神、食欲如常。复查血常规：血红蛋白 100g/L，白细胞 7.5×10^9/L，血小板 127×10^9/L。出院观察 2 年未再发病。

【按】本方是在犀角地黄汤的基础上加减而成的，犀角地黄汤是治疗各种紫癜病的经典方剂，因为现在犀牛角稀缺，且不允许使用，而水牛角作为犀角的代用品，货源充足，具有清热凉血、定惊解毒的作用。药理研究表明，水牛角与犀牛角水煎液同样具有缩短大鼠凝血酶原时间、提升血小板数量、降低毛细血管通透性的作用。本病本虚标实，治疗以清热凉血、活血化瘀为主，同时参以补益肝肾、健脾益气、养阴生精，以达到标本兼治的效果，从根本上改善机体脏腑功能，使血小板恢复正常，且以丸药巩固疗效，长期服用无毒副作用。

养血宁心丸组成：黄芪 300 克，炒白术 300 克，防风 150 克，生地 200 克，熟地 200 克，牡丹皮 200 克，水牛角 300 克，三七参 300 克，白芍 200 克，赤芍 300 克。烘干，轧成细末，装胶囊内，每粒胶囊含生药 0.5 克，每次 6~10 粒，每日 3 次，口服。

【调护和预防】

1. 血小板减少性紫癜的患病初期，患者应该多卧床休息，防止身体发生外伤和感染，并注意口腔卫生。

2. 饮食方面也要注意不要吃过热和过硬的食物，防止消化道黏膜损伤，引起出血。宜多食含维生素 C 较多的水果和蔬菜，饮食宜清淡且易消化，禁食生冷、辛辣、油腻、煎炸及不易消化的食物，可以辅食具有清热养阴、生津止血的食物，如百合、藕粉、莲子、荸荠、梨等，以及可健脾益气的食物，如山药、花生、大枣等。

3. 保持大便通畅，并随时观察大便的颜色，以判断是否有消化道出血的现象。

4. 调畅情志，避免不良情绪的影响。

5. 注意劳逸结合，生活有规律，适当锻炼，以增强体质，避免感受外邪。

【歌诀】 益气养血治紫癜，首草二芍七旱莲，洋参芪地丹牛角，血板减少症可瘥。

口鼻出血芩柏炭，大黄炒炭治便干，阿胶龟胶主贫血，小火烊化秘不宣。

出血量多血色淡，脾不统血得心传，洋参生芪皆去掉，高丽炙芪温补专。

四十三、补气激活汤治疗贫血

贫血，是指血液中红细胞总量减少至正常值以下，是血液减少的总称。以血红蛋白指标为检测标准，当成年男性低于 120g/L（12g/dl）、成年女性低于 110g/L（11g/dl）时，即可诊断为贫血。

【病因病机】贫血属中医"血虚""虚劳"范畴，以面白唇淡、体倦易感为特征，中医认为，禀赋虚弱，或饮食不节，或肾气亏虚，或久病耗血，或失血伤血，或虫积嗜血，均可造成不同程度的血虚贫血。临床常分为气血生化无源之血虚和耗血伤血动血之血虚。病机关键在于肝、脾、肾亏损，精、气、血失调。脾为后天之本，气血生化之源，若禀赋虚弱，或饮食损伤，水谷精微化生受阻，可造成血虚贫血；肝主藏血，肾主藏精，精血互生，若脏腑功能失调，亦可失血耗血而贫血。另外，女子月经量过大亦是造成贫血的常见原因。

【方药组成】炙黄芪 20 克，人参 10 克（另煎），生地 30 克，熟地 30 克，制首乌 30 克，炒白芍 30 克，当归 30 克，川芎 15 克，鸡血藤 30 克，桑椹 30 克，茯苓 30 克，桂枝 15 克，炙甘草 10 克。

【服用方法】上药浸泡 2 小时，武火煮开，文火再煮 30~40 分钟，取汁；加水再煎 30 分钟左右，取二汁，混匀。人参单独煎煮，将煎煮的人参汁混入中药汤剂中，分 2 次早晚空腹服。煎煮过的人参用沸水冲泡，代茶饮。

【功用】滋补肝肾，益气养血，活血生血。

【主治】面色苍白无华，唇龈色淡，可伴见体倦易感、心悸、气短、眩晕、精神不振。

【组方依据】治疗贫血，必先查明主因，如失血过多、生化不及，或情志内伤、阴血暗耗，或瘀血不去、新血难生等，针对病因施治；其次，为注重生化之源，脾胃健运，"中焦受气取汁，变化而赤是谓血"；第三，"气为血之帅"，"气能生血"，气盛则化血功能自强而能充，正如《温病条辨·治血论》所云："善治血者，不求之有形之血，而求之无形之气"。药用炙黄芪补气升阳，人参大补元气，芪参合用，遵"有形之血不能速生，无形之气所当急固"的原则，增强补中益气、健脾固本之功；生地性凉而寒，善于滋阴凉血、养阴生津、生血脉、益精髓、聪明耳目，熟地补血生津、滋肾养肝，二药伍用，相互促进，滋阴补肾、益精添髓、补血生血、养阴凉血，其功益彰；再伍以制首乌、炒白芍滋补肝肾、养阴生血；当归、川芎、鸡血藤、桑椹养血活血、行气散瘀，生血之时不忘祛瘀，瘀血去，则新血生；用茯苓、桂枝温阳通脉、化气散寒；炙甘草益气和药，提高生血功能。诸药合用，共奏旺肝脾、充精气、化瘀血、生新血之功效。

【加减应用】贫血严重者，加阿胶以补血养血；伴形寒肢冷者，加熟附子、干姜以温阳祛寒；失眠多梦者，加合欢皮、酸枣仁、首乌藤以养心安神；头晕耳鸣者，加女贞子、墨旱莲以补益肝肾；心悸不安者，加龙骨、牡蛎以宁心定悸；大便干结者，加肉苁蓉、黑芝麻、火麻仁以润肠通便；食欲欠佳者，加砂仁、焦山楂以消食化积。

【典型病例】

刘某，女，28岁，2014年1月17日初诊。

主诉：头晕时轻时重半年多，多次检验血红蛋白偏低，在当地按贫血治疗，曾服用复方阿胶浆、红衣补血口服液、硫酸亚铁、多种维生素片等治疗，效果不明显，平时月经量大，经期延长，每次月经过后头晕加重，伴见手脚发凉，体倦乏力，视物昏花，眼睛干涩，不易入睡，食欲不振，脘腹痞满，腰膝酸软，白带不多，二便正常，末次月经1月6日。查患者精神萎靡，面色萎黄无华，口唇黯淡，甲床泛白，舌质淡，苔薄白，脉沉缓。化验血常规：红细胞$3.02×10^{12}$/L，血红蛋白76g/L，白细胞$3.9×10^9$/L，血小板$175×10^9$/L。西医诊断为贫血（中度）。中医诊断为虚劳之血虚型。

依据舌脉诸症，究其原因，辨证为经血耗损，气随血脱，气虚血亏，肝肾受损，心神受扰。治宜益气健脾，滋肝补肾，养血活血，滋生新血。方用补气激活汤化裁。

处方：炙黄芪 20 克，人参 10 克，生地 30 克，熟地 30 克，制首乌 30 克，炒白芍 30 克，当归 30 克，川芎 15 克，鸡血藤 30 克，桑椹 30 克，茯苓 30 克，桂枝 15 克，砂仁 6 克，炙甘草 10 克。每日 1 剂，水煎 2 次，取汁混合，分 2 次温服。嘱其注意劳逸结合，饮食清淡富含营养，避寒近温，适量进食红枣、桂圆及生姜羊肉汤。

2014 年 1 月 23 日二诊，自觉精神好转，头晕眼花、肢冷体倦略有减轻，食欲改善，唯目涩、失眠如前，面色、唇甲基本同前，舌质淡，苔白，脉沉缓。予上方加枸杞子 30 克，首乌藤 30 克，以助调补肝肾、宁心安神。

2014 年 2 月 4 日三诊，上方连服 12 剂，自觉身体基本恢复正常，胜任工作且不觉疲倦，现值月经第 2 日，量偏多，有瘀血块，少腹坠胀疼痛，舌质黯淡，苔薄白，脉沉细。更方益气固冲汤化裁。

处方：炙黄芪 20 克，炒白术 15 克，炒白芍 30 克，人参 10 克，炒山药 30 克，山萸肉 15 克，炒杜仲 15 克，墨旱莲 30 克，炮姜 15 克，三七粉 3 克（冲服），益母草 30 克。每日 1 剂，水煎服。避免劳累和受凉，注意休息。

2014 年 2 月 10 日复诊，自述服药后月经量较前减少，头晕、乏力症状亦较前改善，复查血常规：红细胞 3.16×10^{12}/L，血红蛋白 92g/L，白细胞 6.19×10^9/L，血小板 220×10^9/L。仍处于轻度贫血状态。又予上方化裁，连续服药治疗二个多月，复查血常规均在正常范围。

【按】贫血是临床最常见的表现之一，然而它不是一种独立的疾病，可能是一种基础的疾病，甚至有时是较复杂疾病的重要临床表现。一旦发现贫血，必须查明其发生原因。

造成贫血的原因有多种，如造血原料不足、造血功能障碍、失血、大病久病及寄生虫感染等，治疗要着重寻找引起贫血的原因，一旦原发病治愈，贫血可随之改善。

在基层遇到无明显诱因引起贫血的患者，可先予驱虫配合治疗。

【调护和预防】

1. 注意休息，避免劳累。因贫血多伴有头晕、乏力、神倦、纳差等症状，故活动量不宜太大，避免因突然改变体位而发生晕厥。

2. 注意营养，给予高热量、高蛋白、高维生素以及易消化、富含铁剂饮食，如猪肝、红枣、瘦肉、鸡蛋、桂圆、牛骨髓等。

3. 避风寒，适寒温。因贫血之人正气不足，卫外不固，容易感受外邪，故随着季节的变化，应及时增减衣物，免受外邪伤害。

4. 生活要有规律，劳逸结合，避免过多房事，以免伤精耗血加重病情。

5. 调节情志，保持乐观，消除顾虑，避免不良情绪的影响。

【歌诀】补气激活汤药煎，八珍去术和炙甘，黄芪桂枝鸡血藤，桑椹首乌新血还。

贫血严重加阿胶，畏寒肢冷姜附添，苁蓉黑芝麻仁秘，增食砂楂病可痊。

四十四、益精填髓汤治疗再生障碍性贫血

再生障碍性贫血是骨髓造血干细胞和造血微环境损伤性血液病，主要表现为骨髓造血功能低下、全血细胞减少和贫血、出血、感染等。临床上通过骨髓穿刺及骨髓活检等检查才能确诊。

【病因病机】再生障碍性贫血属中医"虚劳""血证""血虚"等范畴。病因系先天不足、六淫外侵、七情失调、饮食不节、劳倦内伤、房劳过度或药毒疫毒等，伤及脏腑阴阳，尤其是肝、脾、肾及骨髓，因肝主藏血，脾乃后天气血生化之源，肾主藏精生髓，血之化生、运输储藏均有赖于肝、脾、肾及骨髓的正常运行，若其失调，则导致"虚劳血虚"之象。外邪是诱发本病的外因，精气内损则是导致本病发生的根本原因。本病一般起病缓慢，发病隐匿，迁延日久，以正虚为主，或现虚实错杂，本虚标实之证。

【方药组成】黄芪 30 克，高丽参 10 克（另煎），炒白术 15 克，生地 30 克，熟地 30 克，当归 15 克，怀山药 30 克，枸杞子 15 克，桑椹 30 克，鹿角胶 12 克（烊化），阿胶 15 克（烊化），鸡血藤 30 克，丹参 30 克，山萸肉 15 克，仙茅 15 克，肉桂 3 克，砂仁 5 克，炙甘草 10 克。

【服用方法】上药浸泡 2 小时，武火煮开，文火再煮 30~40 分钟，取汁；加水再煎 30~35 分钟，取二汁，亦可加水再煎 3 次，取汁混合，烊化鹿角胶、阿胶，分 4 次温服。高丽参单独煎煮，将煎煮的参汁混入中药汤剂中。煎煮过的高丽参用沸水冲泡，代茶饮。

【功用】益气健脾，补肾填精，活血化瘀，化生新血。

【主治】再生障碍性贫血，症见面色苍白、唇甲色淡、头晕耳鸣、神疲肢倦、心悸气短、衄血、脉虚大或细数无力。

【组方依据】根据《内经·素问》"形不足者，温之以气；精不足者，补之以味"的原则，从调补气血入手，重在培补脾肾之阳，使气血化生有源，佐以活血行血，化瘀生新。药用黄芪、高丽参、炒白术、怀山药益气以健脾，

助脾运化以生精，使气血生化有源，"有形之血不能速生，生于无形之气"；生地、熟地、鹿角胶、仙茅、山萸肉温肾助阳以化气，其药润而不燥，使肾旺精足而生髓造血。现代药理研究表明，具有补肾作用的中药可刺激骨髓造血功能，调节激素水平，避免免疫紊乱，保护血细胞，改善血细胞环境；阿胶、鸡血藤、丹参活血行血、化瘀生新、益精生血，可改善骨髓造血功能；佐以枸杞、桑椹寓阳中滋阴，防阳盛伤阴；稍加肉桂引火归原，通血中之瘀；加砂仁理气健脾以助运，使补而不壅，兼调胃气；炙甘草补中益气、调和药性。诸药合用，共奏先天得养、后天得助、精血新生之功效。

【加减应用】 伴见骨蒸低热者，加地骨皮、胡黄连、白薇以凉血除蒸、清退虚热；有出血倾向者，加旱莲草、仙鹤草、水牛角粉、三七粉以凉血止血、清热解毒；体倦肢冷、便溏泄泻者，加炮姜、熟附子以温中散寒、助阳止泻。

【典型病例】

陈某某，男，18岁。学生。1993年3月初诊。

自述半月来疲乏无力，上腹胀满，食欲不振，头晕心悸，动辄气短，自汗，大便稀溏，面黄虚胖，唇淡。舌淡胖，苔白，脉虚大无力。血象检查：血红蛋白40g/L，红细胞3.0×10^{12}/L，白细胞2.7×10^9/L，血小板75×10^9/L，网织细胞0.05%，骨髓检查报告为再障血象。

依据舌脉诸症，辨证当属阴阳气血俱虚，治宜健脾益肾，补气养血。

处方：黄芪30克，高丽参10克，炒白术15克，生地30克，熟地30克，当归15克，怀山药30克，枸杞子15克，桑椹30克，鹿角胶12克（烊化），阿胶15克（烊化），鸡血藤30克，丹参30克，山萸肉15克，仙茅15克，肉桂3克，炙甘草10克。每日1剂，水煎2次，取汁混合，分4次温服。并嘱其注意休息，慎起居，避风寒，饮食清淡且富含营养，以半流质为佳，少量多餐，适当进食骨髓汤、动物肝脏、鸡蛋、桂圆及新鲜蔬菜和水果，以补充生血之源。

1993年4月二诊，上方连服15剂，腹胀消失，食欲稍增，仍有心悸气短，头晕，齿龈偶有出血，脉虚大略数。前方加旱莲草15克。

三个月后再次复诊，上方连进百剂后，除稍有气短、乏力外，余均正常。血象检查也明显好转。因此，以丸药缓图。

处方：人参、牡丹皮、鹿角胶、冬虫夏草各120克，桑椹、龟板各180克，制首乌、山药各240克，菟丝子150克，砂仁60克，牛骨髓250克。共为细末，炼蜜为丸，丸重9克。每日3次，每次1丸。上方连服4剂，再加食疗方治疗后，症状消失。血象检查：血红蛋白 110g/L，红细胞 3.6×10^{12}/L，白细胞 4.8×10^9/L，血小板 110×10^9/L。停药 4 年后随访，体健如常人，并已结婚有子。

【按】本病的形成，虽原因多端，但细穷其要，一则为劳伤过度，外邪乘虚内陷，损伤脾、肺、肾而致；二则为惊恐内伤，损伤心肾（肝）而发为本病。临床上有部分病人系同房时突受惊吓而发病。因此，外邪和惊恐是诱发再障的外因，而精气内损则是致病的根本原因。本病的发生及转归同脾、肾二脏有着密切关系。肾精亏损，骨枯髓空，则其生血之力匮乏。脾为后天之本，气血生化之源，可化血养心润身。心主血脉，肺主一身之气，"气为血之帅"。若脾虚失运，生化乏源，久则气血枯竭。同时，脾、肾二脏关系密切，若肾阳不足，命火衰微，则脾不能化生精微；反之，脾衰化源枯竭，肾精亦枯，肾亏则成自然。如此相互影响，恶性循环，久损不复，"虚劳"成焉。

本着"急则治标，缓则治本"的原则，在治疗过程中如果出现高热、出血等情况，应先治其标，对高热、出血进行优先处理，然后再从本图治。对虚火上浮的患者，单纯滋补往往会使病情加重或导致出血，这时应本着"阴阳互根"的原理，先用轻清之剂平其虚火，然后稍加滋补，并逐渐转为温补，使清、滋、温、补有机地融为一体，加速疾病的痊愈。

本病急性期可配合西药控制感染，防止出血，恢复期可单独服用中药治疗，亦可配合丙酸睾丸素治疗。再生障碍性贫血罕有自愈者，一旦确诊，应积极治疗。

【调护和预防】

1. 注意调节情志，患病后患者心理也会发生一定变化，情绪易激动、烦躁不安、焦虑及猜疑心加重、恐惧感增加、沮丧、郁闷，这些负面情绪都不利于疾病的恢复。要保持良好的心理素质以及积极乐观的心态，坚持长期治疗的决心，以充分调动自身的抗病潜能，最终征服疾病，重获健康。

2. 在饮食方面需要供给营养价值高的动物性蛋白质，如含丰富蛋白质的瘦肉、蛋类、鱼类、乳类、鸡肉、豆制品及动物肾脏等。另外，可多吃鳖、龟及动物骨，用骨髓熬汤。应常补充含丰富铁质和维生素的食品，如枸杞、赤小豆、黑芝麻、猪肝、黄鳝等，以及新鲜蔬菜，如西红柿、芹菜、菠菜、莴苣等，不仅可以改善贫血，而且可以预防出血。出血患者宜吃清淡且易消化的食物，忌油腻、辛辣刺激性食物，多饮水，多吃莲藕、西瓜或用梨皮、鲜茅根、鲜芦根、荷叶等煎汤当茶饮。

3. 注意口腔清洁及肛门卫生。坚持饭后、睡前漱口，防止口咽部溃疡。

4. 日常起居要有规律，适当活动，勿劳累。因贫血病人体质差，要重视个人和环境的清洁卫生，少去公共场合、人群密集的地方，防止交叉感染。

5. 应节制性生活，以防伤精耗血加重病情。

6. 再生障碍性贫血可由化学、物理或生物因素对骨髓毒性作用所引起。因此，在有关的工农业生产中，要严格执行劳动防护措施，严格遵守操作规程，防止有害的化学和放射性物质污染周围环境。本病患者抵抗力较差，因此，一旦感染发生，应及早到医院诊治。

【歌诀】益精填髓疗再障，参芪归术二地桑，淮枸二胶鸡丹桂，炙草仙黄是奇方。

　　　　　低烧再加骨连藏，出血七牛莲鹤追，体倦肢冷便溏泻，姜附加入命可回。

四十五、益气固汗汤治疗自汗

出汗本身是一种调节体温、散热的方式，比如劳动、运动、情绪激动、紧张之后出汗都是很正常的。自汗，指不受任何环境、人为因素的影响，时时头面、颈胸甚或全身汗出较多，平素体虚易患感冒。现代医学称其为中枢神经功能失调的表现。

【病因病机】自汗之病多主虚，有气虚、阳虚之别，主要病机为阴阳失调，腠理不固，而致汗液外泄。如素体虚弱、久病体虚之人，正气不足，肌表疏松，卫表不固，腠理开泄，稍事劳累则大量汗出；或表虚之人，微受风邪，营卫不和，卫外失司，以致自汗。

【方药组成】黄芪30克，炒白术30克，防风15克，炒白芍30克，桂枝15克，五味子15克，山萸肉15克，麻黄根15克，浮小麦30克，炙甘草10克。

【服用方法】上药浸泡2小时，武火煮开，文火再煮25~30分钟，取汁；加水再煎20~30分钟，取二汁，混匀，分2次温服。

【功用】益气固表，和营敛汗。

【主治】出汗较常人更多，活动后尤为明显，可伴见体虚，遇风易感。

【组方依据】自汗指不因劳累活动，不因天气炎热或穿衣过多，不因服用发散类药物等而自然出汗的病症，主要病机为阴阳失调，腠理不固，汗液外泄。故治宜益气固表，和营敛汗。药用黄芪益气固表，炒白术健脾益气，防风走表而祛风邪，三药合用，补虚不留邪，祛邪不伤正，补中有疏，散中寓补，以补中益气、固表护卫为首任；炒白芍、桂枝一收一散，调和营卫、敛阴止汗；五味子、山萸肉、麻黄根、浮小麦补肾纳气、固涩敛汗；炙甘草益气和药。诸药合用，共奏固表益气、调和营卫、收纳肾气、止汗之功效。

【加减应用】虚寒、四肢不温者，加熟附子、人参以温阳散寒；汗出较多、疲乏无力者，加人参以补气固脱；身体虚胖、面赤汗出者，为血热熏蒸，以前方去炒白芍、桂枝，加知母、石膏以散热敛汗；伴见腹痛、大便溏者，加炮姜以温中散寒；大便干结者，加熟大黄引热下行。

【典型病例】

王某某，女，23岁，2013年12月27日初诊。

主诉：容易出汗，稍微活动或吃饭即出现头身蒸蒸汗出，遇风则感冒，感冒后经常服用康泰克、三九感冒灵、复方大青叶片，以致身体虚弱，不能参加集体活动，且自汗症状逐渐加重，伴见大便干结，月经周期正常，量偏少，经期前后腰腹冷痛，白带不多，舌质淡，苔薄白，脉沉缓。

依据舌脉诸证，辨证为气虚自汗。治宜益气固表，和营敛汗，通腑导热。方用益气固汗汤治疗。

处方：黄芪30克，炒白术30克，防风15克，炒白芍30克，桂枝15克，五味子15克，山萸肉15克，麻黄根15克，浮小麦30克，炙甘草10克，熟大黄5克。每日1剂，水煎2次，取汁混合，分2次温服。并嘱其多喝水，少吃辛辣、油腻之品，多吃粗杂粮、新鲜蔬菜和水果，保持大便通畅，注意汗后避风寒，适当运动以增强体质。如有轻微感冒，不要盲目乱服药，因为含有西药成分的感冒药，大都有发汗的作用，容易造成出汗多和反复感冒，用生姜、葱须煮水喝，即可缓解感冒症状。

2014年1月4日复诊，服药4剂，出汗症状明显减轻，元旦停药2天，又将后2剂服完，自觉畏风寒亦随之减轻，大便通畅，精神、体力、饮食改善，因体虚有反复感冒史，又予玉屏风散扶助正气，改善体质，增强免疫力。

【按】自汗除见于虚证外，尚可见于湿热内蒸、津液外泄者，并可伴见发热口渴、脘腹胀闷、纳谷不馨、大小便欠利、舌苔黄腻等。此时宜清热利湿为主，不可进补，以免闭门留寇。

【调护和预防】

1. 避免汗后受风，及时擦干汗液，更换汗衣，防止感受外邪，保证机体气血阴阳调和，腠理固密。

2. 保持心情舒畅，避免焦躁、紧张等不良情绪的影响。

3. 饮食宜清淡易消化，多食青菜和瓜果，多喝水以补充因出汗流失的体液，少吃辛辣、油腻、煎炸等助热生燥伤阴之品。

4. 注意锻炼身体，增强体质。

【歌诀】益气固汗疗自汗，芪术白芍与炙甘，桂枝五味山萸肉，麻根浮麦把汗还。

去掉桂芍加膏知，面赤汗多虚胖专，四肢不温加参附，汗多无力人参原。

腹痛便稀炮姜煎，大便秘结大黄涓，诸般自汗此方统，随症加减病可瘥。

四十六、滋阴敛汗汤治疗盗汗

盗汗又称"寝汗"，就是指一入睡即盗汗出，有的患者入睡至半夜后盗汗出，有的患者刚闭上眼睛一会儿即盗汗出。出汗量大，不受环境因素的影响。

【病因病机】中医认为盗汗多为阴虚所致，阴虚则阳盛，虚热内生，阴气空虚，而晚间属阴，入睡后卫气乘虚陷入阴中，表无护卫，肌表不密，荣中之火独旺于外，熏蒸迫液外泄则为汗；醒则气固于表，玄府密闭而汗止。本病多见于素体阴虚、久病伤阴或房事不节、房劳过度、亡血失精之人。

【方药组成】生地 30 克，熟地 30 克，当归 30 克，黄芪 30 克，黄连 10克，黄芩 10 克，黄柏 10 克，地骨皮 30 克，煅龙骨 30 克，煅牡蛎 30 克，炙甘草 10 克。

【服用方法】上药浸泡 2 小时，武火煮开，文火再煮 30 分钟左右，取汁；加水再煎 20~30 分钟，取二汁，混匀，分 2 次早晚温服。

【功用】滋阴降火，固涩敛汗。

【主治】入睡后头身出汗，醒来即止。

【组方依据】中医学认为，阴虚有火之人，火热之气扰动，逼迫阴液从毛孔外泄，就形成盗汗。故《黄帝内经》谓"阳加于阴为之汗"，总的病机为气血阴阳失调，腠理不固。治宜滋阴止汗，标本兼治。药用生地、熟地、当归养血增液、育阴清火；黄连清泄肝火，黄芩清肺中之热，黄柏坚肾清泻相火，三黄合用泻火除烦、育阴养血；黄芪益气固表、敛汗固脱，助当归、地黄益气养血，气血充则腠理密而汗不易泄，合三黄以扶正泻火，火不内扰，则阴液内守；地骨皮清热凉血、除蒸敛汗；煅龙骨、煅牡蛎固涩敛汗；炙甘草益气和药。诸药合用，共奏坚阴退热、固表敛汗之功效。

【加减应用】盗汗兼有自汗者，加麻黄根、浮小麦以固表敛汗，益气除热；伴有耳鸣者，加龟板、磁石以镇肝熄风、潜阳聪耳；虚烦不眠者，加酸枣仁、莲子心以清心安神、补虚除烦。

【典型病例】

王某某，男，47 岁，2013 年 12 月 17 日初诊。

主诉：夜间出汗较多，睡眠不宁，有时烘热而醒，枕巾、被罩被汗浸湿。患者自诉从事销售工作，平时应酬较多，经常聚餐饮酒，自觉体力逐渐下降，伴见心烦易怒，无发热恶寒，无咳喘，查血细胞分析、红细胞沉降率、尿常规及胸部 X 片均无异常改变。患者形体消瘦，面色潮红，口唇暗红，舌质红，苔白，脉细滑稍数。

依据舌脉诸症，中医诊断为盗汗，辨证为酒食不节，劳倦伤脾，蕴热熏蒸，迫液外出，乃至气阴两亏，卫表不固。治宜滋阴降火，固涩敛汗。方用滋阴敛汗汤化裁。

处方：生地 30 克，熟地 30 克，当归 30 克，黄芪 30 克，黄连 10 克，黄芩 10 克，黄柏 10 克，地骨皮 30 克，煅龙骨 30 克，煅牡蛎 30 克，莲子心 10 克，炙甘草 10 克。每日 1 剂，水煎 2 次，取汁混合，分 2 次温服。嘱其少吃辛辣、油腻食物，避免饮酒吸烟，合理安排作息时间，多喝温水，多吃新鲜蔬菜和水果，保持大便通畅。

2013 年 12 月 23 日复诊，自述出汗明显减少，心烦易怒消失，面唇正常，舌质红，苔薄白，脉细稍数。予上方去莲子心，又服 6 剂，正值新年而停药。

【按】盗汗作为一种症状，可由多种疾病引起，如甲状腺功能亢进、植物神经功能紊乱、结核病、风湿病以及多种慢性消耗性疾病等，所以，在治疗盗汗的同时，更要注意治疗原发病灶。

【调护和预防】

1. 盗汗多为阴虚火旺所致，在饮食方面尤须禁食辛辣动火食物，切勿饮酒吸烟，要多食育阴清热的新鲜蔬菜和水果，因出汗丢失体液，要学会主动喝水，不要等感觉口干再喝水。

2. 居室保持通风，温度适宜，随季节变化增减衣被，应经常拆洗或晾晒被褥、枕头、枕巾及睡衣，以保持干燥，并应经常洗澡，以减少汗液对皮肤的刺激。

3. 加强必要的体育锻炼，养成有规律的生活习惯，注意劳逸结合，避免熬夜。

4. 调节情志，释放压力，避免精神紧张。

【歌诀】滋阴敛汗治盗汗，归柏芩连与炙甘，重用黄芪为固表，地皮龙牡二地痊。
麻根浮麦兼自汗，耳鸣龟板磁石连，方中加入莲心枣，除去心烦和不眠。

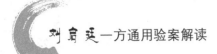

四十七、平肝潜阳汤治疗高血压

高血压病又称原发性高血压，是以动脉血压升高，尤其是舒张压持续升高为特点的一种全身性、慢性血管疾病，晚期因心、脑、肾等脏器出现不同程度的器质性损害而引起动脉粥样硬化、脑卒中、肾功能损害等疾病，严重威胁着人类的健康和生命。

【病因病机】高血压病属中医"眩晕""头痛""耳鸣"等范畴，主要病因系情志失调、饮食不节、久病劳伤、先天禀赋不足等，导致脏腑功能失调，肝肾阴亏，阴不制阳，肝阳上亢，风动扰神。病理性质为本虚标实，肝肾阴虚为本，肝阳上亢、痰浊内蕴为标。

【方药组成】夏枯草15克，天麻15克，钩藤30克，冬桑叶30克，石决明30克，杜仲15克，桑寄生30克，制何首乌30克，枸杞子30克，牡丹皮15克，炒栀子12克，莲子心10克。

【服用方法】上药浸泡2小时，武火煮开，文火再煮25~30分钟，取汁；加水再煎25~30分钟，取二汁，混匀，分2次温服。

【功用】平肝潜阳，养阴熄风，凉血安神。

【主治】高血压病，头晕脑胀，头痛目眩，情绪易激动，心烦意乱，失眠心悸，面色红润，舌质红，脉弦。

【组方依据】引起高血压病的原因很多，主要原因是情志失调，如心情不畅、恼怒与精神紧张等；此外，嗜食烟酒、辛辣、肥甘厚味、房劳及先天不足等，都可引起肝失疏泄、肝胆过亢、痰浊上扰和肝肾阴虚等病理变化，导致高血压病的发生。若肝阳过亢，持久不愈，继续发展，便可进一步化风、化火、生痰而出现中风症状。故治疗宜平肝潜阳，养阴熄风，凉血安神，以期纠正脏腑之偏，控制病情的发展。药用夏枯草、天麻、钩藤、冬桑叶平肝阳、清肝热，其中，夏枯草味苦性寒，清香散泄，可升可降，具有清肝泻火、消肿解毒的功效，主治头痛眩晕、烦热耳鸣、目珠疼痛，药理实验研究表明，夏枯草具有降压、降脂的作用，可以增强毛细血管的通透性，并能改善高血压所引起的头晕等症状，故作为治疗的首选药物；石决明平肝潜阳、清肝止痛；杜仲、桑寄生、制何首乌、枸杞滋补肝肾、益精生血；牡丹皮、炒栀子、莲子心清热凉血、清心除烦。诸药合用，共奏平肝潜阳、熄风凉血、养阴安神之功。

【加减应用】头面烘热、潮红者，加龟板、磁石以滋阴潜阳、清热安神；

大便干结者，加大黄以通腑泻热；口苦、舌苔黄腻者，加茯苓、半夏、黄芩以燥湿化痰、清热解毒；心烦失眠较甚者，加合欢皮、酸枣仁、珍珠母以疏肝解郁、宁心安神。

【典型病例】

尤某某，男，40岁，2013年8月5日初诊。

主诉：头痛头晕，劳累、紧张或睡眠不足则加重，伴见头脑昏沉、心烦易怒、口苦口干、小便黄，大便干，有高血压病史3年，一直服用西药降压药，血压能够维持在正常水平，近半年出现头痛头晕后，调整降压药的剂量，血压忽高忽低，症状不见缓解，求助中医。刻诊见患者形体虚胖，行动迟缓，时测血压140/94mmHg，近期血生化检验报告显示，总胆固醇5.6mmol/L，甘油三酯2.1mmol/L，低密度脂蛋白4.12mmol/L，高密度脂蛋白0.91mmol/L，血尿酸450umol/L。舌质红，苔白，脉弦滑。

依据舌脉诸症，辨证为肝郁脾虚，浮阳上犯清窍。治宜平肝潜阳，熄风定眩。方以平肝潜阳汤为基础，加土茯苓、甘草清热利湿、解毒化浊以降血尿酸。

处方：夏枯草15克，天麻15克，钩藤30克，冬桑叶30克，石决明30克，杜仲15克，桑寄生30克，制何首乌30克，枸杞30克，牡丹皮15克，炒栀子12克，莲子心10克，土茯苓30克，甘草10克。每日1剂，水煎服。嘱其低脂、低盐、低糖饮食，多吃新鲜蔬菜和水果，多喝水，保持大便通畅，少吃海鲜、肉汤等含嘌呤高的食物，避免过度劳累和精神紧张。

2013年8月14日二诊，头晕、头痛明显减轻，熬夜后次晨仍头脑昏沉，自测血压较前稳定，睡眠、心烦改善，食欲强，二便调。时测血压140/90mmHg，舌质红，苔薄白，脉稍弦滑。予上方继续服用，个人生活调理同前，并嘱每晚用药渣再煎泡脚用。

2013年8月23日复诊，头晕、头痛基本消失，唯工作加班经常熬夜，劳累后血压升高，伴颈部不舒，余症已消失，舌质红，苔薄白，脉弦细。予上方加葛根30克，隔日1剂煎服，用药渣再前泡脚。维持西药治疗。又间断服药1个多月，自觉症状甚微，特来院复查，时测血压132/82mmHg，血生化检查：总胆固醇4.6mmol/L，甘油三酯1.5mmol/L，低密度脂蛋白3.02mmol/L，高密度脂蛋白1.21mmol/L，血尿酸320umol/L。嘱其做好个人生活起居、饮食、精神等方面的调理，不要熬夜，睡前泡脚，加强锻炼，降压药物按时服用，定期检测血压、血脂、血尿酸。

【按】高血压是临床常见病、多发病，是被世界卫生组织宣布为居于死亡率首位的心血管疾病。发病率有随年龄增长而增高的趋势，40岁以上发病率高，发病原因与食盐摄入过多、体重超标、运动过少、遗传家族史、过度紧张以及长期处于噪音或污染环境等因素有关。故在用药物治疗本病时，要注意调节情绪，合理安排饮食，早期通过配合饮食、心理、运动等综合治疗，防止病情进一步发展。

中西医治疗高血压病各有一定的优势，中药的优势在于缓解症状快、可以有效预防并发症的发生，因为本病为终身性疾病，西药降压药需要维持服用。

【调护和预防】

1. 按时服用，定期检测血压变化。

2. 高血压者多肝阳上亢，性情易于冲动，急躁多怒，稍不顺心则情绪激动，愤懑恼怒，最易诱发中风。因此，要注意调节情绪，遇事要冷静，不紧张，不急躁，不忧愁，不疑虑，保持心情舒畅，情绪稳定，达到"情畅神怡"，方保平安。

3. 饮食宜低脂、低盐、低糖，禁食肥甘厚味、煎炸炙煿，防止酿痰蕴湿，积热生风，伤阴动血，尤其忌食高脂肪饮食，如动物内脏、鱿鱼、肥肉，应多吃新鲜蔬菜和水果，多吃粗杂粮，多喝水。戒除吸烟、嗜酒等不良嗜好。

4. 要劳逸结合，生活起居有规律，不要久坐，不要熬夜，加强体育锻炼，多做有氧运动，可选择散步、慢舞、打太极拳、健身球、骑车、棋类等活动，适当劳作可促进血液循环，并能增强体质，减轻体重，降低血脂，减少心脑血管并发症的发生。

【歌诀】平肝潜阳高血压，枯草钩藤寄天麻，首乌石决枸杞子，丹栀莲心杜仲佳。
头晕烘热磁龟板，口苦苔腻苓苓夏，加入大黄治便秘，病人服后把我夸。

四十八、活血解郁汤治疗单纯性头痛

单纯性头痛，指与其他疾病无关的头痛，现代医学称之为神经血管性头痛，是临床常见病，且患病率有逐年增加的趋势，女性较男性发病率高，60%的头痛患者有家族遗传病史。由于引起头痛的原因比较复杂，凡是一切非因外伤、肿瘤、中毒、药物性、急性炎症、五官科等相关问题引起的头痛，都称作"单纯性头痛"。

【病因病机】头痛是一种临床常见症状，属中医学"头痛""脑风""偏头痛"范畴。早在《黄帝内经》中就对头痛有明确记载，如《素问·风论》

中称之为"首风""脑风"，描述了其临床特点，并指出导致头痛发生的主要病因是外感和内伤。如《素问·风论》中记载："新沐中风，则为首风""风气循风府而上，则为脑风"。《黄帝内经》认为六经病变皆能导致头痛。汉代张仲景在《伤寒论》中论述了太阳、阳明、少阳和厥阴病头痛的见症，并给出相应的治法方药。李东垣在《东垣十书》中将头痛分为外感头痛和内伤头痛，补充了太阴头痛和少阴头痛，为头痛的分经用药治疗创造了条件。《丹溪心法·头痛》中还有痰厥头痛和气滞头痛的记载，并提出头痛引经药这一重要论述。《济生方·头痛论治》曰："凡头痛者，气血俱虚。"明代徐春甫在《古今医统大全·头痛大法分内外之因》中记载："头痛自内而致者，气血痰饮，五脏气郁之病，东垣论气虚、血虚、痰厥头痛之类是也；自外而致者，风寒暑湿之病，仲景伤寒东垣六经之类是也。"清代王清任大倡瘀血之说，《医林改错·头痛》论述血府逐瘀汤证时说："查患头痛者无表证，无里证，无气虚、痰饮等证，忽犯忽好，百方不效，用此方一剂而愈。"至此，中医对头痛的认识日趋丰富。凡外感六淫、内伤七情引起的以头痛为主要症状的病症，均可称为头痛。综合分析其病因，不外乎外感头痛、内伤头痛、虚实夹杂、瘀血内阻及痰饮蒙闭等证型。风、火、痰、瘀、虚诸端并存，病机有虚有实，错综复杂。风、火、痰扰、肝失疏泄是发病基础，气机失常、气血逆乱、痰瘀互结是发病的关键。

【方药组成】当归 30 克，川芎 15 克，菖蒲 30 克，郁金 15 克，全蝎 10 克，细辛 6 克，蔓荆子 15 克，白芷 15 克，甘草 10 克。

【服用方法】上药浸泡 2 小时，武火煮开，文火再煮 30 分钟，取汁；加水再煎 25~30 分钟，取二汁，混匀，分 2 次早晚温服。

【功用】活血化瘀，开郁通络，解痉止痛。

【主治】单纯性头痛。表现为阵发性发作，以偏头部疼痛为主，痛如针刺或灼痛，不痛时一切如常，可反复发作，每因情绪改变或受寒冷刺激而发病。

【组方依据】单纯性头痛，又称为功能性头痛，从中医角度来讲，发病的主要原因为瘀血阻滞脑络，情志不遂，肝郁化火，上扰清窍；或肝肾阴血不足，肝阳上亢，清窍被扰。治疗的关键在于活血化瘀、开郁通络、解痉止痛，可依据疼痛的性质特点，随症加减。药用当归、川芎补血养血、活血行气；菖蒲、郁金开窍通郁、祛瘀止痛；全蝎、细辛、蔓荆子、白芷祛风通窍、散寒止痛，其中，全蝎为血肉有情之品，性善走窜，有通经络、行气血而止痛之效，对于风、寒、湿邪客经络，经络受阻、脉道不通所致顽固性偏正头痛、风湿痹痛，具有良好的通络止痛作用；甘草缓急止痛、调和药性。诸药合用，共奏养血活血、化瘀通络、散寒解痉、开郁止痛之功效。

【加减应用】 根据疼痛发生部位的不同，加引经药以增强止痛的效果，如两侧太阳穴痛甚者，加柴胡、黄芩以引药入少阳经；前额及眉棱骨痛甚者，加羌活以引药入太阳经；头项痛甚者，加藁本以引药入厥阴经；后头连颈而痛者，加葛根以引药入阳明经；若伴有大便干结者，加大黄以通腑泻热。

【典型病例】

程某，男，56岁。2013年8月5日初诊。

主诉：头胀痛7天。患者平素性情急躁，否认高血压病史。7天前因家庭琐事与爱人争吵后出现头部颞侧太阳穴周围及眼部胀痛，伴有跳动感，同时伴有轻微的头晕、耳鸣等症状。在社区医院就诊，检查发现血压146/98mmHg，服用氟桂利嗪胶囊、正天丸等中西药物治疗6天，头痛缓解不明显，故来我院就诊。体格检查：体温正常，BP136/88mmHg，神志清，语言流利，口眼无歪斜，双侧瞳孔等大等圆，对光反应灵敏，心肺听诊无异常，腹软肝脾未触及，无压痛及反跳痛，双肾区无叩击痛，神经系统检查肌力、肌张力均正常，病理征未引出。血常规、血糖、血脂、肝肾功能、颅脑CT、颅脑彩色多普勒检查未见明显异常。西医初步诊断：神经血管性头痛，予以对症治疗。患者为尽快摆脱痛苦，寻求中医诊治。刻诊患者述除头部颞侧太阳穴周围及眼部胀刺痛外，还伴有轻微的头晕、耳鸣，无发热恶寒，饮食及二便无明显异常。舌质暗红，苔薄白，脉弦涩。

依据舌脉诸症，中医辨病为头痛，证属气滞血瘀，病因病机为情志刺激，气血失调，气滞血瘀，瘀阻于脑，脑络挛急所致。治宜活血化瘀，开郁通络，解痉止痛。方用活血解郁汤加味。

处方：当归30克，川芎15克，菖蒲30克，郁金15克，全蝎10克，细辛6克，蔓荆子15克，白芷15克，柴胡15克，黄芩10克，甘草10克。取药3剂，每日1剂，水煎2次，混合取汁400毫升，分2次早晚温服。忌生冷、辛辣、油腻之物，避免情志刺激，保持心情舒畅，按时作息。

2013年8月8日二诊，服药3剂，后头部颞侧太阳穴周围及眼部胀刺痛明显减轻，跳动感、头晕、耳鸣消失，无发热恶寒，饮食、二便无异常。舌质暗红，苔薄白，脉弦涩。辨证准确，治疗有效，药已对症，原方继服3剂，余邪可除。

2013年8月12日患者电话告知头痛等症均已消失，病已治愈。

【按】当前，随着人们工作、生活节奏的加快，现代人精神压力不断增加，由此带来的各方面社会问题也日渐突出，在健康方面，头痛已成为现代神经内科门诊的常见病，且患病率有逐年增加的趋势。流行病学调查发现，我国单纯性头痛患病率约为 9.85‰，年发病率为 0.797‰，其中 60% 的头痛患者有家族遗传病史，女性较男性发病率高。临床上头痛主要表现为一侧头部搏动性疼痛，多伴有恶心呕吐，往往反复发作，或两侧交替发作，呈周期性、发作性、剧烈性、搏动性疼痛。此病病程缠绵，治疗困难，经久难愈，严重影响人们的生活和工作。目前，西医对此病主要采取对症治疗，中医药在治疗头痛方面独具特色，积累了丰富的经验。

单纯性头痛，在西医方面多无任何阳性检查，然而在使用改善脑血流量的药物后，多数病人有暂时缓解的现象，估计头痛是脑血管痉挛所致，结合中医理论，这符合"瘀血阻滞，风邪上犯"机理，以活血解郁汤治疗本病，可在短时间内使患者的症状得到缓解。顽固性、单纯性头痛的发病往往与疲劳、紧张、焦虑有关，故在治疗时要注意调节情绪，保证充足的睡眠。

【调护和预防】

1. 因为本病的发生与长期焦虑、精神紧张、过度疲劳有关，故首先要避免精神上受到刺激，调节情绪，不要给自己过多的压力。如果长期处于不良工作姿势，使头、颈肩部肌肉持续疲劳，亦可出现头痛。因而养成良好的生活和工作习惯，适当进行体育锻炼是非常有必要的，要到户外进行运动，尽量缓解情绪。

2. 生活有规律，保证充足的睡眠时间，不要熬夜，晚上 11 点前睡觉，早晨 6 点前起床。因为充足的休息可以缓解精神上的紧张和抑郁情绪。睡午觉是一个不错的选择，以 30 分钟左右为宜。

3. 饮食宜清淡，少吃生冷、辛辣等刺激性食物，少吃油腻、炙煿食物以免助湿生痰、伤阴动风，禁烟限酒。多食用酸甘养阴之物，如西红柿、百合、青菜、草莓、橘子等，以及具有宁心安神作用的莲子、百合、小麦等食品。

4. 少吹冷风，遇寒头痛加重是本病的特点，故夏季避免空调、风扇冷风直吹，冬季可佩带围巾、帽子避风御寒。

5. 头保健操，将双手手指稍弯曲，大拇指分别放在两侧的太阳穴部位，双小指在神庭穴附近，按揉片刻，再反复用力向后梳理，由轻到重 10～20 次，每日进行多次，可调整头部气血运行状况，防止头痛发作。

【歌诀】*活血解郁治头痛，蔓荆细辛与归芎，全蝎白芷与甘草，菖蒲郁金共建功。*

侧加柴芩前羌活，顶藁后葛各不同，大便秘结要重视，加入大黄效力宏。

四十九、补肾益髓汤治疗健忘症

健忘，又称"善忘"或"忘事"，是指记忆力减退，有"近忘"和"远忘"之分，中老年人多表现为近忘，若频繁发生往往是老年痴呆症的先兆，多见于现代医学的脑萎缩病人。

【病因病机】中医认为，本病的发生与心、脾、肾亏虚有关，因为心主血脉，又主神明；肾藏精，精髓聚而为脑；脾主意，又为气血生化之源。《圣济总录》曰："健忘之病本于心虚"。《丹溪心法》谓："神合不清，遇事多忘，乃思虑过度，病在心脾"。《类证治裁》亦云："健忘者，陡然忘之，尽力思索不来也。夫人之神宅于心，心之精依于肾，而脑为元神之府，精髓之海，实记忆所凭也"。《医宗必读》云："心不下交于肾，则火乱其神明；肾不上交于心，精气伏而不用"。由此可见，心脾不足、心肾不交、肾精虚衰、髓窍空虚、脑失所养是引起健忘症的主要原因。

【方药组成】当归 15 克，黄芪 30 克，熟地 30 克，制首乌 30 克，沙苑子 30 克，枸杞 30 克，山萸肉 30 克，鹿角胶 15 克（烊化），核桃仁 20 克，炙甘草 10 克。

【服用方法】上药浸泡 2 小时，武火煮开，文火再煮 25~30 分钟，取汁；加水再煎 20~30 分钟，取二汁，加水再煎第三次，取汁混合，烊化鹿角胶，分 4 次温服。

【功用】益气养血，补肾益精。

【主治】脑力衰弱，记忆力减退，遇事善忘，或记远不记近，或伴见性格改变。

【组方依据】中医学认为，气血是滋生五脏精气的动态物质基础，也就是说，五脏之盛衰受气血的影响，即《素问·八正神明论》所言："血气者，人之神"。故气血虚，则神不振，而致健忘。治宜益气养血，调补肝肾，益精健脑。药用当归、黄芪、熟地、制首乌健脾益气、补血养血；辅以沙苑子、枸杞、山萸肉滋补肝肾、生精充髓；再加鹿角胶、核桃仁补肾益精、健脑益智，《本草汇言》谓："鹿角胶，壮元阳，补气血，生精髓，暖筋骨之药也，前古主伤中劳绝，腰痛羸瘦，补血气精髓筋骨肠胃，虚者补之，损者培之，绝者续之，怯者强之，寒者暖之，此系血属之精，更增一等之力矣"；炙甘草益气和药。诸药合用，共奏血盛精足、髓海得养之功效。

【加减应用】 伴见失眠者，加酸枣仁、珍珠母以养心安神、镇静助眠；耳鸣者，加醋龟甲滋阴益肾、潜阳熄风；气虚心悸者，加人参、茯苓、五味子以益气健脾、补肾宁心；大便干结者，加肉苁蓉、大黄以补肾益精、润肠通便；大便稀溏者，加炮姜、炒白术以温中健脾、燥湿止泻。

【典型病例】

胡某某，女，46岁，2013年10月7日初诊。

主诉：健忘1个月，记忆力明显减退，搁物即忘，伴头脑昏沉不清醒、耳鸣，倦怠乏力，精神不振，失眠多梦，夜尿频繁，大便干结，3日一行。颅脑CT未见异常改变，月经周期正常，量多，经期长，末次月经9月29日，白带不多。舌质淡，苔薄白，脉沉缓。

依据舌脉诸症，辨证为心脾两虚，肝肾亏虚，髓海失养。治宜益气养血，调补肝肾，生精填髓。方用补肾益髓汤化裁。

处方：当归30克，黄芪30克，熟地30克，制首乌30克，沙苑子30克，枸杞30克，山萸肉30克，鹿角胶15克（烊化），酸枣仁30克，肉苁蓉30克，炙甘草10克。每日1剂，水煎服。嘱其低脂、低盐、低糖饮食，常以黑豆、黑芝麻、核桃仁、燕麦、山药、百合等煮粥辅食，避免精神紧张，适当运动，并坚持做健脑操，每日1次。健脑操的功效：补肾健脑，延缓衰老，预防耳鸣、耳聋。

附：健脑操

扒耳：取坐姿或站姿均可。先将右手上举，绕过头顶，手指按着左耳，用手指向上扒耳，反复50~100次，复原右手；再将左手上举，绕过头顶，手指按着右耳，用手指向上扒耳，反复50~100次，复原左手。通过扒耳，能够刺激全身穴位，使头脑清醒，心胸舒畅，有祛病强身之功效。

揉迎香：即双手揉面按摩迎香穴。先用双手对擦，待手心发热，再用手掌抚面，两手小指放在鼻子两边迎香穴，上下揉摩50~100次。此法可促进面部血液运行，提高抗寒防病能力，按摩迎香穴还可预防感冒。

干梳头：两手十指分开，从前发际向后梳理50~100次。此法可起到健脑补肾、疏肝活血、促进头部血液循环的作用。

擦头扫耳：双手从前发际向后擦，绕过头顶向后，听到"嚓、嚓"的声音。此法能起到强肾健身、醒脑提神的作用。

摩耳廓：双手分别按着两耳廓，先沿着顺时针方向、后沿着逆时针方向转动，揉搓50~100次，以耳内有充血发热感为好。此法有健脑强肾、聪耳明目的作用。

鸣天鼓：在摩耳廓的基础上，双手按耳不动，两手手指贴在后脑枕下窝上方，以食指压在中指上，并向下滑动，正好打在两侧风池穴上缘，耳中有"咚、咚"的响声，如击鼓声，反复滑动 30~50 次。有提神醒脑、定眩聪耳之功。

按风池：双手食指、中指并拢，分别按在颈后两凹窝处，用力向下按揉 50~100 次。有提神醒脑之功。

鼓耳膜：双手心对准双耳孔，捂着耳朵，稍微用力一按一起，双耳膜有种鼓动的感觉，反复做 50~100 次。可起到刺激鼓膜、加速血液循环、清脑聪耳、明目的作用，防止耳鸣、耳聋。

拉耳轮：双手半握空拳，拇指和食指捏着耳轮，从上向下拉，力量由轻到重，拉的力量以不感觉到痛为佳，反复拉 50~100 次。此法有健脑、强肾之功，能够治疗头痛、眩晕、耳鸣。

揉太阳穴：两手食指、中指并拢，压在两耳上方太阳穴处，做旋转式揉动 50~100 次。能起到醒脑提神的作用。

梳头：用木梳或牛角梳梳头 100~200 次。能醒脑提神。

2013 年 10 月 14 日二诊，经过以上综合治疗，患者感觉记忆力明显改善，头爽神清，体力增，睡眠宁，大便通，舌质红，苔薄白，脉和缓。停用中药，以食疗配合健脑操来达到防病治病的效果。

【按】健忘症的治疗，没有灵丹妙药，而勤于用脑是治疗健忘症最有效的方法。"用进废退"是生物界发展的一条普遍规律，大脑亦是如此。勤奋的工作和学习往往可以使人保持良好的记忆力。对患有健忘症的病人，刘老常告诫他们，要经常看书、读报、看电视、听音乐、下棋、玩牌，多与人交流，使大脑注意力集中，脑细胞会处于活跃状态，对恢复记忆力很有帮助。健忘症并不是可怕的疾病，但因为健忘而造成的忧郁、不安或自信心降低却可能带来更大的危害。因此要正确对待，积极治疗。

【调护和预防】

1. 坚持做健脑操，每日 1~2 次。

2. 要勤于用脑，因为勤奋的工作和学习可以让人保持良好的记忆力。对新事物要保持浓厚的兴趣，敢于挑战自我。中老年人经常看新闻、看电视、听音乐，多与人交流，可以使大脑注意力集中，脑细胞会处于活跃状态，从而延缓衰老，缓解健忘。

3. 持续的压力和紧张会使脑细胞疲劳，造成健忘症恶化，良好的情绪有利于保持神经系统与各器官、系统的协调统一，使机体的生理代谢处于最佳状态，从而增强脑细胞的活力，对提高记忆力颇有裨益。因此，要调节情绪，解除忧愁，避免焦虑、紧张、惊恐等精神刺激。

4. 过度吸烟、饮酒、缺乏维生素等可以引起记忆力暂时减退，甜食和咸食是造成记忆力低下的元凶，因此，要戒烟酒，低盐、低脂、低糖饮食，多吃新鲜蔬菜和水果，多吃粗杂粮，多喝水，保持大便通畅。

5. 养成良好的生活习惯，工作、学习、活动、娱乐以及饮食要有一定的规律，以免造成生物钟紊乱。尤其要保证睡眠的质量和时间，睡眠使脑细胞处于抑制状态，可使消耗的能量得到补充。

6. 经常锻炼，运动能调节和改善大脑的兴奋与抑制过程，促进脑细胞代谢，使大脑功能得以充分发挥，延缓大脑衰老。

【歌诀】益精补脑治健忘，当归黄芪熟地黄，核桃沙苑首枸杞，鹿胶山萸甘草尝。
　　　　珍珠酸枣治失眠，炮姜焦术便稀黏，苁蓉大黄治便秘，参苓五味心悸瘥。

五十、解郁定志汤治疗抑郁症

抑郁症是一种常见的情绪障碍性疾病，以显著而持久的心境低落、躯体不适和睡眠障碍等为主要特征。随着现代生活节奏的加快，工作压力的增加，抑郁症已成为危害人类身心健康的常见疾病。

【病因病机】抑郁症属中医"郁证"范畴，临床多见脏躁、百合病、失眠、焦躁、梅核气等。中医学认为，五志过极、七情内伤是郁证的主要病因，如忧思郁怒、精神紧张、过度思虑、悲哀愁忧等情志刺激；素体虚弱或性格内向的人容易肝气郁结，这是郁证发生的体质因素；情志所伤，肝气郁结、脾失健运、心神受损，渐至脏腑气血阴阳失调，而五脏气血不和又可导致情志不遂，这是郁证的发病机理。正如《素问·天元纪大论》所言："人有五脏化五气，以生喜、怒、悲、忧、恐。"《素问·口问》载："悲哀愁忧则心动，心动则五脏六腑皆摇。"因肝主疏泄，调畅情志，喜条达而恶抑郁，故情志活动与肝最为密切，而情志异常又可伤及五脏，五脏功能的发挥依赖气血的濡养，当情志不遂、气血亏虚或气血运行不畅时，则会出现气滞、血瘀、痰饮等病理变化，相应脏腑出现功能障碍，病初因气滞而挟湿、挟痰、食积、郁热，多属实证，病久则由气伤血，由实转虚，多见虚象。

刘启廷教授认为，肝气郁结是抑郁症的主要病机，当人受到刺激，肝失条达，气郁不疏，郁而化火，火性上炎，扰动心神，造成心神不得安宁；又肝郁不疏，忧思伤脾，脾失健运，心失所养而心神不宁，从而引发抑郁、悲伤等情绪。《丹溪心法·六郁》曾提到："气血冲和，万病不生，一有佛郁，诸病生焉，故人身诸病，多生于郁"。在证候特点上虽然有气郁、湿郁、痰郁、食郁之不同，总的病机为情志不遂，气机郁滞。主要表现为心情抑郁，神志恍惚，思虑不清，惊恐失眠，易怒善哭，坐立不宁。

【方药组成】茯苓30克，九节菖蒲30克，郁金15克，柴胡15克，牡丹皮15克，炒栀子15克，莲子心10克，陈皮15克，甘草10克。

【服用方法】上药浸泡2小时，武火煮开，文火再煮30分钟，取汁；加水再煎25~30分钟，取二汁，混匀，分2次早晚温服。

【功用】疏通气机，解郁定志。

【主治】抑郁症，症见心情抑郁，神志恍惚，思虑不清，惊恐失眠，易怒善哭，走坐不宁。

【组方依据】抑郁症的病因主要为肝气郁结、脾失健运、心失所养及五脏虚弱，病始在肝，伤及心脾，七情的太过和不及是导致抑郁症发生的主要原因。病机总属情志所伤，气分郁结。治宜理气开窍，解郁定志。药用茯苓健脾化痰、宁心安神；九节菖蒲化痰开窍、安神醒脾；郁金行气化瘀、清心解郁；柴胡疏肝解郁；牡丹皮、炒栀子清心除烦、泻火解郁；陈皮燥湿健脾、理气化痰；莲子心清心除热；甘草调和药性。诸药合用，以达安神宁志、清热散郁之功。

【加减应用】舌苔厚腻者，加半夏、生姜以燥湿化痰；睡眠不宁、多梦者，加合欢皮、酸枣仁、珍珠母以养心安神；腹胀者，加砂仁、神曲、山楂以消食化滞除胀；大便干结不爽者，加大黄、槟榔以行气通便。

【典型病例】

荣某某，女，24岁。2012年3月16日初诊。

主诉：心情抑郁、闷闷不乐、疑虑重重逐渐加重1个月。家人代述，患者平素文静，不愿多言，1个月前因考研压力大，加之寝室杂乱，入睡困难，睡中易惊醒，烦恼忧思，郁闷难解，无处诉说，逐渐出现精神恍惚，思虑不清，有时喃喃自语，有时烦躁不安，有时彻夜不眠，反应迟钝，食欲不振，自诉头脑昏沉，倦怠乏力，目涩口干，胸闷腹胀，嗳气不畅，喉中痰阻，时时泛恶，食欲不振，食后脘痞，神倦欲睡但难以入眠，记忆力减退，大便干结，数日一行，月经量少、色暗。西医诊断为"抑郁"，患者否认患病而拒绝服药，慕名求助于刘启廷教授。舌质红，苔白厚，脉细滑稍数。

依据舌脉诸症辨证，患者因情志不遂，忧郁不解，肝失条达，脾失健运，心失所养，气机逆乱。方用解郁定志汤疏肝理气、解郁开窍、安神定志，加半夏、生姜以和胃降逆、燥湿化痰，加百合、合欢皮、酸枣仁以清心宁神、镇静助眠，加砂仁以醒脾开胃，加大黄以通腑泄热。

处方：茯苓 30 克，九节菖蒲 30 克，郁金 15 克，柴胡 15 克，牡丹皮 15 克，炒栀子 15 克，莲子心 10 克，陈皮 15 克，半夏 15 克，百合 30 克，合欢皮 15 克，酸枣仁 30 克，砂仁 6 克，大黄 10 克，甘草 10 克，生姜 3 片为引。取药 4 剂，每日 1 剂，水煎 2 次，取汁混合，分 2 次早晚温服。同时叮嘱患者要心胸开阔，遇事想得开、绕着走，避免过度忧虑，正确对待人和事，提高心理承受能力，有利于疾病的恢复。告知家长，回家休养，避免精神刺激。

2012 年 3 月 20 日二诊，自述服药后心烦、失眠、胸闷腹胀略有减轻，喉中发咸、咳吐黏涎较多，食量增加，大便初干后稀，但仍喜静嗜卧、不愿与人交流。舌质红，苔白稍厚，脉弦细而滑。效不更方，原方继服 6 剂。

2012 年 3 月 27 日三诊，自觉心情较前舒畅，遇事能够正确对待，食欲增加，体力恢复，家人述，其与人交流思维改善，睡眠时好时差，多梦，月经如期而至，经色、经量基本正常，大便稀，舌质红，苔薄白，脉细。

疏经上述治疗，肝郁渐疏，脾运渐复，痰湿得化，胃纳转常，腑气已通，故予上方去半夏、生姜、砂仁、大黄，维持治疗。患者连续服药 40 余剂，身体基本恢复正常，3 个月后随访，已返校学习。

【按】抑郁症是一种常见的疾病，可由多种原因引起，以显著而持久的心境低落为主要临床特征，严重者可出现自杀念头和行为。多数病例有反复发作的倾向，每次发作大多可以缓解，部分可有残留症状或转为慢性。因此，一旦出现轻微的抑郁症状，就应引起重视，及时就诊，防止病情迁延甚至加重。疏通气机是治疗抑郁症的关键，如清代费伯雄《医方论·越鞠丸》所云："凡郁病必先气病，气得流通，郁于何有？"故治宜疏肝解郁，理气开窍，宁神定志。刘老以解郁定志汤为基础方，依其病情补虚泻实，随症加减，配合心理疏导，治疗抑郁症百余例，效果显著。

抑郁症除用药物治疗外，情志调节极为重要。正如《临证指南医案·郁证》所载："郁症全在病者能够移情易性。"在就诊过程中，要重视心理疏导，帮助病人排忧解难，鼓励病人积极上进，正确对待客观事物，指导病人树立积极向上的人生观，树立战胜疾病的信心，多与人交流，适当运动，均有益于身心康复。如再配合食疗，可收到事半功倍的效果。

【调护和预防】

1. 抑郁症的发生与情志异常有关，故精神治疗尤为重要。要正确对待人和事，遇到不顺心的事不要斤斤计较，要学会释放压力，消除紧张、焦急、愤怒、恐惧等不良情绪，树立正确的人生观，这是预防抑郁症发生的关键。要正确认识和对待疾病，增强治愈疾病的信心，保持情绪稳定，使肝气条达，以促进病愈。

2. 合理安排生活、工作和学习，劳逸结合，避免过度劳累。

3. 生活起居有规律，不要熬夜，不要赖床，由于本病多伴随失眠，生物钟紊乱，容易形成恶性循环，晚上不睡，早晨不起。因此，要养成按时入寝与定时起床的习惯，建议晚上 11 点前睡，早晨 6 点前起床，即使晚上睡不着，也要早起，调整睡眠时间，可以缓解焦虑的情绪。

4. 在饮食方面，因抑郁或焦虑会消耗大量的能量，需要及时补充营养，建议以高蛋白、高纤维、高热能饮食为主，并注意服用润肠的食物，补充足量的水分，以保持大便通畅，促进体内有害物质的排泄。忌食过量辛辣及腌、熏类刺激性食物。

【歌诀】 解郁定志抑郁寻，茯苓菖蒲加郁金，丹皮莲心炒栀子，陈皮柴草送温馨。

合欢珍珠枣多梦，腹胀纳呆楂砂神，舌苔厚腻加陈夏，大便不爽大槟榔。

五十一、益精补脑汤治疗脑萎缩

脑萎缩是指由于各种原因导致脑组织本身发生器质性病变而产生萎缩的一类神经精神性疾病，是中老年期最常见的一种慢性进行性疾病，多发于 50 岁以上患者，病程可逾数年甚至十余年，女性多于男性。

【病因病机】 中医认为，脑为元神之府，精髓之海，精足髓充则脑健而神聪，但随着年龄的增长，或某些不良的生活习惯，会引起气血亏虚，肝肾不足，心神失养，髓海空虚，脑窍失荣；或痰蒙脑窍，瘀阻脑络，中风偏枯，脑髓渐消，而致神明失用，出现痴呆愚笨，不知人事。本病的形成与脏腑功能失调有关，病位在脑，与心、肝、脾、肾有关，受气、血、痰、郁、瘀、火等因素的影响，以髓海空虚、脏腑虚损、气血失衡、痰浊阻窍为基本病机。病性属本虚标实，或虚多实少，或虚实并重。

【方药组成】 当归 30 克，黄芪 30 克，制首乌 20 克，川芎 15 克，党参 15 克，沙苑子 15 克，山萸肉 15 克，鹿角胶 12 克（烊化），核桃仁 20 克，炙甘草 10 克。

【服用方法】 上药浸泡 2 小时，武火煮开，文火再煮 25~30 分钟，取汁；加水再煎 20~30 分钟，取二汁，混匀，加水再煎 3 次，取汁混合，鹿角胶烊化，分 4 次温服。

【功用】 益气养血，补肾填髓，醒脑开窍。

【主治】 脑萎缩，症见记忆力减退、情绪不稳、思维能力减退、注意力不能集中，严重者发展为痴呆、语言障碍，终至智力丧失、生活不能自理。

【组方依据】 脑萎缩属于中医"痴呆"范畴，以呆、傻、愚、笨为主要临床表现，轻者可见神情淡漠、寡言少语、善忘迟钝等症，重者表现为终日不语，或闭户独处，或口中喃喃，或言辞颠倒、举止变态，或忽哭忽笑，或不知饥饱、不知家门，经颅脑 CT 或核磁共振可以确诊。中医学认为，年老体弱、肾精衰减是本病的主要病因。肾精生髓而充于脑，因年迈体衰，气血化生乏源，精血渐枯，不能上濡清窍，遂致脑髓空虚，渐成痴呆。此外，社会、精神、心理因素可致精力过耗，脑髓失养，加速记忆力的衰退。若长期酗酒嗜烟，或恣食肥甘厚味，或滥用镇静类药物，致使痰浊内生，阻遏气机，气滞血瘀，蒙蔽清窍，也会导致本病的发生。因此，当以调补气血、补肾填髓为治疗大法。药用黄芪、当归、川芎、制首乌、党参健脾益气、养血生精，补后天精微之不足；沙苑子、山萸肉、鹿角胶、核桃仁补肾益髓，助先天精气之化生；炙甘草益气和胃、调和药性。诸药合用，共奏补气养血、益精填髓、补肾健脑之功效。

【加减应用】 大便干结者，加肉苁蓉、火麻仁以润肠通便；步态不稳者，加巴戟天、人参以补脾肾、强筋骨；有意识障碍者，加茯苓、菖蒲以开窍醒神；睡眠不宁者，加酸枣仁、珍珠母以养心安神；心烦意乱者，加地骨皮、莲子心以清心除烦；嗜睡无神者，加炒白术、怀山药以健脾化湿。

【典型病例】

左某某，男，65 岁。自幼染有烟酒习惯，素有高血压、高脂血症病史，生性急躁，从事领导工作 30 余年，58 岁时因工作能力下降、记忆力明显减退而停职休养。停职后又因心理不适应，造成精神恍惚，动辄大发雷霆，脾气乖戾，骂人无常，习性改变，家人带其来医院检查治疗，患者极力否认自己有病，颅脑 CT 检查示重度脑萎缩。刻诊见患者精神涣散，情绪不稳，目睛不定，喃喃自语，时测血压 186/100mmHg，舌质暗，苔白，脉弦滑。血生化检查：总胆固醇 7mmol/L，甘油三酯 3.5mmol/L，血液黏度及血液还原黏度均增高。西医诊断：原发性高血压，脑萎缩，脑动脉硬化。

依据舌脉诸症，辨证为气虚血瘀，肝肾亏虚，脑髓失养。治宜益气活血，补肾填精，充养髓窍。方用益精补脑汤化裁。

处方：当归 15 克，黄芪 30 克，制首乌 20 克，川芎 15 克，党参 15 克，沙苑子 15 克，山萸肉 15 克，鹿角胶 12 克（烊化），核桃仁 20 克，炙甘草 10 克。每日 1 剂，水煎服。指导家人对患者的躯体和心理反应给予理解，多与其交流，劝其戒除烟酒嗜好。西药维持原量治疗。

上方服用 15 剂后来诊，精神较前稳定，烟酒大减，能在短时间内与人交流，谈吐有条理。再服 20 剂，精神基本恢复正常，能同往常一样与人谈笑，后以上方做丸药长期服用 1 年余，精神状况良好，但仍存在记忆力减退、易健忘的现象。

【按】脑为万物之灵，智慧的源泉，随着年龄的增长，脑的衰老也是必然现象。但种种不良的生活习惯，如生活不规律，过食肥甘厚味，酗酒嗜烟等，均可过早引起脑萎缩，甚至逐渐形成脑衰性痴呆者。本病一旦形成，非但"灵"气顿失，记忆力丧失，而且情感障碍，来人不识，痛苦不堪，给家庭和社会造成一定的负担。刘老强调，预防脑萎缩，应该积极防治某些全身性疾病，尤其是影响血管健康的疾病，如高血压、糖尿病、高脂血症、动脉硬化等，要做到早发现、早诊断、早治疗，这样才能延缓和控制病情的发展。要适当增加社会活动，经常读书看报、写写算算，有助于改善脑部血液循环，推迟脑细胞的老化，延缓脑萎缩的进程。要饮食清淡，保持大便通畅，因为便秘是心脑血管危险事件突发的最常见诱因之一，而脑血管意外对脑组织的损伤最为直接和严重，因此，中老年人保持大便通畅非常重要。总之，脑萎缩一定要早治疗，不要错过最佳时机。

【调护和预防】

1. 脑萎缩患者认知能力减退，生活质量下降，家人应多给予关心和照顾。适当的保健护理可提高患者的生活质量，维持残存的脑功能状态。特别是在早期，为防止生活机能、记忆力、语言、兴趣等一步下降，应结合患者的实际情况，鼓励患者在视、听、语言、社会、家庭交往方面有适当的活动，以缓解症状。

2. 缓解心理压力。脑萎缩患者的性格、行为都会发生改变，甚至会出现情感、定向力障碍，幻觉、妄想及二便失禁等，严重影响患者的生活和工作。因此，缓解患者的心理压力，有利于改善症状、减轻痛苦。

3. 积极参加各种社会活动，经常读书看报、写写算算、琴棋书画、下象棋、打麻将等，有利于改善脑部的血液循环，推迟脑细胞的老化，从而可以延缓衰老，减慢脑萎缩的进程。

4. 在饮食方面，以富含维生素、微量元素、食物纤维、优质蛋白质为主，多食粗杂粮，摄入足量的新鲜蔬菜和水果，适量补充鱼类、蛋类、乳制品、豆制品及瘦肉，少吃肥甘厚味，戒烟限酒。

5. 脑萎缩病人因认知能力降低出现痴呆反应，严重者找不到回家的路，不认识亲人，家人最好给患者准备一标示牌戴在身上，防止走丢，出现意外。

6. 预防脑萎缩，应该积极防治某些全身性疾病，尤其是影响血管健康的疾病，如高血压、糖尿病、高脂血症、动脉硬化等，做到早发现、早诊断、早治疗，这样才能延缓并控制病情的发展。

【歌诀】　刘氏益精补脑汤，老年脑萎精血伤，归芪芎首萸沙党，胡桃鹿胶国老尝。

　　　　便干云麻润大肠，步态不稳参巴良，意识障碍苓菖蒲，眠差珠母酸枣强。

　　　　嗜睡无神湿做祟，加入淮山白术祥，益气养血充髓海，醒脑开窍是良方。

五十二、化痰定眩汤治疗眩晕症

眩晕是患者的自觉症状。眩是指眼花，或眼前发黑，视物模糊；晕是指头晕，即头脑混沌，感觉自身或外界景物旋转，站立不稳。二者常同时出现，故统称为眩晕。轻者闭目休息，眩晕可减轻或消失，严重者则如坐舟车，旋转不定，不能站立，面色苍白，或伴有恶心、呕吐、汗出、耳鸣、目涩，甚至昏倒等症状。眩晕可见于现代医学的高血压、动脉硬化、内耳迷路病（如眩晕综合征、迷路炎）、椎基底动脉供血不足、颈椎病及神经官能症等疾病。该病多有反复发作史，外感、劳累、情绪激动可诱发。

【病因病机】　传统医学对眩晕症的论述很多，如《素问·至真要大论》记载："诸风掉眩，皆属于肝"，指出眩晕多属肝病；刘完素《河间六书》认为：本病是因风火为患，有"风火皆阳，阳多兼化，阳主平动，两阳相搏，则为之旋转"的论述；朱丹溪在《丹溪心法》中又提出"无痰不作眩"，主张眩晕当以"治痰为先"；张仲景的《景岳全书》强调："无虚不作眩"，主张眩晕当以治虚为主。上述理论从各个不同的角度阐明了眩晕的病因病机，为临证治疗提供了理论依据。

刘启廷教授认为，引起眩晕的主要原因是脑髓空虚、清窍失养，痰火上逆、扰动清窍，与风、火、痰、虚密切相关，涉及肝、脾、肾三脏。以肝阳上亢，气血不足，兼见肾阴亏虚，阳升风动，挟痰挟湿，上扰清窍而发为眩晕者最为多见。病理性质有实有虚，实证主要责之于肝阳上亢和痰湿瘀浊蒙蔽清窍；虚证为阴精不足或气血亏耗，不能上荣清窍。而虚实之间往往互相夹杂而成本虚标实。

【方药组成】 茯苓30克，半夏15克，陈皮15克，代赭石15克，旋覆花15克，红参10克，当归30克，川芎15克，黄芩15克，生姜3片为引。

【服用方法】 上药浸泡2小时，武火煮开，文火再煮30分钟，取汁；加水再煎25~30分钟，取二汁，混匀，分2次早晚温服。服药期间尽量卧床休息，低脂低盐饮食。

【功用】 燥湿化痰，平肝潜阳，益气定眩。

【主治】 眩晕症，症见头晕目眩，体倦嗜卧，乏力纳差。

【组方依据】 眩晕的发生，与风、火、痰、虚有关。急性发作时常以风火、风痰上扰为主，本着"急则治其标"的原则，首当健脾燥湿，平肝抑阳，祛痰开窍，益气定眩。化痰定眩汤由二陈汤和旋覆代赭汤中的主要药物为基本方，二陈汤源于宋代《太平惠民和剂局方》，由半夏、陈皮、茯苓、生姜等组成，是燥湿化痰、理气和中的常用方剂，正如《医方集解》所云："治痰通用二陈……"，后世多首治疗痰湿的方剂均由二陈汤化裁而来，如常用的藿香正气散、杏苏散、导痰汤、蒿芩清胆汤、半夏白术天麻汤、保和丸等，方中用茯苓、陈皮、半夏、生姜燥湿化痰以治其标，兼以疏利气机，和胃降逆，又能制约代赭石的寒凉之性，使其镇降上逆之气而不伐胃。旋覆代赭汤是张仲景治疗呃逆的代表方剂，并非针对眩晕而设，现代临床报道此方用于眩晕症疗效确切，方中以代赭石、旋覆花平抑肝阳、降气消痰；人参补气，扶助已伤之中气；当归、川芎养血行血、活血祛瘀；黄芩清热燥湿、化痰泻热。诸药合用，共奏燥湿化痰、平肝定眩之功效。

【加减应用】 伴随颈项强直，转头或改变体位而加重者，加葛根、红花以活血通络；伴随耳塞，听力障碍者，加泽泻、橘络以化湿通络；伴随耳鸣者，加天麻、制首乌以平肝降火；伴随大便干结者，加大黄以通腑泻热；伴见心烦意乱者，加牡丹皮、炒栀子以清心除烦；伴随失眠者，加酸枣仁、珍珠母、莲子心以清心安神。

【典型病例】

于某某，女，44岁，干部。2013年3月24日初诊。

主诉：头晕目眩，如乘舟车，需闭眼低头伏案，抬头睁眼则眩冒视花、干哕欲吐、站立不稳，伴见全身乏力，时时汗出，头重脚轻，脘痞纳差。一年前曾有类似症状发作史，西医诊断为美尼尔病，对症治疗一周效果不明显，后服用中药 4 剂而愈。3 天前因情绪过激、睡眠不足而再次复发。查舌质淡，苔白厚，脉沉细而滑。

依据舌脉诸症，中医诊断为眩晕，辨证为肝郁痰湿内阻，上扰清窍。治宜燥湿化痰，平肝潜阳，益气定眩。方用化痰定眩汤原方。

处方：茯苓 30 克，半夏 15 克，陈皮 15 克，代赭石 15 克，旋覆花 15 克，红参 10 克，当归 30 克，川芎 15 克，黄芩 15 克，生姜 3 片为引。水煎 2 次，取汁 400 毫升，分 2 次早晚温服。嘱其安静休息，低盐、低脂饮食，发作期间尽量卧床休息。服药 2 剂后眩晕症状明显减轻，4 剂后症状消失。2013 年 6 月再次复发，症状同上，又取上方 4 剂而愈。

【按】眩晕主要是由于肝阳上亢、气血亏虚、肾精不足、痰瘀内阻等原因引起人体内平衡器官的病变或功能紊乱而导致的一种异常的旋转运动感觉，通常伴有平衡功能的丧失。颈椎病、高血压、高脂血症和糖尿病等病症都有可能引起眩晕。因此，在眩晕症状消失后，还要针对导致眩晕发生的疾病进行积极有效的治疗，如果不及时进行预防和治疗，很可能会诱发一系列病症，尤其是对于中老年人来说，可能会产生严重的后果。

眩晕每遇疲劳、郁怒等诱因而反复发作，所以，在治疗的过程中要提醒患者注意劳逸结合，戒烟酒，养成良好的生活习惯。病愈后仍需注意饮食调养，以清淡可口为宜，忌恣食辛辣厚味，以防止痰浊内生，肝阳被扰。

采用"病因为本、症状为标，伏其所主，先其所因"的治疗原则，拟定燥湿化痰、平肝潜阳、益气定眩的治疗方法，在眩晕发作期有显著疗效，一般服用 2~3 剂即可消除眩晕症状。

【调护和预防】

1. 保证充足的睡眠，注意劳逸结合，眩晕发作时应保持安静，必要时卧床休息，闭目养神，少做或不做旋转、弯腰、转头等动作，以免诱发或加重病情。

2. 避免精神紧张，保持心情舒畅，防止喜、怒、悲、恐、忧、思、惊等七情内伤，增强战胜疾病的信心。

3. 饮食规律，定时定量，勿饥饱无常，忌暴饮暴食及过食肥甘、辛辣、炙煿之品，宜低脂、低盐、优质蛋白、易消化饮食，少吃海腥发物，戒烟酒，适量食用粗粮，多吃新鲜蔬菜和水果，保持大便通畅。

4. 坚持适度的运动锻炼，如散步、太极拳、八段锦等，避免体力和脑力劳动过度。

5. 节制房事，养精护肾。

【歌诀】刘氏化痰定眩汤，旋覆代赭二陈襄，归芎黄芩姜三片，眩晕顽症此方良。
转头加重并项强，加入葛红效最强，重听投入泽橘络，耳鸣天麻首乌帮。
便秘大黄清腑浆，心烦丹栀效亦良，失眠珍莲和酸枣，随症加减是神方。

五十三、清肝潜阳汤治疗耳鸣

耳鸣是人的一种主观感觉，指在没有任何外界刺激条件下所产生的异常声音感觉。如感觉单侧或双侧耳内有蝉鸣声、嗡嗡声、嘶嘶声等单调或混杂的响声，实际上周围环境中并无相应的声音。耳鸣可以短暂或持续性存在，严重的耳鸣可以扰得人一刻不得安宁。据临床统计，17%～20%的成人有耳鸣，65岁以上的老年人中耳鸣的发生率可达到28%，耳疾患者中，耳鸣的发生率可达85%。耳鸣的治疗方法虽然繁多，但疗效确切者甚少。临床上，中医治疗耳鸣具有一定的优势。

【病因病机】中医认为，十二经脉、三百六十五络之气血皆上于面而走空窍，会聚于耳，耳与五脏六腑及全身各部都有着密切的联系。耳鸣的发生，内因多由于恼怒、惊恐，肝胆风火上逆，或肝肾亏虚，精不能上承于耳；外因多由于风邪侵袭，壅遏清窍；亦有因噪声暴响伤及耳窍者。刘启廷教授认为，耳鸣的发生与肝、脾、肾、胆、胃等脏腑病变有关，尤其与肝肾关系最为密切。因肾气通于耳，肾和则耳能闻五音，髓海不足，则脑转耳鸣；肝胆之经入于耳，肝胆之火可循经上扰。病因系肾精耗损，肝火循经上扰清窍。结合临床经验，耳鸣总体上可分为虚证和实证，实证多见于风热侵袭、肝火上扰、痰浊上壅，虚证则表现为肝肾不足、脾胃虚弱。

【方药组成】夏枯草15克，制首乌30克，枸杞30克，山茱萸30克，龟板15克，磁石15克，生龙骨30克，生牡蛎30克，淡竹叶10克，甘草10克。

【服用方法】上药浸泡2小时，武火煮开，文火再煮30～40分钟，取汁；加水再煎25～30分钟，取二汁，混匀，分2次温服。

【功用】清肝潜阳，滋阴益肾，清心泻热。

【主治】耳内鸣响如蝉声，或隆隆如雷声，或似风吹，或似流水声。

【组方依据】中医将耳鸣轻者称为"聊啾"，严重者称为"啸"，病因主要为风热、肝火、痰火、血瘀以及脾肾亏虚、气血不足。《医学入门》谓：

"耳鸣乃是耳聋之渐也"，中医常把耳鸣、耳聋视为同一病种，故耳鸣的早期治疗对于防止病情演变成耳聋是非常重要的。方中夏枯草味苦辛、性寒，清香散泄，可升可降，清肝泻火、解郁散结；何首乌、枸杞、山萸肉补肝肾、益精血、聪耳明目，三药合用，使肝血足、肾精充、耳窍通；龟板、磁石、龙骨、牡蛎重镇安神、滋阴潜阳；竹叶清心除烦，《重庆堂随笔》曰："内息肝胆之风，外清温暑之热，有安神止痉之功。"甘草益气补中、泻火解毒、调和药性。诸药合用，共奏潜肝阳、滋肾阴、通耳窍之功效。

【加减应用】肝火上扰甚则口苦烦躁者，加龙胆草、木通以清肝泻火；风热外侵伴鼻塞头昏者，加炒苍耳子、辛夷以除湿通窍；大便干结者，加大黄以通腑泻热；心烦意乱者，加牡丹皮、炒栀子以清心除烦；舌质红、苔黄腻者，加半夏、陈皮、黄芩、干姜以辛开苦降、化浊利湿。

【典型病例】

徐某某，女，38岁，2013年5月24日初诊。

主诉：耳鸣，耳内隆隆作响1个月，来院后做诱发电位检查，提示神经性耳鸣，服用西药疗效不显，求助中医，刻诊述耳鸣时轻时重，在嘈杂的地方更加明显，夜间侧卧耳鸣声重，伴有头晕、头脑不清，目涩，咽干，心烦意乱，腰腿酸楚，睡眠不宁，多梦，头发脱落较多，食欲可，二便调，月经基本正常，白带不多，舌质淡红，苔白，脉沉细。

依据舌脉诸症，辨证为肝肾不足，虚阳上浮，耳窍受扰。予清肝熄风汤调补肝肾、滋阴潜阳，加牡丹皮、炒栀子清心除烦，加当归养血润燥。

处方：夏枯草15克，制首乌30克，枸杞30克，山茱萸30克，龟板15克，磁石15克，生龙骨30克，生牡蛎30克，淡竹叶10克，牡丹皮15克，炒栀子10克，当归30克，甘草10克。每日1剂，水煎2次，取汁混合，分2次温服。嘱其饮食清淡，少吃生冷、辛辣、煎炸食物，低脂、低盐、低糖饮食，多吃粗杂粮，保持情绪稳定，劳逸结合，适当运动，配合每天早晚2次健耳操。

2013年6月3日二诊，来诊述耳鸣略有减轻，头晕、目涩、心烦、睡眠不宁明显改善，睡眠质量好，大便每日2次，无腹痛，纳食可，效不更方，予原方继续服用。

2013年6月29日复诊，服用中药28剂，耳鸣症状基本消失，在月经前后、睡眠不足及久处嘈杂之地、接听手机时间稍长有复发的现象。因服用中药不方便，又给予杞菊地黄丸调补肝肾以善其后。并要求坚持饮食调养，配合每天1~2次的健耳操，3个月后基本恢复正常。

【按】如果是短暂性忽来忽去的耳鸣，一般是生理现象，不必过分紧张，可听之任之。如果是持续性耳鸣，尤其是伴有耳聋、眩晕、头痛等其他症状，则要提高警惕，尽早就医。

【调护和预防】

1. 长期处于精神高度紧张，身体处于疲劳状态时容易出现耳鸣或加重。因此，适当调整工作节奏，放松情绪，转移注意力都有益于疾病的治愈。

2. 在长期的噪音刺激下，听觉器官长时间处于兴奋状态，易于疲劳；脑血管也会因此处于痉挛状态，致使听觉器官及脑供血不足。长此下去，势必会使听觉细胞萎缩，听力下降。因此，要避免接触强烈的噪音，不要长时间佩戴耳机听音乐。

3. 烟酒对听神经有毒害作用，尤其是香烟中的尼古丁进入血液，能使小血管痉挛，血液循环速度缓慢，血液黏度增加，造成内耳供血不足，导致耳鸣、耳聋。因此，需要远离烟酒的伤害。

4. 多参加力所能及的锻炼，如郊游、散步、打太极拳等，合理的锻炼可促进全身血液循环，加强内耳血液供应，延缓器官衰老。

5. 保持良好的心态，避免精神紧张和不良情绪的刺激，防止突发性耳聋。

6. 多食含锌、铁、钙丰富的食物，如牡蛎、坚果、肝脏、豆类、乳制品、紫菜、黑芝麻、黑木耳等，可补充微量元素，有助于扩张微血管，改善内耳的血液供应，防止听力减退。少食过甜、味重的食物，防止动脉硬化造成内耳缺血，导致听力减退。偏爱甜食者容易肥胖，患糖尿病概率高，容易发生耳鸣。辛辣的调味品和食物容易助长内火，损伤津液，加重炎症，使耳鸣加重。

7. 平时保持耳道的清洁，避免耳道细菌感染。

8. 对于耳鸣的预防，作者创建了一套行之有效的健耳保健操，具体操作如下：

梳头抹耳法：双手十指由前发际向后梳头，梳到头后部时两掌心贴住耳廓后部，两手分别向左右两侧抹耳廓至面颊为1次，连续梳抹108次。

掩耳鸣天鼓：两掌心分别掩住左右耳，手指托住后脑部，食指压在中指上，使食指从中指上滑下，以此弹击后颈发际处，可听到咚咚之声，如击天鼓，也叫鸣天鼓，共击108次。

掌心震耳：双掌心分别贴紧双耳，再突然松开，听到叭的一声，起到震耳的作用，共 108 次。

过顶提耳：右臂弯曲过头顶，用右手拇指、食指和中指捏住左耳耳尖向上提拉，拉 108 次。再换左手提拉右耳，也拉 108 次。

双手拉耳：双手握空拳，用拇指、食指捏住耳垂向下拉。拇指在后，食指弯曲在前，共拉 108 次。然后两手的食指、中指叉开，中指在前，食指在后搓耳根，一上一下为 1 次，共搓 108 次。

【歌诀】*清肝潜阳龙牡龟，夏首杞磁甘竹催，滋阴益肾泻心火，诸般耳鸣此方回。*

口苦烦躁龙胆通，便秘大黄把腑通，心烦意乱丹栀入，姜夏陈芩腻舌红。

五十四、益气养肝汤治疗慢性疲劳综合征

慢性疲劳综合征是近年来临床上常见的病症之一，是现代人在快节奏生活方式下出现的一组以无法通过休息而缓解、长时间全身疲乏无力现象为突出表现的证候群，也有人将之称为亚健康状态。可表现为体倦乏力、腰膝酸软、健忘失眠、头昏头痛、咽干喉痛、食欲下降、情绪低沉、焦虑抑郁等多种躯体及精神神经症状，多见于 20~50 岁之间的脑力劳动者或商人。尽管本病不会危及生命，但因患者心理负担加重、免疫力降低及内分泌紊乱，缺少愉快感和满足感，且容易罹患其他疾病，效应积极治疗。中医对该病的治疗具有一定的优势。

【病因病机】根据该病常见的临床症状，可将其归属中医"虚劳""劳损""郁证""脏躁""健忘""不寐"等范畴，但又不能被其中任何一个单一的病种所涵盖。依据中医学理论，本病的病机主要为五脏气化功能失调，病位涉及五脏，以脾、肝、心、肾为主。脾为后天之本，气血生化之源，主肌肉、四肢，主运化水谷精微及水湿，饮食不节或思虑过度损伤脾胃，脾失健运，则气血生化乏源，清阳不升，浊阴不降，四肢肌肉失养，故症见四肢酸痛无力、头晕头痛、食欲不振等。肝主筋，主情志，主疏泄，为罢极之本，情志不畅、所欲不得、心理压力过大都可导致肝气郁滞，疏泄失职，五脏气机失常，变证纷出；反之，肝气郁滞又会加重情志不畅，继而导致脾失健运。心藏神，主血脉，劳神过度，精血暗耗，心血不足，则心神失养，故见失眠、健忘、心慌、气短等。肾为先天之本，藏精，主生殖，主骨生髓充脑，开窍于耳，若房事不节、恣情纵欲，耗伤肾精，肾精亏虚，脑髓空虚，九窍不利，则见头晕、耳鸣等。腰为肾之府，膝为筋之府，肝肾不足故见腰膝酸软；劳则气耗，劳神、劳力都会耗伤人体正气，造成脑力和体力过度疲劳。

【方药组成】黄芪 30 克，黄精 20 克，莲子肉 15 克，熟地 20 克，山萸肉 15 克，炒白芍 15 克，枸杞 15 克，五味子 15 克，女贞子 10 克，炙甘草 10 克。

【服用方法】上药浸泡 2 小时，武火煮开，文火再煮 30~40 分钟，取汁；加水再煎 25~30 分钟，取二汁，混匀，分 2~4 次温服。

【功用】健脾益气，补肾壮骨，养肝理筋。

【主治】慢性疲劳综合征，症见体倦乏力、腰膝酸软、健忘失眠、头昏头痛、咽干喉痛、食欲下降、情绪低沉、焦虑抑郁等多种躯体及精神神经症状。

【组方依据】慢性疲劳综合征是一组原因不明的机体疲乏症状，此病系过度劳累、精神紧张、饮食生活不规律，以及应激能力差，造成神经、内分泌和免疫系统功能紊乱所致。病因是脏腑功能失调，尤其与心、脾、肝、肾功能失调有密切关系。治疗以黄芪、黄精、莲子补气养阴、益心健脾；熟地、山茱萸滋阴益肾、填精益髓；白芍、枸杞子、女贞子、五味子养肝柔肝、调畅气机、濡润筋脉；炙甘草调和诸药。诸药合用共奏益心健脾、补肾柔肝之效。

现代药理研究表明，黄芪、黄精、熟地、枸杞均具有抗衰老、增强免疫力、增强机体耐缺氧及应激能力、改善心功能以及类似激素样作用，多用于治疗体弱或病后恢复的患者，对体虚、乏力、心悸、气短、咽干等症状有明显的改善作用。山萸肉是一味平补阴阳的药品，不论阴虚或阳虚，都可配伍应用，《名医别录》谓之能"益精，安五脏"。它既能补益肝肾，又能收敛固涩，能补能涩是其特点，多用于治疗肝肾不足之头晕目眩、耳鸣、腰酸、尿频等症。莲子善于补五脏之不足，通利十二经脉气血，使气血畅而不腐，莲子所含氧化黄心树宁碱还具有防癌、抗癌的功能。白芍具有镇静、镇痛和抗惊厥作用，其主要成分白芍总苷具有抗炎、解毒、柔肝止痛的作用，并可缓解紧张情绪以消除身体的不适感。

【加减应用】若气虚偏重，体倦、疲乏、酸楚症状明显者，加红参、炒白术以大补元气、健脾化湿；若精神疲劳过度，心失所养，症见失眠健忘、惊厥忧愁、惊恐心悸者，加酸枣仁、珍珠母、琥珀粉以养心安神、镇惊定志；若心火偏亢，症见心烦意乱、口渴目赤者，加黄连、莲子芯以清心泻火除烦；若心胃伏热，懊恼忧虑、口疮反复者，加炒栀子、淡豆豉以泻火宣郁、除烦消虑；伴见头晕目眩、头脑浮空者，加龟板、磁石、何首乌以平肝潜阳、益精生髓、聪耳明目；头痛甚者，加川芎、石决明以活血行气、平肝止痛；颈肩背部僵硬冷痛明显者，加葛根、羌活、片姜黄以温经散寒、通络止痛；下肢肌肉、关节痛甚者，加川牛膝、木瓜、薏苡仁以宣痹通络、舒筋止痛；大便干结者，加酒大黄以和缓泻下，兼清上焦火热；女子带下清白者，加芡实、金樱子、炮姜以化湿止带；男子滑精阳痿者，加韭菜子、仙茅以温阳固肾。

【典型病例】

陈某某，男，36岁。2012年12月31日初诊。

患者自述头晕昏沉、全身酸楚乏力、耳鸣、健忘失眠逐渐加重一个月，夜间常因两腿发酸而影响睡眠，遇事心慌怔忡，注意力不易集中，多方求医，现代医学各项检查均未见明显异常改变，西医按抑郁症收入院治疗半月，症状无明显改变，复现精神恍惚、情绪低落、语言低怯、食欲大减、大便干结，邀请刘启廷教授会诊。详询病因，3个月前因工作压力大，饮食起居无规律，后又产生经济纠纷，思想压力较大，严重影响睡眠，以致连续2天彻夜不眠，其后逐渐出现上述症状。患者心理压力较大，对人处事心存疑虑，体重减轻近5公斤。查见患者形体偏瘦，面色苍白无华，精神萎靡不振，四肢畏寒，舌质淡，苔薄白，脉沉细无力。

依据舌脉诸症，辨证为肝郁气滞，心神失养，脾肾不足。治宜健脾益肾、养心调肝。方用益气养肝汤加味。

处方：黄芪30克，红参15克，黄精20克，莲子15克，熟地20克，山茱萸15克，白芍30克，枸杞15克，五味子15克，女贞子15克，何首乌30克，炙甘草10克，酒大黄10克。取药10剂，每天1剂，水煎2次，取汁混合，分2次早晚温服。同时给予心理疏导。

2013年1月10日二诊，自觉头昏、乏力、腿酸明显减轻，耳鸣时轻时重，能够正确对待人和事，心情似有放松，仍有食欲不振，大便干结2~3天一次。予上方加砂仁10克，健脾开胃，增进食欲，又可防止熟地滋腻碍胃；去酒大黄改用生大黄10克，以增强通腑泄浊之功效。出院带药10剂。

2013年2月6日三诊，上药连服24剂，头晕昏沉、耳鸣、健忘、体倦乏力基本消失，已能进行正常工作，睡眠明显改善，食欲增加，大便1日2~3次，便质稀，便前腹痛，便后无不适感。唯仍不耐劳累，考虑病去八九但仍未痊愈，大便次数偏多，将生大黄改为酒大黄缓下泄热。又取药10剂。嘱其配合饮食、运动和心理调节，3个月后，患者一切恢复正常。

【按】慢性疲劳综合征是一种功能失调性疾病，由于长期工作紧张、情志过激、劳逸失度、饮食不节等不良生活行为，导致脏腑功能受损、气机运行失调而发病。素体不足、脏气亏虚是发病的基础，而情志失调、劳逸过度是发病的主要原因。病理性质为本虚标实，虚者责之心神失养、脾肾亏虚，实者责之肝郁气滞。慢性疲劳综合征病程较长，俗称为"积劳成疾"，因其进展很慢，病情复杂，单纯用药物治疗则见效较慢。当前西医对此病主要有药物治疗、替代疗法、认知行为疗法和渐进性运动疗法，虽对某些症状有一定缓解作用，但整体效果尚不确切。中医通过辨证论治，找到病因，从整体观念出发，在治疗上采用健脾益气、补肾壮骨、养肝理筋的方法，通过疏通经络、调和阴阳、调理脏腑、调补气血，调动人体潜在的调节功能，以消除疲劳、减轻症状、调整睡眠、改善认知、恢复机体活力，从而达到康复之目的。

另外，还要从心理、环境、饮食几方面综合调整，改变烦乱紧张的工作环境，减轻不必要的心理负担，生活要规律，饮食要清淡，参加适当的娱乐和体育活动，以提高对疲劳的耐受性，避免滑向亚健康状态，可配合药膳，如甘草小麦大枣粥、莲子糯米粥、莲子芯冰糖饮等，有益于精神和体力的恢复。

【调护和预防】

1. 首先要让自己放松，舒缓压力。经常处于紧张状态的人，可以到大自然中放松自我。远离喧嚣的都市，到郊外去沐浴阳光、呼吸新鲜空气、欣赏自然风光，不仅能缓解疲劳，而且能让人心胸开阔、心灵净化，在体力、脑力、心理等各方面起到良好的调节作用。也可欣赏一些平和、舒缓的音乐调节情绪。工作期间，可以每隔一段时间到室外做些简易舒展的运动，活动筋骨，伸展四肢，通过促进肺部、心脏、大脑的血液循环来恢复精力，消除疲劳。

2. 保持规律的作息，晚上 11 点以前上床睡觉，早晨 6 点钟以前起床活动，中午可以小睡片刻，以 30 分钟为宜，以保证充足的睡眠，有利于机体体能和精力的恢复。

3. 一日三餐按时定量，早晨吃好，中午吃饱，晚上吃少。食欲不佳或节食减肥的患者，超过 3 个半小时以上不进食，血糖浓度就会急剧下降，如果不及时得到补充就非常容易引发疲劳和厌倦的情绪，此时可以吃些水果或饼干以补充能量。

4. 每天至少喝 8 杯水，无论是否感到口渴，都要坚持喝水。多喝水能促进体内毒素随尿液和汗液排出，并能有效润滑体内的各个器官。但不要靠喝含有咖啡因的饮料，如咖啡、浓茶、可乐及功能性饮料等来提神，这些饮料的兴奋作用是暂时的，还会造成体内的水分流失。多吃粗杂粮和新鲜蔬菜水果，补充身体必需的营养物质，保持大便通畅，及时排出毒素。

5. 适当参加娱乐活动和运动锻炼。

【歌诀】　刘氏黄芪伍黄精，莲地萸芍枸杞行，五味甘草女贞子，慢性疲劳服之灵。

　　　　疲劳较重高丽请，再加白术健体能，神疲健忘失眠悸，珠母枣朱琥珀宁。

　　　　眩晕脑空龟磁清，再加首乌补血精，心烦懊恼栀豉入，黄连莲心心气平。

　　　　头痛川芎石决明，木滕薏仁关节行，肌肉酸楚痛难忍，随症加减任我行。

五十五、益气养阴化瘀汤治疗消渴病

消渴病，西医称之为糖尿病，因消谷善饥、多饮多尿、消瘦乏力而得名。

【病因病机】　中医认为，该病的发生与体质因素有关，先天禀赋不足是引起该病的重要内在因素。饮食失节、嗜食肥甘醇酒厚味，致脾胃运化失职，积热内蕴，化燥伤津，消谷耗液，与该病的发生密切相关。情志失调，郁久化火，火热内燔，消灼肺胃阴津是导致该病的重要因素。房事不节，劳欲过度，与该病的发生有一定关系。本病的病机是阴津亏损，燥热偏盛，阴虚为本，燥热为标，两者互为因果。病变在肺、脾、肾，三者之中又各有偏重，有上消、中消、下消之分。其中以口渴多饮为主者，称为上消；消谷善饥为主者，称为中消；尿多而频，或浑浊者，称为下消。但现代社会的生活条件、生活环境、精神因素和人体体质等发生了变化，疾病谱发生了改变，当前该病病人以肥胖者占多数，在临床上，以三消症状首诊者甚少，许多病人来诊时已出现了并发症。许多学者认为，阴虚燥热已不能完全概括该病的发病机制。

刘启廷在临床上提出糖尿病当以"三因五损论治"，三因即气虚、阴虚、燥热三大病理因素，五损即心、肝、脾、肺、肾五脏俱损，总结该病病机为气虚化火，伤津损液，燥伤阴血，久成虚疾。

【方药组成】　黄芪 30 克，人参 10 克，生地 30 克，黄连 20 克，大黄 10 克，枸杞 30 克，山茱萸 30 克，水蛭 10 克，荔枝核 30 克。

【服用方法】　上药浸泡 2 小时，武火煮开，文火再煮 30~40 分钟，取汁；加水再煎 25~30 分钟，取二汁，混匀，分 2~4 次温服。

【功用】　益气养阴，清热润燥，活血化瘀，行气散结。

【主治】　糖尿病。

【组方依据】　现代医学认为，糖尿病是由于人体内胰岛素缺乏引起糖代谢紊乱所致。中医学认为，五脏虚弱是本病发生的重要因素。基本病机为气阴两虚，内生燥热，灼津伤液，瘀血自生，脉络受损。正是基于以上的认识，刘启廷教授拟糖尿病治疗原则：益气温阳重在气化，养阴勿忘祛浊，活血化瘀贯穿始终。组方益气养阴化瘀汤，并随症加减，在改善症状、防治并发症、提高患者生活质量方面有很好的效果。药用黄芪、人参、生地益气养阴、生津润燥；黄连、大黄清热解毒、通腑泄浊；枸杞、山茱萸滋补肝肾、养阴益精；水蛭破血逐瘀、疏经通络；荔枝核疏肝理气、温散行滞，以行血中之气，祛瘀化湿。诸药合用，共奏益气养阴、清热燥湿、化瘀行气之功。

【加减应用】若烦渴多饮明显者，加石膏、知母以清热泻火、生津止渴；若尿频量多者，加金樱子、桑螵蛸以补肾固涩止尿；能食消瘦者，重用黄芪，加黄精、葛根补气养阴、健脾益胃；若脾胃虚寒，兼见胃脘胀满不舒，纳差呕吐者，加干姜辛开苦降，开畅中焦；全身浮肿，合并肾病者，加玉米须、炒杜仲以温补肝肾、利水消肿；视力不清者，加茺蔚子、密蒙花以清热养肝、明目退翳；全身麻木者，加当归、炒白芍以补血活血通络；合并疮疡疖肿者，加蒲公英、地丁以清热解毒；血压偏高伴见头晕者，加天麻、夏枯草以平肝潜阳、息风定眩；足部浮肿者，加苍术、黄柏燥湿化浊、利水消肿；足胫冷痛者，加附子、麻黄以温经散寒、通络止痛。

【典型病例】

王某某，女，58 岁，2012 年 9 月 3 日初诊。

主诉：口渴多饮、腿酸乏力 3 个月。患者 3 个月前因口渴喝水多，腿酸无力，在当地医院例行健康体检，查空腹血糖 14.6mmlo/L，尿糖（+++），服用消糖灵、二甲双胍、蜂胶及土单验方治疗，血糖仍在 10mmol/L 左右波动。刻诊述口渴、喝水多，夜间有时口干渴醒，晨起因口干而感到舌头发硬，伴有体倦乏力，腿酸懒动，手脚发麻，小便频数混浊，睡眠不宁易醒，心烦易发火，体重下降 7 公斤，大便干结排解困难。舌质红，苔白欠润，脉沉细稍数。查空腹血糖 10.6mmlo/L，糖化血红蛋白 8.2%，尿糖（+++）。

患者属阴虚体质，依据舌脉诸症，辨证为（消渴病）阴虚燥热型，日久气阴两伤，阴亏血阻，瘀血自生，脉络受损。治宜益气生津，泻火养阴，化瘀通络。用经验方益气养阴化瘀汤化裁。

处方：黄芪 30 克，人参 15 克，生地 30 克，麦冬 30 克，黄连 20 克，大黄 10 克，枸杞 30 克，山茱萸 30 克，沙苑子 30 克，水蛭 10 克，荔枝核 30克。10 剂，水煎服，每日 1 剂，分 2 次早晚温服。同时赠予自编《糖尿病防治手册》，嘱咐病人严格按照手册规范治疗，即饮食控制、运动锻炼、心理指导、规范治疗、定期检测。

2012年9月13日二诊，患者服上药10剂后，自觉口渴、尿浊明显改善，仍觉体力不足，稍微活动即感到腿酸乏力，手脚发麻，大便通畅，每日2次，夜间小便1~2次，复查空腹血糖8.8mmol/L，尿糖（+）。舌质红，苔薄白，脉沉细。予上方倍黄芪以添益气固本之功。

2012年9月23日三诊，患者自述口渴基本缓解，体力较前增加，尿清便通，睡眠安宁，腿酸手麻也较前减轻。复查空腹血糖5.9mmol/L，尿糖（-）。舌质红，苔薄白，脉沉细。效不更方，继予上方10剂巩固疗效。

2012年11月13日再次复诊，自觉症状基本消失，恢复正常工作，复查空腹血糖5.6mmlo/L，糖化血红蛋白5.2%，尿糖（-）。嘱其进行饮食、精神、生活调理。半年后再次复查，上述指标均在正常范围。

【按】消渴病病程漫长、病情复杂多变。应在疾病发展的不同阶段，针对不同的症状，合理用药治疗。现代研究表明，益气养阴已成为治疗糖尿病最常用的法则，常用的益气养阴药包括黄芪、人参、党参、西洋参、生地、沙参等，经药理实验研究证实，上述药物确实有较好的降血糖作用，多为治疗糖尿病的有效药物。在益气养阴的同时，需要配合温肾阳以助气化，使五脏功能恢复正常，这样，不用滋阴而阴自充，不用生津而津自回，可选用山萸肉、沙苑子等药，意在寓补于通，培元固本，益气生津。

因本病日久失控，致脉络瘀阻，阴阳俱虚，纵观现代研究成果，均强调要着眼于防治因脉络损伤而引发的并发症，做到"有则治疗，无则预防"。在治疗中活血化瘀法则贯穿始终，这样既可控制原发病，又可防治延缓并发症的发生发展，充分体现了中医治疗糖尿病的特色和优势。常用药物有水蛭、丹参、大黄等，药理实验研究证实，其均具有改善微循环，有利于神经功能恢复的作用。特别是大黄，能活血化瘀、通腑泄浊、推陈致新，对便稀不耐泻的患者，可选用熟大黄。

益气养阴化瘀汤主要针对糖尿病患者。对于血糖、血脂明显增高者，主张中西医合参，辨病与辨证相结合，充分发挥西药降糖快、中药改善症状快的特点，中西医联手，"降""调"结合才能优势互补。中药的优势在于：能增强病人的体质，较快地消除症状，预防和延缓并发症的发生，提高患者的生活质量，且毒副作用小，特别是活血化瘀类中药，能改善微循环，降低血液黏稠度，预防并发症的发生。

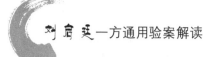

【调护和预防】

1. 坚持传统的饮食观念，"五谷为养，五菜为充，五果为助，五畜为益"，每日膳食摄入足够的蛋白质、碳水化合物、脂肪、维生素、无机盐、微量元素和食物纤维，不可偏食。每日主食 200~300 克，宜精粗粮搭配。避免食用单糖含量过高的食物，如糖类、果酱、糕点、红枣、蜂蜜等。每日油脂摄入应在 50 克以下，建议用含多不饱和脂肪酸的植物油做烹调，避免食用含多饱和脂肪酸丰富的食物，如肥的牛肉、羊肉、猪肉和奶油等。烹调应多采用蒸、煮、炖、拌、卤等方式。每日摄取蛋白质 1.0 克/公斤体重。足量优质蛋白质对于修复胰岛功能是有利的，如每日服用一瓶牛奶和一个鸡蛋，以及适量的豆制品、禽肉、鱼虾类，以保证人体每日所需蛋白质。每日保证 500 克以上新鲜时令蔬菜，蔬菜中所含维生素和无机盐是调节胰岛功能不可缺少的营养素，蔬菜中含有充足的膳食纤维，膳食纤维在人体内可以吸附有害物质，从而达到降血糖、降血脂、预防便秘、预防癌症等作用。B 族维生素可以预防和控制糖尿病并发症，在干豆类和粗粮中含量丰富。减少盐的摄入，每日 6 克以下。糊状食物，如稀粥等升糖指数高，不利于血糖的控制，可损伤胰岛功能，尽量不食用。可以随意食用的蔬菜（含糖 1%~3%），包括黄豆芽、绿豆芽、韭菜、苦瓜、茼蒿、大白菜、卷心菜、黄瓜、西红柿、芹菜、青椒、生菜、冬瓜、丝瓜等；过多食用需减主食的蔬菜，包括土豆、芸豆、豆角、藕、茄子、南瓜、四季豆等。

2. 运动疗法是治疗糖尿病的一项重要措施，适度有规律的运动，能增强体质，提高抗病能力，可使肌肉及其他组织对胰岛素的敏感性增加，减轻糖尿病患者对胰岛素的抵抗，增加糖的利用，消耗能量，降低血糖。运动应注意选择软而轻的鞋，舒适的着装。选择中低强度的有氧运动，年轻、身体情况较好的患者可选择中等强度的运动；老年人或有心血管并发症等疾病的患者可选择强度较低的运动。运动应在餐后 1~2 小时进行。如果运动时间较长，可在运动前后或运动中途适当进食，防止运动中发生低血糖。

3. 糖尿病的发生、发展与过度的精神紧张、人际关系不良、突发生活不幸等社会及心理的不良刺激有关，所以，在糖尿病的治疗中，情绪的调节与饮食、运动、药物具有同样重要的作用。要克服紧张、焦虑的心理，既不能不重视疾病，又不能过于忧心忡忡，否则会加重病情。应正确对待，积极治疗，保持乐观积极的态度，不要给自己太大压力，工作和休息相结合，做到心胸宽广，知足常乐。

4. 尽量保持标准体重（标准体重＝身高 cm-105）。

5. 按时服药，定期检测。

【歌诀】　益气养阴化瘀汤，黄芪洋参连大黄，生地水蛭荔枝核，枸杞山萸消渴方。

肾病浮肿玉须仲，全身麻木当归芎，血压偏高天枯芙，目昏茺蔚治迷蒙。

苍术黄柏治足肿，麻附加入疗足冷，诸般消渴皆用此，随症加减消渴灵。

五十六、安神解郁汤治疗更年期综合征

更年期综合征多见于更年期女性，是由于雌激素水平下降而引起的一系列症状。随着生活环境及饮食习惯的转变以及社会压力的增加，更年期综合征的发病率越来越高，发病年龄有提前的趋势，据统计，我国女性更年期从45岁开始到55岁左右结束，个别早的可提前到35岁，晚的可推迟到62岁。现代医学认为，更年期综合征是女性在更年期由于生理和心理的改变引起雌激素水平下降而出现的症状，如月经紊乱、面色潮红、烘热出汗、心烦心悸、头晕乏力、失眠多梦、健忘焦虑、抑郁多虑、情绪不稳、食欲不振、面肢浮肿等，约75%的更年期妇女可有上述症状，这些症状大多属自限性，少则一年半载，多则3~5年就可自行消失。但有些人症状表现比较明显，严重影响生活和工作，需要通过药物进行治疗。

【病因病机】中医文献中没有更年期综合征这一病名，根据本病常见的一些症状表现，可归属于脏躁、百合病、郁证、经断前后诸症等范畴。汉代张仲景《金匮要略·妇人杂病脉证并治》论述了脏躁的证治，文曰："妇人脏躁，喜悲伤欲哭，像如神灵所作，数欠伸，甘麦大枣汤主之。"认为肾气虚衰、阴阳失调是本病发生的主要机理。首先，肾有"先天之本"之称。肾的主要生理功能是藏精，主生殖与生长发育，主水，主纳气，主生髓，主骨，开窍于耳，其华在发。"肾精"是促进人体生长发育和生殖功能的物质基础，肾精的盛衰关系到生殖和生长发育的能力。人从幼年开始，随着肾精逐渐充盛，就会有齿更发长等变化；发育到青春期，肾精气充盛，就会产生一种叫做"天癸"的物质，促进性机能逐渐成熟而产生生殖能力；待到更年期，肾精气渐衰，天癸将尽，性机能和生殖能力也随之减退直至消失，形体逐渐衰老。其次，女性更年期综合征的发病与肝郁亦密切相关。"女子以血为本，以肝为先天"，肝主疏泄，心理与情志状态均有赖于肝气的调控，女性至更年期，由于肾气渐衰，天癸将竭，水亏折木，肝郁程度加重，机体适应能力下降，导致脏腑、气血、阴阳失衡而发病。刘启廷教授认为，更年期综合征的发生，以肾精亏虚、天癸衰竭、精血不足、冲任不通为根本原因，而水不涵

木（即肝肾不足）、肝郁火旺则是发病的常见诱因，脾虚、痰湿阻滞常使病情加重。通过多年的临床观察，作者认为，该病以肾精亏虚为本，以心肝火旺、脾湿痰瘀为标，宜标本兼治，标除本固，体自安康。

【方药组成】 茯苓 30 克，九节菖蒲 30 克，郁金 15 克，牡丹皮 15 克，炒栀子 15 克，仙茅 15 克，淫羊藿 15 克，合欢皮 30 克，五味子 15 克，女贞子 15 克，莲子心 10 克。

【服用方法】 上药浸泡 2 小时，武火煮开，文火再煮 30 分钟，取汁；加水再煎 25~30 分钟，取二汁，混匀，分 2 次早晚温服。

【功用】 安神解郁，疏肝补肾，调和阴阳。

【主治】 更年期综合征，症见烘热汗出，心烦焦躁，失眠多梦。

【组方依据】 更年期综合征常见症状依次为心烦、失眠、潮热、烘汗、抑郁多虑、情绪不稳、健忘、心悸、头晕乏力等。究其病因多为肝郁脾虚，肾气渐衰，天癸将竭，脏腑气血不相协调所致。肝肾同源，由于肾精亏虚，肾阴不足，水不涵木，肝阳上亢，导致心烦易怒、头目眩晕、失眠等症；肾水匮乏，无以上升，心肝火燔，心肾不交则常见失眠、心悸诸症；肾、脾为先后天之本，互相充养，若肾虚阳衰，火不暖土，脾失健运，则出现头面潮红、烘热汗出、食少便溏、面目肢体浮肿、乏力等。

治疗以宁心解郁治其标，安神固肾治其本，以调整脏腑阴阳平衡。首选茯苓健脾化痰、宁心安神，九节菖蒲化痰开窍、安神醒脾，郁金行气化瘀、清心解郁，三药合用，以宁心安神、行气解郁；由于女子以阴血为本，阴血的充盈和畅达是维持人体生理需要的基本条件，而更年期机体气血失和，多表现为"阴常不足、阳常有余"之体，阴虚则阳亢，阳亢又伤阴液，出现颧红潮热、自汗盗汗、五心烦热、失眠多思等阴虚内热现象，方中牡丹皮、炒栀子相须为用，丹皮入血分除骨蒸，栀子主气分除烦热，合用以清心除烦、泻火解郁；仙茅、淫羊藿为益精补肾、温肾壮阳之品，现代药理研究表明，该类药物具有类激素样作用，但无类激素样副作用，可以调节卵巢功能，促进雌激素分泌，通过调整患者激素-内分泌系统的功能，改善机体内外环境，从而缓解或减轻更年期综合征的各种症状；合欢皮、五味子、女贞子养心安神、益阴敛汗，又可制约仙茅、淫羊藿燥热伤阴；莲子心清心除热、泻火坚肾、固精强神，正如《温病条辨》谓之："由心走肾，能使心火下通于肾，又回环上升，能使肾水上潮于心"；甘草泻心火而和胃。诸药合用，共奏肝肾同调、阴阳互助之功。

【加减应用】以心烦焦躁、阵阵出汗为主者，加炒白芍、桂枝以养血平肝、调和营卫；以失眠多梦为主者，加酸枣仁、珍珠母、夜交藤以养心安神、镇静促眠；情绪易激动、哭笑无常者，加百合、牡蛎、小麦、大枣以和中缓急、舒缓情志、调和心脾；心悸惊厥、精神恍惚者，加琥珀以清心除烦、凉肝定惊；体弱久病、气虚无力者，加黄芪、人参以补中益气、扶正固本；伴见大便干结者，加大黄以通腑泄热。

【典型病例】

张某某，女，53岁，2012年4月1日初诊。

主诉：近半年来心烦意乱逐渐加重，有时难以控制，骂人毁物，失眠，严重时彻夜不眠，伴见头晕耳鸣，头面阵发烘热出汗，汗出畏寒，纳食不馨，脘腹痞满不知饥，大便干结难解，体重减轻5公斤，西医诊断为更年期综合征，对症治疗效果不理想，且出现口干、神志恍惚等现象，停药后求助中医。近一年月经衍期，经期短，经量少，经色暗。舌质红，舌尖赤，苔薄白，脉弦细弱。患者形体肥胖，为痰湿体质。

依据舌脉诸症，辨证为肝郁脾虚，肾气亏虚，湿蒙清窍，虚火内扰，心神失养。治宜宁心除烦，解郁安神，清热敛汗，平肝补肾，调和阴阳。方用安神解郁汤加味。

处方：茯苓30克，九节菖蒲30克，郁金15克，牡丹皮15克，炒栀子15克，仙茅15克，淫羊藿15克，合欢皮30克，珍珠母30克，酸枣仁30克，五味子15克，女贞子15克，莲子心10克，大黄5克，甘草10克。取药10剂，水煎2次，取汁混合，分2次早晚分服。同时给予心理疏导。

2012年4月11日二诊，自觉心烦意乱略有缓解，愤怒情绪能够克制，睡眠时间延长，睡中易醒、盗汗消失，精神改善，纳食增加，大便质稀，仍觉体倦乏力，动辄汗出，时时烘热自汗，汗出畏风。舌质红，苔薄白，脉细弱。考虑到患者病程较长，服药后自觉身心轻松，症状也略有改善，唯汗出畏风不减，故予上方加炒白芍15克，桂枝15克，以调和营卫、固表止汗，继续取药10剂，调护同前。

2012年4月22日三诊，自述失眠、头晕、耳鸣明显减轻，烘热汗出、畏寒、口干已消失，月经逾期12天而行，经期3天，量色如前，唯情绪不稳，遇事易懊恼，善太息。舌质红，苔薄白，脉沉细。效不更方，予上方继服10剂，同时加强心理调节，并嘱家人多给予关照。患者先后服药30剂，自觉症状基本消失，后随访3个月，告知恢复如常人。

【按】更年期是一个正常的生理过程，可持续几个月甚至几年，因此出现一些症状是不可避免的，不必过分焦虑，要解除思想负担，保持豁达、乐观的情绪。多参加一些娱乐活动，以增添生活乐趣。注意改善人际关系，及时疏导不良情绪，保持精神愉快，情绪稳定。

【调护和预防】

1. 女性本来就容易多愁善感，即便不在更年期都容易动怒，所以，进入更年期后，出现一些症状是不可避免的，患者不必过分焦虑，要稳定自己的情绪。

2. 应保持良好的生活习惯，平时要劳逸结合，尽量保证充足的睡眠，但也不宜过多卧床休息。身体尚好时可以主动从事一些力所能及的工作和家务，或者参加一些有益的文体活动和社会活动，以丰富精神生活，增强体质。同时还要注意保持和谐的性生活。

3. 注意调节饮食，宜清淡、低脂、低盐、低糖、优质蛋白质饮食，不吸烟，不喝酒，多吃瓜果蔬菜，避免进食高脂肪食物和各类保健品，少饮含咖啡因的饮品，如浓茶、咖啡等，少吃辛辣、油腻、炙煿等高热量食物。

【歌诀】 更年茯苓菖郁金，丹栀二仙味女贞，琥味莲心草合欢，调和阴阳又舒肝。

便秘大黄虚参芪，心烦阵汗桂芍宜，失眠交藤珠母枣，脏躁百麦牡枣奇。

五十七、益气养阴生津汤治疗干燥综合征

干燥综合征，是一种主要累及外分泌腺的慢性炎症性自身免疫病，尤以侵犯唾液腺和泪腺为主，属于顽固性疾病，缠绵难愈，严重影响患者的正常生活和工作。以眼干涩、口干、关节痛为特征，女性患者占90%以上。现代医学认为干燥综合征的病因包括遗传、病毒和免疫三个方面。

【病因病机】干燥综合征属中医"燥证""燥痹"等范畴，病因多为阴虚之体，内伤积劳，精气内耗，渐至精血方虚，诸脏失濡，气阴不足；亦有热邪内积，日久阴津亏耗，化为内燥；或因调养不当，或因大病久病，精血津液亏损，机体孔窍无以濡润；或因三焦气化不利，中焦脾胃转枢失司，津液运化敷布失常；或因劳累过度，真阴亏耗，燥疾随之而生；或因外感六淫，阳热亢盛，灼津伤液，病初在表，病久入里损及五脏。总之，内燥的成因与人体气血津液、脏腑功能、卫气营血等因素密切相关。基本病机为素体虚弱，阴津亏虚。其病位在口、眼、鼻、咽等，可累及全身，与肺、脾、肝、肾密切相关，甚则累及心、胃，以及皮肤黏膜、肌肉关节；

证属本虚标实，肺、脾、肝、肾阴虚为本，火热燥气为标。

【方药组成】黄芪60克，炒白术30克，防风15克，西洋参20克（另煎），麦冬30克，玉竹30克，黄精30克，炙甘草10克。

【服用方法】上药浸泡2小时，武火煮开，文火再煮25~30分钟，取汁；加水再煎20~30分钟，取二汁，混匀，加水再煎3次，取汁混合，兑入西洋参汁，分4次温服。煎煮过的西洋参以沸水冲泡，代茶饮。

【功用】益气养阴，生津润燥。

【主治】眼干目涩，口干少津，鼻干咽燥，或伴见关节疼痛、肌肉萎缩。

【组方依据】干燥综合征多见于阴虚体质之人，或久病体弱、年老体衰者，复感燥热之邪气，使机体津液亏虚，虚热内生，燥热内盛，日久耗伤肺、脾、胃、肝、肾等脏腑，以致干燥综合征。故治疗宜益气养阴，活血润燥。方中黄芪甘温，主补肺脾之气，利阴气、健脾胃、布津液、固秘精气，配合炒白术、防风补脾助运，以资生化之源；西洋参、麦冬、黄精甘寒养阴，降火润燥、清热生津；炙甘草益气复脉、调和药性。诸药合用，共奏脾气足、阴液生、津生燥润之功效。

【加减应用】眼干无泪、视力模糊者，加制首乌、枸杞、菊花、冬桑叶、大黄以清肝明目、引热下行；鼻孔干燥为主者，加芦根、黄芩以清宣肺热；口唇干燥为主者，加石膏、知母、玄参、石斛以养胃生津；伴腮腺肿胀疼痛者，加夏枯草、炮山甲以散结止痛；伴皮肤干燥瘙痒者，加当归、制首乌以养血润燥。

【典型病例】

郁某某，女，64岁，2014年2月19日初诊。

主诉：口干咽燥，鼻干目涩，畏光羞明，头晕耳鸣，身倦乏力，失眠多梦，有类风湿病史，8年前在上级医院诊断为干燥综合征，一直间断服药治疗，近期因口咽干燥，每每以温水送饭咽下，精神压力较大，求助中医，刻诊见患者面色少华，肌肤干燥，行动迟缓，言语无力，手指小关节僵硬变形，症状描述同前，舌质嫩红少津，苔少，脉沉细弱。

依据舌脉诸症，辨证为肝肾亏损，气阴两虚，窍络失养。治宜益气养阴，调补肝肾，生津润燥。方用益气养阴生津汤化裁。

处方：黄芪60克，炒白术30克，防风15克，西洋参20克，麦冬30克，玉竹30克，黄精30克，制首乌30克，枸杞30克，芦根30克，玄参30克，炙甘草10克。每日1剂，水煎，分4次服。并嘱西洋参单独煎煮30分钟，取第一煎与中药混合后服用，以后用沸水冲泡代茶频频饮服。在饮食方面，宜清淡、富含营养、低盐饮食，少吃辛辣、煎炸等助热食品，多吃新鲜蔬菜和水果，适量添加莲藕、胡萝卜、梨、银耳、百合、蜂蜜等具有滋阴润燥作用的食品。

2014 年 2 月 26 日复诊，自觉口干咽燥、头晕耳鸣、体倦乏力略有改善，饮食、精神逐渐好转，因熬药不便，改用膏方服用，在前方的基础上，加乌梅 15 克，石斛 30 克，菊花 30 克，谷精草 30 克，当归 30 克，龟甲胶 30 克，鹿衔草 30 克，炒麦芽 30 克。取药 10 剂，加蜂蜜为辅料，熬制膏方，为一月用量。后患者随诊，自觉症状明显改善。

【按】本病在临床上以中年女性为多见，中医学认为，女子体阴而用阳，更年期以后女子天癸渐竭，精血亏虚，阴液不足，多因阴虚内热而伤津耗液，导致口、眼、清窍失养，经脉气血瘀阻而多发干燥综合征。脾气旺，则津液生。而津液少是因为脾气虚，不能化生津液所致，因此，通过健脾益气，化生津液，通达阳气，可使津液随阳气散布，抵达肌肤，上承口眼鼻等部位，滋养周身，故方中使用大剂量黄芪健脾益气，再配伍养阴生津之品，可达到治疗目的。然而，燥证日久，会出现瘀、毒等标象，治疗上尚需辨证施治，佐以祛风除湿、活血通络之药物，以治其标。

【调护和预防】

1. 水是生命的源泉，万物都离不开水的滋养。因此，干燥综合征患者更需要及时补充水分。要学会主动喝水，不要等到感觉口渴时再饮水，宜采取少量多次饮水法，还可以在饮食中适量增加豆浆、稀粥来补充水分，多食新鲜蔬菜和水果，新鲜蔬菜和水果的含水量一般超过 70%，即便一天只吃 500克果蔬，也能获得约 300 毫升水分。

2. 做好口腔、眼睛、呼吸道和皮肤的护理。干燥综合征患者唾液分泌减少，容易发生多种口腔疾病，因此，注意口腔卫生非常重要，饭后及时漱口以清除食物残渣，刷牙要轻柔，选用细软牙刷，以免对口腔黏膜造成损伤；眼睛干涩者平时应多眨眼，必要时可用人工泪液滴眼以缓解眼干症状，减轻角膜损伤和不适，减少感染机会，外出尽量佩戴墨镜，避免阳光照射，禁止戴隐形眼镜；皮肤干燥者可出现脱屑和瘙痒等现象，平时应注意皮肤的清洁工作，应勤换衣裤、被褥，要少用或不用碱性肥皂，勤换衣裤。

3. 在饮食方面，宜高热量、高蛋白、富含维生素、清淡易消化饮食，不要食用刺激性食物，如葱、辣椒、蒜、姜、胡椒、烟酒等燥热伤阴之品，少吃肥腻、油炸等化热之品以防加重干燥症状。可适量进食具有养阴润燥作用的食物，如梨、葡萄、百合、银耳、枸杞、芝麻、莲藕、莴苣、黄瓜、白萝卜、胡萝卜、芹菜、丝瓜等。

4. 养成良好的生活习惯，按时作息，避免熬夜，屋内温度、湿度适宜。洗澡不宜过于频繁，水温不宜太高，洗澡时尽量少用肥皂，所用沐浴露也应该是有保水润肤功效的产品。同时，建议洗澡后涂润肤露，能缓解皮肤干燥症状。

5. 要保持平和的心态，心态平和有利于气血通畅，可避免因情绪受到刺激所致上火。

6. 适当锻炼，以改善体质，增强免疫力，提高抗病能力，预防并发症的发生。

【歌诀】干燥综合征难瘥，玉屏洋参竹麦煎，黄精炙草按需入，益气养阴生津泉。

眼干无泪视模糊，枸首黄菊桑清热，鼻孔干燥苓根芦，口唇膏知玄参斛。

五十八、益气活血通络汤治疗中风后遗症

中风，现代医学称之为脑卒中，包括脑出血、脑梗死等疾病，具有起病急、变化快的特点，好发于中老年人。中风后遗症，是指中风急性发作经过治疗后，病情稳定，但遗留肢体偏废、失语、口眼歪斜、手足麻木、精神呆滞等一系列功能障碍性症状。

【病因病机】中医认为，中风的发病以气虚血瘀多见。气虚不能鼓动血液运行，血滞脑络，瘀阻为患。病因系情志不调、肝失疏泄，或饮食不节、痰浊内壅，或素体阴虚阳亢，或正气不足、脉络空虚，风邪乘虚外侵，其特点是，发病突然，恢复过程缓慢，虽经积极救治，没有威胁生命，但急性期后如不能及时得到有效治疗，会有后遗症。

【方药组成】黄芪 30~100 克，当归 30 克，白芍 30 克，川芎 15 克，炒桃仁 15 克，红花 10 克，广地龙 15 克，全蝎 15 克，天麻 15 克，制何首乌 30 克，桂枝 15 克，甘草 10 克。

【服用方法】上药浸泡 2 小时，武火煮开，文火再煮 30~40 分钟，取汁；加水再煎 25~30 分钟，取二汁，混匀，分 4 次温服。

【功用】半身不遂，肢体痿废，偏身麻木，口眼歪斜，头晕健忘，表情呆滞，言语不利。

【主治】益气养血，祛风止痉，化瘀通络。

【组方依据】根据中医理论，血属阴，血的运行有赖于气的推动，气为血

帅，气行则血行，气滞则血瘀，故方中应用大剂量黄芪以补气养血、行气活血，收气行瘀散之功；配当归、川芎、白芍补血养血、活血行气；炒桃仁、红花活血化瘀、祛瘀止痛；广地龙、全蝎、天麻清热止痉、搜风通络；制何首乌补益精血、强壮筋骨；桂枝温阳化气、通络散痹；甘草解毒、调和诸药。诸药互相配合，可使气旺血行、瘀祛络通，诸症自可渐愈。

【加减应用】 气虚明显者，加人参补气固脱；言语障碍者，加菖蒲、郁金以开窍益智；口眼歪斜甚者，加白附子、防风以祛风止痉；大便干结者，加火麻仁、大黄以润肠通便。

【典型病例】

王某某，男，46岁。2011年3月12日初诊。

3个月前突然头痛眩晕、言语障碍、左侧肢体软瘫、神志恍惚，血压190/128mmHg，急诊入院，经颅脑CT检查，提示脑出血，出血量约30毫升，经住院多方治疗2月余，病情稳定，头痛消失，血压维持在140/90mmHg左右，肢体活动较前好转，但仍屈伸不利，酸软无力，左上肢不能持物，言语吐字不清，舌根发硬，头晕，健忘，表情淡漠，情绪不稳，时而烦躁不安，时而沉默不语，食欲尚好，大便干结。刻诊见患者形体虚胖，面红，精神不振，神志清，吐字含糊，应答切题，左手松软，不能持物，左下肢软瘫不能站立，左侧肢体肌肉消瘦，舌质暗红，苔白，脉涩。时测血压140/80mmHg。

依据舌脉诸症，辨证为气虚血瘀，脉络不通，筋骨失养。治宜益气活血，化瘀通络。方用益气通络汤化裁。

处方：黄芪100克，当归30克，白芍30克，川芎15克，炒桃仁30克，红花15克，广地龙15克，全蝎15克，天麻15克，桂枝15克，石菖蒲15克，郁金15克，制首乌30克，大黄5克，甘草10克。每日1剂，水煎2次，取汁混合，分4次温服。嘱其家属配合病人做康复训练，多与之交流，每天给患者30分钟的时间读书看报，每天晚上睡觉前，用中药渣煮水泡脚用。

上方连服14剂，精神面貌较前改善，言语略有好转，情绪稳定，手能持物但不稳，仍觉偏侧肢体无力。又予上方20剂，服用方法同前，1个月后来诊，肢体功能明显好转，但不能持重物，无法完成精细动作，饮食、二便能自理，情绪稳定，因家庭经济状况差，将上方研末配成散剂，每日2次，每次20克，沸水冲泡饮服。嘱其配合饮食、运动、心理调养，1年后来诊，病人病情稳定，言语清晰，能从事一般家务，除左手活动欠灵活外，余皆如常人。

【按】 益气通络汤以补阳还五汤为主化裁而成，补阳还五汤是补气活血通络的有效方剂，主治气虚血瘀之中风。在该方的基础上添加息风止痉、温经通络之品，旨在有利于患者肢体、语言的早日康复。本方久服缓治，疗效显著。

【调护和预防】

1. 中风后遗症患者可表现出易怒、易悲、焦虑、抑郁、拒绝用药、拒绝功能锻炼，甚至产生轻生之念想，对疾病的康复极为不利。因此，加强心理护理既可提高治疗效果，又可减少复中的发生。要耐心倾听患者的倾诉，对患者的心情表示理解和安慰，对患者进行启发、诱导、劝说、解释、开导，以减轻心理压力，暗示患者能够康复，鼓励患者树立战胜疾病的勇气和信心。

2. 适当的运动可以促进血液循环，有利于疾病的康复。对肢体功能障碍者，应做好家庭护理，鼓励患者多运动以提高身体的综合协调能力和精细动作能力，使患者掌握进食、穿衣、如厕等日常生活动作，最大限度地恢复肢体功能，降低致残率，有效缩短康复期。对语言障碍患者，应尽早诱导和鼓励患者说话，耐心纠正发音，由简到繁，坚持不懈。

3. 由于患者体力活动显著减少，胃肠道蠕动相对减弱，消化吸收功能降低，易发生便秘，因此，饮食应营养丰富、低盐、易于消化，以满足蛋白质、维生素、无机盐和总热能的需要。多饮水、多食富含纤维素的食物，增强胃肠蠕动，可预防便秘。忌浓茶、酒类、咖啡和辛辣刺激性食物，少吃肥甘厚味、煎炸炙煿等具有助湿生痰功效的食物。

【歌诀】 益气通络治偏瘫，补阳还五方中填，白芍首乌桂枝草，天麻全蝎病可痊。

口眼歪斜用白附，菖蒲郁金语言通，麻仁大黄通便秘，中风后遗屡建功。

五十九、资寿解语汤治疗癔症性瘫痪失语

癔症旧称"歇斯底里"，好发于有癔症性人格基础者，起病常受心理、社会因素的影响，以部分或完全丧失对自我身份识别为特征的情绪反应为主的精神障碍。多发于青年女性。癔病性瘫痪失语，是癔病发作后肢体活动和语言障碍的一种表现，病程可长可短，其发病突然，暗示性强。如果治疗或暗示不当，瘫痪失语症状有可能固定下来。

【病因病机】 癔病性瘫痪失语属于中医学的"百合病""情志癔""风癔""暴瘖"等范畴，《景岳全书》称之为"诈病"，谓："夫病非人之所好，而何以有诈病，盖或以争讼，或以斗殴，或以妻妾相妒，或以名利相关，则人情

诈伪，出乎其间。"本病的发生，系由精神因素所致，与脑血管引起的偏瘫不语迥异。祖国医学认为，心主神明，脾主肌肉，肝主筋，若情志不畅，肝气郁结，不得宣泄，气机郁滞而逆乱，日久痰浊、瘀血内生，若复受寒湿侵袭，则致心脾气虚，心失所养，神窍郁闭，脾虚不能濡养四肢，肝体失其濡润而致虚风内动，故出现舌强不语、半身不遂，临床以神经质患者为多见。其病机常在于心、肝、肾之阴液不足，而郁怒伤肝、心火亢盛每为诱因。

【方药组成】附子6克，防风15克，天麻12克，酸枣仁30克，肉桂6克，羚羊角粉2克（冲服），羌活12克，甘草10克，鲜竹沥液30克（调服），生姜3片为引。

【服用方法】上药浸泡2小时，武火煮开，文火再煮25~30分钟，取汁；加水再煎20~30分钟，取二汁，混匀，纳入羚羊角粉、鲜竹沥液混合，分2次温服。

【功用】温脾化湿，养肝熄风，清心醒神。

【主治】发作时大叫大闹、哭笑无常、言语错乱或有痉挛、麻痹（知觉能力的丧失和运动机能的障碍）、失明、失语等现象。

【组方依据】癔症性瘫痪失语的发生，与肝、心、脾三脏密切相关，肝郁犯脾，忧思伤脾，肥甘困脾，以及过劳损脾，均使脾之运化失职，聚湿生痰，反遏脾阳，痰浊瘀结，阻碍气机，机体失常，出现瘫痪；肝失条达，气血不和，厥气上冲，乱其神识，则见失音难言。故治宜温脾化湿，养肝熄风，清心醒神，调和气血。药用附子、防风温心脾、散寒祛风，以醒神开窍；羌活散风胜湿；肉桂温肾助阳、引火归原；羚羊角粉、天麻养肝息风、解热镇惊；酸枣仁养血宁心；甘草调和诸药；生姜、鲜竹沥化痰开窍。诸药合用，共奏心脾气复、心体得养、健脾和肝、熄风消痰之功效。

【典型病例】

李某某，女，45岁。1990年3月16日初诊。

患者因昏睡不语、牙关紧闭、肢体瘫软、两手紧握，以"疑似脑血管病变"急症入院。经多方检查及各种神经反射检查无阳性发现。仔细询问发病原因并结合病史、理化检查，综合分析后诊为"癔症性瘫痪失语症"。对症治疗病情无改善，后邀中医会诊治疗。刻诊见患者呼吸平稳，闭目不语，肢体瘫软，扶之不能坐，给物不能拿，手足很少自主活动，肢体长时间处于被动位置而不变，手足欠温，牙关紧闭，小便失禁，大便3日未解，脉沉滑。

纵观舌脉诸症，中医辨证为心脾气虚，肝风内动。治宜温脾清肝，熄风开窍。方用资寿解语汤治疗。

处方：附子6克，防风15克，天麻12克，酸枣仁30克，肉桂6克，羚羊角粉2克（冲服），羌活12克，甘草10克，鲜竹沥液30克（调服），生姜3片为引。水煎诸药后放入鲜竹沥液，鼻饲给药，每日1剂，分6次给药。

服药2剂后，能睁眼看人，手足屈伸自如，但不能握物，不能行走，小便已能自控，大便未行。再予上方加大黄5克，取药3剂，每日1剂，水煎分4次慢慢饮服，药后大便已通，初下硬结数枚，后则便溏通畅，患者神志转清，能自主活动，可以行走持物，但仍很少说话，不愿交流，舌质红，苔白，脉和缓。给予精神开导，带2剂回家，经调养而愈。

【按】癔症性瘫痪失语是由于精神因素使大脑功能失调而发病，可表现为多种形式的瘫痪，如单肢瘫、截瘫、偏瘫，呈完全性或不完全性软瘫等，应注意与格林巴利氏综合征、周期性麻痹、重症肌无力、急性脊髓炎等相鉴别，此病类似脑中风，若不仔细查体及询问病史，极易误诊，必须经颅脑CT检查确诊，以排除脑血管病。

在治疗的同时，配合暗示疗法，可取得良好的效果。常用的方法有"劝说开导"与"以意导引"心理疗法。"劝说开导"就是通过说服解释、鼓励安慰等方法，解除病人的精神负担，诱导病人正确对待疾病，通过对病人的耐心说服、关心体贴，取得病人的信任；"以意导引"就是用自暗示或他暗示的方法，转移或诱导病人的情志，从而达到治病的目的。

【调护和预防】

1. 癔症是一种较为严重的心理疾患，在疾病发生和治疗的过程中，暗示和自我暗示起着重要作用，因此，要注意缓解紧张情绪，通过释疑、顺意、怡悦、暗示等法，设法消除患者的心理创伤，指导患者正确对待人生。与患者谈话时，辅以疾病向愈的暗示，必要时请患者信赖的人给予语言安慰，或使用安慰剂。

2. 精神因素是引起本病发作的直接原因，本病的发生与情感失调关系密切，因此，避免情志过极，合理安排体力和脑力劳动，生活起居有规律，避免熬夜，适当进行体育锻炼，树立正确的人生观，是预防癔症发生的关键。

3. 饮食应以蔬菜和营养丰富的蛋类、禽类、瘦肉、乳制品为宜，忌食辛辣、烟酒等刺激性食物，少食肥甘、滋腻、煎炸、炙煿类食物，适量进食小麦、百合、豆豉、莲子等清心宁神之品。

【歌诀】刘氏资寿解语汤，天麻枣桂羚附防，羌活甘草鲜竹沥，癔症瘫痪有生姜。

六十、解郁清心安神汤治疗失眠

随着社会环境、工作竞争、生活起居及饮食习惯的改变，失眠的发生率有逐年增高的趋势，而且以中青年脑力劳动者居多，患者主要表现为入睡困难，或睡眠浅而易醒、醒后不能再寐、早醒，甚者彻夜难眠，因睡眠质量差继而发生次日头晕、精神不振、反应迟钝、体倦乏力，甚则心烦懊恼，严重影响身心健康及工作、学习和生活。

【病因病机】 失眠症，中医称之为"不寐""不得眠""不得卧"。表现为晚上睡不着，或睡眠时间明显减少，或入睡困难，或睡着易醒，严重者彻夜不能入睡，以致白天精神疲惫不振，疲乏无力，心烦易怒。中医学认为，导致不寐的病理变化总属阳盛阴衰、阴阳失交。一为阴虚不能纳阳，一为阳盛不得入于阴。病位在心，与肝、脾、肾密切相关，因心主神明，神安则寐，神不安则不寐。而阴阳气血之来源，由水谷精微所化生。精血充足，阴阳调和，上奉于心，则心神得养；受藏于肝，则肝体柔和；统摄于脾，则生化不息；调节有度，化而为精，内藏于肾，肾精上承于心，心气下交于肾，如此则神志安宁，作息规律。若脏腑功能失调，阴阳气血失和，可由肝郁化火、痰热内扰，阳盛不得入于阴而不寐，亦可由心脾两虚、心虚胆怯、心肾不交、阴虚不能纳阳而发为不得眠。究其发病因素，多责之于饮食不节、情志不遂、劳逸失调或体弱病后。病机虽有虚实之分，但久病多表现为虚实兼夹。刘启廷教授认为，引起失眠的病因，与思虑劳倦、内伤心脾、阳不交阴、心肾不交、阴虚火旺、肝阳扰动、心胆气虚、心神失守等因素有关，饮食丰盛、缺乏运动、忧愁思虑是导致本病发生的直接原因。

【方药组成】 茯苓30克，九节菖蒲15~30克，郁金15克，合欢皮30克，酸枣仁30克，珍珠母30克，黄连10克，肉桂2克，莲子心10克，甘草10克。

【服用方法】 上药浸泡2小时，武火煮开，文火再煮30分钟，取汁；加水再煎25~30分钟，取二汁，混匀，分2次早晚温服。服药期间少食生冷、辛辣、油腻食物，保持心情舒畅，每晚睡前温水浴足30分钟，然后按摩脚心100次。

【功用】 清心解郁，安神定志。

【主治】 入睡困难，或睡着易醒，严重者彻夜不能入睡。

【组方依据】 治疗失眠，首先要问明引起失眠的原因，通过心理疏导，合理运动，饮食调节，配合中药整体调理，标本兼治，从根本上解决问题。刘启廷教授总结多年的临床经验，依据辨证论治的原则，拟定解郁清心安神汤，治疗多种原因引起的失眠，疗效显著。药用茯苓配九节菖蒲、郁金，以宁心安神、开窍化痰、行气解郁；合欢皮、酸枣仁、珍珠母合用，养心开郁、宁心定志、镇心安神；黄连与肉桂，取交泰丸之意，寒热并用，水火既济，以清心火、交通心肾；用莲子心清心除烦、平肝安神；甘草调和药性。诸药合用，共奏解郁散结、清心化瘀、安神定志之功效。

【加减应用】 伴见心烦意乱者，加牡丹皮、炒栀子以清心泻火、凉血除烦；兼见心悸健忘者，加制首乌、莲子以补益精血、养心安神；大便干结者，加大黄以通腑泻热、引热下行；口苦、舌苔黄腻者，加半夏、陈皮、生姜以燥湿化浊；瘀血征象明显者，加桃仁、红花以活血化瘀、通窍安神。

【典型病例】

林某某，男，37 岁。2013 年 4 月 29 日初诊。

主诉：失眠 1 年，加重半月。患者自诉因工作压力大、应酬多，经常熬到下半夜，造成 1 年多来夜卧不宁、睡眠不实，主要表现为入睡难，睡中易惊醒，多梦，严重时彻夜不眠，次日则头脑不清，心烦健忘，体倦肢酸，有时自汗盗汗，脘腹痞闷，食欲好，大便干。西医诊断为失眠（神经官能症），经常服用镇静安眠药，有脂肪肝病史，因服用西药出现口干、便结而求助于中医。舌质红，苔白，脉弦滑。

依据舌脉诸症，辨证为肝郁脾虚，痰湿内扰，胆虚肾损，心神失养。治宜解郁化痰，清心定志，安神助眠。方用解郁清心安神汤为基础方，加牡丹皮、炒栀子以清心泻火，凉血除烦；加大黄以通腑泻热，引热下行。

处方：茯苓 30 克，九节菖蒲 30 克，郁金 15 克，牡丹皮 15 克，炒栀子 10 克，合欢皮 30 克，酸枣仁 30 克，珍珠母 30 克，黄连 10 克，肉桂 2 克，莲子心 10 克，大黄 5 克，甘草 10 克。取药 6 剂，每日 1 剂，水煎 2 次混合，分 2 次早晚温服。嘱其尽量减少外出应酬，饮食清淡，按时作息，睡前温水浴足，再以手心对准脚心按摩 10 分钟，左按右，右按左，并适当增加运动，以促进血液循环，改善脏腑功能。

2013 年 5 月 7 日二诊，治疗后睡眠略有改善，睡眠时间亦略有延长，体倦乏力明显减轻，睡中仍易惊醒，夜间口干，偶见盗汗，大便干结。予上方大黄倍量，以增强通腑泄浊、引热下行之功。取药 10 剂，服药方法及注意事项同前。

2013 年 5 月 18 日三诊，睡眠时间延长，睡中有时因口干而自醒，喝少量温水再睡，心烦、健忘改善，但大便仍干结。考虑口干与仰卧张口呼吸有关，故嘱其睡眠时取左侧卧位，另外，煎药时大黄后入，以增强通便泄热之功。取药 10 剂。

2013 年 5 月 28 日复诊，自述睡眠质量明显改善，一夜能睡 6 小时左右，夜间醒 1~2 次但很快又能入睡，盗汗消失，大便通畅。效不更方，又取药 10 剂。另外，嘱其适当食用莲子、百合、麦仁、山药等安神助眠食品，并养成按时作息的习惯。患者连续服药 36 剂，精神面貌明显改善，自述偶尔因应酬、劳累失眠几天，不用服药，仅通过调理生活起居即可恢复。

【按】现代社会，失眠的发生率逐年增高，以中青年脑力劳动者居多。失眠对人体的危害是多方面的，据流行病学调查，在失眠人群中，有 70%~80% 的人睡眠障碍源于心理和情绪因素，这与当今社会竞争力过大密切相关。失眠会引起人的疲劳感、不安全感，使之无精打采，短期效应是反应迟钝、注意力不集中，久之会导致抑郁症、焦虑症及植物神经功能紊乱症等功能性疾病，严重者还会导致精神分裂症。

因此，治疗失眠，通过心理疏导，合理运动，饮食调节，配合中药整体调理，标本兼治，才能从根本上解决问题。刘启廷教授拟定解郁清心安神汤，在服用中药治疗的同时，给予生活起居指导，因中药确切，作用持久，无毒副作用，且不成瘾，无药物依赖，患者愿意接受。另外，再配合每晚睡前温水浴足，按摩手心（劳宫穴）、足心（涌泉穴），可起到温经通络、交通心肾的辅助治疗效果。

【调护和预防】

1. 不要过分计较睡眠时间，因为睡眠的时间和质量是因人而异的，在不同年龄段，人的睡眠时间不同，合理的睡眠量应以能解除疲劳，保持精神愉快，很好地进行一天的工作与学习为标准。相反，如果对睡眠的量过分计较，常因少睡半小时而心神不定，久之则易形成心理障碍。

2. 注意饮食习惯，晚餐吃得太饱或空腹睡觉，都会影响人的睡眠质量。临睡前吃点奶制品或喝一杯牛奶有助于睡眠。睡前忌饮含酒精的饮料，包括啤酒及其他酒类，酒精虽然能促使人昏昏入睡，但会影响睡眠质量，当酒精的安神功效过去后，人就会立刻醒过来。此外，含咖啡因的饮料，如咖啡、茶、可乐饮料，因为能兴奋人的大脑神经，睡前最好不要服用。

3. 放松心情，睡前应避免刺激性的工作和娱乐，也不要进行过分紧张的脑力活动。做些能松弛身心的活动，如洗个热水澡，读些消遣性的书刊、报纸，看看轻松的电视节目，听听柔和抒情的轻音乐，对入睡会大有好处。亦可以采用闭目入静法，即上床之后，先合上双眼，然后把眼睛微微张开一条缝，诱导人体渐渐进入睡意朦胧状态。

【歌诀】*解郁安神治失眠，菖蒲郁金苓合欢，枣仁珍母连交泰，甘草莲心梦香甜。*

丹皮栀子消烦乱，心悸健忘首乌莲，口苦苔腻姜陈夏，加入大黄治便干。

六十一、温脾化饮汤治疗多寐症

多寐亦称嗜睡症，以不分昼夜，时时欲睡，呼之即醒，醒后复睡为主要特征。现代医学的发作性睡病、神经官能症、呼吸睡眠暂停综合征、某些精神病的临床症状与多寐症类似。近年来临床上该病有逐渐增多的趋势，可能与现代社会人们不良生活习惯增多、工作节奏加快、工作压力增大有关。

【病因病机】有关多寐症的记载，最早见于《灵枢·大惑论第八十》："卫气留于阴，不得行于阳。留于阴则阴气盛，阴气盛则阴跷满，不得入于阳则阳气虚，故目闭也。"又云："夫卫气者，昼日常行于阳，夜行于阴，故阳气尽则卧，阴气尽则寤。故肠胃大，则卫气行留久；皮肤涩，分肉不解，则行迟。留于阴也久，其气不精，则欲瞑，故多卧矣。"对多寐症形成的原因，《黄帝内经》认为："阳气盛则瞋目，阴气盛则瞑目"，说明多寐系阳虚阴盛所致。因为阳主动，阴主静，阴盛故多寐，《黄帝内经》中所谓"肠胃大而皮肤涩"所致之多寐，是由于中焦阳气不足，脾失健运，不能运化水谷而留于肠胃，湿邪内停所致。祖国医学认为，本病的病位在心、脾，与肾关系密切，多属本虚标实。本虚主要为心、脾、肾阳气虚弱，心窍失荣；标实则为湿邪、痰浊、瘀血等阻滞脉络，蒙塞心窍。由于脾虚湿盛，阳气不充，营血不足，或病后体虚，精神困倦，清空失养，蒙蔽清窍所致。《脾胃论·卷上》指出："脾胃之虚，怠惰好卧。"《脾胃论·胃虚脏腑经络皆无所受气而俱病论》云："食入则困倦，精神昏冒而欲睡者，脾亏虚也。"《丹溪心法·中湿》曰："脾胃受湿，沉困无力，怠惰好卧。"可见，此乃湿邪困遏中阻，蒙蔽清窍，清阳不升，湿浊如雾，则昏昏嗜睡，故脾胃亏虚和脾胃受湿均可导致多寐。

刘启廷教授认为，多寐症多见于体丰痰湿体质之人，病机关键是湿、浊、痰、瘀困滞阳气，心阳不振；或阳虚气弱，心神失荣。病变过程中，各种病理因素相互影响，如脾气虚弱，运化失司，水湿停聚而成痰浊，痰浊影响气血的运行，形成瘀血，痰浊、瘀血内阻，又可进一步耗伤气血，损伤阳气，以致心阳不足，脾气虚弱，虚实夹杂。

【方药组成】黄芪30克，生白术30克，茯苓30克，附子10克，干姜10克，苍术10克，藿香15克，佩兰15克，白豆蔻10克，桂枝15克，生姜3片。

【服用方法】上药浸泡2小时，武火煮开，文火再煮30分钟，取汁；加水再煎25~30分钟，取二汁，混匀，早餐后及临睡前各服1次。

【功用】健脾化湿，温阳益气。

【主治】多寐，症见精神萎靡，昏昏嗜睡，甚者工作、行走、开车、进食时睡意袭来而进入梦乡，可伴见精神不振，头晕脑胀，肢体沉重，舌苔白厚腻。

【组方依据】多寐系脾虚湿盛，阴盛则阳衰，脾气不足，湿邪遏闭清窍所致，阳虚为本，湿盛为标，二者互为因果，可伴见面色㿠白、头晕脑胀、倦怠乏力、纳谷不馨、小便清长、四肢欠温等脾虚湿盛之表现。治宜健脾益气，温阳化湿，行气化痰，开郁清窍。犹如日出雾消，晴空万里，浊化神清，升清降浊，脑有所养，故病症得除。根据多年的临床经验，自拟温脾化饮汤加减治疗多寐，临床疗效颇佳。药用黄芪、白术健脾补气、益气助运；附子、干姜温中回阳、散寒化湿；茯苓、苍术健脾燥湿、化脾胃湿浊；藿香、佩兰、白豆蔻芳香行散、醒脾通窍；桂枝温运脾阳、化气行水；生姜和胃降逆。诸药合用，共奏健脾益气、温阳化湿、醒脾开胃之功效。

【加减应用】形体丰腴、痰湿较甚者，加厚朴、半夏、南星以行气除湿、化痰除满；若为病后脾虚神倦、纳谷不馨者，加党参、麦芽、神曲、山楂以健脾益气、消痰导滞；若为病后及年高之人，阳气匮乏、食少懒言、畏寒肢冷者，加人参、炮姜以增强温阳益气之功。

【典型病例】

钱某某，男，45岁，2012年6月30日初诊。

主诉：多寐、嗜卧3个月。患者多寐欲卧3个月余，日趋严重，时时困倦欲睡，精神不振，肢体酸乏，伴头昏如裹、胸闷纳差、痰多泛恶，查见形体肥胖，舌质淡，苔白腻，脉象濡缓。1个月前在当地进行脑电图、头颅CT、经颅多普勒、颈动脉及椎动脉彩超等项检查，无异常改变，对症治疗，效果不显。

依据舌脉诸症，辨证当属痰湿困脾，脾阳不振。治宜健脾化湿，益气温阳。予温脾化饮汤加味。

处方：黄芪 30 克，生白术 30 克，茯苓 30 克，附子 10 克，干姜 20 克，苍术 10 克，藿香 15 克，佩兰 15 克，白豆蔻 10 克，桂枝 15 克，厚朴 10 克，法半夏 10 克，制天南星 10 克，生姜 3 片为引。取药 6 剂，水煎，早晚温服。同时嘱其少吃生冷、油腻食物，忌饮啤酒，适当运动。

2012 年 7 月 6 日复诊，患者服药后多寐、嗜卧明显好转，白腻苔渐化，脉象缓而有力，惟仍感痰多、胸闷，予上方继服 10 剂。服药后，诸症悉平，随访半年，未再复发。

【按】本类型病机多为脾阳不振，脾虚湿盛，痰浊上犯，蒙蔽清窍，导致神机不运而嗜睡。多见于肥胖之人，因体丰于外，气伤于内，气弱则脾土少运，生湿生痰。而长夏主湿，故逢雨季病情更甚。刘老认为，阳气虚而阴气盛，终至阴阳失调，是本病发生的主因，虚为心脾肾气虚，实为湿热、痰浊、瘀血，故益气、通阳、利湿、化浊治法贯彻始终。正如李东垣所云"脾气虚则怠惰嗜卧"是也。用本方益气健脾温阳，运化痰湿，在扶脾治本的同时兼化痰湿，标本兼顾，可获良效。

【调护和预防】

1. 注意安全，发病期间尽量避免驾驶车辆、登高操作、机械加工等需要集中注意力的工作，以免发生意外。

2. 多寐症的病机关键是湿、浊、痰、瘀困滞阳气，故饮食调理尤为重要，要少吃生冷、滋腻等助湿生痰之品，如冷饮、扎啤及肥甘厚味，可进食具有健脾利湿功效的食物，如薏苡仁、山药、赤小豆、白扁豆、生姜、洋葱、白萝卜、包菜等。应限制食盐的摄入，也不要吃过甜、酸涩的食品。

3. 不宜居住在潮湿的环境里，在阴雨季节，要注意避免湿邪的侵袭；衣着应透气散湿，要经常晒太阳。

4. 一般应选择中等强度的运动；若选择运动强度比较小的项目，则每天运动时间应该适当延长，以保证足够的运动量。

【歌诀】温脾化饮疗多寐，芪苓姜附术蔻桂，苍佩生姜藿醒脾，化湿温阳把神回。
厚朴夏星湿体肥，纳差三仙党参为，阳衰参姜补阳气，多寐诸症加减没。

六十二、凉血生发汤治疗脱发

毛发是皮肤的重要附属器官，而头发又是人类美容的第一要素，由于机体的新陈代谢，每天有 50~100 根头发脱落属于正常现象，正常脱落的头发都是处于退行期及休止期的毛发，由于进入退行期与新进入生长期的毛发处于动态平衡，故能维持正常数量的头发。如果头发脱落较多，且持续较长时间，轻则头发稀疏，重则显露头皮，称为脱发，属于病理现象，有碍美容。临床脱发患者虽无肉体痛苦，但精神上的压力却叫人难以忍受，而思想的苦恼，又会加重脱发。

【病因病机】 脱发在古医籍中称之为"毛拔""发落""发坠"，将骤然发生的斑状脱发称为"油风""鬼剃头"，将以头顶部头发脱落为主的现象称为"蛀发癣""发蛀脱发"。中医学认为，头发的茂密与否与肝、脾、肾的功能关系最为密切，因"肾藏精，主骨生髓，通于脑""其华在发"；肝"主藏血"，头发的生长与脱落、润泽与枯槁，主要依赖于肝血的濡养，且"精血同源"；脾"为后天之本，气血生化之源""气行则血行""气不耗，归精于肾而为精""精不泄，归精于肝而化清血"。正如《诸病源候论》所云："足少阴肾之经也，其华在发……冲任之脉，为十二经之海，谓之血海……，若血盛则荣于须发，故须发美；若血气衰弱，经脉虚竭，不能荣润，故须发秃落。"毛发的生长全赖于精、气、血的荣养，故有"发为肾之外候""发为血之余"之说。

刘启廷教授认为，随着激烈的社会竞争、加快的工作节奏、改变的生活方式，脱发不仅仅是由虚而致，更是由于人们精神压力过大，浮躁焦虑，以及饮食结构不合理导致营养失衡所造成的一种虚实夹杂的病症。肾藏精，主生长、发育与生殖，其华在发，如久病、房劳过度、夜生活增多等原因可引起肾虚，使精血不足，无以滋润与濡养，则毛发焦黄易脱落；脾主运化水谷精微，化生气血，若思虑伤脾，或过食肥甘，助湿生痰，运化失调，气血双亏，毛发失于濡养，则造成脱发；肝主藏血，主疏泄，气机郁结可导致气血运行不畅，毛发营养供应受阻；若情志不遂，五志化火，阴津内耗，可致肝阴不足，血热生风，损伤毛孔而发坠。这与现代医学认为脱发的发生与内分泌失调、神经系统疾病和心理疾病有关，有异曲同工之意。

【方药组成】 生地黄30克，熟地黄30克，玄参30克，制何首乌30克，旱莲草30克，女贞子30克，桑椹30克，枸杞30克，山萸肉30克，当归30克，黑芝麻30克，炙甘草10克。

【服用方法】 上药浸泡2小时，武火煮开，文火再煮30~40分钟，取汁；加水再煎30分钟，取二汁，混匀，分2次早晚温服。服药期间少食生冷、辛辣、油腻食物，保持心情舒畅。待脱发现象减轻时，可将上药倍量，轧细末，炼蜜为丸，每丸 9 克，每日 2 次，每次服用 1 丸，连服 2~3 个月。

【功用】凉血补血，补肾益精，调和阴阳。

【主治】脱发，症见头发脱落较多，头发稀疏。

【组方依据】治疗脱发，应从肝、脾、肾入手，治宜生血、凉血、补肾、养肝，以生发贯穿始终。刘启廷教授根据多年的临床经验，以自拟凉血生发汤为基础方，围绕"以血为本、肝肾为主、五脏相关"的原则，随症加减，治疗各类型脱发症，疗效显著。药用生地黄、熟地黄、玄参、制何首乌清热凉血、活血补血；旱莲草、女贞子滋补肝肾、养血荣发；桑椹、枸杞、山茱肉、当归、黑芝麻滋阴补血、活血生精；炙甘草益气和药。诸药合用，共奏荣血、活血、生精、长发之功效。

【加减应用】头部皮肤瘙痒者，加防风、青蒿以凉血散热、祛风止痒；肢冷、便秘者，加肉苁蓉以温肾助阳、润肠通便；腰膝酸痛者，加炒杜仲、续断以强筋壮骨、活络止痛；心烦失眠者，加莲子心以清心除烦；服药后出现腹胀、便溏者，加炒白术、砂仁以健脾燥湿、理气行滞。

外治法：斑秃者，用生姜或独头蒜涂擦患部，亦可用毛姜浸酒外擦，每日数次，以刺激局部微皮肤红为佳；脂溢性脱发者，用侧柏叶 200 克，煮水洗头用，每日 1 次。

食疗方：制何首乌 250 克，核桃仁 250 克，黑芝麻 500 克，薏苡仁 500克，共研末，每日服食 50~60 克。

康复保健疗法：做头部按摩，每日 2 次，将双手十指展开，沿前额向后以指尖和指腹梳头按摩头皮，每次五分钟，通过对头皮末梢神经等组织进行刺激，促进血液循环，增强机体代谢。

【典型病例】

刘某，男，24 岁，2013 年 7 月 29 日初诊。

主诉：脱发 2 个月。因工作压力大，情绪不稳定，经常熬夜，初期晨起时发现枕巾上散落较多头发，在浴盆中洗头亦见大量脱落的头发，在当地服用养血生发胶囊、药用洗发液，脱发未见减少，唯恐脱发日久有碍美容，慕名求诊。刻诊见患者头发稀疏，隐现淡红色头皮，头顶部明显，自述头皮微热、轻微瘙痒，大便稍干，余无明显不适。舌质红，苔薄白，脉细稍数。

依据舌脉诸症，辨证为过度劳累，肝肾受损，气血失和。治宜调补肝肾，凉血补血，益精生发。方用凉血生发汤加防风、青蒿以助祛风、散热、止痒。

处方：生地黄 30 克，熟地黄 30 克，玄参 30 克，制何首乌 30 克，旱莲草

30 克，女贞子 30 克，桑椹 30 克，枸杞 30 克，山萸肉 30 克，当归 30 克，黑芝麻 30 克，防风 15 克，青蒿 15 克，炙甘草 10 克。取药 10 剂，水煎 2 次，取汁混合，早晚分服。另用鲜侧柏叶 200 克，煮水洗头用。嘱其调节工作压力，缓解精神紧张；少吃辛辣、滋腻、生冷等助湿生热之品，多吃粗杂粮、新鲜蔬菜和水果，以补充维生素和微量元素；不要熬夜，按时睡眠；多做室外运动，以改善体质，增强免疫力。

2013 年 8 月 7 日二诊，自述头发脱落减少，头皮热痒消失，心理压力随之减轻，且发现手臂、小腿汗毛较前明显，大便初干后稀，余一切正常。效不更方，原方继服 10 剂。

2013 年 8 月 28 日三诊，头发脱落明显减少，观其头发较前茂密，散在大量短细绒毛，新生发色较正常头发略淡，舌质红，苔薄白，脉缓和。予原方继服。

2013 年 10 月 15 日复诊，上方连续服用 76 剂，自述头发脱落现象恢复正常，因其父晚年秃顶明显，患者忧心较重。观其头皮红润，发尚茂密、色棕黑油亮，告知本病虽有遗传史，但通过治疗和生活调理，可以延迟过早"谢顶"。如果一味担心、心情焦躁，对本病十分不利。并告知食疗、外洗和头皮按摩的重要性。

【按】中医在辨证论治的基础上治疗脱发，主要从肝、脾、肾入手，治宜生血、凉血、补肾、养肝，以生发贯穿始终。根据多年的临床经验，以自拟凉血生发汤为基础方，围绕"以血为本、肝肾为主、五脏相关"的原则，随症加减，治疗各种脱发症，具有疗效显著、毒副作用小和无药物依赖性的优势。本药须长期服用，病初服用汤药以取速效，在病情稳定后亦可改服丸剂以巩固疗效，同时配合按摩、饮食、心理等方面的调理。

侧柏叶治疗脱发，历代文献多有记载。如《日华子本草》有"烧取汁涂头，黑润髭发"之描述；《梅师方》载"以侧柏叶治头发不生"；《太平圣惠方》载"以柏叶治头发黄赤等，然皆作为外用"。侧柏叶味苦、涩，性微寒，归肺、肝、大肠三经，有益阴清热、凉血止血、祛痰止咳之功，原用于治疗各种热性出血及咳喘痰多之证。治疗脱发，即取其益阴、清热、凉血之功效，且药源广廉，使用方便。

何首乌、核桃仁、黑芝麻、薏苡仁具有补益肝肾、健脾养血、祛风利湿的作用，可作为脱发患者的食疗方。

历代养生家均格外重视梳头的养生保健作用，实践证明，梳头有疏通气血、散风明目、荣发固发、促进睡眠等作用。

【调护和预防】

1. 消除不良情绪的影响，焦虑、紧张、忧愁和压力过大，会造成精神紧张，在精神压力的作用下，人体的立毛肌收缩，头发直立，植物神经和中枢神经发生紊乱，毛囊、毛乳头发生改变，从而导致毛发生长功能受到抑制，毛发进入休止期而出现脱发。而突然受惊吓、过度紧张，是引起斑秃发生的原因之一。因此，要学会释放压抑的情绪，合理安排学习、工作和生活，转移注意力，保持乐观心情。

2. 注意饮食，不吃辛辣油腻食物。辛辣油腻的食物虽然不是脱发的主要原因，但由于其刺激毛囊分泌过多油脂，且容易造成头皮脂溢性皮炎和毛囊炎，间接导致脱发增多，因此，脂溢性脱发患者应尽量少食辛辣和油腻等刺激性食物，多食含维生素、微量元素和纤维素高的食物，如谷类、豆类、全麦类、海带、紫菜、胡萝卜、菠菜、小油菜、韭菜、芹菜、马铃薯、芝麻等，多喝水，保持大便通畅。

3. 吸烟会使头皮毛细血管收缩，从而影响头发的生长发育；饮酒易使体内的热气和湿气加重，引起脱发，因此，要戒除烟酒。

4. 不要熬夜，按时睡，按时起，避免长时间使用电脑，规律的生活起居和良好的工作方式，可以避免不良情绪的产生。

5. 早晚梳发，最好选用牛角梳或黄杨木梳，每天早晚各梳发百次，既能除头屑，增加头发光泽，又能按摩头皮，促进血液循环，还可加速毛发细胞的新陈代谢，刺激毛发的生长。洗头的间隔时间最好是 2~5 天，洗发的同时需边搓边按摩，既能保证头皮清洁，又能使头皮活血。同时注意合理的晾干头发，最好让头发自然干燥。临睡前不要洗头，以免潮湿之气损伤头皮。根据自己的发质选用柔和的洗发剂，减少烫发和染发对头发的伤害。

【歌诀】 *血虚血热致脱发，二地二至黑芝麻，桑枸归黄炙甘草，煎汤做丸此方佳。*
又有斑秃需另治，酒浸毛姜再外擦，侧柏洗头有殊功，再添食疗助发生。

六十三、养血乌发汤治疗白发

白发，指年轻（少）头发过早变白，已成为影响人们形象和身心健康的重要因素。

【病因病机】 中医认为肾主骨，生髓，藏精，其华在发；肝藏血，发为血之余；毛发的生长有赖于气血的濡养。头面为诸阳之会，人体气血上聚头部，使毛发得以正常生长。若气血不能上荣头部则可导致头发变白，正如《诸病源候论·白发候》所载："若血气虚，则肾气弱；肾气弱，则骨髓枯竭，故发变白也"。本病的病因主要有三，即血热偏盛、情志烦劳和精虚血弱。由于年轻人阳气偏盛，火热之邪易耗阴血，血虚燥热，毛发失养，而致头发早白。若精神紧张、忧愁焦虑过度、劳伤心脾，或精神抑郁、肝气不舒，致使脾失健运，气血生化无源，或气滞血瘀，发失所荣而变白；肾藏精，精血互生，肾虚精亏而不能化生气血，使阴血不足，毛发失养而变白。总之，本病与肾、脾、肝三脏关系密切，以肝肾亏虚、阴血不足为主要病因，以气血不能荣养毛发为主要病机。

【方药组成】当归 30 克，熟地 30 克，制首乌 30 克，枸杞 30 克，山萸肉 30 克，桑椹 30 克，旱莲草 30 克，红花 30 克，甘草 10 克。

【服用方法】上药浸泡 2 小时，武火煮开，文火再煮 30~40 分钟，取汁；加水再煎 25~30 分钟，取二汁，混匀，分 2 次服。或将上药倍量，轧细末，炼蜜为丸，每丸 9 克，每日 2 次，每次 1 丸。

【功用】滋补肝肾，补气养血，润燥生发。

【主治】头发过早变白。

【组方依据】中医学认为，肾为先天之本，随着年龄的增长，肾中精气日渐衰少，可致白发、脱发等，肾之华在发，头发的早白在一定程度上反映出机体肾精不足，需要调补肾中精气；同时，由于肝藏血，血液滋养脏腑组织，头发的生长、色泽都需要血液的供养，故有"发为血之余"之说。因此，中医治疗白发多从肝肾入手。药用当归、熟地、制首乌补血活血、滋阴润燥；枸杞、山萸肉、桑椹、旱莲草滋补肝肾、益精生血；红花活血散瘀、化滞通经；甘草调和药性。诸药合用，共奏肝血充、肾精足、气血得以上荣于头而乌发之功效。

【按】白发，是人步入老年的标志，过早出现白发即为病态。病因为肝、脾、肾受损，气血不和、运行不畅。由于气虚血损日久，血行不畅，气虚则血停，易成瘀血，因瘀血不涂，新血难生，故在治疗中使用大剂量红花，以活血散瘀。

【调护和预防】

1. 精神性白发，其特征就是毛发迅速变白，这是由于精神创伤所致，如极度紧张、忧愁、恐惧，引起体内发生一系列急剧变化，造成内分泌严重失调，机体代谢发生紊乱，可在几天至几周内发生毛发色素脱失。因此，进行心理治疗是非常有必要的，调整好心态、处理好各种关系、保持积极向上的乐观情绪是治愈白发的基础。要保持情绪稳定，遇事心境平和，劳逸结合，力求保持心情舒畅，避免精神危机。

2. 在饮食方面，宜多吃一些富含优质蛋白、微量元素和维生素的食物，可选择鸡蛋、海参、牛奶、动物肝肾、黑芝麻、核桃、食用蕈类、海藻类、新鲜蔬菜和水果等。主食可选用谷类、豆类、全麦类；蔬菜类，常食胡萝卜、菠菜、紫萝卜、紫色卷心菜、香菇、黑木耳等；水果类，常食大枣、黑枣、柿子、桑椹、紫葡萄等。总之，凡深色（绿、红、黄、紫）食物都含有自然界的植物体与阳光作用而形成的色素，有益于头发色泽的保健。吃植物油，少吃动物类油脂、糖类、盐类、奶酪。

3. 经常按摩头皮，坚持在早晨起床后和临睡前用手指揉搓头皮，先自前额经头顶到枕部，每次 2～4 分钟，每分钟来回揉搓 30～40 次，以后逐步延长至每次 5～10 分钟，对头皮部血液循环有很好的促进作用。

4. 梳头可以疏通经络气血，起到滋养和坚固头发、健脑聪耳、散风明目、防治头痛的作用。早在隋朝，名医巢元方就明确指出，梳头有通畅血脉、祛风散湿、乌发的作用。

5. 养成良好的作息习惯，准时入睡，定时起床，建立起时间上的条件反射，这样有助于保持深度睡眠，消除大脑疲劳。睡眠正常，大脑才能得到充分休息，紧张的神经才能得到放松，身心疲劳才能得到缓解，机体气血调和，头发得到滋养，防止白发过早产生。

【歌诀】头发早白阴血伤，归地杞首旱草桑，重用红花散瘀血，少年白头第一方。

六十四、活血祛风汤治疗面瘫

面瘫，现代医学称为"面神经麻痹"，民间称之为"嘴眼歪斜""吊线风"，是以面部表情肌群运动功能障碍为主要特征的一种常见病，可导致患者连面部最基本的抬眉、闭眼和鼓嘴等动作都无法完成，给患者造成躯体和心理双重压力。

【病因病机】面瘫属中风之风中经络、面瘫范畴，古代文献称为"卒口僻""口目僻""口㖞""口眼㖞斜"等。中医学认为，头为诸阳之会，百脉之宗，又风属阳邪，为百病之首，具有向上、向外散发的作用，所以风邪易侵犯人体的高位（如头面和肌表）。如《灵枢·经筋》云："颊筋有寒，则急引颊移口；热，则筋弛纵缓不胜收，故僻。"隋代巢元方《诸病源候论·卷一·风病诸候》亦云："风邪入于足阳明、手太阳之经，遇寒则筋急引颊，故使口㖞僻，言语不正，而目不能平视。"表明外感风邪是引起面瘫的主要诱因。

刘启廷教授认为，本病的发生源于正气不足，脉络空虚，卫外不固；外邪乘虚入侵面部经络，气血阻滞，经脉失养，以致局部肌肉弛缓不收。病变部位虽然在颜面，但与脏腑功能失调密切相关，尤其是肝、脾二脏，因肝应春季，为刚脏，而风气通于肝，肝主动主升，发病则易动风，《黄帝内经》有"诸风掉眩，皆属于肝"之说，如热极生风、肝阳化风及血虚生风等，均可造成面瘫的发生；脾应长夏，为后天之本，主运化，若脾虚气弱，气虚卫外不固，虚易招风；又运化失司，痰湿内阻，痹阻经络而致面瘫。

【方药组成】当归 15 克，川芎 15 克，荆芥 15 克，天麻 15 克，制南星 10 克，白附子 15 克，全蝎 10 克，白僵蚕 10 克，陈皮 15 克，甘草 10 克。

【服用方法】上药浸泡 2 小时，武火煮开，文火再煮 30 分钟，取汁；加水再煎 25~30 分钟，取二汁，混匀，分 2 次早晚温服。药渣趁热外敷患处。治疗期间要求患者避风寒、戒忿郁、饮食清淡。

【功用】活血祛风，化痰通络。

【主治】面瘫，症见一侧颜面部歪斜，眼裂不闭，嘴角下垂，局部有紧束、麻痛感。

【组方依据】虚风内动、气血不和是发病的基础，风寒或风热之邪乘虚外侵是发病的诱因。故治宜活血祛风，化痰通络，方用活血祛风汤为基础，并辅以局部治疗。药用当归、川芎补血养血、活血祛风；荆芥、天麻、制南星、白芥子祛风散寒、化痰开窍；全蝎、僵蚕、陈皮搜风止痉、散结通络；甘草调和药性。诸药合用，共奏活血消风、化痰通络之功效。

【加减应用】伴见口角多涎、苔白黏腻者，加半夏以燥湿化痰；颞颌关节疼痛、活动受限者，加白芥子以豁痰利气、通络止痛；颜面麻木、言语不利者，加蜈蚣以搜风通络；颜面浮肿，筋脉拘急者，加丝瓜络以解毒消肿、通络牵正；目翳、耳鸣者，加石决明以凉肝潜阳、清肝明目；大便干结者，加大黄通腑泻热。

【典型病例】

李某某，男，47 岁，2012 年 5 月 23 日初诊。

主诉：右侧面部表情肌瘫痪 3 天。3 天前晨起即感右侧面颊木胀不舒、动作不灵，照镜后发现右侧颜面瘫软，嘴巴、外眼角歪斜，口角流涎，言语不清，急诊来院，颅脑 CT 检查排除脑血管病变，西医诊断为周围性面瘫，予甘露醇、川芎嗪、维生素类等药物治疗，症状改善不明显，慕名求治于中医。刻诊见患者形体偏胖，情绪低落，右侧颜面部中度浮肿，患侧肤色发亮，前额皱纹消失，鼻唇沟平坦，眼裂扩大，口角、眼角下垂，鼓腮时因患侧口唇不能闭合而漏气，时有口水、泪水流出，自述因进食时食物残渣常滞留于右齿颊间隙内，致使局部齿龈有灼痛感，口臭明显，食欲不振，溲黄便干。舌质红，苔白，脉弦细稍滑。

依据舌脉诸症，辨证为气虚湿阻，痰浊内生，气血失和，络脉失养。治宜活血祛风，化痰通络。方用活血祛风汤化裁。

处方：当归 15 克，川芎 15 克，荆芥 15 克，天麻 15 克，制南星 10 克，白附子 15 克，全蝎 10 克，白僵蚕 10 克，陈皮 15 克，大黄 5 克，甘草 10 克。取药 6 剂，水煎 2 次，取汁混合，早晚分服，药渣添水再煮，先熏后热敷右侧颜面部。另嘱其多饮水，饭后用淡盐水漱口致口腔内无残渣，汗后避风，忌食辛辣、煎炸油腻食物，保持情绪稳定。

2012 年 5 月 29 日二诊，患者右侧面部浮肿略有改善，鼓腮吹气较前有力，面部有轻微木胀不适感，食欲增加，大便通畅，复感右侧耳前关节进食时隐痛不舒，舌脉同前，辨证为气虚血滞，痰阻络窍，关节受损，予上方再加白芥子以豁痰利气、通利关节。取药 6 剂，依上法服用。

2012 年 6 月 4 日三诊，患侧口角、眼角下垂明显改善，面部肤色基本等同，自述患侧时有轻微灼热刺痒感，进食硬物时耳前关节不适感加重，口内灼热及口臭消失。考虑到患处灼热刺痒感为气血复行、络脉欲通之征兆，故效不更方，又予上方继续服用。患者按上方连续服用 30 余剂，面部表情肌群基本恢复正常，感觉自如。根据患者经常大量饮啤酒，运动量少，经常熬夜的不良嗜好，给予生活、饮食指导，经随访，病损面容恢复正常。

【按】中医认为面瘫是中风的一种轻证。它可发生于任何年龄，以中青年居多，男性略多于女性。轻度者一般在 1 个月内功能恢复；中度者 3 个月至半年恢复；重度者不易恢复，往往并发面肌痉挛。因此，面瘫的最佳治疗时间为发病第 1 周之内，早期治疗可达到事半功倍的效果。本病虽为血虚引起，但病初不宜速补，以防闭门留寇，待病情稳定后，再逐渐增加补气补血药，以利于逐邪外出。

【调护和预防】

1. 要以乐观平和的精神状态面对工作和生活，减轻心理压力，保持心情舒畅，避免过度激动，过度劳累，有助于身体的康复。

2. 饮食要合理，宜清淡、富含营养、易消化，发病初期可选流质或半流质，禁食辛、热、麻、辣类刺激性较重的食物，戒烟戒酒，以防辛温燥热，化火伤阴，加重病情；少吃生冷、油腻、煎炸等助湿生痰的食物。多吃新鲜水果和蔬菜，多吃粗粮、鱼类、豆制品，以达到营养均衡。

3. 注意口腔卫生，因面部肌肉功能下降，食物残渣容易滞留在口腔内，引起口腔黏膜和牙龈的病变，因此，饭后要用淡盐水反复漱口，清洁口腔。

4. 外出避免风直吹，必要时戴口罩保护面部。

5. 坚持谨遵医嘱用药，不要随便停药，以求根治，免留遗患。

【歌诀】活血祛风治面瘫，归芎荆芥天麻煎，合入星附白芥子，全蝎僵蚕陈草瘥。

多涎苔腻加半夏，颞颌受限白芥助，颜面麻木言不利，搜风通络蜈蚣添。

面肿筋拘丝瓜络，目翳耳鸣石决明，大便干结大黄攻，早期治疗功倍增。

六十五、活血消风汤治疗荨麻疹

荨麻疹是一种常见的变态反应性皮肤病，由于多种因素引起皮肤、黏膜、小血管扩张和通透性增加而产生的局限性水肿，以皮肤上出现瘙痒性风团状皮疹，发无定处、骤起骤退、消退后不留任何痕迹为临床特征。一年四季均有发病，老幼都可罹患。根据发病情况，在临床上分为急性荨麻疹和慢性荨麻疹两种，一般皮损在短期内痊愈者，称为急性荨麻疹，骤发速愈；若皮损反复发作，每周至少两次并连续6周以上者称为慢性荨麻疹，多缠绵难愈。

【病因病机】荨麻疹属于中医学"瘾疹""风瘙隐疹""风疹块"等范畴，俗称"鬼风疙瘩""赤白游风"。众多医家认为本病的内因是禀赋不耐，外因是虚邪贼风侵袭，郁于皮肤腠理而发病，皆由"风"所致，包括外风和内风，外风为外邪，内风则与脏腑功能失调有关。刘启廷教授认为，荨麻疹的病因主要为素体禀赋不足，风寒湿热之邪乘虚外侵，或饮食失节，脾胃湿热、动风伤血，或鱼虾、虫积、异味等刺激，或七情内伤、情志不遂、冲任失调，或肝郁不舒、气机不畅，郁而化火，灼伤阴血，致肝肾不足，肌肤失养，生风生燥而发病。病机是正气不足，卫气失固，阴血亏损，虚邪贼风侵犯皮肤腠理所致。

【方药组成】当归30克，川芎15克，制首乌30克，生地30克，赤芍15克，牛蒡子15克，威灵仙15克，蝉衣15克，荆芥15克，防风15克，青蒿15克，甘草10克。

【服用方法】上药浸泡2小时，武火煮开，文火再煮30分钟，取汁；加水再煎 25~30 分钟，取二汁，混匀，分 2 次早晚温服。药渣再煎，外洗患处，每晚一次。

【功用】　活血养血，祛风散结，解肌止痒。

【主治】　荨麻疹发作期。症见皮肤出现扁平状高出皮肤表面的光滑风团，比周围皮肤微凸，色红或苍白，大小不一，边界清楚，风团可逐渐蔓延，融合成片，伴有局部瘙痒感，夜间加重。

【组方依据】　血虚、血燥、血热为发病基础，风寒湿热邪为诱发因素，荨麻疹发作期治宜和血养血，滋阴润燥，配伍凉血散结、消风止痒之品。古人云："治风先治血、血行风自灭"，此之谓也。药用当归、川芎、制首乌以养血活血、润燥熄风；生地、赤芍以凉血化瘀、散结消肿；牛蒡子、蝉衣以疏散风热、解毒透疹；荆芥、防风、青蒿以祛风解肌、透疹止痒；威灵仙祛风除湿，且可引风药之宣导善行于皮腠之间；甘草调和药性。诸药合用，共奏凉血清热、活血祛风、消痒散结之功效。

【加减应用】　疹块色赤灼热者，加生石膏、秦艽以清热凉血、泻火燥湿；疹块紫黯微红者，加桃仁、红花以活血化瘀、散瘀消肿；疹块顽固难消者，加徐长卿以祛风化湿、散结止痒；伴见腹痛呕吐者，加茯苓、半夏、陈皮以燥湿化痰、降逆止呕；兼见心烦意乱者，加莲子心以清心除烦；体虚乏力者，加黄芪、白术以补中益气、逐邪外出。

【典型病例】

徐某某，女，38 岁，2013 年 3 月 25 日初诊。

主诉：躯干及四肢皮肤瘙痒起丘斑疹 3 天。3 天前躯干及四肢瘙痒起红色皮疹，疹块小如豆粒、大若元币，为扁平硬结状，高出皮肤，触之灼热碍手，得凉则舒，遇热加重，白天减轻，傍晚加重，皮肤科诊断为荨麻疹，予西替利嗪、酮替芬、泼尼松、葡萄糖酸钙、维生素 C 等药物治疗，疹块仍时隐时现，有时在颈部及颜面部出现。患者 2 年前有过类似症状，经服用中药而愈，故再次求诊。刻诊见患者躯干、四肢、颈项及颜面部散在皮疹，躯干及四肢皮肤可兼见搔痕结痂，皮疹块呈潮红色，微热，因局部瘙痒影响睡眠，伴见口干，纳食可，大便干。既往月经周期提前 3~5 天，量少，白带不多。舌质红，苔薄白，脉弦细。

患者形体偏瘦，嗜食辛辣，性情急躁，当属阴虚体质。依据舌脉诸症，辨证为阴虚血燥，风邪外侵，腠理郁闭。治宜和血润燥，凉血散结，消风止痒。方以活血消风汤加夜交藤养血安神以助眠，加大黄通腑泄热使邪有出路。

处方：当归 30 克，川芎 15 克，制首乌 30 克，生地 30 克，赤芍 15 克，牛蒡子 15 克，威灵仙 15 克，蝉衣 15 克，荆芥 15 克，防风 15 克，青蒿 15 克，大黄 5 克，夜交藤 30 克，甘草 10 克。取药 10 剂，水煎 2 次，取汁混合，早晚分服，药渣加水再煮，睡前擦洗瘙痒处。另嘱其多饮水，汗后避风，忌食辛辣、海鲜和牛羊肉等发物。

2013 年 4 月 5 日二诊，服用中药 2 剂后疹块即消失，口干、心烦、睡眠、便干均较前改善，服药期间偶有疹块出现，伴有轻微的瘙痒、灼热感，身体无明显不适，为防患于未然，又予上方 10 剂煎服，巩固疗效。

2013 年 4 月 26 日三诊，患者一天前因饮干红葡萄糖酒后，躯干部又出现多处斑疹块，瘙痒潮红，伴见心烦意乱、腹痛便稀，舌质红，苔白，脉弦细。此乃余毒未清，酒湿蕴热引动伏邪而发作。心肝火旺则见心烦意乱，脾胃湿阻则见腹痛腹泻，依据症状，仍以原方化裁。予上方去大黄、夜交藤，加牡丹皮、莲子心以清心除烦。取药 10 剂，服用同前，同时告知饮食调护的重要性。随访 3 个月未再复发。

【按】西医认为本病的发生与机体对某些物质过敏、发生变态反应有关。中医认为本病的发生是"邪之所凑，其气必虚"所致。因此，刘老强调，患者的个人防护，如减轻压力，生活规律，饮食调护等，都是预防本病发生的关键。

在治疗中本着"急则治其标、缓则治其本"的原则，荨麻疹急性发作时服用中药养血和血、祛风散结、解肌止痒，慢性荨麻疹患者多伴有情绪烦闷、急躁易怒、失眠多梦、纳谷不香、四肢酸软等症状，与肝脾功能失调有关，故饮食、情绪调护显得尤为重要。

【调护和预防】

1. 因瘙痒病程长，反复发作而致心烦、焦虑、情绪紧张等，因此，要注意心理调节，稳定情绪，减轻压力，保持心情舒畅。

2. 避免进食海鲜类、异体蛋白类如金蝉、蚕蛹、蚂蚱、豆虫等，这些食品容易引起过敏，禁食油炸、辛辣及烟酒等易引发体内热性反应的食物，少吃肥甘、滋腻等易助湿生痰的食物，少吃牛羊肉、鸡鸭、香菜、韭菜等发物。可以多吃碱性食物，如葡萄、绿茶、海带、蕃茄、芝麻、黄瓜、胡萝卜、香蕉、苹果、橘子、绿豆、薏苡仁等，多吃新鲜蔬菜和水果，防止便秘。

3. 居室保持洁净、卫生、通风，避免饲养和接触宠物，避免接触新鲜花草，春草发芽、百花开放的时节尽量减少外出游玩的次数。

4. 洗浴时水温不宜过热，不要用力摩擦肌肤，洗后避免汗后受风。不要用手搔抓患处，不能热敷。

5. 注意休息，勿疲劳，适度运动，改善体质，增强免疫力。

【歌诀】 荨麻疹病有良方，刘氏活血消风汤，四物牛首威蝉草，加入青蒿和荆防。

　　　疹红灼热芄石膏，疹黯血瘀加红桃，腹痛呕吐苓陈夏，或加芪术治虚劳。

六十六、益气活血祛风止痛汤治疗带状疱疹后遗疼痛

带状疱疹是由于水痘-带状疱疹病毒引起的急性炎症性皮肤病，一年四季都可发病。其主要特点为簇集水泡沿一侧周围神经作群集带状分布，伴有明显神经痛。轻者 2 周左右即可自然干涸、结痂，重者可延长到 1 个月以上，部分病人在皮疹消失数月内仍可后遗神经痛症状，使患者坐卧不宁，寝食难安。

【病因病机】带状疱疹属于中医"缠腰火丹""蜘蛛疮""蛇串疮""火带丹"等范畴，好发于老年人及体虚者的胸背、胁肋、腰腹部位，也有发于头、面、耳及四肢。其发病主要源于正气不足，外感毒邪，稽留体内，与气血搏结，阻于经络，滞于脏腑，使气机运行受阻，经络阻塞不通，而发生剧烈疼痛。余毒邪气羁留、气血经络阻隔为病机关键。带状疱疹后遗神经痛的发生，多为发病后治疗不及时，或误治、失治，病机为湿热余毒未尽，日久化热生毒，瘀阻络脉，而脏腑组织代谢废物不能通过脉络排出，毒素积蓄更加损伤络脉。再者，患者正气不足，气血失和，阴阳失调，自身免疫力低下亦是带状疱疹后遗神经痛发生的一个重要因素。正所谓"不通则痛""不荣亦痛。"此病多为本虚标实之证。

【方药组成】黄芪 30 克，当归 30 克，炒白芍 30 克，天麻 15 克，白附子 15 克，全蝎 10 克，蜈蚣 2 条，广地龙 20 克，甘草 10 克。

【服用方法】上药浸泡 2 小时，武火煮开，文火再煮 30 分钟，取汁；加水再煎 25~30 分钟，取二汁，混匀，分 2 次早晚温服。药渣再煎，温浴患处。

【功用】补气活血，解毒清热，通络止痛。

【主治】带状疱疹后遗神经痛多见于机体免疫力低下者及年老体弱者，疱疹虽已消除，但病变部位仍然疼痛，特点为轻轻触摸病变部位即可产生难以忍受的疼痛，白天呈持续性烧灼样疼痛，夜晚疼痛剧烈，影响睡眠。

【组方依据】本病的形成多由于肝气郁结，情志不畅，久而化火；或饮食不节，脾失健运，湿浊内生，郁而化热，湿热内蕴，复因外感毒邪，以致湿

热火毒蕴积肌肤而生。年老体弱者，常因血虚肝旺、湿热毒盛、气血凝滞以致疼痛剧烈。故方中黄芪扶助正气，以助祛邪化瘀，《本草汇言》载有："黄芪，补肺健脾，卫实敛汗，祛风运毒之药也……。"其补气，且能托毒生肌；当归、炒白芍养血活血，以荣养肌肤筋脉，与黄芪合用，补气生血，扶助正气，托毒外出；天麻润而不燥，主要功效为祛风湿、止痛、行气活血，临床观察其镇痛作用非常显著，天麻制剂，如天麻注射液对三叉神经痛、血管神经性头痛、中毒性多发性神经炎等有显著的镇痛效果；白附子味辛、甘，性温，有小毒，具有祛风痰、通经络、镇痉止痛、解毒散结之功效，与天麻合用，祛风解痉、通络止痛；全蝎、蜈蚣性喜攻逐走窜，通经达络，搜剔疏利，无处不至，以息风镇痛、攻毒散结、通络止痛；广地龙通络化痰，使瘀去络通而痛止；甘草清热解毒、调和药性。

【加减应用】 疱疹初起，疹点成片、疹色发红者，加板蓝根、大青叶以清热解毒、凉血散结；疹点痒痛不适者，加荆芥、青蒿以疏风解表、凉血透疹；大便干结者，加熟大黄以凉血解毒、通腑泄热、逐瘀通便。

【典型病例】

高某，女，53岁，2013年8月15日初诊。

主诉：右侧胁肋部带状疱疹三周，初起右侧胁肋部有灼热、针刺、瘙痒感，二天后出现片状红斑，渐见集簇性粟粒至绿豆大小的丘疱疹，当地医院诊断为带状疱疹，予口服病毒唑、阿昔洛韦、龙胆泻肝丸，外涂土方药膏等治疗，但沿胁肋向后背及右乳房下仍有新鲜疱疹出现，且局部灼痛剧烈，夜间疼痛加重，严重影响情绪和睡眠，曾服用卡马西平暂时止痛，多次服用后镇痛效果若失，慕名来诊。刻诊见患者形体消瘦，颜白无华，面貌痛苦，低声呻吟，语言迟钝，自述右侧胸、肋、背部阵发性烧灼刺痛，躯体转侧或深呼吸则加重，以致心烦意乱、焦躁不安，口干口苦，食欲不振，大便干结，查见大部分疱疹干燥结痂，但遗有少许散在疱点，高出皮肤，疱液浑浊，根部暗红，舌质红，苔白，脉细无力。

依据舌脉诸症，辨证为湿热余毒未尽，日久化热生毒，瘀阻络脉。治宜补气养血，解毒清热，通络止痛。方用益气活血祛风止痛汤化裁。

处方：黄芪30克，当归30克，炒白芍30克，天麻15克，白附子15克，全蝎10克，蜈蚣2条，广地龙20克，板蓝根30克，夏枯草15克，熟大黄10克，甘草10克。取药10剂，水煎2次，取汁混合，分3次温服。服药期间忌食海鲜、生冷、辛辣、油腻等食物，多食新鲜蔬菜和水果，多喝水，保持大便通畅，并嘱家人协助分散患者注意力。

服药一剂，家人来电反映疼痛未减，考虑到患者求愈心切，难免出现"期望越高、失望越大"的落差心理，遂嘱其必要时配合卡马西平止痛。

2013 年 8 月 26 日二诊，患者自述服用 3 剂后药效渐显，无须借助药片止痛，服药 5 剂后痛减一半，服完 10 剂后，疼痛已去七八分，情绪改善，纳食恢复，面色红润，大便通畅，查见疱疹大多消失，部分残留点状结痂。

2013 年 9 月 6 日三诊，自觉疼痛基本消失，局部有时有蚁虫叮咬痒痛感，观察病变局部肤色正常，以手触之，患者有异样感，考虑余毒虽除，气血尚待修复，再拟一方，以善其后。处方：黄芪 30 克，当归 30 克，炒白芍 30 克，桂枝 15 克，制首乌 30 克，枸杞 15 克，山萸肉 15 克，陈皮 15 克，半夏 10 克，滑石 30 克，甘草 10 克。每日 1 剂，水煎服。

【按】现代医学认为带状疱疹由水痘-带状疱疹病毒引起，初次感染后可发生机体一侧的皮疹或呈隐性感染，由于该病毒具有亲神经性，可长期潜伏于脊神经节或脑神经节中；当人体免疫力下降，病毒被激发、活化，使受累神经节发炎或坏死，产生神经性疼痛，同时病毒沿感觉神经通路到达皮肤，发生特有的节段性疱疹，这种潜伏性可导致反复发病。与中医认为带状疱疹属"正虚邪蕴、复感毒邪"，即本虚标实的观点一致。

本病的治疗以止痛为重点。发病初期以湿热为要，后期以气滞血瘀为主，故病初期在清利湿热的同时，可酌情应用养血化瘀止痛之品，以防出现疱疹后遗神经痛。又因本病多见于体虚之人，疱疹性疼痛多为"本虚而标实"，故首选黄芪补气而助化瘀，且配伍虫类药物全蝎、蜈蚣以毒攻毒、搜剔络邪，对新生的疱疹再配以板蓝根、夏枯草，以清热解毒、消肿散结，杜绝疱疹蔓延。

另外，带状疱疹后遗疼痛与发病初期治疗不及时，或失治、误治造成病情延误有关，因此，早期明确诊断尤为重要。有些患者在未出现疱疹前即可出现局部的瘙痒、灼热、疼痛感，就诊时一定要亲自观察，以免遗留祸根，造成危害。刘启廷教授曾接诊一女性患者，以感冒就诊，来诊时自诉可疑感冒 2 天，上半身发热，尤其是胸背部如火燎状，自服感冒药症状不减，嘱其撩起上衣，在肩胛下及两侧乳房散在粟粒大小疱疹，部分疱液澄清透明，遂告知罹患带状疱疹，急予雄黄 10 克，浸泡于 75% 酒精内，用雄黄酒精从外向内涂于患处，每日 3 次。1 周后告愈。

【调护和预防】

1. 忌热敷，热敷会使周围微血管充血，有利于病毒繁衍生存。洗澡宜淋浴，水温不要过高，患部不宜用肥皂，浴后必须擦干后抹药。

2. 忌辛辣刺激性的食物，忌食羊肉、香菜、鸡、鸭、鱼、蛋等发物，忌食煎炸、炙煿助热化燥类食物。饮食宜清淡、富含营养、易消化，多吃含维生素、微量元素丰富的食物，如粗杂粮、新鲜蔬菜和水果，多喝水，保持大便通畅。

3. 不要忧愁，不要急躁，正确面对，心情要开朗。

4. 避免劳累和剧烈运动，平时可坚持适当的户外活动或参加体育运动，以增强体质，提高机体抗病能力。

【歌诀】益气活血祛风汤，黄芪当归炒白芍，天麻全蝎制白附，蜈蚣甘草广地龙，

补气活血助化瘀，熄风镇痉止疼痛，随疹加味解毒邪，功擅疱疹后遗痛，

六十七、益气凉血解毒汤治疗红斑狼疮

红斑狼疮是一种弥漫性、全身性自身免疫系统疾病，主要累及皮肤黏膜、骨骼肌肉、肾脏及中枢神经系统，同时还可以累及肺、心脏、血液等多个器官和系统，出现多种临床表现；血清中可检测到多种自身抗体和免疫学异常。

【病因病机】中医没有相对应的病名，根据临床表现，分别将高热发斑者称为"温病发斑"；关节痛者称为"风湿痹痛"；水肿、腰痛、尿血（镜检尿中有红细胞和尿蛋白）者，称为"水肿""腰痛"。本病好发于中青年女性，发病大多是在春季，临床症状变化多端。病因系素体不足，反复感受外邪，日久耗伤正气，使抗病能力减弱，或劳伤、食伤、精神所伤，而使正气受损，或应用一些毒性药物使机体的抗病能力降低，继而出现阴阳失调，脏腑受损。气虚血热，湿毒内蕴，燔灼营血，血热妄行，风热相搏，发于肌肤而发斑痛痒；热毒凝滞，湿热蓄阻，阻遏经络而关节肿痛；壮火食气，耗伤气阴，毒热攻心则心悸、烦躁；热耗肾阴、气化失调，则见全身浮肿、尿中蛋白。病为本虚标实，气血亏虚为本，热毒、痰浊、瘀阻为标。由于痰瘀阻滞，对机体造成损害的程度与患者五脏虚损程度、病史长短呈正相关，患者个体的病变部位、病情程度也不尽相同，因此本病会出现复杂多变的症状。

【方药组成】黄芪30克，炒白术30克，防风15克，生地30克，牡丹皮15克，赤芍30克，紫草15克，西红花2克（研末，冲服），土茯苓30克，青蒿15克，甘草10克。

【服用方法】上药浸泡2小时，武火煮开，文火再煮30分钟，取汁；加水再煎25~30分钟，取汁混合，纳入研末的西红花，分2~4次温服。

【功用】益气祛风，凉血解毒，化瘀消斑。

【主治】红斑狼疮早期症状不典型，常发热忽高忽低，缠绵日久，多数患者面部出现鲜红色的斑疹，范围局限于两侧面颊部、鼻梁部，边缘清楚，皮疹外形像蝴蝶，俗称蝶形红斑。

【组方依据】红斑狼疮是一种自身免疫结缔组织病，可累及多脏器损伤，临床表现复杂多变，病情缠绵难愈。但从临床表现来看，本病可归属于中医"温病发热""阴阳毒""痹症""水肿"等范畴。病理基础为先天禀赋不足、肝肾亏虚、六淫侵袭、饮食劳倦、情志郁结、妊娠、日晒、药物均可成为本病的诱发因素。故治以益气固本、清热解毒、凉血散瘀。方中黄芪、炒白术均为补气之要品，黄芪补脾肺之气，白术主要补脾气，黄芪药性平和，兼有祛邪扶正之功，被誉为"补气圣药"，具有补中益气、益卫固表、利水消肿之功效，药理研究表明，黄芪含有黄酮类多糖体及多种氨基酸，可促进细胞内部合成抗体，增强免疫力，并可有效地改善气虚症状、降低血糖、提高白细胞干扰素的抗病毒作用，避免感冒病毒入侵；白术甘温补虚，苦温燥湿，主归脾、胃二经，既能补气健脾，又能燥湿、利尿，被誉为"补气健脾第一要药"且有显著的利水消肿作用，芪术合用，健脾益气，可帮助人体更好地抵御外邪入侵。生地、牡丹皮、赤芍、西红花、紫草皆为清热凉血、化瘀散结之品，生地甘寒质润多汁，既能清热凉血，又能滋阴生津，且补阴血而不腻滞，尤适用于治疗阴虚火旺证；牡丹皮辛苦微寒，清热中有散血之功，与生地协同，凉血散瘀、清热宁络，并有一定的养阴作用；赤芍苦微寒，善清肝经之火，活血散瘀作用较佳，善治脉络瘀滞；西红花气香性润，活血化瘀、散郁开结，且兼有清血解毒之功；紫草入血分，善于凉血解毒、透疹化斑。药理研究表明，养阴凉血、清热解毒药可以治疗系统性红斑狼疮患者长期服用皮质类固醇激素所出现的"虚火"症状，能逐渐改善机体免疫状态，利于递减激素，降低疾病的反弹率。土茯苓、青蒿、防风配伍应用可祛风利湿、散风解毒。青蒿清虚热，退骨蒸，能使阴分之伏邪外出；青蒿的主要成分青蒿素是一种高效低毒的新型免疫调节剂，可通过多种途径发挥免疫抑制作用。甘草补脾益气、缓急解毒、调和药性。诸药合用，共奏益气养血、祛风解毒、化瘀散结之功效。

【加减应用】大便干结者，加大黄以通腑泻热；关节肿痛者，加忍冬藤、薏苡仁、苍术以祛风燥湿、疏理关节；关节痛甚者，加全蝎、细辛以解毒止痛；通身疼痛者，加羌活、独活以祛风散寒止痛；心烦意乱者，加牡丹皮、炒栀子以清心除烦；下肢浮肿、有蛋白尿者，加炒杜仲、续断、半枝莲、三七参以益肾固涩。

【典型病例】

李某，女，40岁。2012年6月11日初诊。

主诉：全身关节肌肉游走性疼痛2年。2年来，全身关节肌肉呈游走性胀痛不舒，上级医院诊为"系统性红斑狼疮性关节炎"，经西药对症治疗，症状略有改善，因长期服用激素，全身浮肿乏力，自行减停西药，又出现病症反复且逐渐加重，求助中医。刻诊见患者形体偏瘦，面睑虚浮，颊部潮红，自述身痛时发时止，劳累、受凉则加重，伴见咽部干痛、微畏风寒、皮肤微凉，但五心烦热，偶觉舌麻，易患感冒，纳食一般，二便自调，月经周期正常，经量偏少，白带不多，末次月经5月21日。查体见咽部微红，舌质红，苔白欠润，脉细缓。西药仍维持服用强的松每日30毫克，并告知可以逐渐减量。

依据舌脉诸症，辨证为气血亏虚，肝肾不足，络脉痹阻，筋骨肌肉失养。治宜补气养血，宣痹通络，散结止痛。方用益气凉血解毒汤化裁。

处方：黄芪30克，炒白术30克，防风15克，生地30克，牡丹皮15克，赤芍30克，炒白芍30克，桂枝30克，土茯苓30克，全蝎10克，细辛6克，羌活15克，独活15克，甘草10克。每日1剂，水煎2次，取汁混合，分4次温服。并嘱其注意休息，饮食清淡，少吃生冷、辛辣、油腻及海鲜发物，防暑、避风湿，尽量少外出、以免阳光照射。

2012年6月21日二诊，自觉全身胀痛略有减轻，畏风、咽痛、舌麻同前，右鼻翼上方起小片红色斑疹，不痛微痒，考虑与近期外出日晒有关，余未述明显不适。强的松每天减至20毫克。舌脉同前，予原方加荆芥15克，青蒿15克，以凉血祛风消斑。

2012年7月16日复诊，间断服药12剂，全身关节窜痛时轻时重，服药痛减，停药疼痛反复，但是较来诊时明显好转，强的松维持在每天5毫克。后又在上方的基础上随症加减，连续治疗1年多，服用中药200多剂，关节肌肉疼痛基本缓解，即便劳累或受凉发作亦较轻微。

【按】患者若出现持续低热、心悸、身凉、全身浮肿，属水气凌心，应更方，用黄芪、白术、防风健脾益气，附子、干姜、茯苓、桂枝温阳化湿，使脾肾阳复，气化水消。刘老用益气凉血解毒汤加减治疗本病30多例，其中5例治愈，有2例已结婚生子，多数病人因不能坚持服用中药治疗而中断。系统性红斑狼疮病因复杂、发病机制不清，在疾病发展的过程中，预防疾病的复发及并发症的发生尤为重要，应注意避光及消除疲劳，预防感染，适当休息与锻炼。

【调护和预防】

1. 注意休息，待病情稳定后可适当参加社会活动，从事力所能及的工作，但不宜过劳。

2. 注意补充优质蛋白和多种维生素，少吃含高脂肪、高胆固醇的食物。较优质的蛋白质来源有牛奶、鸡蛋、瘦肉、鱼等，各类粗粮和蔬菜水果中含丰富的 B 族维生素和维生素 C，应多补充这些食品。忌食辛辣食物、烟酒，忌食煎炸、炙煿助热化燥类食物。饮食宜清淡、营养、易消化。多喝水，保持大便通畅。

3. 注意避免皮肤直接暴露在太阳光下。因为红斑狼疮患者对紫外线特殊敏感（光过敏），阳光中的紫外线照射会使病情加重，故外出要做好防护工作，在阳光较强的时候尽量少出门。另外，某些食物如香菇、芹菜、草头（南苜蓿、紫云英）等能引起光敏感，应尽量不食。

4. 按时服药，定期复诊，服用西药治疗的患者不要自行停用激素，要在专业医生的指导下合理用药。

5. 注意节制性生活，病情活动期应严格避孕，病情稳定一年以上才能考虑妊娠。

【歌诀】 益气凉血解毒汤，生地赤芍芪术防，丹皮紫草西红花，土苓青蒿甘草抓。

蛋白三续半杜仲，肿痛苍术苡忍冬，细辛全蝎止剧痛，便秘大黄把脐通。

六十八、益气蠲痹汤治疗风湿性关节炎

风湿性关节炎是一种常见的急性或慢性结缔组织炎症，受累关节多为膝、踝、肩、肘、腕等大关节，可伴随轻度或中度发热，反复发作可累及心脏，属现代医学慢性全身性免疫系统疾病，血常规检查提示白细胞增多，血沉加快，抗"O"高，临床以身体虚弱、感受风寒湿邪者多见，女性多于男性。

【病因病机】 风湿性关节炎属于中医"痹证"范畴。初起表现为身冷发热，全身关节疼痛，出汗多，畏风寒，久治不愈。中医认为，病因系正气不足，风寒湿热邪乘虚而入，气血不通，筋脉关节失于濡养，脉络痹阻，不通则痛。营主脉中，卫行脉外，阴阳贯通，气血调畅，若营卫失调，邪气乘虚而入，常为发病的重要因素；若治疗不及时，病邪由表入里，脏腑功能失调，化生痰浊瘀血，是本病缠绵难愈的根本原因。

【方药组成】 黄芪 30 克，当归 30 克，川芎 15 克，生地 30 克，羌活 15

克，独活 15 克，桂枝 15 克，威灵仙 30 克，乌蛇肉 30 克，全蝎 10 克，细辛 6 克，甘草 10 克。

【服用方法】上药浸泡 2 小时，武火煮开，文火再煮 30 分钟，取汁；加水再煎 25～30 分钟，取汁混合，分 2 次温服。药渣再煎，温浴泡足用，取微汗。

【功用】益气养血，祛风通络，除湿蠲痹。

【主治】风湿性关节炎，症见身冷发热，全身关节疼痛，出汗多，畏风寒，久治不愈，血常规检查提示白细胞增多，血沉加快，抗"O"增高。

【组方依据】本病的特点是关节肌肉呈游走性疼痛，此乃"风性善行而数变"之故，故祛风通络止痛不可缺。药用黄芪益气助阳、扶助正气；当归、川芎、生地养血活血、濡养脉络；羌活、独活、桂枝、威灵仙祛风散寒、化湿通络；全蝎、乌蛇肉、细辛搜风通络、解毒止痛；甘草解毒和药。诸药合用，共奏阳气通达、活血化瘀、散风除湿、开窍通络之功效。

【加减应用】风寒盛者，加荆芥、麻黄以发散风寒、通络止痛；风湿盛者，加苍术、土茯苓、木瓜以燥湿除湿、散瘀止痛；寒湿盛者，加制川乌、麻黄以温化寒湿、祛风止痛；风湿化热者，加忍冬藤、虎杖、豨莶草以清利湿热、化瘀定痛；体虚多汗者，加炒白芍、五味子以益气养阴、敛汗止汗；腰部沉重者，加杜仲、狗脊以健肾壮腰、驱散风湿；膝关节肿痛者，加白芥子、木瓜以开窍通络、消肿散结；大便干结者，加肉苁蓉、大黄以润肠通便。

【典型病例】

叶某某，女，36 岁。

主诉：发热、关节疼痛 3 个多月。伴见出汗，全身关节痛，以下肢较甚。查血常规：白细胞 $4.5×10^9/L$，血沉 45mm/h，抗"O"800u，类风湿因子阴性。诊断为风湿热，风湿性关节炎。住院用青霉素及抗风湿药物治疗 2 个多月，仍下午低热，体温在 37.5℃左右，出汗多，关节痛较前稍有减轻，仍不能多走路。检查示白细胞正常，血沉 35mm/h，抗"O"625u。要求出院服中药治疗。来诊时见体形、面部虚胖，肌肉消瘦，关节痛仍以下肢为重，阴雨天疼痛尤甚，不得转身，恶风怕凉，时值八、九月气候暖和，却已穿夹衣，下午低热 37.8℃左右，午夜后体温恢复正常，动辄心悸、气短，肌肤潮湿，有一种特殊的腥汗味，舌质淡红，苔白润，脉缓。

依据舌脉诸症辨证，证属风湿痹阻，阳虚阴盛，虚阳外浮。治以益气蠲痹汤倍黄芪、桂枝以增强温阳益气之功。

处方：黄芪 60 克，当归 30 克，川芎 15 克，生地 30 克，羌活 15 克，独活 15 克，桂枝 30 克，威灵仙 30 克，乌蛇肉 30 克，全蝎 10 克，细辛 6 克，甘草 10 克。

服 6 剂，来诊述发热稍减，发热时间缩短，仍出汗，关节痛明显减轻。上方又服 10 剂，来诊述热退、汗少，不活动关节不痛，小劳则痛甚，查血常规、血沉、抗"O"皆恢复正常。效不更方，又服 20 剂，自觉身体舒服，能做一般家务劳动，气候变化时仍稍有感觉。嘱隔日服 1 剂，服药半年多，来人告知，病人一切正常，阴雨天也没有不适感觉。

【按】刘启廷教授强调，治疗寒湿较盛、阴寒痼疾的患者，非大热之川乌不能除，非辛热之麻黄不能散，但川乌有毒，在用量上应由小剂量 5 克开始，逐渐增加到 10~15 克，且甘草亦要随量添加，以增加解毒之功；在服药方法上，采取少量多次饮用，1 剂药可分 4 次饮用，服至周身微热、肢体稍麻者佳，切不可因病情重而一次过量服用。

【调护和预防】

1. 避免久居潮湿之处，居住的房屋应通风、干燥、向阳，以保持空气新鲜和流通，勤晒被褥，避免睡卧当风，汗后受风，长期处于潮湿的工作环境。平日要注意气候变化，积极防寒保暖，谨防呼吸道感染。

2. 饮食宜清淡、营养丰富、易于消化和吸收之品，平日可多食用薏苡仁、赤小豆、白扁豆、山药等健脾除湿之品，亦可适当多食用具有温热作用的黄鳝、泥鳅、羊肉之类，宜服用高钙、低脂、精蛋白的食物，如鱼虾类、牛奶、海鲜、核桃，并多吃蔬菜、水果及豆类食品。戒烟限酒。

3. 平日要保持心情舒畅，避免暴怒、思虑过度或悲伤。

4. 保证充足的睡眠，加强体育锻炼，如散步、打太极拳、骑自行车等，增强身体素质，以提高机体抗病能力。

【歌诀】益气蠲痹汤药煎，羌独桂枝芎灵仙，归芪细辛与生地，乌蛇全蝎甘草痊。

湿盛土茯苍木瓜，风寒盛者加荆麻，化热忍冬虎稀莶，寒湿盛者乌头麻。

体虚多汗白芍味，腰沉杜仲狗脊配，白芥木瓜治膝肿，便秘大黄苁蓉备。

六十九、益肾养血宣痹汤治疗类风湿性关节炎

类风湿性关节炎是一种以关节滑膜炎为特征的慢性全身性免疫性疾病，主要病因是自身免疫功能低下，依据其发病特点又有"顽痹""着痹""白虎历节""鹤膝风"之称，主要表现为小关节肿胀、僵硬、活动受限、发冷怕

风、疼痛及肌肉萎缩等关节骨质病变，久则关节变形或强直，严重影响关节功能。

【病因病机】类风湿性关节炎属于中医"顽痹""着痹""白虎历节""鹤膝风"之类。中医学认为，本病的病因病机可以概括为正气亏虚、邪气壅盛、痰瘀阻滞。正气亏虚主要是指肝、脾、肾三脏受损，是发病的内因和先决条件，影响着发病的转归和预后；邪气壅盛是致病因素，或外感风寒、湿热诸邪，或因气候变化、居住环境、水湿作业、产后受凉而发病；而脏腑功能失调，肝失疏泄，脾失健运，肾失气化，以致痰瘀阻滞。早期多以风、寒、湿三气杂至合而为痹，邪侵肌肤经络为主；中期多以气血痹阻经络而兼正虚；晚期多以正虚、痹阻、痰湿、瘀血交阻留注关节。总之，本虚标实、痰瘀留着、寒热错杂是本病的特征。

【方药组成】生地30克，熟地30克，菟丝子20克，鹿衔草30克，杜仲15克，黄芪30克，人参10克，薏苡仁30克，当归30克，川芎15克，木瓜30克，制川乌10克（先煎），全蝎10克，细辛6克，桂枝15克，甘草10克。

【服用方法】上药浸泡2小时，武火煮开，文火再煮30分钟，取汁；加水再煎25~30分钟，取汁混合，分2次温服。药渣再煎，温浴手、足，取微汗。

【功用】健脾益肾，养血柔肝，祛湿通络，宣痹止痛。

【主治】小关节肿胀、僵硬、活动受限、发冷怕风、疼痛及肌肉萎缩等关节骨质病变，久则关节变形或强直，严重影响关节功能。

【组方依据】中医认为，本病的病因为肝、脾、肾三脏受损，风寒湿邪乘虚侵入经隧，气血阻遏，壅塞经脉，深入骨骼，痰瘀凝阻，胶着不解，而成顽疾。中医认为，脾主肌肉，肾主骨，肝主筋，本病表现出关节肿胀、僵硬强直、骨质疏松、筋脉拘急、肌肉萎缩等特点，故治宜健脾益肾，柔肝养血，祛湿通络，宣痹止痛。药用生地、熟地、菟丝子、鹿衔草、杜仲补精益髓、强肾健骨；黄芪、人参、薏苡仁益气健脾、助阳化湿、宣痹止痛，以助温煦关节；当归、川芎养血荣肝、息风通脉、濡润筋脉；木瓜、制川乌宣痹温经、散寒通络；全蝎为血肉有情之物，形胜于气，搜剔经络之瘀、开脉络之窍而定痛；细辛、桂枝通阳散寒、化浊止痛；甘草解毒和药。诸药合用，共奏健脾强肾、荣肝足精、化寒除湿、濡养筋骨、疏利关节之功效。

【加减应用】若关节凝固、寒冷甚者，非大热之麻、桂不能除，故加麻黄、肉桂，以补火助阳、散寒止痛；如寒盛则阳虚，表现为关节红肿、胀痛，局部烧灼感，宜加秦艽、豨莶草、络石藤、忍冬藤之类；若虚久津亏、大便干结者，加肉苁蓉、核桃仁、黑芝麻之类，以温肾助阳、润肠通便，少用苦寒之剂，以免损阳伤中。

【典型病例】

马某某，女，45 岁。

全身小关节肿痛 3 年，两手关节肿胀变形，查血类风湿因子阳性，诊断为类风湿关节炎。1 个月前因受湿受凉自觉病情加重，手足关节肿胀僵硬疼痛，不能走路，特别是膝关节强直，两手不能持物，因常年服用激素治疗，全身虚胖，气短，手足发凉，恶寒怕风，关节疼痛至夜不能眠，舌质暗淡，苔白，脉缓，一派阳虚湿阻之象。

治疗给予益肾养血宣痹汤加川乌 6 克，高丽参 10 克。服 6 剂，疼痛明显减轻，关节能活动，但走路仍僵痛。前方又服 10 剂，能下床活动，关节肿痛明显减轻。又服 10 剂来诊，走路如常人，关节活动自如，肿胀消失，仍不能劳累。前方隔日 1 剂，又服 30 剂，病情基本控制，类风湿因子阴性。后以上方加工成药丸服用，连续服用 2 年多，病情基本稳定未发作。

【按】 对于此病的治疗，不能一见好转就停止用药，需坚持治疗 3~6 个月，以巩固疗效。待病情稳定后，再长期服用类风湿胶囊。

类风湿胶囊组成：黄芪 250 克，炒白术 250 克，防风 150 克，白花蛇 10 条，全蝎 200 克，蜈蚣 100 条，制没药 100 克，制乳香 100 克，醋延胡索 200 克。焙干，轧成细末，装胶囊内，每粒胶囊含生药 0.5 克，每次 6~10 粒，每日 3 次，口服。服完病情稳定可再服一料。并制定食疗方坚持食用。

食疗方：桑枝 30 克（包煎），木瓜 30 克（包煎），薏苡仁 30 克，赤小豆 30 克，红枣 10 枚。共煎煮至豆熟，辅助治疗，每日 1 剂。

【调护和预防】

1. 避免过于安逸或卧床不起，宜劳逸结合，活动和休息要适度，如果过于疲劳，人体的免疫力会随之下降，而适宜的活动可以促进气血运行，改善局部营养状态，避免关节僵硬挛缩、肌肉萎缩、丧失功能。

2. 居住环境要干燥、通风，防止受寒、淋雨和受潮，关节要注意保暖，不穿湿衣、湿鞋、湿袜等。夏季不要贪凉，空调不能直吹，秋冬季节要防止受风寒侵袭，注意保暖是最重要的。

3. 保持正常的心理状态，对维持机体的正常免疫功能是重要的。要善于节制不良情绪，遇事想得开，心胸开阔，生活愉快，有利于疾病的康复。

4. 饮食宜清淡、营养丰富、易于消化吸收，少吃辛辣、油腻及冰冷的食物。平日可多选用薏苡仁、赤小豆、白扁豆、山药等健脾除湿之品，亦可适当多食具有温热作用的牛羊肉，宜服用高钙、低盐、低脂精蛋白的食物，如鱼虾类、牛奶、海鲜、核桃，并多吃蔬菜、水果及豆类食品，以补充维生素、粗纤维和矿物质。戒烟限酒。

5. 参加体育锻炼，如气功、太极拳、广播体操、散步，做简单的家务活，不仅可以锻炼关节，还能愉悦心情，提高抗病能力。

【歌诀】益肾养血宣痹汤，二地菟衔川芎当，参芪川乌薏米桂，全蝎辛草木瓜良。
关节凝固寒冷僵，方中加入桂麻黄，体虚津少大便秘，苁蓉核桃黑芝尝。

七十、温经通脉汤治肩背冷痛

随着天气转冷，寒气渐袭，以肩背痛为主要症状的患者日益增多。来诊的患者以中青年为多见，女性多于男性。主要以肩背部板滞，酸重疼痛，或牵连后颈，肩胛不舒为主要表现，伴有背部怕冷，局部热敷或拍打、扣击可得到暂时舒缓。临床观察发现，肩背冷痛患者的增多，与现代生活方式有一定关系，例如，电脑、电视的普及，使人们长时间处于固定姿势，经脉高度紧张，若夏季久居空调房间，肩背部受凉，则可造成局部慢性损伤。

【病因病机】肩背痛之名，首载于《素问·脏气法时论》："因风湿或湿热相搏，痰饮流注，脏腑气血亏损而致。"临床上，将肩关节及其周围的肌肉、筋骨和肩后部连及胛背部位疼痛称之为肩背痛。《症因脉治》有"外感肩背痛"和"内伤肩背痛"之分。肩背冷痛当属于外感肩背痛。本病常因睡眠时肩背外露，或汗出脱衣，或体弱气血亏虚，或贪凉久处空调房间，风寒湿邪侵袭，关节经脉痹阻，气血运行不畅，或闪挫损伤，气血运行受阻所致。临床多从寒、湿、痰、瘀论治。治宜温通经脉，活血行气，散寒止痛，拟方温经通脉汤。

【方药组成】当归30克，川芎15克，炒白芍30克，桂枝30克，葛根15克，羌活15克，片姜黄30克，全蝎10克，细辛5克，甘草10克。

【服用方法】上药浸泡2小时，武火煮开，文火再煮30分钟，取汁；加水再煎25~30分钟，取二汁，混匀，分2次早晚温服；药渣趁热外敷患处，每日1次。

【功用】温经通脉，活血止痛。

【主治】肩背冷痛，紧束不适，畏寒。

【组方依据】肩背冷痛通常为风寒痹痛的伴随症状之一，也有些病人单独出现肩背痛。肩背痛虽然病不算大，但肢体活动受限，甚至酸、木、冷、痛让人难以忍受，影响日常工作和生活。本病主要受寒冷侵袭所致，背部常与寒凉之物接触，久则寒凝脉络，阻滞气血运行，从而发为疼痛。故治宜活血补血、温经通脉、散寒止痛为主。

方中当归甘补辛散，苦泄温通，辛香走窜，既能补血，又可活血，兼具行气止痛之效，为血中之气药；川芎辛温香窜，走而不守，具活血行气、散风止痛之效；炒白芍具补血敛阴、柔肝止痛之效，为治疗诸般疼痛之要药；三药合用，动中有静，静中寓补，补中有散，补而不滞，诸药合用效果尤佳。桂枝解肌和营、温经通阳，可用于治疗风寒表证引起的肩背肢节酸疼、肩周炎、风湿痹痛等；葛根辛散解肌、升阳发表，善于缓解项背肌肉痉挛，为表证兼项背强急之要药，二药合用，散寒解表、缓解项背强痛效果尤佳。羌活解表散寒、祛风胜湿，具有较强的发散风寒和止痛作用，用于风寒湿邪侵袭所致肢节疼痛、肩背酸痛，尤以上半身疼痛更为适用；片姜黄辛温味苦，具有活血行气、通经止痛之效，尤善治风湿肩臂疼痛，且可助桂枝通达阳气、温经散寒、活血通脉；全蝎具熄风镇痉、攻毒散结、通络止痛之功，对风寒湿痹久治不愈、筋脉挛缩，甚则关节变形之顽痹疗效颇佳，细辛祛风散寒、温经止痛，可用于治疗寒邪入络之肌肉关节痛；甘草补中缓急，调和药性。诸药合用，共奏补血活血、温经通脉、行气散寒、消痹止痛之功。

【加减应用】体虚易感、动则汗出属气虚者，加黄芪、人参以补中益气，固卫护表；头昏头沉、眩晕耳鸣属肝风上扰者，加天麻、地龙、夏枯草以熄风降火；伴见腰痛者，加杜仲、续断以补益肝肾、强筋壮腰；伴见颈部转侧不利者，倍葛根。

【典型病例】

刘某，女，45岁，2013年4月15日初诊。主诉颈肩背部发紧、板硬、隐痛不舒1个月。患者素体虚弱，平时畏寒怕风，易患感冒，稍微活动则出汗，1个月来肩背部僵硬冷痛逐渐加重，掣及颈部酸痛，常以抖肩动作缓解不适，伴随腰背酸楚，心烦，失眠，纳食一般，二便自调。月经衍期，量少，色暗，白带不多。舌质淡，苔薄白，脉沉紧。依据舌脉诸症，辨为阳气不足，卫外失固，寒湿入侵，脉络受阻，气滞血瘀，筋肉失养，发为疼痛。治宜益气固表，温经通脉，活血止痛。方用温经通脉汤加味。

处方：黄芪 30 克，人参 15 克，当归 30 克，川芎 15 克，炒白芍 30 克，桂枝 30 克，葛根 15 克，羌活 15 克，片姜黄 30 克，全蝎 10 克，细辛 5 克，甘草 10 克。取药 6 剂，每日 1 剂，水煎 2 次，取汁混合，分 2 次早晚温服，药渣加少许白醋炒热，每晚外敷患处 20~30 分钟。注意药渣温度，防止烫伤，同时嘱其注意颈肩背部保暖。

2013 年 4 月 21 日二诊，自觉颈肩背部紧束、板硬疼痛感明显减轻，但仍觉背部发凉，活动后自汗，唯病患处无汗，以手触之，皮温略低，心烦、睡眠较前改善。效不更方，仍以上方继服 10 剂。

2013 年 5 月 3 日三诊，肩背冷痛基本消失，但劳累后仍有背部两肩处紧板感，轻轻叩击可暂时舒缓，此为督脉受阻，阳气运行不畅所致，故仍以上方巩固治疗。因疼痛基本消失，去全蝎，又取药 15 剂，服用方法同前。

2013 年 5 月 18 日复诊，肩背部不适感基本消失，服药期间未再发生感冒，考虑到素有表虚易感病史，予玉屏风散以强身固表。

【按】从就诊年龄段来看，以中青年为多见，职业以伏案从事计算机操作者为多，与肩背部受凉及慢性损伤有一定关系，如果长时间处于固定姿势，经脉高度紧张，项肩背部便会出现疼痛、僵硬等感觉。在治疗时，一般要求患者配合局部外敷，告知背部受凉多是在不知不觉中发生的，严重时才出现症状，而且症状将逐渐加重。因此，一定要改变不良的生活习惯和工作方式。随着冬季的到来，要及时添加衣被，防止背部受凉，适当运动，增强体质，防患于未然。

【歌诀】温经通脉肩背痛，归芍桂枝与川芎，羌活葛根草细辛，姜黄全蝎肩背伸。

七十一、利湿泄浊散瘀汤治疗痛风

随着人民生活水平的提高，"富贵病"也应运而生，痛风病就是其中之一，古代将痛风称为"宫廷贵族病"，究其发病原因，与暴饮暴食、肥甘醇酒密切相关。现代医学认为，痛风病是人体内嘌呤代谢发生紊乱，尿酸合成增加或排出减少，造成高尿酸血症，属于关节炎的一种，又称代谢性关节炎。本病多见于 30~45 岁的男性患者，起病急骤，且多在午夜突然因足痛惊醒，严重影响到患者的工作和生活。

【病因病机】痛风属于中医"痹病"的范畴，明朝虞抟所著《医学正传·卷四》云："夫古之所谓痛痹者，即今之痛风也。诸方书又谓之白虎历节风，以其走痛于四肢骨节，如虎咬之状，而以其名名之耳"。本病一般呈间歇性发作，急性发作时多出现关节剧烈红肿热痛，夜间加剧，70%以上的患者首发关节为足跖趾关节，其次累及踝、膝、指、腕、肘等关节，且有结节形成，甚或溃流脂液。

本病病因复杂多样，如脾失健运、肾失气化造成体内水湿积聚，浊毒内蕴，流于关节，阻于筋脉；或过食肥甘醇酒，滋生湿热痰浊，流注关节筋骨，痰阻脉络；或过度劳累或风邪诱触，致使浊毒凝聚，气血瘀滞，运行不畅，以致关节及肌肉疼痛、肿胀、屈伸不利而形成痹证。国医大师朱良春将其命名为"浊瘀痹"。若病情日久或反复发作，多有瘀血阻滞经脉、气血亏虚的表现，若正虚邪实，痰瘀交阻，深入筋骨，病情加重，则见关节僵硬变形；若痰浊凝结局部，则有痛风石形成。

【方药组成】茯苓 30 克，桂枝 15 克，苍术 15 克，薏苡仁 30 克，土茯苓 30 克，萆薢 15 克，羌活 15 克，独活 15 克，防己 15 克，黄柏 10 克，桃仁 15 克，红花 10 克，半夏 15 克，陈皮 15 克，生姜 3 片为引。

【服用方法】上药浸泡 2 小时，武火煮开，文火再煮 30 分钟，取汁；加水再煎 25~30 分钟，取二汁，混匀，分 2 次早晚温服。药渣再煎，温浴患处，再将药渣用布包，外敷患处。

【功用】健脾益气，温阳化湿，泄浊散瘀。

【主治】疼痛呈间歇性发作，急性发作时多出现关节红肿、剧烈热痛，夜间加重，70%以上的患者首发关节为足跖趾关节，其次累及踝、膝、指、腕、肘等关节，且有结节形成，甚或溃烂流脓液。

【组方依据】痛风以其疼痛阵作、来去如风的临床特点而得名，病理基础为脾胃虚弱，湿浊瘀阻。急性期多因外寒内湿相搏，闭阻关节、经络、肌肤而发病；寒湿闭阻关节、经络则见关节剧烈疼痛；午夜阴寒最盛，故疼痛多于午夜突然发生或加重；湿浊之邪侵入关节、肌肤则关节肿胀；湿性重着下行，故受累关节以下肢跖踝为多见。方用茯苓益脾培土、淡渗利湿，桂枝甘温助阳、化气行水，茯苓得桂枝通阳除湿，桂枝得茯苓不发表而专注化气行水；苍术、薏苡仁健脾燥湿除痹；土茯苓、萆薢解毒除湿、疏利关节、分清泌浊；羌活、独活疏风散寒、除湿通痹、活络止痛；防己、黄柏清利湿热、消肿止痛；桃仁、红花活血通络、化瘀散结；半夏、陈皮、生姜燥湿、理气化痰。诸药合用，共奏健脾益气、利湿祛浊、解毒散瘀、通络除痹之功。药渣再煎，外敷或熏洗，以内服与外用疗法相结合，3~5 剂即可缓解疼痛。

【加减应用】形体肥胖者，加泽泻、槟榔以加强利水渗湿、行气化滞之功；形体虚胖浮肿者，加黄芪、冬瓜皮、生姜皮以益气补虚、利湿消肿；大便干结者，加大黄以通腑泄浊；下肢膝关节肿痛者，加木瓜、紫苏叶以化湿通络、宣畅气机；关节红肿者，加生石膏、知母、虎杖以清热通络、利湿消肿；关节漫肿痛甚者，加白芥子以温化寒湿、涤痰利气、通络止痛；关节剧痛者，加全蝎、蜈蚣以化瘀定痛；泌尿系结石者，加金钱草、海金沙、郁金以化石通淋；伴见头晕昏沉者，加石菖蒲、荷叶、薄荷以疏肝解郁、开窍醒神。

【典型病例】

王某某，男，33岁。2013年7月29日初诊。

患者主诉左足踝、足跖趾肿胀疼痛3天，3天来在下半夜患处剧烈疼痛、坐卧不宁而来诊，刻诊见患者形体丰满，痛苦面容，走路跛行，左足踝及足跖趾关节处明显肿胀，微红不热，因夜间连续疼痛影响睡眠而心烦，伴有脘腹痞满、大便干结，查舌质暗红，苔白稍厚，脉弦滑。血液检查提示，血脂偏高，血尿酸554umol/L。患者形体丰满，应酬多，生活无规律，偏食肥甘重味，嗜饮啤酒及可乐饮品，当属痰湿体质。

依据舌脉诸症，辨证为脾肾失调，湿浊内生，流注于关节而发病。方用利湿泄浊散瘀汤化裁。

处方：茯苓30克，桂枝15克，苍术15克，薏苡仁30克，土茯苓30克，萆薢15克，独活15克，防己10克，黄柏10克，桃仁15克，红花10克，大黄10克，姜半夏15克，陈皮15克，生姜3片为引。每日1剂，水煎2次混合，分2次早晚温服，药渣趁热装布袋内，外敷患者足踝、跖趾部20分钟，每晚再用药渣煎汤浴足，注意温度，防止烫伤。另嘱其禁食油腻重味、啤酒饮料、辛辣刺激及富含嘌呤核酸的食物，多喝水以利于尿酸的排泄，适当进行户外运动，鼓舞体内阳气，以利于减肥，按时起居，饮食规律。

2013年8月5日二诊，按医嘱服用1剂，疼痛即有减轻，3剂后肿胀基本消失，唯疼痛时作，尤其是久立行走后明显，再服3剂疼痛渐向愈。舌质红，苔薄白，脉弦滑。服药效显不更方，继续维持原治疗。

2013年12月18日再诊，上方连续服用24剂，疼痛肿胀均已消失。1周前出差时多次进食海鲜产品，当晚即被脚痛扰醒，来诊时复现左足踝及足跖趾关节处明显肿胀，微红，触之灼热，余未述明显不适，予上方倍防己、黄柏以加强清热利湿、消肿止痛之功，取药10剂。

【按】痛风性关节炎急性发作时，西医多以秋水仙碱、非甾体抗炎药或者糖皮质激素缓解症状，但易出现严重的胃肠道反应、骨髓抑制、肝肾功能损伤等副作用。本病好发于形体丰腴，痰湿内盛之人，并嗜酒、喜啖，导致脏腑功能失调，升清降浊无权，痰湿与血相结而为浊瘀，滞留于经脉，则骨节肿痛，关节畸形。故治宜益气温阳、泄化浊瘀，审症加减，待气血调和、气化正常、分清泌浊之功能恢复，浊瘀即可逐渐泄化，而血尿酸亦将随之下降。自拟利湿泄浊散瘀汤加减治疗痛风病，内服与外浴疗法相结合，短期效果明显，长期疗效巩固。

治疗痛风病需强调痛风的预防及康复，应节制饮食，禁食富含嘌呤和核酸的食物，少吃海鲜、啤酒等食物，多饮水，避免精神刺激和劳累。有一些患者，经过治疗后病情基本稳定，未再出现剧烈疼痛，但过食肥甘厚味，尤其是进食肉汤、鸡汤时，又出现关节疼痛，夜间加重，故患者在饮食起居方面要非常注意。

另外，可将薏苡仁作为辅助治疗的药膳。薏苡仁，俗称六谷米，可食可药，具有利湿除痹的作用，是中医最常用的治痹之品。《神农本草经》中记载："薏苡仁主筋急拘挛，不可屈伸，风湿痹。"现代药理研究发现，薏苡仁具有解热、消炎、镇痛、抗骨质疏松和提高机体免疫力的作用。因此，久痹患者可常服薏苡仁燕麦、山药、赤小豆、百合、大枣粥。

【调护和预防】

1. 在饮食方面，需要坚持低嘌呤、低热量、低脂肪、低盐及高水分供给的"四低一高"食疗原则，以减少外源性尿酸的形成，促进体内尿酸排泄。含嘌呤较少的面粉类制品包括面条、馒头、花卷、面包等，以及芋头、红薯、莲藕、土豆、玉米、新鲜蔬果等。而高嘌呤的食物如各种动物内脏、脑髓、浓肉汤、海鲜等，最好尽量避免食用。少食煎炸食物、糕点和肥肉，减少食盐的摄入。蛋白质应限制在每天 80 克以内，选用牛奶、干酪、鸡蛋等作为蛋白质的主要来源。禁烟戒酒，禁用刺激性食物，如辣椒、花椒、芥末等辛辣香燥的调味品。多吃富含维生素的蔬菜和水果，适量进食含碱的食物，如苏打饼干、加碱馒头、碱性矿泉水等，有助于制造碱性环境，促使组织内积累的尿酸盐溶解排出。

2. 每日液体摄入量宜在 2000 毫升以上，以增加尿量，预防肾结石，促使尿酸排出体外。肾功能不全者，应在严密观察下进行液体补充。

3. 控制体重，因为过度肥胖会压迫关节，加重痛风石，诱发骨质增生。

4. 保持良好的心态，养成有规律的工作生活习惯，长期从事脑力劳动及办公室工作的人，应避免长时间持续用脑及伏案久坐，注意休息，进行适当的户外活动，劳逸结合，张弛有度，防止过度疲劳。

【歌诀】利湿泻浊散瘀汤，苓桂土苓薏米苍，萆薢羌独防己柏，再加桃红夏陈姜。

健脾益气增动力，温阳除湿功效彰，泻浊散瘀止痹痛，浊瘀痹病服之消。

七十二、益气化湿通络汤治疗膝痹（膝关节骨性关节炎）

膝关节骨性关节炎又称为膝关节退行性病变，是一种以关节软骨变性、关节间隙狭窄、滑膜炎性增生以及关节边缘骨质增生为特征的慢性关节疾病，可引起关节疼痛、僵硬、肿胀、关节不稳以及肌肉无力，从而影响患者的运动功能，甚至致残。临床以中老年患者多见，因其病情复杂、病程漫长、治疗困难，严重影响患者的生活质量。

【病因病机】在中医古籍中无骨关节病变病名，根据本病的征候特征，多归属于中医的"痹证""骨痹""筋痹""腰腿痛"的范畴，现将其称之为"膝痹"。中医认为，肝肾亏虚是导致膝关节退行性病变的主要原因，经络瘀阻、痰瘀互结是造成局部病损的基础，病初多为劳损或感受风寒湿邪，气血受损，运行不畅，筋骨经脉失其濡养，以致寒湿停聚、气血瘀滞、痰瘀互结而发病。主要病机是气血亏虚、营卫不和、肝肾亏虚、寒湿瘀滞、脉络受阻、不通则痛。正如《张氏医通》所云："膝为筋之府，膝痛无有不因肝肾虚者，虚则风寒湿气袭之。"

刘启廷教授认为，本病以肝肾不足、精血亏损为本，感受风、寒、湿热，气滞血瘀为标。跌扑闪挫或风寒湿邪外侵，皆致气血瘀滞，经络不通，瘀血内滞，阴精暗耗；肝肾同源，久则肝肾同虚，不荣筋骨，筋骨痉挛，痹阻骨节筋脉而为病。临床表现是虚痹并存，先虚后痹。

【方药组成】黄芪30克，炒白术30克，当归30克，川芎15克，鹿角胶12克（烊化），全蝎10克，土鳖虫15克，炒白芥子30克，制川乌5~10克（先煎30分钟），独活15克，木瓜30克，细辛5克，甘草10克。

【服用方法】上药浸泡2小时，武火煮开，文火再煮30分钟，取汁；加水再煎25~30分钟，取二汁，混匀，分2次早晚温服。药渣再煎，温浴患处，再将药渣用布包，外敷患处。

【功用】益气活血，温经通络，祛寒除湿

【主治】膝关节疼痛、僵硬、肿胀，活动时加重，局部功能受限。

【组方依据】膝关节退行性病变虽列入痹病范畴，但患者多为中老年人，一般病程较长，且由于负重、外伤或劳损所致，肝肾不足、气血双虚、筋骨不坚为本病的主要病机，多表现为本虚标实，或虚实夹杂，故治疗当扶正祛邪并施，标本同治，扶正以益气活血、调补肝肾为主，祛邪以化瘀通络、舒筋散寒、通痹止痛为要。方用黄芪、炒白术、当归、川芎以健脾益气、养血壮骨；鹿角胶温补肝肾、益精养血；全蝎、土鳖虫、白芥子以透骨搜络、涤痰化瘀，搜剔深入髓骱之痰瘀以蠲肿痛；制川乌、独活、细辛、木瓜以温阳散寒、通络止痛；甘草解毒和药。

【加减应用】膝关节发红肿胀明显者，加苍术、防己、薏苡仁以燥湿消肿、通络除胀；伴有腰脊冷痛者，加炒杜仲、淫羊藿、续断以温肾助阳、强壮腰脊。

【典型病例】

文某某，男，48岁，2013年12月4日初诊。

主诉：双膝关节疼痛、活动受限1个月。患者既往有膝关节疼痛反复发作史2年，经CT检查，诊断为双膝关节退行性病变，服用多种中西药物，症状时轻时重，1个月前因劳累受凉，疼痛加重，导致膝关节功能障碍，行走困难，对症治疗，效果不明显，求助中医。患者长期从事体力劳动，嗜酒吸烟，喜食肥甘，形体丰腴，舌质红，苔白厚，脉滑。

依据舌脉诸症，辨证为脾气不足，肝肾受损，痰湿阻络，筋骨失养。治宜健脾益气，调补肝肾，化痰通络，舒筋养骨。方用益气化湿通络汤化裁。

处方：黄芪30克，炒白术30克，当归30克，川芎15克，鹿角胶12克（烊化），全蝎10克，土鳖虫15克，炒白芥子30克，制川乌10克（先煎30分钟），独活15克，木瓜30克，细辛5克，甘草10克。每日1剂，水煎2次，取汁混合，分2次早晚温服，服药前兑入少量黄酒，以助温经散寒，有引药入络之功，服药后取微汗效尤佳。药渣用布包裹，热敷双膝，每次30分钟。并嘱其避免过度劳累、久蹲、久立、久行及汗后受风，每天晨起和睡前在床上仰卧做空蹬车动作，活动膝关节。在饮食方面，要求戒烟限酒，少吃油腻、煎炸及肥甘食品，多吃豆类及粗杂粮，保持大便通畅，以增强身体代谢功能，防止有害物质对身体的伤害。

2013年12月10日二诊，经上述方法综合治疗，效果非常理想，膝关节疼痛明显减轻，肢体功能恢复正常。考虑患病日久，加之患者形体超重，为巩固治疗，予上方继服6剂。又嘱其适当运动，节制主食，降低体重，减轻膝关节负荷，有利于早日康复。

【按】痹病的病程较长，容易反复发作，有进行性加重的趋势，如不及时治疗，会严重影响患者的生活质量。根据痹病的特点，依据正虚为本、邪实为患，立益气活血、温阳散寒为大法，随症化裁，通过对机体的整体调节，可达到蠲痹止痛的效果。

为充分利用中药资源，刘启廷教授主张将煎服后的药渣再煎温浴手足，或温熨患处，借助药力和热力，可以疏通经络，调和气血，达到辅助治疗的目的。现代医学认为，足浴时水的温热可以促进血液循环、加速新陈代谢，而药物可从局部渗透吸收，从而发挥内病外治的作用。临床观察表明，服药、温浴令其微微汗出，对肢体关节疼痛、麻木等症有"阴阳和，气机畅"之功效。

另外，对膝关节病变的预防、保健及康复非常重要合理的运动包括减少上下楼梯及爬山活动，减轻体重，并纠正日常生活久蹲、久站的不良习惯。

【调护和预防】

1. 日常要注意膝关节的保暖防寒，防止关节受寒湿侵袭，可使用护膝。

2. 适当运动可促进关节软骨吸收营养，并保持关节的活动度；同时，又要劳逸结合，避免因活动过量而损伤关节。中老年人可选择打太极拳、慢跑、散步、做体操等运动方式，并要持之以恒；活动量以感觉身体舒服、微有出汗为度，活动量不必很大，但要每天不间断地活动。

3. 避免膝关节的磨损，因半蹲时髌骨面压力最大，摇晃则会加重磨损，能导致膝关节骨性关节炎的发生或加重。所以，这种锻炼方式是不可取的。另外，也不宜进行爬山运动，因为上下山会加重膝关节负担，容易损伤关节软骨。尽量不穿或少穿高跟鞋。研究证明，穿高跟鞋的女性，膝关节负重压力是正常人的3倍，穿高跟鞋下楼时，膝关节的压力为常人的7~9倍。

4. 保持正常体重，体胖者需要减肥，以减少膝关节负重。

5. 在饮食方面，应多吃含蛋白质、钙质、胶原蛋白、异黄酮的食物，如牛奶、奶制品、大豆、豆制品、鸡蛋、鱼虾、海带、黑木耳、鸡爪、猪蹄、羊腿、牛蹄筋等，这些食品既能补充蛋白质、钙质，防止骨质疏松，又能促进软骨及关节润滑液的分泌，还能补充雌激素，使骨骼、关节能更好地进行钙质代谢，减轻膝关节炎症状。

【歌诀】 益气化湿膝痹汤，芪术归芎鹿胶帮，全蝎土鳖白芥炒，川乌独活木辛草。

七十三、益气固肾化瘀汤治疗慢性腰痛

腰痛是临床常见的一种自觉症状，又称"腰脊痛"，可表现为一侧或两侧腰部疼痛。现代医学认为，腰痛是由多种疾病引起的，诸如腰部肌肉、韧带和关节发生损伤或病变，任何原因导致的姿势失衡和某些内脏疾病等。临床以腰肌劳损、腰肌筋膜炎、腰椎间盘突出症、腰椎退行性病变、类风湿性脊柱炎等疾病为多见。慢性腰痛与劳积有关，且反复发作。

【病因病机】中医学认为，腰痛是由于外感寒湿、素有内伤、扭挫外伤等，致腰部气血运行不畅，或脉络瘀阻，失于濡养，引起腰脊或脊旁部位疼痛为主要表现的一种病症。腰痛有急性及慢性之分，急性腰痛病程较短，轻微活动即可加重，脊柱两旁常有明显的按压痛。慢性腰痛病程较长，多有反复发作史，缠绵难愈，腰部多呈隐痛或酸痛，常因把持重物、体位不当、劳累过度、天气变化等因素诱发或加重。

刘启廷教授认为，腰痛病变以肾虚为本，感受外邪、跌仆闪挫为标。肾虚是发病的关键所在，风寒湿热痹阻和扭挫跌损所致瘀血凝滞是致病的原因。慢性腰痛多由于感受寒湿、挫闪损伤和肾虚等原因，导致腰部气血紊乱，脉络受阻，不通则痛，不荣亦痛。内因系肾之精气亏虚，腰部失其滋润、濡养、温煦而不固；外因为寒湿、血瘀痹阻经脉，气血运行不畅。病理性质虚实夹杂，实证迁延可致虚，虚证脏亏又易受伤，故治疗当标本兼顾，扶正祛邪，益气补肾，旨在强腰健肾，散寒化瘀，意在驱逐病邪，以经验方益气固肾化瘀汤为主方，治疗慢性腰痛，短期及长期疗效均较为理想。

【方药组成】黄芪 30 克，当归 30 克，川芎 15 克，炒杜仲 30 克，续断 15 克，骨碎补 30 克，补骨脂 30 克，细辛 6 克，制川乌 10 克（先煎），全蝎 10 克，土鳖虫 15 克，甘草 10 克。

【服用方法】上药浸泡 2 小时，先煎制川乌 1 小时，再纳入余药，武火煮开，文火再煮 35~40 分钟，取汁；加水再煎 30 分钟，取二汁，再以洁净纱布包裹药渣，绞取药汁，煮沸，分 2~4 次温服。另外，药渣装布袋内趁热外敷腰部，每日 1 次，注意温度，防止烫伤。如为腰痛急性发作期，加黄酒 30~50 毫升为药引，即将黄酒兑入药汁中同服。

【功用】益气活血，固肾强骨，散寒止痛。

【主治】慢性腰痛，如腰肌劳损、腰椎间盘退行性病变引起的腰腿痛。

【组方依据】慢性腰痛是临床较为常见的腰部疾病，既是多种疾病的一个

症状，又可作为独立的疾病。中医认为，肝主筋，肾主骨，病因系长期劳累，体质虚弱，肝肾亏虚，风寒湿邪乘虚入侵，结于筋脉、肌骨，筋骨失养，经络瘀阻，不通为痛，不荣亦痛。治宜益气活血、固肾强骨、舒筋通络、散寒止痛。药用黄芪益气固表，当归补血活血，川芎活血行气，三药合用益气养血、活血通经；炒杜仲、续断、骨碎补、补骨脂皆有温补肝肾、强健筋骨、活络止痛的作用，与黄芪、当归相伍，益气养血、温补肝肾，目的在于扶正固本；细辛、制川乌、全蝎、土鳖虫温经散寒、祛风除湿、通经活络、逐瘀止痛；甘草缓急止痛、解毒和药；腰痛初期加入黄酒为引经药，借黄酒之势，促使药物直达病位，通血脉以增强活血通络的作用，更有利于药物发挥疗效。诸药合用，共奏补肝肾、强筋骨、益气和血、散寒通络、化瘀止痛之功效。

【加减应用】 身体虚弱、乏力明显者，加人参、白术以大补元气；寒湿痹着而现腰部冷痛明显者，加巴戟天、芦巴子以温补肾阳、祛风散寒；气滞血瘀致疼痛严重者，加延胡索、没药以化瘀通络、理气止痛；大便干结者，加肉苁蓉、火麻仁、桃仁以补虚生津、润肠通便。

【典型病例】

陈某某，女，44 岁，2012 年 2 月 16 日初诊。

患者主诉腰部疼痛、不能转侧 5 天。患者从事板材加工工作，经常弯腰持重，有腰痛反复发作病史十余年，劳累和受凉则加重，西医诊断为腰肌劳损，经常服用布洛芬、双氯芬酸钠等药物。5 天前搬运货物时突然感到腰部阵痛，致使腰部呈强迫体位，不能转侧，双下肢酸乏无力，在当地对症治疗 3 天，症状未见改善。刻诊见患者腰部呈僵硬体位，活动时疼痛加重，伴有双下肢酸麻不适感，平素四肢畏寒发凉，偶见眼睑、下肢浮肿，纳食、二便正常。患者形体肥胖，体质辨证为痰湿质，舌质暗红，舌边有暗色瘀斑，苔白，脉沉细。腰部螺旋 CT 提示：腰椎退行性改变。化验血生化：肝功能、肾功能未见异常，尿常规（-）。

依据舌脉诸症，辨证为素有肝肾亏虚，劳损为患，导致脉络痹阻、气滞血瘀而发病。治疗当益气养血，固肾强腰，化瘀止痛。药用益气固肾化瘀汤化裁。

处方：黄芪 30 克，当归 30 克，川芎 15 克，炒杜仲 30 克，续断 15 克，骨碎补 30 克，补骨脂 30 克，细辛 6 克，制川乌 10 克（先煎），全蝎 10 克，土鳖虫 15 克，甘草 10 克。取药 6 剂，每日 1 剂，水煎 2 次混合，黄酒 30 毫升为引，分 2 次饭后温服。药渣趁热装布袋内外敷腰部，注意温度，防止烫伤。嘱其卧在平板床上休息，避风寒，服药后取微汗为佳。

2012年2月22日二诊，治疗3天后即感腰痛逐渐减轻，服完6剂后腰部可自由屈伸，但活动后腰痛加重，腰部沉重下坠，双下肢无力，因患者不耐酒力，且疼痛减轻，故去黄酒，仍以上方继续服用。

2012年3月14日复诊，经卧床休息半月，连续服用中药治疗26剂，腰痛明显减轻，已能从事正常工作。但劳累和受凉后仍感到腰部冷痛，考虑到患者病程较长，阳虚湿困，有反复发作史，且目前尚未完全康复，留有故患，在前方的基础上加桂枝30克，独活15克，以助温经通络、胜湿止痛。

2012年3月25日再次复诊，腰痛已基本消失，恢复正常工作，但劳累后仍有腰部酸楚不适感，得热则舒，遇寒加重。考虑腰痛虽已明显减轻，但患者病程较久，肾虚、寒凝、湿阻证依然存在，又取上药14剂。嘱其隔日1剂，水煎内服配合药渣外敷。半年来腰痛未再复发。

【按】益气固肾化瘀汤对治疗其他腰椎退行性病变引起的新旧腰痛同样有效，对产后受凉造成的长期腰部冷痛治疗效果也非常明显。不过，治疗本病的关键是巩固疗法，患者机体功能彻底恢复需要一定的时间，不能单纯解决暂时疼痛，一定要坚持治疗以巩固疗效。在服药时配合中药药渣外敷，通过皮肤毛孔渗透使药效直达病灶，可以有效提高疗效。在腰痛急性发作期，指导病人卧硬板床休息半月，再配合中药治疗，效果更好。

【调护和预防】

1. 急性期应卧床休息，宜选用硬板床，保持脊柱生理弯曲。

2. 保持良好的生活习惯，防止腰腿受凉，避免过度劳累。腰部用力应适当，不可强力举重，不可负重久行，坐、卧、行走保持正确姿势，避免跌、仆、闪、挫。腰痛较重者可戴腰托，以减轻腰部的受力负荷。站或坐的姿势要正确，应该"站如松，坐如钟"，胸部挺起，腰部平直。同一姿势不应保持太久，适当进行活动，可以解除腰背肌肉疲劳。

3. 饮食营养宜均衡，蛋白质、维生素含量宜高，脂肪、胆固醇宜低，因湿热引起腰痛者慎食辛辣醇酒，因寒湿引起腰痛者慎食生冷食品。

4. 注意改善生活及工作环境，避免寒湿、湿热之邪侵袭，勿坐卧湿地，勿冒雨涉水。工作时注意劳逸结合，姿势正确，不宜久坐久站，剧烈体力活动前先做准备活动。

5. 体型已发胖者则要进行科学减肥，因为肥胖会给脊柱带来过重的负荷，腹肌松弛不能起到对脊椎的支撑作用，会迫使脊椎发生变形。

6. 锻炼时压腿弯腰的幅度不要太大，否则，不但达不到预期目的，还会造成椎间盘突出。平时提重物时不要弯腰，应该先蹲下拿到重物，然后慢慢起身，尽量做到不弯腰。

【歌诀】益气固肾化瘀汤，芎归仲芪续毛姜。乌蝎土辛补骨脂，腰肌劳损甘草尝。

腰冷巴芦温肾阳，便秘肉麻桃润肠，体虚参术补元气，痛剧元没入之良。

七十四、调气通络汤治疗闪腰、岔气

闪腰、岔气是由同一病因引起的两种不同临床表现。起卧弯腰、转动不慎或搬抬重物引起腰痛、转侧不利、活动困难称为闪腰；突然转身，当即引起一侧胸胁疼痛难忍、呼吸困难，强迫体位，动则疼痛加剧者，称为岔气。闪腰、岔气虽然不是什么大病，但是疼痛程度却让人难以忍受，严重影响人的生活和工作。

【病因病机】闪腰、岔气属中医"腰痛""胁肋痛"范畴，多因活动时姿势不正，用力不当，过度负重或外力撞击所致。中医认为，病因病机为劳力不当，闪挫扭伤，致气机紊乱，枢纽闭塞，气血郁塞，络脉瘀阻，不通则痛；亦可由体位不当，气虚气滞，脉络运行受阻引起。

【方药组成】车前子 30 克，生麻黄 10 克，荆芥 15 克，炒土鳖虫 15 克，甘草 10 克，黄酒 200 克。

【服用方法】上药浸泡 2 小时，武火煮开，文火再煮 35~40 分钟，取汁；加水再煎 30 分钟，取二汁混合，分 2 次温服，服用前加入黄酒，服药后覆被取微汗。痛甚者可 1 日服用 2 剂，间隔 4 小时服 1 次。

【功用】疏利气机，通窍止痛。

【主治】腰部或单侧胁肋部刺痛，活动受限，咳嗽或活动时疼痛明显。

【组方依据】根据中医通则不痛的理论，治宜疏利气机，通窍止痛。药用车前子味甘淡而气寒，淡渗清利，性能降泄，清利通窍，以疏理气机；生麻黄、荆芥宣肺开腠、温经散寒；炒土鳖虫咸寒入血，性善走窜，能活血消肿、通瘀止痛、续筋接骨，为伤科常用要药；甘草缓急止痛、调和药性；黄酒温经通络，引药入病所。诸药合用，能宣能泄，能散能降，宣散而不太过，共成宣发气机、行水活血之功，使水行而瘀血散，瘀血散而经络通，气血畅行，疼痛自除。

【加减应用】胸胁痛甚者，加枳壳以增强理气作用；腰痛为主者，加杜仲以壮腰健肾。

【典型病例】

廉某某，男，29岁，2013年5月20日初诊。

主诉：右胁肋掣痛1天。患者从事电气焊工作，在侧身取电焊条的时候，突然感到右侧胁肋部犹如骨头错位的感觉，并明显地听（感）到一声响，随即身体转侧困难，稍微转动身体则呈掣痛状，在家用土方自行治疗，疼痛不减反而加重，以致影响正常进食和生活起居，故慕名来诊。刻诊见患者呈强迫体位，面部表情痛苦，呼吸轻浅，自述右侧胁肋部掣痛，动则剧痛难忍，不敢大声说话，食欲减退，二便正常。舌质红，苔白，脉弦紧。

依据病史、体征、症状及舌脉，辨证为动作失误导致脉络痹阻，气滞血瘀。治宜疏利气机，通络止痛。急用车甘散治疗。

处方：车前子30克，生麻黄10克，荆芥15克，枳壳15克，炒土鳖虫15克，甘草10克。取药2剂，嘱其每剂药水煎2次混合，分2次间隔4小时服完，每次服用前将药汁加热，并趁热兑入黄酒100毫升，温服。服药后取微汗。若服用1剂痛不止（减），再服第2剂，4小时服1次。

次日复诊，患者行动自如，面露喜悦，自述服药后覆被取汗，疼痛逐渐减轻，来诊时疼痛基本消失。嘱其注意休息，避免剧烈运动和过猛过急的动作，自行调养。

【按】治疗本病，必须按照急病急治的原则，对于病情较重者，每日2剂，间隔4小时服药1次，以服药后微出汗为宜，达到汗出气调病愈为目的。

【调护和预防】

1. 因为突然剧痛，患者往往不敢深呼吸，而临床观察发现，改变表浅呼吸，缓慢加深吸气和呼气动作，可以吸进大量空气，满足运动时对氧气的需要，使呼吸肌放松下来，消除疼痛。

2. 尽量卧床休息，最好是硬的木板床，必要时可在身体两侧放置两个枕头以固定位置，能够减轻疼痛。

3. 注意防寒避风，劳逸结合，放松心情，避免精神紧张。

4. 饮食要清淡、营养、易消化，少吃生冷、油腻、辛辣等食物。

【歌诀】闪腰岔气有神方，土荆车甘入麻黄，水煎两次加黄酒，刘氏调气通络汤。

痛在胸胁枳壳裹，痛在腰部杜仲帮，一方通治闪岔气，重在临证加减详。

七十五、升阳化气汤治疗功能性水肿

功能性水肿又称特发性水肿，是指以水肿为主要表现的一种原因不明的综合征，因其发病原因不明，理化检查无明显异常，临床亦称之为原因不明性水肿。该水肿以中年女性患者为多见，水肿往往局限于两下肢或眼睑等部位，重者可扩展至全身，呈轻度或中度浮肿，有些病人间歇发作或持续数年，可伴有头晕、乏力、纳差、失眠等症状。应用西药利尿剂水肿可暂时缓解，但缺乏根治的有效方法，给患者造成一定的痛苦。

【病因病机】功能性水肿属中医的水肿范畴，古代医籍有"肿满""水病""胕肿"记载。中医认为，水肿是由于外感和内伤多种原因造成人体肺、脾、肾三脏对水液的宣化和输布功能失调，致使体内水液潴留，泛滥肌肤，引起眼睑、头面、四肢、腹背甚至全身浮肿，如清代喻昌《医门法律·水肿》曰："水病以肺脾肾三脏为纲，盖因肺居上焦，为水之上源，有通调水道的作用；脾主中焦，有运化水谷精微和水湿的功能；肾主下焦，职司蒸化开阖，以共同完成水液吸收、运行、排泄的整个过程。"《景岳全书》亦云："凡水肿一疾，乃肺脾肾三脏相干之病，盖水为至阴，故其本在肾；水化于气，故其标在肺；水惟畏土，故其制在脾；今肺虚则气不化津而化水，脾虚则土不制水而反克，肾虚则水无所主而妄行。"

刘启廷教授指出，中医虽然没有"功能性水肿"这一名称，但根据此类水肿的症状表现，以中年女性多发，尤其是更年期的女性，功能性水肿的病因病机与一般水肿不同，系脾肾亏虚、气化失常、水液泛溢所致。如《素问·上古天真论》提出："女子七岁，肾气盛，齿更发长……七七，任脉虚，太冲脉衰少，天癸竭，地道不通，故形坏而无子也。"女性由于经、孕、产、乳的生理现象，精血暗耗，至更年期，肾气渐虚，天癸将竭，精血渐亏，处于一种极易发生脏腑气血阴阳失衡的状态。而肾藏精、主水、司二便，为五脏六腑之大主，在调节体内水液代谢方面起着极为重要的作用，如果肾有病，"主水"功能失职，难以维持体内水液代谢的平衡，会发生水肿等病症。脾为后天之本，气血生化之源，主水液代谢和气血生化，如《素问·经脉别论》云："饮入于胃，游溢精气，上输于脾，脾气散精，上归于肺，通调水道，下输膀胱。"若脾失健运，肾气不足，气化失调，水液泛滥，亦发为水肿。证属本虚标实，脾肾阳虚、气化失调为本，水液停留、湿聚肌肤为患，病久可夹杂痰浊、瘀血。

【方药组成】黄芪 30 克，白术 15 克，桂枝 15 克，茯苓 30 克，猪苓 15 克，泽泻 15 克，陈皮 15 克。

【服用方法】上药浸泡 2 小时，武火煮开，文火再煮 30 分钟，取汁；加水再煎 25~30 分钟，取二汁，混匀，分 2 次早晚温服。

【功用】温阳益气，行气化滞，利水消肿。

【主治】功能性水肿，症见肢体沉重，颜面虚胖，双下肢浮肿。

【组方依据】功能性水肿是女性常见的一类水肿，患者往往不知病起于何时，病程长短不一，肿势轻重不同，经常反复出现上眼睑、面部及双下肢浮肿，部分患者随月经呈周期性发作，可伴有烦躁、易怒、失眠、头晕、易疲乏等更年期症状。病因系脾肾阳虚，气化功能失调，水泛肌肤，治以温阳益气、健脾助运、利水消肿，以五苓散方为基础组成升阳化气汤，该方治疗女性功能性水肿，疗程短，复发率低，可有效缓解水肿症状。药用黄芪补气固表、益气升阳，扶助正气以利逐湿，且可防止过度利尿伤阴耗气；五苓散温阳化气、利湿行水；陈皮辛散温通、行气化滞，气行则水行，利于祛除湿邪。诸药合用，共奏温阳化气、利水消肿之功效。

五苓散出自东汉张仲景《伤寒论》，由白术、桂枝、茯苓、猪苓、泽泻五味药物组成，主治"太阳蓄水证"，具有利水渗湿、温阳化气之功能。五味药均有利水作用，其中，白术健脾运湿，与茯苓配合，更增强健脾祛湿作用；桂枝温阳以助膀胱气化，气化则水自行；茯苓、猪苓渗湿利水，泽泻性寒泄热、甘淡渗湿，诸药合用，既可淡渗以利水湿，又可健脾以运水湿，助气化以行水湿，表里同治，治里为主，调节水液代谢以达到消肿之目的。近代研究将五苓散视为和解表里、调节升降、通畅气机、专司水液代谢的和平之剂，传统用于治疗外有表证、内停水湿、头痛发热、烦渴欲饮，或水入即吐、小便不利等，当代临床又扩大其用途，用于减肥降脂，治疗梅尼埃病、糖尿病、黄疸型肝炎、慢性充血性心衰、尿潴留、眩晕、前列腺炎、妊娠后期羊水过多、妊娠高血压及青光眼等病。

【加减应用】兼有心烦意乱、出汗较多者，加牡丹皮、炒栀子、白芍以清心除烦、敛阴止汗；大便干结者，加大黄以通腑泄热；伴心烦失眠者，加酸枣仁、珍珠母以养心除烦、平肝安神；下肢浮肿较甚者，加木瓜、薏苡仁以健脾渗湿、宣痹通络；湿邪内停兼血瘀者，加桃仁、红花等活血化瘀药；偏于阳虚兼见肢冷畏寒者，加熟附子以温阳散寒、化气行水；湿重苔腻者，加厚朴以行气导滞、化湿行水。

【典型病例】

李某某，女，49 岁，2012 年 3 月 17 日初诊。

患者主诉眼睑、双下肢浮肿反复发作、逐渐加重 4 个月。从 2010 年出现月经衍期、月经量多、经前腹痛腰坠等症状后，每遇劳累则在月经前 1 周左右出现感冒症状，月经过后身体疲乏无力。近 4 个月来反复出现眼睑和双下肢浮肿，自觉面部虚浮木胀，午后足踝酸乏、皮肤紧绷不适，伴见心烦、多梦、纳呆、便干。1 个月前做体检，肾功、肝功、血常规、尿常规、甲状腺及心肺功能均正常，曾服用西药利尿剂，水肿减轻但乏力加重。末次月经 3 月 9 日，经量多、色暗、有瘀血块。刻诊见患者形体虚胖，面淡无华，目窠微肿如卧蚕之状，两足踝轻度凹陷性浮肿，舌质淡，舌体胖、边尖有齿痕及小瘀血点，苔白，脉沉细。

依据舌脉诸症，辨证属气虚体质，脾虚则痰湿易阻，气滞不化而驻留局部，又处于更年期月经紊乱之时，肾精渐亏，气不化水，水液停聚，变生它病。脾肾失调为本，水液不行、瘀血为患为标。治宜温阳益气，化气行水，利湿消肿，活血化瘀。方用升阳化气汤为基础，倍白术以增强健脾利湿之功；加桃仁、红花以活血化瘀，通络消肿；加木瓜以芳香醒脾化湿。

处方：黄芪 30 克，白术 30 克，桂枝 15 克，茯苓 30 克，猪苓 15 克，泽泻 15 克，陈皮 15 克，桃仁 15 克，红花 10 克，木瓜 30 克。取药 6 剂，水煎 2 次，取汁 400 毫升，分 2 次早晚温服。同时嘱其保持心情舒畅，低盐、低脂饮食，可用山药、薏苡仁、赤小豆、黑豆与燕麦片等煮粥服用。

2012 年 3 月 23 日二诊，患者浮肿现象基本消失，面色红润如常人，自述身轻神爽，体重减轻 1 公斤，睡眠改善，纳食馨，二便调，查舌质淡，舌边齿痕减轻，舌尖散在紫瘀点，脉细缓。效不更方，继予上方 6 剂巩固之。其后患者长期食疗，偶有劳累和睡眠不足即出现眼睑浮肿，短期内可自行消失，至 2014 年 3 月已停经 5 个月，无明显不适感。

【按】对于水肿的治疗，常规以消肿利尿为主，但单纯利尿易伤阴，用温阳益气、行气化滞法，利水不伤阴，祛邪不伤正，可在短期内扶助正气，驱邪外出而痊愈。

【调护和预防】

1. 在饮食方面，要注意限制食盐的摄入量，多吃黄豆制品，目前研究证实，黄豆有类雌激素样作用，可以改善更年期女性内分泌紊乱造成的不适，山药、薏苡仁、赤小豆三味药物均有健脾、益肾、利水的功效，可治疗脾肾亏虚造成的水肿、无力、消瘦、疲乏等。不宜进食有碍脾胃运化的生冷、油腻、肥甘厚味，禁食辛辣、烟酒等刺激性食物。

2. 注意精神调养，要保持心情舒畅，避免精神紧张。

3. 注意休息，保证睡眠，适当运动，劳逸结合，避免过于安逸或劳累。

【歌诀】 升阳化气汤效神，黄芪桂枝二苓从，泽泻陈皮白术炒，功能水肿服之消。

便干大黄泻腑热，烦乱汗出丹栀芍，失眠酸枣珍珠母，下肢肿甚木瓜薏。

湿瘀内阻桃红花，阳虚肢冷熟附加，湿重苔腻厚朴行，随症加减效彰显。

七十六、化湿通络汤治疗下肢浮肿

下肢浮肿，又称"湿脚气""橡皮肿"，西医称为下肢淋巴管阻塞症，以足胫肿胀、沉重无力、肢冷为特征，最常见的原因有丝虫感染和复发性丹毒。

【病因病机】 湿脚气，中医又有"大脚风""沙木腿"之称，病因为外感寒湿邪毒，或饮食厚味所伤，积湿生热，流注腿脚，脉络闭塞，壅滞不通，气滞则血瘀，寒、湿、痰、瘀互结，发为象皮水肿。

【方药组成】 紫苏叶 15 克，生姜 30 克，木瓜 30 克，吴茱萸 10 克，桔梗 15 克，陈皮 15 克，槟榔 30 克，赤小豆 30 克。

【服用方法】 上药浸泡 2 小时，武火煮开，文火再煮 30 分钟，取汁；加水再煎 25~30 分钟，取二汁，混匀。晨起顿服。药渣煎水浸泡患肢。

【功用】 温经散寒，行气化湿，利水消肿。

【主治】 单侧小腿膝以下肿胀，皮肤绷紧，皮色发亮，或伴见红赤，或伴见破溃流水，可有反复发作史。

【组方依据】《外台秘要》云："脚气者，壅疾也，惟宣通可以去壅滞。"故根据"着者行之"的原则，采取温开、宣散、利湿、降浊的方法。药用紫苏叶、生姜宣表散寒，取其温开之性；木瓜、吴茱萸疏通经络、利湿消肿；桔梗、陈皮行气宣通、有提壶揭盖之意；槟榔、赤小豆下气行水、利尿除湿。诸药合用，共奏开滞化凝、通络行水之功效。

【加减应用】 下肢肿甚，伴有发热者，加苍术、黄柏以清热燥湿、利水消肿；下肢肿甚，伴见肢体寒冷者，加干姜、桂枝以温阳化气、散寒逐瘀；伴见渗液者，加桑叶、冬瓜皮以清热渗湿、利水消肿。

【典型病例】

刘某某，男，61 岁，2013 年 7 月 16 日初诊。

主诉：双下肢膝以下肿胀沉重 2 周。10 年前曾有过类似症状，服用中药治疗而告愈。患者有钓鱼爱好，经常久坐久立，2 周前因过度劳累，复现下肢浮肿，初起为足踝漫肿，晨起轻、傍晚重，后渐至小腿，自觉双下肢膝以下沉重坠胀，夜卧不宁，右侧尤为明显，尿量减少，大便稀。刻诊见患者形体偏胖，行动迟缓，双下肢呈凹陷性水肿，皮肤紧绷发亮，右下肢皮色稍暗，皮温正常，皮肤刺激征敏感，舌质暗淡，苔白，脉沉缓。血生化检查提示胆固醇、甘油三酯轻度升高，血糖、肾功均在正常范围，血、尿常规未见异常。

依据舌脉诸症，辨证为痰湿瘀阻，脉络闭塞。治宜温经通络，行气化湿，利水消肿。方用化湿通络汤方治疗。

处方：紫苏叶15克，生姜30克，木瓜30克，吴茱萸10克，桔梗15克，陈皮15克，槟榔30克，赤小豆30克。每日1剂，水煎取汁，晨起冷服，药渣再煮浸泡双腿。并嘱其休息时将双下肢抬高，低脂低盐饮食。

2013年7月22日二诊，自述肿胀、坠痛明显减轻，尿量增多，查见左下肢明显改善，右下肢足踝处仍有凹陷性水肿，又取上方6剂，服用方法同前。嘱其常食薏苡仁、赤小豆。10天后复诊，双下肢恢复如常，停药观察，未再复发。

【按】化湿通瘀汤是在鸡鸣散的基础上结合临床经验化裁而成的，鸡鸣散是治湿脚气的一首要方，出自《类编朱氏集验医方》。以两胫肿大重着、软弱麻木而无力为辨证要点，也是施治的依据。

对煎服方法有特殊交代，取2次水煎液混合，待次日晨起（即黎明鸡鸣时）空腹一次性冷服，一则取阳生阴消之时，使寒湿之阴邪随阳气升发而散，二则取空腹时服药，药力吸收快，直达病所，宣通气机。众多病案提示，用药渣煎水浸泡，对病患局部有直接驱散寒邪的作用，有助于肿胀的消除。

【调护和预防】

1. 抬高患肢，可改善血液循环，以减轻局部水肿现象。

2. 保护患肢，保暖避寒，防止外伤和蚊虫叮咬，避免感染的发生。

3. 饮食宜清淡、高蛋白、低脂、低盐、低糖、含丰富维生素及容易消化之品，禁食辛辣、烟酒等刺激性食物，忌食海鲜、香菜、韭菜、鸡肉、牛羊肉等发物，忌食油腻、炙煿等易助湿生痰的食物。多吃粗杂粮及新鲜蔬菜水果，多吃具有健脾利湿的食物，如山药、薏苡仁、赤小豆、莲子等。

【歌诀】 化湿逐络下肢肿，紫苏生姜红豆应，吴萸木陈配槟榔，提壶揭盖用桔梗。

　　　　肿甚发热参二妙，肿甚畏寒姜桂灵，桑叶瓜翠止渗液，随症加减任我行。

第二章　外科病症治验

一、清热解毒排脓汤治疗肺痈

肺痈，是肺部脓疡形成的一种病症。发病初期多有恶寒发热、胸痛、咳嗽等表里实热证，继而出现高热、咳喘、吐脓血样痰、胸痛憋气。可见于现代医学肺脓疡、化脓性肺炎、肺坏疽及支气管扩张等疾病。

【病因病机】中医认为，本病系风热邪毒犯肺，或风寒化热，邪热蕴肺，肺受热毒所灼，失于宣降清肃，痰热互结，热壅血瘀，郁结成痈，血败化脓所致。若禀赋不足，劳累过度，正气虚弱，卫外不固，外邪易乘虚侵袭，或素体痰盛，嗜酒无度，饮食不节，过食辛热厚味，致使炎热内蕴，复感风热邪毒，内外合邪，是致病的重要内因。本病病位在肺，病理性质属实、属热。《杂病源流犀烛·肺病源流》谓："肺痈，肺热极而成痈也。"因邪热壅肺，蒸液成痰，邪阻肺络，血滞为瘀，以致痰热与瘀血互结，蕴酿成痈，血败肉腐化脓，肺损络伤，脓疡溃破外泄，其成痈化脓的病理基础主要是热壅血瘀。

【方药组成】败酱草 30 克，鱼腥草 30 克，蒲公英 30 克，黄芩 15 克，炮山甲 10 克，桔梗 15 克，浙贝母 15 克，炒桃仁 15 克，炒冬瓜仁 30 克，薏苡仁 30 克，芦根 30 克，甘草 10 克。

【服用方法】上药浸泡 2 小时，武火煮开，文火再煮 30 分钟，取汁；加水再煎 25~30 分钟，取二汁，混匀，分 2 次早晚温服。急性化脓期要求每日服用 2 剂药，间隔 4 小时服用一次。

【功用】清热解毒，消痈排脓。

【主治】发热，咳嗽，胸痛，咯痰量多，气味腥臭，或脓血相兼。

【组方依据】肺痈之名，早见于《金匮要略》："若口中辟辟燥，咳即胸中隐隐痛，脉反滑数，此为肺痈，咳唾脓血。"并指出"始萌可救，脓成则死"。故治宜大剂量清热解毒，散结化瘀，消痈排脓药。药用败酱草、鱼腥草、蒲公英、黄芩清热解毒，泄肺之邪热；桔梗、浙贝母清热宣肺、祛痰排脓；炮山甲、炒桃仁、炒冬瓜仁、薏苡仁活血化瘀、散结透脓；芦根、甘草清肺解毒、调和药性。诸药合用，共奏清热毒、化痰瘀、除肺痈之功效。

【加减应用】热甚便秘者，加大黄以通腑泄肺热；痰多黄稠、咳喘不得卧者，加葶苈子、桑白皮以清热泻浊；伴见午后热甚者，加地骨皮、白薇以清退虚热；热退吐痰不利者，多为病后体虚无力排毒，以上方去败酱草、蒲公英、黄芩，加黄芪、山药以益气托毒、去腐生肌；咳嗽、吐痰带血鲜红者，为阴虚肺燥，上方去炮山甲，加沙参、麦冬、牡丹皮、藕节以滋阴润肺、凉血止血。

【典型病例】

刘某某，男，56 岁，1988 年 6 月 5 日初诊。

主诉：发热、咳嗽、吐脓血痰半个月。半月前开始恶寒发热、咳嗽、胸痛，在当地医院按感冒、肺炎住院治疗十多天，病情不减反而加重，出现高热不退而辗转我院求治。刻诊见患者面红目赤，面部虚浮，颧红唇紫，呼吸急促，言语低沉，行动缓慢，自述高热 40℃ 左右，持续不降，伴见咳嗽，胸痛，骨节痛，咯吐大量脓血样痰、质黏稠、有腥臭味，时测体温 40.2℃，皮温灼手，舌质红，舌苔黄而欠润，脉数而大。胸片提示：肺脓疡。因经济困难，放弃住院。

依据舌脉诸症，诊为邪热入肺，痰瘀互结，酝酿成痈。因病情较重，予以中西医结合治疗，嘱其回当地医院加大抗生素用量，中医治宜清热解毒，散结化瘀，消痈排脓。方用清热解毒排脓汤加柴胡、倍黄芩治疗。

处方：败酱草 30 克，鱼腥草 30 克，蒲公英 30 克，柴胡 30 克，黄芩 15 克，炮山甲 10 克，桔梗 15 克，浙贝母 15 克，炒桃仁 15 克，炒冬瓜仁 30 克，薏苡仁 30 克，芦根 30 克，甘草 10 克。取药 6 剂，1 日 2 剂水煎服，4 小时服药 1 次。

1988 年 6 月 8 日来诊，发热渐退，咳嗽、胸痛、骨节痛减轻，仍咳吐大量脓血痰，痰质较前变稀，自觉体弱，动则汗出，咳嗽气喘而无力排痰。予上方去败酱草、柴胡、黄芩，加黄芪、沙参、怀山药，以健脾补肺。每日一剂，水煎服。又服 10 剂，来告病愈。

【按】肺痈一证，对着教科书所言的分期，在临床上很难截然分开，而以清热解毒排脓汤加减治疗本病，经多年临床验证，均取得较好的效果。

【调护和预防】

1. 卧床休息，避免精神紧张，随时观察病情变化，对高热不退者可以配合采用物理降温法。并随时观察咯痰的色、质、量、味，咯痰较多者最好取侧卧位，以利于痰液咯出。

2. 饮食宜清淡、富含营养且易消化，病重期间可以进食流质或半流质，多食蔬菜及有润肺生津化痰作用的水果，如橘子、生梨、枇杷、萝卜等。忌食肥甘滋腻厚味及一切辛辣刺激、海腥发物，戒烟酒。

3. 平素体虚或原有其他慢性疾病患者，当注意寒温适度，起居有节，适当锻炼，增强体质，以防受邪致病。

【歌诀】清热解毒排脓汤，鱼腥公英浙贝酱，山甲甘草芩芦根，冬瓜苡桃三仁裹。

便秘大黄把腑通，痰稠喘作桑葶功，午后热甚白薇入，再加地骨虚热清。

正虚去酱芩蒲公，加芪山药扶正雄，去甲加麦沙丹藕，阴虚肺燥血鲜红。

二、托里排毒汤治疗慢性胆囊炎

慢性胆囊炎多为急性胆囊炎迁延之遗患，是由于胆囊运动功能障碍及感染，胆固醇代谢异常，胆囊壁血管病变，导致胆囊黏膜损害，以右上腹疼痛、消化不良为主要临床表现。多见于中青年女性，尤以饮食失调、嗜食肥甘、不食早餐者为多见，是临床常见的消化系统疾病。通过腹部超声检查可以确诊。

【病因病机】慢性胆囊炎属于中医"胁痛""胆胀"范畴。由于肝居胁下，胆附于肝，其经脉布于胁肋，因而肝胆之病往往表现为胁肋部症状。如《景岳全书·胁痛》所云："胁痛之病，本属肝胆二经，以二经之脉，皆循胁肋故也。"本病的病因病机多为肝胆气滞，湿热壅阻，肝脏疏泄及胆腑通降功能失调，与情志不畅、饮食不节、虫邪扰胆、六淫内侵、寒温不适等因素相关，致使肝胆气机郁滞，湿热痰瘀或结石阻滞于肝胆，出现胁肋疼痛胀满不适，由于肝木逆脾犯胃，运化失常，故有腹胀脘痞、纳差嗳气等。本病病位在肝胆、脾胃，病理因素是湿、热、气滞、血瘀、气虚、毒盛，急性发作期以实证为主，慢性或缓解期以本虚标实为主。实证以气滞、血瘀、湿热为主，三者之中又以气滞为先；虚证多属阴血亏损，肝失所养，实证日久化热致肝肾阴虚，故临床多出现虚实夹杂之证。

【方药组成】黄芪 30 克，炒白术 30 克，柴胡 15 克，黄芩 15 克，蒲公英 30 克，赤芍 30 克，炒栀子 10 克，炮山甲 10 克，大黄 6 克，甘草 10 克。

【服用方法】上药浸泡 2 小时，武火煮开，文火再煮 30 分钟，取汁；加水再煎 25~30 分钟，取二汁，混匀，分 2 次早晚温服。

【功用】益气固托，疏肝解郁，清热利胆。

【主治】慢性胆囊炎，症见右上腹部及胁肋部胀满闷痛，伴见口干口苦、嗳气纳差、大便干涩不爽、小便黄赤，舌质红，舌苔厚。

【组方依据】 慢性胆囊炎的基本病机为气滞、湿热、结石、瘀血等导致肝胆疏泄失司，病理变化为"不通则痛""不荣亦痛"。病位在胆腑，但与肝疏泄失常、脾失健运、胃失通降密切相关。病机复杂，常见虚实并见之证。既可气病伤血，亦可血病及气，气滞则血行不畅，血瘀则气阻不畅，以致气血同病。该病日久不愈，反复发作，正气益虚，或邪恋不去，痰浊湿热滞于内，脾胃生化不足，使正气愈虚，最后可致正虚邪实之候。故治疗当健脾益气，疏肝理气，化湿和胃，通腑泄浊。药用黄芪、炒白术补益中气、健脾和胃；柴胡、黄芩疏肝利胆、清热解郁；蒲公英、赤芍、炒栀子清热解毒、利胆除湿；炮山甲活血化瘀、搜刮瘀滞；大黄泻下攻积、逐瘀通经；甘草调和药性。诸药合用，共奏健脾和胃、疏肝解郁、祛瘀化热、宁胆止痛之功效。

【加减应用】 伴有胆结石者，加金钱草、鸡内金、郁金、琥珀以消石化积；有黄疸者，加茵陈、车前子以清热利湿除黄疸；疼痛加重者，加延胡索、川楝子以理气止痛；伴见恶心欲吐者，加陈皮、半夏以降逆止呕；大便干结者，加元明粉以泻热通腑；若为急性发作，上方去黄芪以防助热、伤阴动血，倍大黄，加元明粉，以助清热泻火解毒。

【典型病例】

张某某，男，48岁，1994年6月17日初诊。

主诉：右上腹痛反复发作2年，加重半月。2年前无明显诱因突发右上腹剧痛，经多项检查，以胆囊结石并感染急诊入院，经中西药联合治疗十余天，疼痛缓解。但此后经常出现右上腹疼痛，间断服用抗生素及利胆排石之中药汤剂，仍不能控制其发作。刻诊见患者面色暗黄无华，痛苦面容，形体偏瘦，营养中等，述右上腹隐痛不休，纳呆，时欲恶心，厌食油腻，食后腹胀，全身无力，精神不振，若劳累或情绪波动后诸症加重，小便黄，大便溏而不畅。查见腹部平软，右上腹压痛，无反跳痛，墨菲征阳性，舌质暗红，舌苔微黄稍腻，脉弦细。腹部超声提示：胆囊大小正常，壁厚0.6cm，毛糙，呈"双边"征，胆囊内示0.4cm×1.0cm大小强回声团，后方伴声影，肝内外胆管无扩张。西医诊断为：慢性胆囊炎、胆结石。

中医依据舌脉诸症，辨证湿热瘀滞，正气不足，无力托毒外出。治宜益气固托，疏肝解郁，清热利胆。方用托里排毒汤化裁。

处方：黄芪30克，生白术30克，柴胡15克，黄芩15克，茵陈30克，蒲公英30克，金钱草30克，鸡内金30克，琥珀6克（冲服），郁金15克，赤芍 30 克，炮山甲 10 克，大黄 10 克，甘草 10 克。每日 1 剂，水煎 2 次，取汁混合，分 4 次于饭前及睡前温服。同时嘱其忌食生冷、辛辣、油腻及不易消化的食品，调节情绪，避免精神紧张。

1994 年 6 月 26 日复诊，服药 10 剂，仍精神不振，自述腹痛较前略有减轻，有时呈痉挛性疼痛，大便稀，小便清，舌脉同前，予上方加全蝎 10 克，以解痉止痛，且增强解毒之功。上方连续服用近 30 剂，诸症均减，右上腹压痛消失，墨菲征阴性，食欲增加，二便通畅。复查腹部超声，仍显示胆囊壁稍厚且毛糙，有胆囊结石。予上方加赤芍 15 克，以增其活血化瘀之力。再服 40 余剂，病告痊愈，随访 2 年未再复发。

【按】慢性胆囊炎常反复发作，缠绵难愈，在短期治疗见效后需继续服药巩固。胆为六腑之一，治胆以通利为要，故保持大便通畅为首要，同时忌食油腻厚味，忌烟酒，调畅情志，做到未病先防，既病防变。

【调护和预防】

1. 胆囊炎的发生与饮食不调关系密切，故饮食调理尤为重要。要少吃油腻食物，否则会促使胆汁分泌，胆囊收缩而旧病复发；嗜食辛辣刺激性食物，如酒、茶、咖啡、辣椒、芥末、胡椒、花椒等，可引起胃和十二指肠分泌物增多，缩胆囊素增加，导致胆道括约肌痉挛，胆汁排出受阻而诱发胆绞痛；过食生冷食品、饮料，会导致胆道括约肌痉挛，引起胆囊区的隐痛或绞痛；酸性食物亦可刺激胃及十二指肠分泌胆囊素，引起胆囊收缩，诱发胆绞痛，所以应禁食上述食品。

2. 一日三餐要按时定量，不能大吃大喝，也不能不吃早餐，否则会埋下胆囊炎的隐患。亦可以少食多餐，宜食用清淡、易消化、高蛋白饮食，常吃黄豆及豆制品不仅可以提高饮食中蛋白质的量和质，而且还能增加维生素和矿物质的摄入，是胆道疾病患者的理想食品，其中，豆浆、豆腐、腐竹、豆腐干、素鸡等豆制品尤佳。

3. 避免便秘发生，因便秘能影响胆汁的排出，所以适当食用含粗纤维的蔬菜和水果，如香菇、木耳、芹菜、豆芽、海带、藕等，多喝水，保持大便通畅，每日 1~2 次。

4. 心情不畅者易患此病，所以要做到心胸宽阔，心情舒畅。

5. 改变不良的生活起居习惯，适当参加体育锻炼，多运动，增强体质，避免过度劳累及经常熬夜。

【歌诀】托里排毒治慢胆，柴蒲赤芍甲栀甘，芪术大黄和脾胃，煎汤温服喝一碗。

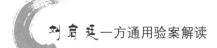

二金琥珀化结石，茵陈车前治黄疸，大便干结元明粉，此方专治胆囊炎。

三、解毒散结汤治疗慢性胰腺炎

慢性胰腺炎是消化系统常见疾病，是指由于各种因素造成胰腺实质和胰管局部的病变，早期临床表现无特异性，诊断困难，中晚期可表现为持续性或反复发作的上腹痛，通过腹部超声检查可以确诊，由于发病机制尚未完全阐明，西医治疗尚无特效手段，多以对症治疗为主。

【病因病机】慢性胰腺炎，属于中医"腹痛""胁痛""胰胀"等范畴。病因多为饮食不节，暴饮暴食，饮酒过量，损伤脾胃，痰湿中阻，湿热蕴结；或情志郁结，肝失疏泄，横逆犯胃，气机郁滞，瘀血内阻，形成癥瘕积聚。《灵枢·五邪》云："邪在肝，则两胁中痛，恶血在内"。《素问·痹论》指出"饮食自倍，肠胃乃伤"。病变脏腑在脾胃，与肝、胆密切相关。基本病机为气滞、湿热、血瘀互结，不通则痛；久则脾胃阳虚，脏腑经脉失于温养，不荣亦痛。病初多为湿热蕴结、气滞血瘀，久则窍络闭塞、气血壅阻。病理性质为本虚标实，虚实夹杂，以脾虚为本，气机郁滞、湿浊内蕴为标。故易反复发作，缠绵难愈。

【方药组成】蒲公英30克，连翘20克，柴胡15克，黄芩15克，赤芍20克，炒桃仁15克，生大黄12克，枳实10克，甘草10克。

【服用方法】上药浸泡2小时，武火煮开，文火再煮30分钟，取汁；加水再煎25~30分钟，取二汁，混匀，分2~4次温服。

【功用】清热解毒，行气散结，化瘀止痛。

【主治】慢性胰腺炎，症见腹痛腹泻、脘痞腹胀、恶心纳差、消瘦乏力。

【组方依据】慢性胰腺炎为中医腹痛的变证之一，多因久病体虚、嗜烟饮酒、过食油腻，致脾胃虚弱，湿热内结，气血壅滞，腑气不通，不通则痛，且湿热之邪耗气伤津，使胃肠传导失常而致病，故多见阳明腑实证。治宜清解热毒，化湿祛浊，行气导滞，散瘀止痛。药用蒲公英、连翘清热解毒、散结消肿；柴胡、黄芩清热解郁、燥湿行气；赤芍、桃仁活血化瘀、凉血止痛；大黄、枳实行气化积、泻腑祛浊，其中，大黄苦寒泻下攻积、清热泻火、活血化瘀，《药品化义》谓"大黄气味重浊，直降下行，走而不守，有斩关夺将之力，故号将军。"药理实验表明，生大黄有抗感染和促进大肠蠕动的作用，对多种革兰氏阳性菌和阴性菌均有抑制作用，能够维持肠道屏障功能，利胆保肝，抑制胰酶分泌，改善微循环，目前临床已将大黄作为治疗胰腺炎的重要药物；甘草解毒，调和诸药。诸药合用，共奏散热行气、开郁化瘀之功效。

【加减应用】大便干结者，加元明粉以软坚散结、通腑泻热；胁肋胀痛者，加延胡索、乳香、没药以增强化瘀行滞之功；无食欲者，加鸡内金、焦三仙以健胃消食；腹胀、嗳气频繁者，加姜厚朴、紫苏梗以理气宽中降逆；体弱无力者，加黄芪、炒白术以健脾益气。

【典型病例】

王某某，男，40 岁。

自述餐后引起右上腹疼痛多次发作，每次发作均按慢性胃炎治疗，近年来发作频繁，痛胀兼作，腹痛拒按，饭后疼痛加重，伴见大便干结，舌质暗红，苔白，脉缓。实验室检查示：血尿淀粉酶升高。腹部超声示：胰腺弥漫性增大，西医诊断为慢性胰腺炎。因迁延发作，久治不愈，求助中医。治疗予解毒散结汤原方。服药 6 剂，腹痛减轻，大便稀浊黏滞，仍有腹胀、消化不良、食欲不佳。予前方加砂仁 6 克，槟榔 15 克。又服 10 剂，腹痛消失，大便稍稀，食欲增加，食后腹胀、脘痞减轻，停服中药，嘱平素注意饮食调养，切忌暴饮暴食，少食油腻之品，戒烟酒，随访 3 年未复发。

【按】慢性胰腺炎多由于胆道疾病、暴饮暴食或酒精中毒等因素导致胰腺慢性纤维化损害，病史较长，反复发作，迁延不愈，是一种预后差、容易发生癌变的疾病。在治疗中，提倡运用"治未病"的理念，未病先防，病后促愈，愈后巩固，要跟踪各项检查，防止病情复发，阻止病情发展，促进其康复，彻底治愈疾病，以免留下后患。生活上注意低脂饮食，少吃鸡蛋，细嚼慢咽，七成饱。

【调护和预防】

1. 长期酗酒之人易发生慢性酒精中毒，酒精中毒是慢性胰腺炎的重要发病原因之一，为防止病情发展，必须彻底戒酒。

2. 暴饮暴食、大鱼大肉、过食辛辣滋腻食品，胃肠积热，亦是诱发慢性胰腺炎的重要因素。因此，要做到饮食有节，多食高热量、低脂肪、易消化吸收的食品，多食蔬菜、水果，以保证人体对维生素及矿物质的需要，晚餐不要吃得太晚。盐也不宜吃得过多，多则增加患胰腺充血水肿的概率。易产气导致腹胀的食物不宜吃，如炒黄豆、蚕豆、豌豆、红薯等。可以吃一些有助于脾胃运化的食物，如薏苡仁、山药、莲子、大枣等。

3. 避免忧思、郁怒等不良的精神刺激，保持心情愉快，则气机调畅，气血流通，有利于疾病的康复。

4. 保持良好的生活习惯，起居有常，多做有氧运动，锻炼身体，以增强体质，提高御邪能力。

【歌诀】解毒散结治慢胰，柴胡黄芩连翘先，公英桃仁赤芍药，大黄枳草效连连。

玄胡乳没腹胀痛，增食还需金三仙，大便干结元明粉，苏朴专除胀频繁。

遇到体弱无力者，黄芪焦术各八钱，胰腺炎症慢性者，服用此方效若仙。

四、败毒化瘀汤治疗急性阑尾炎

急性阑尾炎是由于阑尾部梗阻或细菌感染引起的急性感染，若不及时治疗，往往造成穿孔而形成急腹症。现代医学多采用抗感染和手术治疗，有些患者因惧怕手术而选择保守治疗，故临床上相当多的患者用药物治疗急性阑尾炎。

【病因病机】阑尾炎属中医的肠痈范畴，病位在肠，主要病机表现在气滞、血瘀、湿热三方面，发病多由于邪毒内侵、湿热蕴结、气滞血瘀、腐肉蒸脓而成。如《外科正宗》谓："肠痈者……饱食劳伤……或生冷并进，以致气血乖违，湿动痰生，多致肠胃痞塞，运化不通，气血凝滞而成。"又云："暴急奔走，以致肠胃传导不能舒利，败血浊气壅塞而成。"因本病有发病急、病变快的特点，稍有疏忽则可导致脓溃肠破，毒气浸淫，或邪毒内陷，危及生命。

【方药组成】蒲公英30克，败酱草30克，桃仁15克，牡丹皮15克，大黄15克，元明粉20克（冲服），炮山甲10克，冬瓜仁30克，甘草10克。

【服用方法】上药浸泡2小时，武火煮开，文火再煮30分钟，取汁；加水再煎25~30分钟，取二汁，混匀，纳入元明粉溶解，分2次服。药渣趁热兑入少量食醋，湿热敷于患处。

【功用】清热解毒，凉血化瘀，消痈止痛。

【主治】转移性右下腹部疼痛，痛处固定，疼痛拒按，可在饱餐、运动或长期站立后诱发，可伴见恶寒发热、身痛、呕吐。

【组方依据】本病病位在肠，因湿热郁积、气血凝聚肠内而致病。又六腑的生理功能为泻而不藏，通则不痛。根据《黄帝内经》"其下者，引而竭之""其实者，散而泻之"之旨，急宜泻热破瘀，促其消散为当务之急。又因本病有发病急、病变快的特点，稍有疏忽则可脓溃肠破，毒气浸淫，或邪毒内陷，危及生命。正如《诸病源候论》所云："肠痈者，由寒温不适，喜怒无度，使邪气与营血相干，在于肠内，遇热加之，气血蕴积，结聚成痈，热积不散，化而为脓……惟宜急治之。"故治应早，重兵收功。败毒化瘀汤为刘启廷教授自拟经验方，由苦寒泻下、利湿清热、活血逐瘀三法组成，尤善治疗肠痈初起者。方中以大剂量败酱草、蒲公英清热解毒、消痈散结；牡丹皮、炒桃仁清热凉血、活血化瘀；冬瓜仁清肠中湿热、排脓散结消痈，为治肠痈之要药；炮山甲搜瘀刮毒、清理窍络；大黄、玄明粉通腑泻热，以逐肠间瘀结，解毒行血而驱邪。诸药合用，能迅速荡涤湿热瘀结之毒，热结通而痛自散，血行畅则肿痛消。

【加减应用】腹痛拒按者，加薏苡仁、皂刺、乳香、没药以清热散结、消肿排脓；病后体虚者，减大黄、元明粉，加黄芪、炒白术以补气托毒敛疮生肌。

【典型病例】

林某，女，20 岁，学生，2001 年 9 月 17 日就诊。

患者主诉转移性右下腹痛 2 天。患者 2 天前晚饭后即参加文艺演出，5 小时后即感上腹部撑痛不适，伴有恶心、头痛，因表演后出汗受凉，家人按胃肠型感冒给予口服藿香正气口服液、吡哌酸等药物，至次晨渐觉满腹疼痛，阵发性加剧，腹部触压、咳嗽及身体震动时疼痛加重，呕吐 1 次，为胃内容物，遂来院就诊。查见患者急性病容，痛苦表情，面色萎黄，拘体收腹。查体右下腹阑尾麦氏点局限性压痛、反跳痛明显，无腹肌紧张。时测体温 38.6℃，舌质偏红，苔厚微黄，脉细数。化验血常规：白细胞 $13.2×10^9/L$，嗜中性粒细胞 0.81%，淋巴细胞 0.19%。西医诊断：急性阑尾炎。予常规西药治疗。

依据舌脉诸症，中医辨证为湿热邪毒蕴结大肠，气血壅滞之肠痈。治宜清热解毒，破瘀消肿。予自拟经验方败毒化瘀汤化裁。

处方：败酱草 30 克，蒲公英 30 克，炮山甲 10 克，牡丹皮 15 克，炒桃仁 30 克，炒冬瓜仁 30 克，大黄 15 克（后下），玄明粉 20 克（冲服），柴胡 20 克，甘草 10 克。取药 2 剂。水煎 2 次，取汁混合，纳入玄明粉，每间隔 4 小时服药 1 次，至次日中午服完 2 剂，药渣二煎后加醋 50 毫升，趁热布包外敷右下腹部。并嘱其适当卧床休息，避免剧烈活动，饮食宜流质、清淡、少渣，多喝水。

2001 年 9 月 19 日二诊，述服药 1 剂后大便泻下 2 次，质稀如腐肉状，奇臭，腹痛明显减轻，体温降至 37.1℃，舌脉同前。又予上方 3 剂，每日 1 剂，分 2 次服用，药渣外敷。

2001 年 9 月 22 日三诊，腹痛基本消失，唯右下腹仍有压痛及反跳痛，头痛除，体温恢复正常，纳食如故，化验血常规：白细胞 $10.1×10^9$/L，嗜中性粒细胞 0.62%，淋巴细胞 0.36%，嗜酸性粒细胞 0.02%。停西药治疗，中药予上方去大黄、玄明粉、柴胡，再服 4 剂以巩固疗效。服药后局部压痛及反跳痛消除，无明显不适，复查血常规均在正常范围内。停药观察，病愈。嘱其饮食调理，注意避免过饥过饱及食后剧烈运动，随访 1 年未复发。

【按】败毒化瘀汤配合西药常规治疗阑尾炎百余例，经临床验证，有效率达 80% 以上。一般服用 2 剂即可通腑祛毒，再服 2 剂清除余毒而愈。另以药渣拌醋外敷，起到内外同治的作用。因腑通与病愈关系密切，故应注意早期用药，要急快连续，保持大便日行 2~3 次，使气血通畅，瘀热自消。本病复发率较高，故治疗一定要彻底，以防止再次复发使病情加重。

采用中药治疗的优势在于：六腑以通为用，通腑泻热是治疗肠痈的大法，及早应用清热解毒、活血化瘀法可以明显缩短疗程，减轻患者的痛苦。

【调护和预防】

1. 饮食宜清淡、富含营养且易消化，病初可先食用流质或半流质，避免食用生冷、辛辣等刺激性食物，避免食用过甜易产酸、产气的食品，禁食煎炸、炙煿、滋腻等易生痰化湿助热的食品。

2. 注意休息，避免剧烈运动，合理安排工作和学习，劳逸结合。

3. 避免忧思、郁怒等不良精神刺激，心情愉快，则气机调畅，气血流通，有利于疾病的康复。

【歌诀】刘氏败毒化瘀汤，公英元明和败酱，桃仁丹皮冬瓜仁，山甲甘草配大黄。

病后体虚去粉黄，加入芪术功效良，乳没苡皂腹拒按，阑尾炎症宗此方。

五、化气通淋汤治疗前列腺增生

前列腺增生，俗称前列腺肥大，是中老年男性常见疾病之一，发病率随年龄而递增，目前随着全球人口老龄化的进展，发病人群日渐增多。本病早期由于代偿功能，临床症状不典型，随着下尿路梗阻的加重，症状逐渐显现。临床症状包括储尿期症状、排尿期症状以及排尿后症状。由于病程进展缓慢，难以确定起病时间。待症状明显时，会对患者的身体和心理造成很大的伤害。

【病因病机】前列腺增生症属于中医"癃闭"的范畴，如《灵枢·本输》称为闭癃。《类证治裁·闭癃遗溺》曰："闭者小便不通，癃者小便不利。"凡小便排出甚少或完全无尿排出者，统称癃闭，故又有"小便不通""尿闭"

之称。病情轻者涓滴不利为癃，病情重者点滴皆无称为闭。病变部位虽然在膀胱，但病理机制则在于机体的气化功能。《素问·灵兰秘典论》记载："膀胱者，州都之官，津液藏焉，气化则能出矣。"中医学认为，水液的吸收、运行、排泄，与肺、脾、肾、膀胱、三焦密切相关。肺失清肃，不能通调水道、输布津液，则水湿内停，上窍不通，下窍亦塞；脾肾气虚，不能运化水湿，终致痰湿凝聚，阻滞尿道；或外感湿热之邪，或饮食不节，湿热内生，或水湿内停，郁而化热，皆可下注膀胱，致膀胱气化不利，三焦瘀阻；肾阳亏虚，气化乏力，膀胱传送无力，从而出现小便不畅，点滴而下。基本病机可归纳为脏气亏虚、气化不利。

刘启廷教授认为，前列腺增生症多见于年老体虚之人，因阳气不足、气血亏虚致病，气虚则血行缓慢，日久成瘀；阳虚及阴，虚火煎熬津液成痰，痰瘀互结，阻滞尿路，则排尿困难，小便滴沥不尽。在临床上有虚实之分，实证多因湿热、气结、瘀血互结，气化不行；虚证多因中气不足、肾阳亏虚而气化不行。

【方药组成】黄芪 30 克，白术 15 克，桂枝 15 克，茯苓 30 克，猪苓 15 克，泽泻 30 克，益智仁 15 克，路路通 15 克，赤芍 30 克，炮山甲 10 克，车前子 30 克，通草 6 克。

【服用方法】上药浸泡 2 小时，武火煮开，文火再煮 30 分钟，取汁；加水再煎 25~30 分钟，取二汁，混匀，分 2~3 次温服。

【功用】益气健脾，助阳化气，逐瘀通络，化浊利尿。

【主治】前列腺增生，症见尿急、尿频、尿无力、尿等待、尿余淋。

【组方依据】多虚实夹杂、本虚标实，治疗应根据"六腑以通为用"的原则，着眼于通，偏于实证者宜清湿热、散瘀结，利气机而通利水道；偏于虚证者宜补脾肾、助气化，使气化得行，小便自通。但通法之中注重温通，不可过用苦寒通利小便之品，以防过寒伤阳，阻碍气机运行。自拟化气通闭汤治疗中老年前列腺增生症，对改善小便困难，缓解尿等待、尿余淋、夜尿频等疗效显著。药用黄芪、白术补虚为主，健脾益气，以助运化水湿，引导利水之功；桂枝温阳化气、通络散邪；茯苓、猪苓、泽泻淡渗利湿、通调水道；益智仁温脾暖肾，以增强膀胱气化功能；路路通、赤芍、炮山甲活血化瘀、消癥化积、通络散结，且炮山甲具有"走窜之性，通达经络，无微不至，引药直趋病所"之特性；车前子、通草清热利尿、渗湿通淋。诸药合用，共奏补脾肾、助运化、散瘀浊、通利小便之功效。

【加减应用】尿痛烧灼者，加生地、木通以清利湿热；尿血者，加小蓟、三七参以化瘀止血；夜尿频多者，加桑螵蛸、覆盆子以益肾补精、固脱缩尿；大便干结者，加大黄以通腑泻热。

【典型病例】

杨某某，男，68岁，2011年9月16日初诊。

主诉：小便不通畅2周。患者10年前因夜尿频、尿等待等排尿不畅症状，结合盆腔超声检查确诊为前列腺增生，间断服用中西药物治疗，病情时轻时重。近2周来出现小便缓慢，尿意明显，但排出无力，每次排尿需持续数分钟，伴见会阴部酸楚、小腹胀痛，因惧怕排尿而减少饮水量，一度出现小便灼热、点滴而出，伴见身重乏力，懒言嗜睡，经当地泌尿外科超声及血生化、尿常规检查，诊断为前列腺良性增生症，给予清淋颗粒、非那雄胺等药物效果不理想而来诊。刻诊见患者形体虚胖，动作迟缓，精神不振，舌质淡，苔白，脉沉细无力。

依据舌脉诸症，辨证为脾肾亏虚，阳气不足，湿郁痰阻，气化失调。治宜温补脾肾，助阳化气，通调水道。方用化气通闭汤。

处方：黄芪30克，白术15克，桂枝15克，茯苓30克，猪苓15克，泽泻30克，益智仁15克，路路通15克，赤芍30克，炮山甲10克，车前子30克，通草6克。取药6剂，水煎2次，取汁混合，分2次早晚温服。同时嘱其多饮水，促使排尿，可以避免因尿少、尿闭而造成泌尿系感染，消除紧张情绪，低盐、低脂饮食，忌辛辣烟酒之物。

2011年9月22日二诊，自述服药后体力渐增，身重困倦减轻，排尿时间缩短，排出通畅，唯夜尿频繁5~6次，腰部怕凉酸楚，睡眠欠佳，纳食馨，大便畅，舌脉同前，予上方加覆盆子15克以助补肾固脱之力。

2011年11月14日三诊，患者按上方在当地又取药12剂，间断服药治疗2个月，自服用中药以来，小便逐渐恢复正常，夜尿1~2次，身轻爽、体力增，舌质红，苔薄白，脉象和缓。嘱其在饮食起居等方面调理，半年后随访未再复发。

【按】化气通闭汤主要针对前列腺良性增生症患者而设，对于前列腺增生并感染的急性期患者应区别对待，辨证施药。临床观察表明，中药治疗前列腺增生症，标本同治，攻补兼施，疗效确切，对改善梗阻症状，通利小便，减少前列腺增生并发症确有良效，甚至能有效地缩小增生的前列腺。而且长期服用毒副作用少，有着西药不可替换的作用。在治疗时还要提醒患者，不要憋尿，因为憋尿会让膀胱过度充盈，压迫前列腺，加重前列腺液的淤积。

此外，患者不宜久坐或骑车，因为久坐或骑车可造成对前列腺的直接压挤，引起前列腺及周边组织的充血，诱发前列腺炎，加重前列腺增生。另外，嘱咐病人多喝水，通过排尿冲洗尿道，促进前列腺分泌物排出，以达到预防前列腺及泌尿系感染的效果。

【调护和预防】

1. 调节情绪，解除紧张、郁闷、焦虑等不良情绪的影响，保持心情平静，可缓解排尿不畅的症状。

2. 调节饮食，饮食宜清淡，低脂肪，避免辛辣和烟酒等食品对性器官的刺激，多食谷类、坚果与蔬菜类食物。饮酒可使前列腺及膀胱颈充血而诱发尿潴留，患者需绝对戒酒。

3. 多饮水、多排尿，尿液经常冲洗尿道可有助于前列腺分泌物排出，以预防感染。不能过度憋尿，因为憋尿会导致前列腺包膜张力增强，长此以往，会加重前列腺增生。

4. 保持大便通畅，排便不要久蹲努挣。

5. 适当的体育锻炼可改善血液循环，促进前列腺液分泌增多，长时间久坐不动的人，要注意及时更换体位，在工作之余适当休息，可进行散步等活动，尽量以步代车，这样可改善前列腺局部充血，减少或避免慢性前列腺增生的发生。

6. 性生活要适当，既不可纵欲过度，又不宜盲目节欲。平时注意生殖器卫生，防止逆行感染。

【歌诀】 *前列增生尿不通，益甲芪车通五苓，助阳化气散瘀络，增效再加路路通。*

便秘大黄把脐通，尿血小蓟三七功，夜尿增多桑蛸覆，尿痛烧灼地黄通。

六、益气化瘀排石汤治疗体内结石症

体内结石症最常见的为肝胆结石、泌尿系结石。体内结石皆因生活不规律、饮食厚味及油腻烧烤之品，加之运动量减少，湿浊内郁日久，浊沙凝结而形成结石，阻塞器官窍道。

【病因病机】 体内结石症多发于中老年体质虚弱者，随着年龄的增长，气血逐渐衰败，加之情志失调、饮食不节、外邪乘虚入侵，致使经络阻滞而形成结石。反之，结石又会阻滞脏腑经络通道，加重气滞血瘀。肝胆结石多归属于中医学"胁痛"范畴，病因多责之于情志失调，肝气郁结，胆气不通，胆汁化生排泄失常；或饮食不节，嗜食肥甘酒醇，湿浊内生，郁久化热，湿郁熏蒸，胆腑失于通降，淤而成石；亦可见蛔虫上扰，肝胆气郁，疏泄失职，胆汁郁结而成石。泌尿系结石属中医"腰痛""石淋"范畴，可由各种原因导致肾虚，影响膀胱的气化功能，使体内水液代谢失调、开合失司，造成水道涩滞；或因情志抑郁，气机不畅，导致气滞血瘀，水液蓄结尿路，日久水液杂质沉渣结为沙石，发为本病。

【方药组成】黄芪 30 克，茯苓 30 克，郁金 30 克，琥珀粉 3 克（冲服），鸡内金 30 克，金钱草 30 克，海金沙 15 克，大黄 10 克，甘草 10 克。

【服用方法】上药浸泡 2 小时，武火煮开，文火再煮 30 分钟，取汁；加水再煎 25~30 分钟，取二汁，纳入琥珀粉，混匀，分 2 次温服。第三煎煮水代茶饮。

【功用】益气化瘀，利湿排石。

【主治】肝胆结石常见右上腹胁肋部疼痛，有时放射至后背痛，进食油腻食物后疼痛加重；泌尿系结石常见腰腹阵发性绞痛，可伴见血尿。

【组方依据】结石病总的病机为脏腑功能失调，痰浊瘀阻，日久化石，故治宜益气、化瘀、通阻、排石。药用黄芪、茯苓健脾益气，使气旺体壮；配以郁金、琥珀、鸡内金活血散结、化湿排石；金钱草、海金沙、大黄清热解毒、利湿排石；甘草解毒和药。诸药合用，共奏益气、化浊、散瘀、排石之功效。

【加减应用】泌尿系结石者，倍海金沙，加石韦、车前子、冬葵子利尿通淋，以增强化湿排石力度；伴见小腹胀痛者，加乌药、香附、川楝子以行气消胀，行气泻水则淋通；伴见腰腹疼痛拒按者，加桃仁、红花、炮山甲以活血化瘀。去滞排石；有血尿者，加小蓟、蒲黄炭、白茅根以凉血止血；若突发一侧腰腹剧烈疼痛，向下放射至少腹、会阴部者，可另取琥珀粉、三七粉各 1.5 克，温水送服，活血化瘀，可止暴痛。胆囊结石者，加赤芍、炒栀子以活血利胆、清利湿热；肝内结石者，加水蛭、赤芍通络散结，以增强活血化瘀之功，加元明粉通腑泄浊，以增强化瘀排石之功；伴见胆囊炎症急性发作者，去黄芪，加柴胡、茵陈以疏肝利胆，加蒲公英以清热解毒；胁肋疼痛明显者，加炮山甲、全蝎以透窍搜瘀止痛。

【典型病例】

孙某某，男，43 岁，2013 年 8 月 27 日初诊。

主诉：既往有泌尿系结石病史，曾经进行体外激光碎石治疗 2 次，排出细沙样结石多枚。3 天前又因突发腰腹疼痛急诊入院，诊断为肾结石之肾绞痛，对症治疗后疼痛缓解，建议再次进行碎石治疗，患者不愿接受，求治于中医。刻诊见患者面色红润，精神可，行动自如，自诉左侧腰腹部阵发性隐痛，转侧时腰腹尤为明显，余未述明显不适，舌质红，苔白稍厚，脉滑稍数。超声检查提示双肾多发结石，左肾轻度积水，左侧输尿管扩张。

依据舌脉诸症，结合患者多食肥甘厚味，嗜烟饮酒，经常熬夜，辨证为湿热蕴结下焦，煎熬尿液，结聚成石。治宜益气化瘀，清热通淋，利尿排石。方用益气化瘀排石汤加味治疗。

处方：黄芪 30 克，茯苓 30 克，郁金 30 克，琥珀 3 克（研末冲服），鸡内金 30 克，金钱草 30 克，海金沙 30 克，石韦 30 克，车前子 30 克，冬葵子 15 克，大黄 10 克，川楝子 5 克，甘草 10 克。每日 1 剂，水煎 2 次，取汁混合，分 2 次早晚温服，药渣再煎多饮。另嘱其大量饮水，每天定时做单脚跳跃动作，在饮食方面，以清淡饮食为主，戒烟酒及肥甘厚味。

2013 年 9 月 3 日二诊，上方服用第 3 剂时，曾发生尿痛、尿中带血丝，自觉有结石随小便排出，腰腹轻松、痛坠感明显减轻，此后小便灼热、稍微浑浊。予上方加萹蓄以增强清热散结、利尿通淋之功。又取药 6 剂，服法同上。

2013 年 9 月 10 日复诊，自述排出大量细碎结石，腰腹不适症状消失，复查超声，仍提示双肾有结石样改变。后予上方化裁，隔日 1 剂，并嘱其多喝水，多做跳跃动作，观察排尿情况，连续服药 40 余剂，偶有排尿涩痛感。半年后复查，肾结石消失。

【按】对于体内结石的治疗，现代医学多采用激光碎石或手术取石的方法，两者对机体均有一定的破坏性，而且容易复发。中医主张整体治疗，益气化瘀排石，对急性发作者，可达到迅速消除症状、排石的作用。对一些慢性病患者，延长服药时间，同样可以收到排石的效果。体内结石可用此方通治，但需根据不同部位的结石加药。在服药治疗的同时，要指导病人改变生活方式，饮食清淡，多喝水，多运动，以增强排石能力。有些小结石长期存在于体内，没有明显的症状，所以采取合适的生活方式显得尤为重要。此外，有关研究表明，经常食用鲜枣的人很少患胆结石，这是因为鲜枣中丰富的维生素 C，使体内多余的胆固醇转变为胆汁酸，胆固醇少了，形成结石的概率也就随之降低。

【调护和预防】

1. 调节情绪，消除紧张、忧愁、焦虑不安等不良情绪的影响，保持心情愉快。

2. 饮食宜清淡，少吃生冷、辛辣、油腻、炙煿等食品，多喝水，多吃新鲜蔬菜和水果，保持大小便通畅。

3. 劳逸结合，适当增加运动量，以有利于结石排出。

【歌诀】 益气化瘀排石汤，体内结石效果良，芪苓郁琥三金草，通腑排石有大黄。

泌尿结石倍金沙，胆石再把栀芍加，肝内结石有瘀血，蛭芍元明粉效夸。

七、活血通瘀丸治疗颈椎病

颈椎病，为颈椎退行性病变、颈椎骨质增生及颈部慢性劳损引起脊椎内外平衡失调，刺激或压迫颈部血管、神经、脊髓而产生的一系列临床症状和体征的综合证候群。

【病因病机】颈椎病属中医的"痹症""眩晕""颈肩痛"等范畴。中医认为肝藏血，主筋，肾藏精，主骨，颈椎病的发生与精血不足、肝肾功能亏损密切相关。随着年龄的增长，人体脏气方虚，筋骨失养，腠理空虚，气血衰少，筋骨失于濡养；或肝肾亏虚，筋骨失养，风寒湿邪外袭，痹阻经络，气滞血瘀引起颈部酸痛不仁等症状。

【方药组成】当归60克，续断30克，炒土鳖虫30克，炮山甲30克，全蝎30克，儿茶10克，煅自然铜30克，西红花20克，没药30克，血竭30克，乳香30克，甜瓜仁30克，雄黄3克，冰片3克，麝香1克。

【服用方法】焙干，轧成细末，装胶囊内，每粒胶囊含生药0.5克，每次6~8粒，每日3次，口服。

【功用】补益肝肾，强壮筋骨，散寒化瘀，祛痰通络。

【主治】颈项僵硬，转侧不利，可伴见眩晕、颈肩部疼痛。

【组方依据】颈椎病属于眩晕、痹病范畴，病因系气血不足、肝肾亏虚，导致痰浊内阻、肝阳上亢，致使气血精微无法运行输布，肢体、脑髓不得温煦、濡养而发生诸多不适，如眩晕、头痛、肩颈疼痛等。因此，本病属于本虚标实之证，本为肝肾亏虚，标为风寒湿邪内侵致使经脉痹阻，气血瘀滞。故治宜调和气血、舒经活络、祛瘀通痹。药用当归味甘而重，专能补血，其气轻而辛，故又能行血，补中有动，行中有补，张介宾谓之："血中之气药，亦血中之圣药也……"故重用为首；续断补肝肾，续筋骨，调血脉，《滇南本草》谓："补肝，强筋骨，走经络，止经中（筋骨）酸痛……"；炒土鳖虫、炮山甲、全蝎三者皆为虫类药物，为血肉有情之品，性喜攻逐走窜，通经达络、搜剔疏利、无处不至，三者合用，可祛风通络、散瘀镇痛；儿茶、煅自然铜、西红花、没药、血竭、乳香、甜瓜仁合用，可活血化瘀、祛风通络、散结止痛；雄黄味辛苦、性温、有毒，功擅解毒杀虫，《本草求真》谓之能"搜剔百节中风寒积聚……"，本方取其燥湿祛风、解毒散结；冰片、麝香开窍醒神、消肿止痛。诸药合用，共奏补益肝肾、强壮筋骨、通络止痛之功效。

【典型病例】

张某某，女，45 岁。2014 年 5 月 6 日初诊。

主诉：颈部僵硬不舒多年，经 X 片和 CT 检查，诊断为颈椎病，症状时轻时重，近期因工作繁忙，出现颈项强直、板硬，转侧不利，右上肢疲软乏力，手指麻木刺痛，持重物不稳，伴见头痛、头晕，复查颈部 CT，提示颈椎骨质增生，椎管狭窄，经多方治疗，效果不明显。刻诊见患者面色萎黄，精神不振，头颈转侧不利，右上肢及右手大鱼际肌肉有萎缩征象，右手握力较左手弱，舌质暗淡，舌边尖有瘀点，脉沉细涩，月经周期基本正常，量少、色暗、有块，经前少腹痛，白带不多，二便正常。

依据舌脉诸症，辨证为肝肾亏虚，气滞血瘀，络脉瘀阻，筋骨失养。方予活血通瘀丸调治。

处方：当归 60 克，续断 30 克，炒土鳖虫 30 克，炮山甲 30 克，全蝎 30 克，儿茶 10 克，煅自然铜 30 克，西红花 20 克，没药 30 克，血竭 30 克，乳香 30 克，甜瓜仁 30 克，雄黄 3 克，冰片 3 克，麝香 1 克。焙干、轧成细末，装胶囊内，每次 6 粒，每日 3 次，口服。

2014 年 6 月 16 日复诊，服上方一料，颈部僵硬及头痛头晕明显减轻，右上肢体力逐渐增加，肌肉萎缩基本同前。又予上方一料巩固治疗，肌肉渐丰，体力恢复。

【按】本方的配制工艺要求十分讲究，麝香、乳香、没药、血竭、自然铜、西红花均需精磨细研，装入胶囊内，一般一剂即愈。

【调护和预防】

1. 减少低头工作和学习的时间，避免颈部长时间保持同一姿势。伏案工作或学习超过 45 分钟后应将头部前、后、左、右活动 1~2 分钟，使颈间隙的压力得以缓解。休息时，患者可用双手按摩颈部肌肉，还可转动头颈部，避免颈肩肌肉劳损而加重颈椎病。在工作间隙，患者应定期活动颈部，缓解颈部肌肉疲劳，增强颈部肌肉力量，保持颈椎稳定性。活动时头颈部缓慢进行前屈后伸、左右侧弯、内外旋转，双肩肋骨并拢动作，也可将头按"凤"字的笔划进行前、后、左、右的活动。或取仰卧位，置颈项于枕上，使头后仰，然后左右转动头部，使颈肌松弛，每天1~2次。

2. 睡眠时最好仰卧于睡枕中央，将颈部自然睡在枕上最高处，枕头高度一般为10~15厘米，以头部压下后与自己的拳头高度相等或略低为佳。侧卧次之，枕头的高度应相当于一边肩宽，髋膝部略屈为佳，以保持颈、胸、腰椎自然曲度。

3. 注意颈肩部保暖防潮，夏天避免空调和电扇直吹，冬季注意颈背部保暖，居室避免潮湿阴冷，以免寒湿邪气入侵导致颈部肌肉紧张，血液循环受阻，病情加重。

4. 摄取富有营养且易于消化吸收的食物，以调补肝肾、强筋壮骨。可有针对性地食用核桃、山药、黑芝麻等补益肝肾之品，以及葛根、木瓜等舒筋活络药物。

5. 稳定情绪，减轻心理负担，消除紧张情绪，可缓解因颈椎病引起的全身不适。

【歌诀】活血通瘀治颈椎，续断土鳖虫炮甲归，蝎茶西红自然铜，血竭乳没甜仁用。

再添雄黄与冰片，开窍醒神麝香助，精研细磨装胶囊，强壮筋骨止痛眩。

八、清肺排毒汤治疗痤疮

痤疮，又称"粉刺"，中医称之为"肺风粉刺"，因多发于青春期的男女，故俗称"青春痘"。早在两千多年前，《黄帝内经》中就已经有关于"痤疮"的记载，如《素问·生气通天论》云："汗出见湿，乃生痤痱……劳汗当风，寒薄为皶，郁乃痤。"

【病因病机】中医认为，痤疮虽生长于皮肤表面，但与脏腑功能失调密切相关，尤其与肺胃郁热关系最为密切。如《医宗金鉴·外科心法要诀·肺风粉刺》记载："此证由肺经血热而成，每发于面鼻，起碎疙瘩，形如黍屑，色赤肿痛，破出白粉汁，日久皆成白屑，形如黍米白屑。"《诸病源候论·面皰候》中记载："面皰者，谓面上有风热气生皰，头如米大，亦如谷大，白色者是也。"又云："此由肌腠受于风邪，搏于津液，津液之气因虚作之也。"《外科正宗·肺风粉刺酒齄鼻》中记载："肺风、粉刺、酒齄鼻三名同种，粉刺属肺，齄鼻属脾，总皆血热郁滞不散。"《外科启玄》中记载："肺气不清，受风而生，或冷水洗面，热血凝结而成。"

刘启廷教授认为，痤疮多见于湿热或燥热体质患者，阴虚火旺为本，肺胃积热、血瘀凝滞为之标。肺、胃、大肠经循行于颜面处，故痤疮多为此三经郁热所致。因肺主肌表，外合皮毛，若热邪侵犯肺经，或嗜食辛辣油腻之品，肺经郁热，可导致颜面或背部起丘疹、红疱，或痒或痛。又，手阳明大肠经与足阳明胃经均上行于面部，若素体胃肠有热，或饮食不节，嗜食辛辣肥甘厚味，使胃肠积热或湿热内蕴，热邪循经上行于面，郁积于毛孔而发病。

【方药组成】生石膏 30 克，地骨皮 30 克，牡丹皮 15 克，赤芍 15 克，连翘 30 克，荆芥 15 克，青蒿 15 克，防风 15 克，大黄 5 克，甘草 10 克。

【服用方法】上药浸泡 2 小时，武火煮开，文火再煮 30 分钟，取汁，加水再煎 25~30 分钟，取二汁混匀，分 2 次早晚温服；药渣再煎，外洗患处，每晚 1 次。

【功用】清肺凉血，化湿解毒。

【主治】痤疮。症见颜面部多发白头粉刺、黑头粉刺、炎性丘疹、脓疱、结节、囊肿。

【组方依据】本病常因肺经风热阻于肌肤；或因过食肥甘油腻及辛辣食物，致脾胃蕴热，熏蒸于面；或因青春之体，血气方刚，阳热上升，与风寒相搏，郁阻肌肤所致。治宜清肺凉血，调畅气血，化瘀散结。方用生石膏、地骨皮清解肺热、凉血除蒸；牡丹皮、赤芍活血化瘀、消痈散结；连翘、荆芥、青蒿、防风疏风散热、清热解毒；大黄通腑泻热、引热外出；甘草调和药性。诸药合用，共奏清肺热、散风热、凉血解毒之功效。

【加减应用】湿热火毒偏盛之痤疮红肿者，加蒲公英、地丁以清热解毒、消肿散结；肝火偏亢，兼见心烦易怒者，加郁金、炒栀子以疏肝行气、解郁泻火；痤疮散在于前胸后背者，去石膏，加生地、玄参以清热凉血、消肿散结；伴见口干、鼻孔呼出热气者，加芦根以清宣肺热；痤疮日久，质地坚硬，触压疼痛者，加桃仁、虎杖以活血化瘀、软坚散结。

【典型病例】

王某，女，26 岁，未婚。2013 年 2 月 26 日初诊。

主诉：颜面部痤疮 2 年，时轻时重，每因过食辛辣、工作压力大或睡眠不足而加重。两周前外出郊游，睡眠不足，致痤疮复发。刻诊见颜面部皮疹以红色、皮色粉刺丘疹为主，大小不一，以额头及两颊为著，鼻翼两侧皮肤发红、油腻，鼻头亦散在红色小疹点，局部稍有灼热瘙痒感，伴见口干、心烦、多梦、便秘、溲赤，月经周期正常，经量少，经色暗，夹杂小块瘀血，舌质红，苔薄白，脉滑稍数。

依据舌脉诸症，辨为肺胃积热，循经上攻，泛发颜面。心烦、多梦乃热扰心神所致；又，心火易下移小肠，故兼见小便短黄。治宜清肺凉血，化湿解毒，导热下行。方以清肺排毒汤为基础方，加炒栀子、通草以清心除烦、引热下行。

处方：生石膏30克，地骨皮30克，炒栀子15克，牡丹皮15克，赤芍15克，连翘30克，荆芥15克，青蒿15克，防风15克，大黄5克，通草10克，甘草10克。取药10剂。水煎2次，取汁混匀，分2次早晚温服。药渣再煎，温敷面部，每晚1次，每次15~20分钟，内服、外敷相结合，可充分发挥药效。

2013年3月8日二诊，面部痤疮较前减少，潮红减轻，自述颜面部痒热感已消除，口干、心烦及多梦略有改善，小便清、大便通，服药效彰，原方继服10剂，服用方法同前。

2013年3月18日三诊，面部痤疮明显减少，身体未述明显不适，唯鼻头部红色疹点消退缓慢，考虑原因有二，一为脉络受阻，瘀血停留；二则与螨虫感染有关。在原方基础上加炒桃仁以化瘀通络，并嘱患者保持枕头、枕巾及被褥清洁卫生，杜绝二次感染。此后，患者又间断服用中药20余剂，待痤疮基本消失后给予生活指导，至今未再复发。

【按】痤疮的发生与多种因素有关，除遗传、饮食、睡眠及环境等因素外，精神因素和面部接触物（尤其是化妆品）也与痤疮的发生及加重有关系。临床观察发现，青中年女性痤疮发病率较高，一则表明痤疮的发生与情绪及女性月经周期相关，属内分泌失调的表现；二则考虑与过度美容、破坏皮脂腺功能有关，属人为因素。因此，痤疮的治疗，不是靠药物就可以完全解决的，还要改变不良的生活习惯，保持饮食均衡，心情愉快，睡眠充足，适当运动，忌食辛辣刺激性食物，多吃新鲜蔬菜水果，保持大便通畅。需要特别指出的是，长在面部的痤疮不能用手去挤，以免细菌进入血脑屏障，引起严重后果。

【调护和预防】

1. 注意患处皮肤清洁，使用适合自己肤质的清洁剂洗脸。洗脸时，轻轻按摩患处，以利于毛孔畅通，不要用力清洗痤疮患部，不要用过冷或者过热的水。不用多油脂和刺激性强的化妆品，防止堵塞毛孔，使皮脂堆积加重痤疮。

2. 少吃辛辣刺激性、油炸、肥腻等食物，如生葱、大蒜、辣椒、咖啡、可可、巧克力、海鲜、坚果、奶酪、肥肉等；多食用粗纤维食物，蔬菜水果，多饮水，保持大小便通畅。戒烟酒。

3. 养成良好的生活习惯，保证充足的睡眠，保持稳定的情绪，避免工作、学习过于紧张。

【歌诀】　石膏地皮消痤疮，丹皮赤芍翘荆防，川军青蒿甘草入，青春靓丽喜若狂。

痤疮红肿蒲地佳，胸背去石元地加，芦根擅治鼻热气，诸般痤疮一方抓。

九、化湿解郁汤治疗黄褐斑

黄褐斑也称为肝斑和蝴蝶斑，是一种常见的面部色素沉着性皮肤病，表现为面部淡褐色或深褐色的不规则斑块，多见于青壮年女性，且病程长、难治愈，与妊娠、口服避孕药或一些妇科疾病有关。

【病因病机】　黄褐斑，中医称之为"肝斑""黧黑斑"。本病的发生与肝、脾、肾三脏密切相关，如情志失调，肝失条达，肝气郁结，气机阻滞；或暴怒伤肝，忧思伤脾，肝脾同病；或劳倦内伤，脾土受伐，湿浊内蕴，土壅木郁，气机不畅；或房事过度，久伤阴精，虚火上炎。上述因素均可导致气血不能上荣于面而暗斑叠生，痰湿瘀浊发于肌肤，遂成色斑。

【方药组成】　茯苓30克，桂枝15克，薏苡仁30克，芡实30克，怀山药30克，赤芍30克，半枝莲30克，土茯苓30克，虎杖30克，陈皮15克，大黄5克。

【服用方法】　上药浸泡2小时，武火煮开，文火再煮30分钟，取汁；加水再煎25~30分钟，取二汁，混匀，分两次早晚温服。

【功用】　解郁散结，化湿消斑。

【主治】　面部出现成片黄褐色或深灰色色素沉着，状如一层灰垢，不痛不痒。

【组方依据】　黄褐斑的生成与肝、脾、肾功能失调有关，且湿浊、瘀血在本病的发展过程中起着极其重要的作用。故治疗以疏肝解郁、健脾化湿、调补肝肾、活血化瘀为主。药用茯苓、桂枝健脾通阳化湿；薏苡仁利水渗湿健脾，而不伤真阴之气，性缓，需倍于他药；芡实、怀山药健脾化湿；赤芍、半枝莲善走血分，活血散瘀消斑；陈皮疏肝解郁；土茯苓、虎杖解毒化湿祛瘀；大黄通腑泄浊；甘草补中益气、调和诸药。

【加减应用】　肝肾虚明显者，加枸杞子、制首乌滋补肝肾；睡眠不宁者，加酸枣仁、莲子心养心安神；心烦意乱者，加牡丹皮、炒栀子清心除烦；带下增多者，加炮姜、车前子温经止带；伴见痛经者，加桃仁、红花活血化瘀；大便稀溏者，加炮姜温补脾胃；头昏目眩者，加桑叶、菊花清利头目；痰多、舌苔厚者，加半夏、生姜燥湿化痰。

【典型病例】

徐某，女，36岁，2012年6月28日初诊。

患者6年前产后出现面部色斑，经多方诊治收效甚微，迁延未愈。诊见面部黄褐斑弥漫分布，面色无华，色斑边界不清，月经前乳房胀痛，B超示双侧乳腺小叶增生，且月经色暗，带下量多，二便尚调，舌质暗红，苔白，脉沉细。

辨证为肝郁脾湿（土壅木郁），湿郁内阻。治以健脾通阳化湿，疏肝解郁，调畅气血。方用化湿解郁养颜汤加减。

处方：茯苓30克，桂枝15克，薏苡仁60克，赤芍30克，芡实30克，柴胡15克，郁金15克，土茯苓30克，虎杖30克，大黄5克，枸杞30克。

辅以外敷适量白醋、蜂蜜及热熨法，服药30天，黄褐斑明显消退，眼睑部位尚有稀疏色淡斑点。原方再服30天，嘱少吃油腻食物及甜品，每顿饭吃七八分饱，尽量避免阳光直晒。半年后随访，黄褐斑基本消退，未再复发。

【按】本病多因情志失调致使气机紊乱，气滞血瘀不能上荣于面。而"湿"在该病的病因病机中占有相当大的比例。湿多由脾失健运引起，水湿内停，湿阻气机。随着时代的发展，人们生活水平改善，常进食滋腻厚味、醇酒冷饮等，步行少、乘车多、运动少，日久则湿热积聚体内，故湿邪成为现今常见病及多发病的主要致病因素，而黄褐斑的产生大多与湿邪作祟有关。根据古今文献记载、自然现象和临床经验，中医认为"湿郁"为黄褐斑的基本病机。由于湿邪困脾，以致土壅木郁，气血运行不畅，加之湿浊泛溢皮肤，从而导致面生黑斑，如尘覆面。

治疗黄褐斑，内治和外治同样重要。白醋、蜂蜜适量，混匀外用。可同时搓手熨肤，嘱患者双手掌相对，搓热后熨面部黄褐斑处，每日方便时尽量多做几次。内外合治可以缩短疗程，提高疗效。

【调护和预防】

1. 情绪不稳定，肝气不得正常疏泄，气滞血瘀，是诱发黄褐斑的主要原因。因此，要调节情志，保持豁达乐观的心态，戒骄戒躁，放松心情，释放压力，做到心平气和。

2. 养成良好的生活习惯，不要熬夜，保证充足的睡眠，戒掉不良习惯，如抽烟、喝酒、熬夜等，可以在一定程度上减少黄褐斑的产生。

3. 少吃辛辣、鱼腥等刺激性食物，以及肥甘厚味等助湿滋腻类食物，多饮水，多吃富含维生素的新鲜蔬菜和水果，保持大便通畅，有利于毒素排泄。

4. 严禁使用含有激素、铅、汞等有害物质的祛斑产品，避免阳光久晒。

【歌诀】 化湿解郁去褐斑，茯苓苡米艾药山，土苓赤芍陈桂枝，虎杖大黄赛西施。
心烦意乱栀丹皮，肝肾虚重首乌枸，睡眠不宁枣莲心，目眩桑叶菊头昏，
带下炮姜配车前，痛经再把桃红添，大便溏稀亦炮姜，痰多苦厚夏陈帮。

十、凉血解毒化瘀汤治疗牛皮癣

寻常型银屑病俗称"牛皮癣"，是一种常见的具有特征性皮损的慢性炎症性皮肤病，可泛发于全身各处，但以四肢伸侧最为常见，特别是肘部、膝部和骶尾部，此病易复发，多发于春季，常与情绪波动、精神紧张、嗜食香燥辛辣、酗酒等有关。因其具有顽固性的特点，给患者身心健康造成极大的影响。

【病因病机】 银屑病，中医学称之为"白疕"，又有"松皮癣""干癣"等病名，以"肤如疹疥，色白而痒，搔起白皮"而得名。中医学认为，本病因禀赋不足，肝肾精气亏损，气血偏虚，卫外不固，风寒湿邪乘虚入侵，气血运行不畅，导致机体经脉阻塞，气血瘀结，肌肤失养，出现表皮增厚、色鲜红或暗红、局部瘙痒、脱皮屑等皮损表现。热毒湿阻、痰浊瘀血是本病的发展结果，同时又是本病的致病因素，这与现代医学认为银屑病是因为机体微循环障碍导致血流异常，使皮损处毛细血管扭曲扩张充血，继而加重正常组织损害的观点基本相符。

刘启廷教授认为，银屑病的发生与外邪客于皮肤或阴血枯燥不能营养外表有关，其中，血热毒恋是银屑病的主要原因。病初起多由于风湿热毒之邪阻滞肌肤，或因机械刺激引起皮肤表皮损伤；复因进食辛辣、鱼虾酒酪，或情绪波动、精神紧张，以致心火亢盛，化风化燥，使血热内蕴，郁久化毒，热毒伤阴，阴血暗耗，血热毒邪外壅肌肤，经络阻隔，气血凝滞而发病。且病情反复，迁延难愈。这些与现代医学认为的感染、代谢障碍、免疫功能下降、遗传及精神等发病因素一致。

【方药组成】 生地 30 克，赤芍 30 克，土茯苓 30 克，青黛 10 克，白鲜皮 30 克，制何首乌 30 克，威灵仙 15 克，半枝莲 30 克，白花蛇舌草 30 克，苦

参 15 克，白蒺藜 15 克，甘草 10 克。

【服用方法】 上药浸泡 2 小时，武火煮开，文火再煮 30 分钟，取汁；加水再煎 25~30 分钟，取二汁，混匀，分 2 次早晚温服。第三煎取汁外洗患处，每次 15~30 分钟。

【功用】 清热凉血，解毒燥湿，消风止痒。

【主治】 银屑病，症见皮疹，瘙痒，久治不愈，亦可大小不一分散在身体各部位，局部潮红，呈扁平丘疹状，瘙痒剧烈，搔之脱屑，严重者融合成片，结痂流水。

【组方依据】 通过多年的临床验证，刘启廷教授确立了清热凉血、化痰燥湿、消风止痒、养血润肤的治疗法则，并据此自拟凉血解毒化斑汤，方中生地、赤芍清热凉血、软坚散结；土茯苓、青黛、白鲜皮清热解毒、祛风燥湿；制首乌滋补肝肾、养血益精；威灵仙、半枝莲、白花蛇舌草清热解毒、化瘀除湿；苦参、白蒺藜清热燥湿、祛风止痒；甘草解毒和营、调和药性。诸药合用，共奏清热解毒、燥湿祛风、凉血止痒、养血和营之功效。

【加减应用】 若病初皮损潮红、搔之出血痕者，加牡丹皮、大青叶以清热凉血、解毒止痒；患病日久不愈，皮损肥厚呈苔癣样者，加当归、熟地、白芍以活血润燥、荣养肌肤；若皮损处瘙痒难忍者，加乌蛇肉以祛湿解毒、杀虫止痒；血瘀明显者，加丹参、桃仁、红花以活血化瘀、除湿解毒。

【典型病例】

吕某某，男，36 岁，2012 年 1 月 20 日初诊。

患者主诉 14 年前因冒雨劳作，出现头顶部皮肤瘙痒、逐渐粗糙，搔之脱屑，间断使用中西药物口服、外涂，可暂时好转，但愈后易反复发作，且皮损面积逐渐增大。2 年前在四肢伸侧皮肤上出现散在红色的丘疹，渐扩大融合成斑块，瘙痒，随后躯干、骶尾处泛发暗红色皮疹，时轻时重，搔之脱屑，经皮肤病医院确诊为寻常型银屑病，采用口服和外涂等多种方法治疗，病情未见好转，慕名求治于中医。

患者述头顶部皮损处有紧束感，瘙痒难忍，四肢、躯干散在淡红斑块，夜间痒甚，搔之出黄血水，遇热甚，得凉舒，夜间因瘙痒而影响睡眠，伴见心烦意乱，纳食可，二便调。查体见患者形体胖壮，面色潮红湿润，头顶部散在较厚屑痂，上覆点状黄褐色液痂，部分融合成片，搔之脱痂屑，脱屑后局部潮红，四肢、躯干散在红色斑块，表面有较厚的银白色鳞屑，形状不规则，搔之鳞屑脱落，轻轻刮掉皮屑可看到薄薄的一层红膜。舌体胖，舌质红，苔白稍腻，脉细数。

依据舌脉诸症，辨证为热毒内蕴，痰湿阻络，外壅肌肤，凝聚体表。治宜清热凉血，燥湿解毒，祛风止痒。方用凉血解毒化瘀汤化裁。

处方：生地30克，赤芍30克，丹皮30克，青黛10克，大青叶30克，紫草10克，荆芥15克，威灵仙30克，苦参15克，土茯苓30克，青蒿15克，半枝莲30克，白花蛇舌草30克，甘草10克。取药10剂，每剂水煎2次，取汁混合，分2次早晚温服。药渣再煎，取汁洗浴患处，每日2次，每次10~15分钟。嘱饮食清淡，禁食辛辣、肥腻、鱼腥食物及烟酒等，避免精神紧张，勤换内衣、床被单及枕巾枕套。

2012年2月3日二诊，经治疗，头顶及四肢的癣面瘙痒脱屑现象略有减轻，睡眠较前改善，舌脉同前，予上方加防风15克，以增强消风止痒之功效，又取药10剂。

2012年3月7日三诊，患者在当地按上方间断治疗1月余，头顶部癣面仅存分币大小，头皮紧束感消失，四肢皮损均已消失，脱屑后的皮肤色泽恢复正常，舌质红，苔薄白，脉和缓。继以上法巩固治疗。尤嘱其禁饮酒。

2012年5月26日四诊，来诊述上方服用百余剂，头顶部仅存分币大小粗糙面，上覆少量皮屑，轻度瘙痒，肤色正常，身体其他部位未再出现新癣面，纳食、睡眠、二便正常，舌质红，苔薄白，脉和缓。嘱其注意生活调理。

2012年6月27日再次复诊，经治疗，皮损全部消失。近期因饮食无规律、连续多次饮啤酒，复感头顶部有散在瘙痒点，无皮损及色泽变化，无皮屑覆着，舌质红，苔白，脉细稍数。唯恐病情复发，继取上方10剂，原法巩固治疗。随访半年未复发。

【按】银屑病是一种常见的慢性复发性炎性皮肤病，其病情可分为轻、中、重度，其中，中重度银屑病极大地影响了患者的生活质量。所以，银屑病的治疗目的是早期、快速控制病情的发展，减小受累面积，达到并维持长时间的缓解，从而改善患者的生活质量。故在临床上不能只重视进行期的治疗，而忽略临床症状缓解后的巩固和治疗，否则，疾病缓解期短，病情会反复发作。

在治疗中，清热、解毒、燥湿之法贯彻始终，由于本病易反复发作，缠绵日久，化热伤阴，血燥生风，故在此基础上加用养血、祛风止痒之品；中医认为，久病必瘀，若出现明显的血瘀征象，加用活血化瘀之品，可促进血液循环，推陈出新，有利于皮损处的早期愈合，但由于活血化瘀易耗伤阴血，动血生风，使瘙痒加剧，临床应酌情选用化瘀药物，刘启廷教授常选丹参，因丹参性凉，作用较为平和，既能活血化瘀，又兼有调节免疫作用。

在治疗中，通常嘱患者取第三煎药汁洗浴皮损处，强调配合局部用药的重要性，使药物直达病所，有利于药物直接发挥作用，使治疗更有针对性。

另外，银屑病患者的饮食起居很重要。银屑病患者平时应密切注意皮肤破损变化；保持居室清洁，经常通风，减少皮肤感染机会；床单宜清洁、干燥，定时更换，以便于随时清理脱落的皮屑；饮食方面忌辛辣刺激性食物及鱼虾、烟酒等，少饮浓茶；保持精神愉快，每天保持足够的睡眠，生活规律；康复期应注意合理用药，防止病情加重，减少银屑病复发。

【调护和预防】

1. 皮肤过敏是诱发牛皮癣的主要原因之一，因此，本病的饮食宜忌非常重要。应避免进食辛辣、海产、肉类及烟酒等刺激、易发之品，如辣椒、胡椒、芥末、韭菜、芫荽、鱼虾蟹、牛羊肉等，宜多食富含维生素的食品，如小油菜、菠菜、西红柿、苹果、香蕉、葡萄等。

2. 紧张、急躁、恐惧、愤怒和自卑等心理因素会给病情带来负面影响，因此要学会自我调节的方法，胸怀豁达，树立与疾病作斗争的决心与信心。还要保持和周围人群的良好关系，不要因病而消沉孤僻。

3. 受风寒湿邪侵袭而诱发牛皮癣的患者为数较多，居住和工作环境潮湿，以及天气寒冷可使本病发生或加重，因此患者应尽量避免大冷大热因素刺激皮肤，居室宜保持通风干燥。

4. 清洗患处时，动作要柔和，不要强行剥离皮屑，以免造成局部感染，使病程延长。

5. 适当运动，不仅能增强体质，提高身体免疫力，还能多出汗，起到排除毒素的作用。

6. 80%以上的患者都有因治疗不当而导致病情加重的经历，因此，患者应该尽量多学一些有关牛皮癣的知识，不要被虚假的广告疗效蒙骗，慎防上当，千万不要乱吃药，以防后果严重。

【歌诀】 凉血化瘀牛皮癣，赤地土苓白鲜甘，青黛蒺藜首乌威，半枝蛇草苦参追。
皮损增厚苔藓状，归芍熟地润燥强，瘙痒不休虫作祟，再加乌蛇以止痒。

十一、散结消瘿汤治疗甲状腺囊肿

甲状腺良性结节及囊肿是目前临床上发病率较高的疾病，甲状腺良性结节是单纯性甲状腺肿的一种，甲状腺囊肿是指单纯性甲状腺肿大，以颈前喉结两旁结块肿大为主要临床特征的一类疾病，多发生于中青年女性。

【病因病机】甲状腺良性结节和囊肿，均属中医"瘿病""气瘿""痰核"等范畴。中医认为，肝郁火伏，或情志内伤，肝气郁结，或饮食及水土失宜，以致气滞、痰凝、血瘀壅结于颈前，迁延日久，引起血脉瘀阻，气、痰、瘀三者合而交结为患，气机不畅，血行瘀滞，郁结成瘿。本病初起多实，病久则由实转虚，或虚实夹杂。

【方药组成】海藻 30 克，昆布 15 克，浙贝 30 克，玄参 30 克，牡蛎 30 克，当归 30 克，山慈菇 15 克，炮山甲 10 克，蜈蚣 2 条（焙干，研末，冲服），陈皮 15 克。

【服用方法】上药浸泡 2 小时，武火煮开，文火再煮 30~40 分钟，取汁；加水再煎 25~30 分钟，取二汁，纳入蜈蚣粉，混匀，分 2 次温服。药渣趁热外敷患处。亦可将上药药量加倍，焙干，轧细末，装胶囊内，每粒胶囊含生药 0.5 克，每次 8 粒，每日 3 次，口服。

【功用】软坚散结，理气化痰，消瘿解郁。

【主治】早期临床症状不明显，在颈部喉结一侧或两侧出现弥漫性肿大，或如杏仁或鸡子大小的肿块，多无疼痛，个别病人可出现咽喉部不适、心烦心悸、怕热多汗、失眠乏力等症状。

【组方依据】甲状腺囊肿多因情志内伤、脏腑功能失调、气血不和、络脉阻滞，导致气、血、痰、热互相交织，结于颈项，而发生囊肿。气滞、痰浊、瘀血是本病的主要病理因素，肝郁气滞是本病的病因，而瘀血、水湿相互胶着，壅结于颈前是本病的基本病机。故治宜解郁散结，理气导滞，活血化瘀，通络消瘿。药用海藻、昆布以软坚散结、化瘀解郁。海藻软坚散结、利水泄热，偏于有形实证；昆布化痰结、散瘿瘤、消导力强，下气最通，偏于无形之痰证，两药合用，消痰散结力强。浙贝母、玄参、牡蛎乃《医学心悟》消瘰丸，具清热滋阴、化痰散结之功，其中，玄参清热滋阴、凉血散结；牡蛎软坚散结；贝母清热化痰。三药合用可使阴复热除，痰化结散，使瘰疬自消。当归味辛散，乃血中气药也，可升可降，可温可通，阳中求阴，用之养血活血、润燥通络。山慈菇消瘿散结、清热解毒。炮山甲、蜈蚣皆虫类药物，性善走窜，作用峻猛，破瘀消肿，通络散结。陈皮燥湿化痰、行气化滞。诸药合用，共奏软坚散结、燥湿化痰、活血散瘀之功效。

【加减应用】伴见胸闷、胁痛者，加柴胡、郁金、香附以理气解郁；咽颈不适者，加桔梗、牛蒡子、木蝴蝶、射干以利咽消肿；郁久化火而见烦热、舌红、苔黄、脉数者，加夏枯草、丹皮、炒栀子以清热泻火；纳差便溏者，加炒白术、茯苓、怀山药以健脾益气；风阳内盛，手指颤抖者，加石决明、钩藤、白蒺藜以平肝息风；兼胃热内盛而见多食易饥者，加生石膏、知母以清泄胃热。

【典型病例】

魏某某，男，58岁，2012年6月20日初诊。

主诉：颈部闷胀不适2个月。2个月前单位组织体检，颈部超声检查提示甲状腺结节（22mm×20mm），其后自觉颈部闷胀不舒，精神郁闷，查甲状腺功能五项基本正常，求治于中医。刻诊见患者面色黧暗，形体胖壮，神情自然，舌体胖，舌质红，舌苔白，脉滑。颈部饱满，左侧明显，可触及一稍硬结节，轻微压痛，不妨碍呼吸和进食，平素工作压力大，情绪易激动，经常在外就餐，作息时间不规律，偶有心慌、出汗，无手颤症状，纳食可，二便调。

依据舌脉诸症，辨证为肝郁气滞，痰湿凝聚。治宜疏肝解郁，化痰软坚。方用散结消瘿汤治疗。

处方：海藻30克，昆布15克，浙贝30克，玄参30克，牡蛎30克，当归30克，山慈菇15克，炮山甲10克，蜈蚣2条（焙干、研末、冲服），陈皮15克。每日1剂，水煎2次，取汁混合，分2次早晚温服。药渣滤后，趁热外敷，每天2次，每次30分钟。并嘱其合理安排作息时间，饮食清淡，调畅情志，适当运动。

2012年6月30日二诊，上药内服配合外敷10剂，自觉颈部不适感明显减轻，精神舒畅，服药后无不良反应，结合患者痰湿体质，有高血压及中度脂肪肝病史，予上方加赤芍30克，夏枯草15克，以增强化瘀消积、清肝散结之功。

2012年7月25日复诊，复查颈部超声，显示甲状腺结节缩小（15mm×8mm），自觉症状消失，心情舒畅，面色渐有光泽，为巩固疗效，又连续给药30余剂。半年后复查，甲状腺结节已消失。

【按】甲状腺囊肿，按之柔软者为气瘿，即囊肿；按之较硬，表面光滑，活动度好，为结节，即肉瘿；按之坚硬，固定不移，为石瘿，多为恶性肿瘤，应进行早期手术治疗。气瘿或肉瘿患者，瘿肿小、质软、治疗及时者，多可治愈。但瘿肿较大者，不容易完全消散，服药疗程相对较长。若肿块坚硬、移动性差而增长迅速者，则预后较差。另外，防止情志内伤，注意饮食调摄是预防瘿病的两个重要方面。

【调护和预防】

1. 甲状腺肿大可分为 6 种类型：一是地方性甲状腺肿，多发生于缺碘的地区；二是生理性甲状腺肿，多见于青春发育期、妇女妊娠期和哺乳期；三是高碘甲状腺肿；四是甲状腺功能亢进；五是甲状腺炎；六是甲状腺肿块。前两种患者多吃些富含碘的食物，有益健康，但后 4 种患者吃含碘丰富的食物，可使病情恶化，或给诊断、治疗带来麻烦。因此，对于含碘食品的摄入宜忌，需根据甲状腺功能检查，听从专业医生的指导。

2. 吸烟可引起单纯性甲状腺肿，因为吸入物中含硫氰酸盐，这是一种致甲状腺肿物质，吸烟者血清甲状腺球蛋白水平要高于非吸烟者，因而，甲状腺肿大患者要戒烟。

3. 营养丰富、易于消化的食物，可及时补充机体热量的流失，宜多吃具有消肿散结作用的食物，如菱角、芥菜、橙子、猕猴桃等；多吃能增强免疫力的食物，如香菇、蘑菇、木耳、薏苡仁、银耳、红枣、山药和新鲜水果等；多吃含丰富维生素的新鲜蔬菜和水果；适量补充优质蛋白，如蛋、牛奶、瘦肉等。

4. 注意调节心理，甲状腺疾病的发生多与情志失调有密切关系，因此，保持良好的心态和乐观的生活态度，可明显降低甲状腺病的发生概率。而过度紧张、不良的刺激会加重甲状腺的负担，降低人体免疫力。

5. 注意休息，劳逸结合、保持健康的生活与工作方式，平时还要注意保暖，避免风寒感冒。

【歌诀】 甲腺囊肿消瘿汤，海藻昆布甲蜈尝，玄参浙贝生牡蛎，当归陈皮黄药方。

胸闷胁痛柴郁香，术苓山药疗便溏，咽颈不适蝴蝶射，再加桔梗和牛蒡。

手指颤抖石决裹，再把钩藤蒺藜尝，多食易饥胃热盛，石膏知母功最响。

十二、化瘀散结汤治疗慢性淋巴结炎

慢性淋巴结炎，俗称淋巴结肿大，为临床常见病症，多发生于颈侧、颌下、颏下、耳后、腋下及腹股沟等处，表现为局部淋巴结不同程度的肿大，单个或数个成串，小者如豆粒，大者如花生米，触之略硬，表面光滑，推之可移，可有轻度压痛，多为继发于附近部位的炎症病灶，部分病人可有低热、盗汗、食欲不振、消瘦等全身中毒症状。如不及时治疗，病情加重也可发展成脓肿，伴有全身感染症状。

【病因病机】淋巴结肿大属于中医"瘰病""痰核"等范畴，好发于儿童或青年人，中医认为，病因为外感六淫邪毒，侵入肌肤，邪毒流注于经脉，与内蕴之痰湿交结，致使气阴亏虚，湿毒内侵，痰凝血瘀，郁结皮下。

【方药组成】黄芪30克，炒白术30克，赤芍30克，玄参30克，浙贝30克，牡蛎30克，山慈菇15克，炮山甲10克，蜈蚣2条（焙干，研末冲服），陈皮10克。

【服用方法】上药浸泡1小时，武火煮开，文火再煮30分钟，取汁；加水再煎25~30分钟，取二汁，纳入蜈蚣粉，混匀，分2次早晚温服。儿童依据年龄酌情减轻用药剂量。药渣趁热外敷病患处，每日2次，每次30分钟。注意温度，防止烫伤。待病情稳定后，亦可将上药药量加倍，焙干，轧细末，装胶囊内，每粒胶囊含生药0.5克，每次4~8粒，每日3次，口服。

【功用】健脾益气，活血化瘀，理气散结。

【主治】颈部、颌下、腋下或腹股沟等处大小不等的肿块，犹如豆粒或花生米大小，触之滑软，不红不灼，或痛或不痛，或仅有压痛。

【组方依据】本病属本虚标实，气阴亏虚为本，痰湿浊瘀凝滞为标，故治宜扶正固本，清热解毒，化痰逐瘀，软坚散结。方中生黄芪味甘、性温，具有益气固表、利水消肿、托毒生肌之功效，炒白术味苦、甘，性温，具有健脾益气之功，两药合用，可补气生血、扶助正气，以托毒外出；赤芍味苦、性微寒，具有清热凉血、散瘀止痛之功；玄参、浙贝母、生牡蛎乃《疡医大全》之消疬丸组成，其中，玄参清热滋阴、凉血散结，生牡蛎软坚散结，浙贝母清热化痰，三药合用，可复阴除热、化痰散结，使瘰疬自消，亦可用于痰核、瘿瘤属痰火结聚者；山慈菇、炮山甲、蜈蚣破瘀通络、活血解毒，尤其是炮山甲一味，张锡纯在《医学衷中参西录》中指出："穿山甲味淡性平，气腥而窜，其走窜之性，无微不至，故能宣通脏腑，贯彻经络，透达关窍，血凝血聚为病，皆能开之，以治疗痈，放胆用之，立见功效"；陈皮燥湿化痰，行气开胃。诸药合用，共奏健脾益气、化痰散结、逐瘀消肿之功效。

【加减应用】淋巴结肿大较重者，加蒲公英、皂刺、黄芩以清热解毒、消肿散结；伴有午后潮热者，加地骨皮以退阴虚之火，除骨蒸劳热；大便干结者，加大黄以通腑泄热。

【典型病例】

王某，女，19岁，2014年7月15日初诊。

主诉：右侧耳下及颈部多个结节肿大半年余，每于感冒或咽喉肿痛时尤为明显。近期出现午后肢体酸楚不适，体温略有升高，并发现一结节肿大明显，在当地做穿刺细胞学检查，提示慢性淋巴结炎，经对症治疗，肿块不消反而增大。刻诊见患者形体偏瘦，在右侧颈部可看出皮下结节隆起，触及约15mm×20mm大小，压痛明显，按之光滑，推之移动，在同侧还可触及多个小硬结，自述平素易患感冒，易疲劳，经常出现午后腿酸、低热（37.2℃～37.5℃）、困乏等现象，小便黄，大便稀，舌质红，苔薄白，脉稍数。月经周期正常，经前腹痛，经色淡，经量少。

依据舌脉诸症，辨证为表虚失固，外邪乘虚内侵，郁久化热，痰瘀交结，留滞经脉，聚而为块。治宜益气固表，化痰逐瘀，消肿散结。方用化痰散结汤化裁，针对午后低热，加地骨皮、银柴胡以清退虚热。

处方：黄芪30克，炒白术30克，地骨皮30克，银柴胡15克，赤芍15克，玄参30克，浙贝30克，牡蛎30克，山慈菇6克，炮山甲6克，蜈蚣2条（焙干，研末冲服），陈皮10克。每日1剂，水煎2次，取汁混合，分2次早晚温服。药渣趁热外敷病患处，每日2次，每次30分钟。注意温度，防止烫伤。服药期间少吃麻辣、烧烤等刺激性食物，少吃生冷、滋腻等助湿生痰化热类食物，少吃海鲜、韭菜等易发类食物，多吃粗杂粮和新鲜蔬菜水果，以保持大便通畅，避风寒，防感冒，劳逸结合，按时作息，避免精神紧张。

2014年7月21日复诊，自述午后肢倦、低热现象已消失，肿大的淋巴结缩小一半，质软，压痛减轻，予上方去地骨皮、银柴胡，继予原法治疗。

患者又连续服用上方30余剂，耳下颈部仅存有一玉米粒大小的肿大淋巴结，无压痛，自服药后未再出现明显的感冒症状。嘱其调整饮食结构，多吃粗杂粮，多吃新鲜蔬菜和水果，少吃辛辣、油腻及快餐食品，适当锻炼，增强体质，停药观察，未再复发。

【按】淋巴结炎是由于细菌沿淋巴管侵入淋巴结所致，并不是每个人遇到细菌感染就会发生淋巴结炎，只有在人体抵抗力下降时，才容易发生本病，亦可继发于淋巴结急性炎症的反复发作，或治疗不彻底逐渐增大而形成。长期营养不良、贫血及其他慢性疾病使抵抗力明显下降，感染细菌后才易发生淋巴结炎。因此，注意个人卫生，提高身体素质，防止各种感染的发生是治疗和预防本病的关键。

以化瘀散结汤治疗数十例慢性淋巴结肿大患者，可以快速消除患处病痛，祛毒外出，达到标本兼顾、抑制复发之目的。

待病情稳定后，亦可将上药药量加倍，焙干，轧细末，装胶囊内，每粒胶囊含生药 0.5 克，每次 4~8 粒，每日 3 次，口服。

【调护和预防】

1. 积极治疗原发病，对存在原发感染的病灶，如皮肤黏膜伤口、扁桃体炎、龋齿等，应及时处理。

2. 远离烟雾、酒精、药物、辐射、农药、噪音、挥发性有害气体、有毒有害重金属等，不吃辛辣刺激性食物，少吃肥甘、炙煿伤阴助热之品，多吃新鲜蔬菜和水果，多喝水，保持大便通畅。

3. 保持乐观情绪、心情舒畅，切忌暴怒郁闷和思虑过度。

4. 养成良好的生活习惯，不要熬夜。积极锻炼身体，合理运动，增强体质，提高抗病能力。

【歌诀】化瘀散结淋巴炎，芪术赤芍大贝玄，再加慈菇生牡蛎，山甲蜈蚣陈皮痊。

红肿较重疾难瘥，热毒壅盛痛缠绵，加入公英苓皂刺，诸多药方此方先。

十三、理气解郁通络汤治疗乳腺增生

乳腺增生症是女性最常见的乳房疾病，其发病率占乳腺疾病的首位。据流行病学调查发现，乳腺增生发病率呈逐年上升的趋势，约占育龄妇女的 40% 左右，发病年龄也越来越低龄化，以 25~45 岁的女性为多见，并且有一定的癌变风险，现在我国已将其列为癌前病变之一，严重影响育龄女性的身心健康。现代医学认为，内分泌激素失调是乳腺增生症的发病原因，病理变化为乳腺上皮和纤维组织增生，乳腺组织导管和乳腺小叶在结构上呈现退行性病变及进行性结缔组织的生长，包括乳腺小叶增生、乳腺纤维增生以及硬化性乳腺病。主要表现为乳房胀痛、窜痛或刺痛，肿块单一或呈片状，质地较韧，触痛明显，症状常随月经周期及情绪改变而增减。

【病因病机】乳腺增生属于中医"乳癖""乳岩"等范畴，中医认为其发病与七情失调、饮食不节密切相关。平素情志不畅，郁怒伤肝，肝郁气滞，气血紊乱，蕴结乳房，乳络阻塞；肝气横逆犯胃，脾失健运，痰浊内生，气滞血瘀，挟痰结聚为核，循经留聚乳中，故引起乳房疼痛、乳中结块的症状。正如《外科正宗》所云："忧郁伤肝，思虑伤脾，积想有心，所愿不得志，至经络痞涩，聚结成核。"又《外症医案汇编》亦云："乳症，皆云肝脾郁结，则为癖核。"从生理角度来讲，女子以血为用，以血为本，乳房生理功能的发挥亦需要血的供养，肝藏血，主疏泄，血的贮藏、运行和调节均取决于肝；

脾为后天之本，主运化，对水谷精微的运行以及水湿、痰饮的调节起着重要作用；肾藏精，化生天癸，激发冲任，上荣乳房。故肝、脾、肾的功能与乳房的生理、病理息息相关。

刘启廷教授指出，肝郁气滞、忧思伤脾是乳腺增生形成过程中重要的发病原因，由于肝脏生理功能失调，气机郁滞，气血失调，周流失度，郁久化火，气滞痰凝，蕴结于乳房而发病；其次，恣食生冷、肥甘，损伤脾胃，脾运失健则生湿聚痰，而痰气互结，经络阻塞亦为发病因素之一。病性属本虚标实，气血亏虚为病之本，痰凝血瘀为病之标。

【方药组成】瓜蒌30克，柴胡15克，赤芍30克，郁金15克，漏芦15克，路路通10克，炒王不留行30克，通草6克，丝瓜络10克，陈皮15克。

【服用方法】上药浸泡2小时，武火煮开，文火再煮30分钟，取汁；加水再煎25~30分钟，取二汁，混匀，分2次早晚温服。药渣趁热外敷患处。

【功用】疏肝理气，解郁通络。

【主治】乳腺增生，症见乳房肿块、胀痛，心情抑郁或月经前胀痛加重。

【组方依据】乳腺增生多发于育龄期妇女，现代医学认为乳腺疾病的发生与内分泌功能紊乱，特别是与卵巢功能失调密切相关。乳腺增生可局限于一侧乳房或弥散于两侧乳房，表现为不同程度的乳房胀痛、刺痛，乳房痛与月经周期有关且呈周期性，一般月经前疼痛较重，月经过后疼痛减轻。病因系肝郁气滞，或冲任失调，使脏腑机能失调，气血失和，痰湿结聚，气血凝滞而形成肿块。治宜疏肝解郁，理气散结，通络止痛。方中瓜蒌、柴胡疏肝解郁、理气散结；赤芍、郁金活血行气、化瘀消结；漏芦、路路通、王不留行、通草、丝瓜络疏通乳络、消肿止痛；陈皮醒脾行气。诸药合用，共奏疏肝解郁、活血行气、散瘀通络、消肿止痛之功效。

【加减应用】伴见心烦、易怒、潮热者，加牡丹皮、炒栀子以清心除烦；大便干结者，加大黄以通腑泻热；乳腺增生较严重者，加夏枯草以助清肝泄热、消肿散结；乳房胀痛结块较重者，加炮山甲、蜈蚣以散结消癖；更年期症状明显者，辅以仙茅、淫羊藿以补肾；口中黏、舌苔厚腻者，加半夏以燥湿化痰。

【典型病例】

盖某某，女，38岁，2013年7月9日初诊。

患乳腺增生2年，1个月前因双乳胀痛来诊，经乳房超声、X线钼靶检查，提示多发乳腺小叶增生，左乳外上限2.7cm×3.1cm乳腺纤维瘤，西医建议手术治疗，因惧怕手术而求治于中医。刻诊自述近期工作压力大，每因情绪不稳或月经前 10 天，即感乳房胀痛，不能近衣，伴见心烦焦躁、目赤口苦、睡眠不宁、大便干结，月经周期正常，经前腹痛，经量少，经色暗、有瘀血块，白带不多。触诊双乳房多处肿块，质软韧，边界不清，压痛明显，舌质淡红，苔薄白，脉弦细稍数。

依据舌脉诸症，辨证为七情不调，肝郁气滞，乳络阻滞，聚而成结。治宜疏肝解郁，清心除烦，通络止痛，消肿散结。方用理气解郁通络汤加味治疗。

处方：瓜蒌 30 克，柴胡 15 克，赤芍 30 克，郁金 15 克，漏芦 15 克，路路通 10 克，炒王不留行 30 克，通草 6 克，丝瓜络 10 克，炮山甲 5 克，夏枯草 30 克，大黄 5 克，陈皮 15 克。取药 6 剂，水煎 2 次取汁，分 2 次早晚温服。药渣趁热外敷患处，每次 30 分钟，注意温度，防止烫伤。并嘱其缓解情绪，避免精神紧张，少食生冷、辛辣、油腻等刺激性及助湿生痰类食物，每天用薏苡仁、赤小豆、山药、百合、燕麦煮粥食用。

2013 年 7 月 15 日二诊，服用中药后双乳房胀痛减轻，心绪稍安，睡眠得宁，口苦消失，大便通畅，即时正值月经前期，小腹胀痛明显，查舌质淡红，苔薄白，脉弦细，予上方加乌药，辛开温通、行气消胀、解郁止痛，取药 6 剂，服用方法同上。

2013 年 7 月 26 日三诊，上方又服用 10 剂，乳房胀痛明显减轻，紧张情绪得到缓解，末次月经腹痛减轻，经色、经量亦有改善，大便通畅。效不更方，予原方去乌药，继续治疗。

2013 年 8 月 28 日复诊，自述上方连续服用 36 剂，乳房胀痛基本消失，左乳外上方肿块时隐时现，为巩固疗效，预防复发，考虑到患者的经济情况，予上方去炮山甲，酒大黄易生大黄，嘱其将中药煎服，2 日 1 剂，药渣加热，每日外敷左乳上方一次。患者连续服用中药 80 余剂，复查乳房仅见小面积小叶增生，乳腺纤维瘤消失。

【按】造成乳腺增生的原因非常复杂，患者的精神因素很重要。临床观察发现，性格内向者精神长期抑郁，都市年轻女性面临激烈的竞争压力，精神长期处于紧张状态，导致情绪不稳定，容易引发乳腺疾病。其次，不健康的"高热量、高脂肪"饮食习惯，也是诱发乳腺疾病的原因之一。积极治疗乳腺增生，是防止乳腺疾病进一步恶化的重要措施。

【调护和预防】

1. 情绪不稳定、精神紧张会加重患者的内分泌失调，加重病情，所以患者日常一定要缓解情绪，保持愉快的心情，这样才能早日康复。

2. 高脂肪饮食是导致乳腺增生的危险因素。摄入过多的脂肪和动物蛋白，可促进人体内某些激素的生成和释放，会刺激乳房腺体上皮细胞过度增生，这是乳腺疾病的发病原因之一。因此，要改变不良的饮食习惯，少吃油炸食品、动物脂肪、甜食及过多补品，忌食辛辣刺激性食物，多吃蔬菜水果类以及粗粮。禁饮酒。

3. 生活起居有规律，不要熬夜，按时起床，注意劳逸结合，多培养兴趣爱好，如跳舞、散步、旅游及琴棋书画等，对改善乳腺增生有帮助。

4. 服用含此激素类的保健品或长期乱用美容化妆品都被认为是诱发乳腺疾病的原因。

5. 坚持母乳喂养可降低发病率。

6. 定期自查乳房。在洗浴时或平躺时可以自查乳房，一旦发现硬结应及时就诊。

【歌诀】理气解郁通络汤，蒌柴芍郁漏芦襄，王不留行丝瓜络，路路通草陈皮帮。

丹栀除烦军便干，更年症状求二仙，乳房胀痛有结块，山甲蜈蚣力能穿。

口黏苔腻痰湿盛，半夏陈皮以化痰，乳腺增生虽难治，刘氏立方不再难。

十四、解毒化瘀汤治疗乳痈

乳痈，俗称"奶疮"，现代医学称之为急性化脓性乳腺炎。发于妊娠期者称为内吹乳痈；发于哺乳期者称为外吹乳痈，临床以外吹乳痈为多见，好发于产后尚未满月的初产哺乳妇女，尤以乳头破碎或乳汁郁滞者为多见。

【病因病机】乳痈的病因多为产后忿怒郁闷、情志不畅、肝气郁结，加之饮食厚味、胃中积热、肝胃失和、肝气不得疏泄，与阳明之热蕴结，以致经络阻塞、乳络失宣、气血瘀滞而成痈肿；或因乳头破碎、乳头畸形和内陷、哺乳时疼痛影响充分哺乳，或乳汁多而少饮，或断乳不当、乳汁壅滞、结块不散；或因风热毒邪外袭，均可使乳汁淤滞，乳络不畅，乳管阻塞，败乳蓄积化热而成痈肿。

【方药组成】瓜蒌20克，牛蒡子15克，柴胡15克，蒲公英30克，夏枯草15克，炮山甲10克，皂刺30克，漏芦15克，路路通15克，通草6克。

【服用方法】上药浸泡2小时，武火煮开，文火再煮30分钟，取汁；加水再煎25~30分钟，取二汁，混匀，分2次早晚温服。药渣绞净药液，趁热局部外敷，每次30分钟，日敷2次，第二次热敷前可将药渣再加热。

【功用】清热解毒，化瘀消痈。

【主治】单侧或双侧乳房胀痛、红肿、有硬块，伴见发热、身痛等症状。

【组方依据】乳痈的形成，主要为乳汁淤积，胃热蕴滞，以致经络阻塞，气滞血瘀，血热蕴结，初成脓块，若失治误治，热盛肉腐，渐而成脓。故治宜清热解毒，通络散结，化瘀消痈。药用瓜蒌、牛蒡子、柴胡疏肝解郁、疏散风热；蒲公英、夏枯草清热解毒、消肿散结；炮山甲、皂刺活血化瘀、消痈止痛；路路通、漏芦、通草开窍通络、下乳。诸药合用，共奏清热解毒、通络消痈之功效。

【加减应用】局部红肿胀痛甚者，在服药的基础上，可加用元明粉湿热外敷，或用仙人掌（去皮、刺），加生石膏捣烂如泥状外敷，亦可用推拿法将淤积的乳汁推出；伴见大便干结者，加大黄、元明粉以通腑泻热；若热势已退，局部红肿不减者，加大炮山甲、皂刺的剂量，同时加鹿角、乳香、没药以消瘀散结、清退余毒；乳房弥漫性肿大者，加黄芪、炒白术、全蝎补气以助托毒外出。

【典型病例】

王某某，女，30岁，2014年5月19日初诊。

主诉：左侧乳房胀痛，伴恶寒发热3天。患者为产后14天经产妇，产后1小时即予婴儿吸吮，当天即有乳汁，3天后乳汁充足，即能满足婴儿。产后11天，因琐事一度情绪失控，加之受凉感冒，未能及时哺乳，出现双乳胀痛，左乳房内侧近乳头处出现一个硬结，次日出现漫肿赤痛，伴见恶寒发热，头痛、身痛、骨节痛，心烦意乱，神疲乏力，食欲不振，小便黄，大便干。西医诊断为急性乳腺炎，予抗生素治疗2天，症状改善不明显，求助于中医。刻诊见患者着厚衣、裹头巾，表情痛苦，面色潮红，皮肤微汗出，诸症同前，体温38.9℃，左乳房内侧可见一个5cm×5cm大小红肿结节，皮温偏高，压痛明显，乳头溢出少许黄色乳汁，舌质红，苔薄黄，脉数有力。

依据舌脉诸症，辨证肝失疏泄，外邪乘虚侵入，产后体弱无力抗邪，邪毒内蕴，阻滞经络，乳络壅滞而成肿结。治宜清热解毒，化瘀散结，补气托毒。方用解毒化瘀汤化裁。

处方：全瓜蒌30克，牛蒡子15克，柴胡30克，黄芩15克，蒲公英30克，夏枯草15克，炮山甲10克，皂刺30克，漏芦15克，路路通15克，通草10克，黄芪30克，白术30克，全蝎10克。每日1剂，水煎2次，取汁混合，分2次早晚温服，药渣外敷患处。服药期间，饮食宜清淡，低脂、低糖、低盐，左侧乳房暂停哺乳，但要及时吸出乳汁。抗生素继续使用。

2014年5月22日复诊，体温恢复正常，头身疼痛消失，精神好转，体力渐增，食欲改善，二便通畅，乳房肿块面积缩小，肤色、皮温正常，按压稍硬、微痛，舌苔转薄白，脉稍数。予上方去黄芩，柴胡减半，服用方法同前，并停用抗生素。依上方又连续服用10剂，肿块消散，恢复正常哺乳。

【按】只要早期积极治疗，本病一般都能热退肿消，在治疗中，患者一定要保持乳汁通畅，不要怕痛，或误认为发热时婴儿吃奶影响健康，使乳汁淤积，加重病情。本方治疗乳痈有效，组方合理，药效显著，特别是皂刺一味，辛散性强，善于通络活血、消肿托毒，使药力直达病所，对急慢性乳腺炎皆有良效。

【调护和预防】

1. 发生乳痈时一般不要停止母乳喂养。因为停止哺乳不仅影响婴儿的喂养，而且增加了乳汁淤积的患病几率。所以，在感到乳房疼痛、肿胀甚至局部皮肤发红时，不但不要停止母乳喂养，还要勤给孩子喂奶，让孩子尽量把乳房里的乳汁吃干净。当乳腺局部化脓时，患侧乳房应停止哺乳，可辅以手法或吸奶器排尽乳汁，促使乳汁通畅排出，与此同时，仍可让孩子吃另一侧健康乳房的母乳。在感染严重或脓肿切开引流后，应该完全停止哺乳，并按照医嘱积极采取回奶措施。

2. 产妇心情舒畅可有效避免因肝气郁结而引起的乳汁壅滞不畅，因此要保持情绪稳定，避免精神紧张。

3. 保持乳头清洁，如有乳头皲裂、擦伤应及时治疗。注意保持婴儿口腔清洁，不可让婴儿口含乳头睡觉。

4. 饮食宜清淡、富含营养、易消化，不宜食用油腻之品，以防加重热毒伤血，适量进食具有清热生津、健脾养阴作用的食品，如鸭蛋、鸭血、瘦猪肉、牛奶等，还可进食具有益胃生津、清热除烦、润肠通便作用的食物，如莲藕、胡萝卜、卷心菜、马铃薯、白菜、萝卜、番茄、香蕉、苹果、梨、葡萄等。

5. 养成定时哺乳的习惯，保证乳汁排出通畅；乳汁过多时，可用吸乳器将乳汁吸尽排空，以防淤乳。

【歌诀】解毒化瘀治乳痈，瓜蒌牛蒡柴胡公，山甲通草夏枯草，漏芦皂刺路路通。
　　　　大黄元明治便秘，红肿胀痛加外敷，热退局部肿不减，重加皂甲没鹿乳。
　　　　乳房漫肿症凶险，细心诊断莫误延，扶正祛邪依法治，再加芪蝎效若仙。

十五、补肾活血通瘀汤治疗股骨头坏死

股骨头坏死，是骨科领域常见的难治性疾病，因其发病因素分为创伤性和非创伤性两大类，与外伤、嗜酒、过用激素类药物密切相关。现代医学认为，本病是由多种原因造成股骨头的营养生长障碍，以至发生无菌性坏死。

【病因病机】 股骨头坏死属中医"骨蚀""骨痹""骨萎"等范畴，近代有学者提出"髋骨痹"这一病名，较好地反映了股骨头坏死的病变部位和病机特点。祖国医学认为，肾为先天之本，主骨生髓。肾精生髓而髓能养骨，肾健则髓充，髓充则骨坚，反之，则髓枯骨痿。本病有多种病因，包括创伤、慢性劳损、六淫之邪侵袭、七情内郁、酗酒或过量服用激素类药物，导致体质虚弱，脏腑功能低下，肝肾精亏，髓海不足，络脉不通，气血运行紊乱，肌肉筋骨失荣而发生痹痛。

【方药组成】 熟地 30 克，菟丝子 30 克，续断 15 克，巴戟天 20 克，骨碎补 15 克，当归 30 克，制首乌 30 克，炒白芍 30 克，鹿角 30 克，炮山甲 10 克，土鳖虫 15 克，甘草 10 克。

【服用方法】 上药浸泡 2 小时，武火煮开，文火再煮 30~40 分钟，取汁；加水再煎 25~30 分钟，取二汁，混匀，分 2 次早晚温服。药渣装布袋内趁热外敷患处。待病情稳定后，也可将上药轧细末，每日早晚各服 10 克，黄酒冲服。

【功用】 补肾生精，活血通络，散瘀止痛。

【主治】 早期多无明显临床症状，而是感到有疼痛症状后拍 X 线片或 CT 检查才能发现。最早出现的症状是髋关节或膝关节或腹股沟疼痛，疼痛可为持续性或间歇性隐痛或钝痛，尤以劳累或久行后疼痛明显，常向腹股沟区或臀后侧及外侧或膝关节内侧放射，患侧伴有麻木及酸乏无力感。疼痛早期多不严重，随着病情的发展逐渐加重，严重者患肢不能着地，出现跛行。

【组方依据】 肾主骨，肾虚是股骨头坏死的根本原因，肾精气不足，髓不生骨是本病的重要病机，故应把补肾强骨作为治疗本病的主要法则。药用熟地、菟丝子、续断、巴戟天、骨碎补滋补肝肾、益精生血；当归、制首乌、炒白芍、鹿角养血活血、强筋止痛；炮山甲、土鳖虫活血化瘀、通络续骨；甘草调和药性。诸药合用，共奏足肾精、充髓海、化瘀通窍之功效。

【加减应用】 体弱者，加黄芪、人参以健脾益气、扶助正气；痛甚者，加乳香、没药以行气散瘀、定痛追毒；大便干结者，加肉苁蓉、熟大黄以温肾助阳、润肠通便；腰痛甚者，加杜仲、狗脊以壮腰健肾、祛风止痛；走路不

稳者，加龟板、炒白术以补肾健骨、健脾除湿。

【典型病例】

徐某，男，41 岁，2010 年 7 月 18 日初诊。

主诉：右下肢间歇性疼痛加重 2 周。3 个月前因工作繁忙，加之感冒受凉，出现急性肾病综合征，曾应用大剂量激素治疗，2 个月后肾功能恢复正常，但出现右下肢疼痛逐渐加重的现象，经骨科会诊，多项检查，拟诊为股骨头坏死，对症治疗效果不理想，1 个月后求助中医。刻诊见患者面容虚浮，行走跛行，自述右侧髋关节掣及腹股沟酸痛不舒，站立或行走时间稍长，即感持续性钝痛，并向臀后外侧放射，患肢伴有麻木及膝关节酸乏无力感，自觉体虚，动辄汗出，食欲强，二便调。舌质淡，舌苔白稍厚，脉细滑。

依据舌脉诸症，辨证为肾虚精亏，气血失和，髓海空虚，脉络痹阻，骨失所养，发为骨萎。治宜滋补肝肾，健脾益气，活血通络，消痹止痛。方用补肾活血通瘀汤化裁。

处方：熟地 30 克，菟丝子 30 克，续断 15 克，巴戟天 20 克，骨碎补 15 克，当归 30 克，制首乌 30 克，炒白芍 30 克，鹿角 30 克，黄芪 30 克，人参 15 克，炒白术 30 克，炮山甲 10 克，土鳖虫 15 克，甘草 10 克。每日 1 剂，水煎服，药渣趁热外敷患处，每次 30 分钟，日敷 2 次。

患者以上方化裁，连续服用百余剂，患肢疼痛、酸楚症状明显改善，后以上方加鹿角胶、三七参各 30 克，熬制成膏方，间断服用 2 年余，病情基本稳定，CT 复查，局部亦有明显改善。

【按】 股骨头坏死的发生与肾气盛衰密切相关，也和骨中脉络的状态有关，在正常情况下，骨中脉络通畅无阻，气血运行顺畅对骨的生长、发育、修复起到重要作用。补肾活血通瘀汤即是根据这一原理组方而成的，内服与外敷相结合，更有利于药效的发挥。

【调护和预防】

1. 注意休息，尽量限制患肢负重，避免久坐、久立和久行，建议扶拐步行训练或骑自行车锻炼，防止肌肉萎缩。活动时要防止扭伤、跌伤及过度劳累，适当减少性生活，并避免粗暴的动作。

2. 潮湿和寒冷是本病诱发及加重的因素之一，因此，应保持居住和工作环境干燥，不可在寒冷的地方久坐或睡眠，冬天注意保暖。

3. 宜清淡、富含营养、易消化饮食，低脂、低盐、低糖，少吃辛香、麻辣等刺激性食物，不宜过食肥甘厚味，防止血脂增高对股骨头的修复造成影响。

应多吃粗杂粮及新鲜蔬菜水果，保证充足的维生素和纤维素，保持大便通畅。还可以适量进食含钙和磷的食物，如牛奶、排骨、鱼虾、山药、鸡蛋等。

4. 调整心态，对所患疾病要有充分的认识，认真对待，积极治疗，才能达到最佳疗效。

5. 要戒除烟酒等不良嗜好，不乱用药物，尤其是激素类药物。

【歌诀】 补肾活血通瘀汤，熟地菟丝断毛姜，乌归甲土白芍炒，鹿角甘草把名扬。

加减20字诀：体弱参芪，痛甚乳没，便干军云，腰痛狗杜，蹒跚龟术。

十六、温经活血逐瘀汤治疗脉管炎

脉管炎，是指发生于血管的变态反应性炎症，导致中小动脉节段性狭窄、闭塞，肢端失去营养，出现溃疡、坏死，是一种较顽固的血管疾病，属于血管壁本身的一种炎症表现，与细菌感染没有关系，是一种致残率极高的疾病。本病的病因至今尚未完全明了，但其发病与受寒、受湿、外伤及嗜烟嗜酒、嗜食肥甘厚味有一定的关系。

【病因病机】 脉管炎，属中医"脉痹""坏疽"范畴，中医认为病因系外感六淫、寒凝脉络，或跌仆外伤、气滞血瘀、痹阻脉络，或房劳过度、气血亏虚、肝肾受损，或烟酒过度、饮食不节、脾虚生痰，或情志失调、肝郁气滞、气血失和，诸因素造成经脉闭阻，气血运行不畅，不能到达肢端，肢端失却温养，不荣不通而造成疼痛难忍、溃烂、甚至坏死脱疽。因该病病程较长，初起症状不明显，至出现症状往往已到中晚期，经综合分析，肝肾不足、气血失和为发病之本，寒湿、瘀血、痰浊闭阻脉络为发病之标。

【方药组成】 熟地30克，鹿角胶20克（烊化），麻黄15克，白芥子15克，干姜15克，肉桂15克，蜈蚣2条（焙干，研末，冲服），全蝎10克，水蛭10克，甘草10克。

【服用方法】 上药浸泡2小时，武火煮开，文火再煮30~40分钟，取汁；加水再煎25~30分钟，取二汁，烊化鹿角胶，再纳入蜈蚣粉，混匀，分4次温服。

【功用】 温经散寒，活血化瘀，通脉止痛。

【主治】 足前趾发凉疼痛，呈紫白色，夜间疼痛加剧，坐卧不安，或整个足部及下肢寒冷，甚至可见足趾逐渐变黑、干枯或溃烂。

【组方依据】 脉管炎的发生与寒冷、感染、吸烟、外伤、药物等原因有关，当责之心、脾、肾亏虚，复感寒湿之邪，经络瘀阻，阳气不能温达四肢，肢端失于供养，邪郁化热，而致"脱疽"。脉络瘀阻，气血运行不畅为其主要病机。因此，在辨证论治的过程中，要贯穿一个"通"字。方中首选熟地、鹿角胶滋补肝肾、养血通络；麻黄、白芥子、干姜、肉桂温经散寒、助阳解凝；蜈蚣、全蝎、水蛭逐瘀散结、通络止痛，均为虫类药，善于走窜搜剔入络伏邪，以增强通络止痛的作用；甘草清热解毒、调和药性。诸药合用，共奏养血温经、逐瘀散寒、通络止痛之功效。

【加减应用】疼痛甚者，加乳香、没药以行气活血、化瘀止痛；局部苍白或发黑，指端干燥者，加附子大辛大热，以温阳散寒、通络止痛；大便干结者，加大黄以攻积导滞、通腑泻热；大便稀溏者，加破故纸、炮姜以温补脾肾、收敛止泄；疼痛严重、坐卧不宁者，可配合西黄丸及四虫丸以清热解毒、活血通络、消肿止痛；局部溃烂流水者，加黄芪、炒白术以健脾益气、托毒外出；局部干燥欲脱者，加当归、红花以补血活血、通脉活络，促进局部血液循环。

【按】患脉管炎的高危人群是吸烟者、寒冷潮湿地区居民以及有家族遗传史者。此病疗程较长，病人及家属一定要有信心，在积极配合治疗的同时，多注意休息，切勿病急乱投医，在一个医生处就诊后，安心服药，静心休养，一定能取得较好的疗效。

【调护和预防】

1. 避免外伤，患肢营养障碍，血液循环不佳，对疾病的抵抗能力不强，如果受到外伤后很容易发生感染，使创面扩大且难以痊愈。所以尽量避免外伤和蚊虫叮咬，要及时修剪趾甲，以免对皮肉造成损伤，鞋袜应宽大、舒适，避免摩擦造成的皮肤伤害。

2. 戒烟限酒，吸烟是导致脉管炎的一个重要因素。烟草中的尼古丁是缩血管物质，吸烟后可使皮肤血管收缩，血流缓慢，手指或脚趾温度明显降低，使病情加重或迁延不愈。

3. 寒冷、潮湿是脉管炎发病的重要原因之一，因此，要尽量避免接触寒冷的环境，保持居室和工作环境舒适的温度，局部可用热水袋或中药热敷，保持患肢温暖，促进局部血液循环。但需注意温度不要过高，以防烫伤。

4. 膳食宜清淡且营养丰富，忌食辛辣、烧烤、肥甘厚味及鱼腥发物等助湿生热之品，忌生冷、涩味收敛之品；多吃水果蔬菜，多食用具有活血通络作用的食物，如黑木耳、薏苡仁、赤小豆、生姜、鸭肉、羊肉等。

5. 养成良好的生活习惯，保持心情愉快，避免精神紧张，并坚持适当的锻炼，可增强体质，改善血液循环，有益于防止感染，避免发生下肢坏死。

【歌诀】温经活血脉管炎，鹿地麻芥姜桂连，甘蝎蜈蚣和水蛭，脱疽顽症服此瘥。
　　　　痛甚乳没效似仙，指黑苍白附子煎，便秘大黄泻姜骨，欲脱红归把命圆。

十七、消栓通脉汤治疗下肢肿痛症（下肢深静脉血栓形成）

下肢肿痛症（下肢深静脉血栓形成）是周围血管疾病中比较常见的一种，多见于产后、外伤、手术、长期卧床或恶性肿瘤的患者。现代医学认为，血流缓慢、血管内膜损伤和血液高凝状态是下肢深静脉血栓形成的三大要素。

【病因病机】下肢肿痛症（下肢深静脉血栓形成）属中医"脉痹""肿胀""血瘀流注"等范畴。中医认为，病因系机体虚损劳伤，气机运行不畅，气虚不能统摄脉络，血行滞缓，瘀阻脉络，脉络滞塞不通，不通则痛；营血回流受阻，水津外溢，聚而为湿；湿滞肌肤，蕴久化热，阻碍脉道，脉络不通。总的病机为恶血凝滞经络，脉道不通。

【方药组成】黄芪30克，当归30克，川芎15克，水蛭15克，炮山甲10克，川牛膝30克，木瓜30克，干姜20克，薏苡仁60克，通草3克。

【服用方法】上药浸泡2小时，武火煮开，文火再煮30~40分钟，取汁；加水再煎25~30分钟，取二汁，混匀，分2~3次温服。药渣加少许醋趁热外敷，每日2次。

【功用】活血化瘀，利湿通脉，通络消肿。

【主治】一侧肢体突然肿胀，局部疼痛，行走时加剧。轻者仅感局部沉重，站立时症状加重。本病起病较急，可伴有发热，患处肤色苍白或紫绀，甚则溃烂。

【组方依据】下肢肿痛（下肢深静脉血栓形成）多见于湿热流注经络，气血运行不畅，气滞则血瘀，故活血化瘀、利湿通络是本病的治疗总则。药用黄芪、当归、川芎补气养血、活血化瘀；水蛭、炮山甲逐瘀通脉、散结止痛；川牛膝、木瓜引血下行、利湿消肿；干姜温阳通脉、消痰化湿；薏苡仁、通草清热利湿、舒筋除痹。诸药合用，共奏补气活血、化瘀通脉、利湿消肿之功效。药理研究表明，活血化瘀通络类药物具有抑制纤维蛋白溶解活性、扩张血管、改善微循环及降低血液黏稠度等作用，从而达到化瘀软坚、清热解毒、消肿通脉的临床效果。

【加减应用】四肢发凉者，加附子、桂枝以补火助阳、逐风散寒；肿痛甚者，加乳香、没药，二药为宣通脏腑、流通经络之要药，功擅活血定痛、消肿生肌；舌苔厚腻者，加滑石、甘草以利水除湿、消积通窍；大便干结者，加大黄以清热解毒、通腑泻热。

【典型病例】

高某某，女，77岁，2013年7月26日初诊。

主诉：右下肢肿胀疼痛渐加重1周。右下肢足胫部肿胀疼痛，西医诊断为下肢血栓形成，对症治疗，效果不显。刻诊见患者形体虚胖，面色红润，呈跛行，右下肢膝关节以下漫肿，皮色紫黯而光亮，自述患肢皮肤撑胀疼痛、微痒，行走艰难，头晕，双手发麻，体倦，身重乏力，睡眠不宁，食欲欠佳，二便自调。既往有高血压、脑梗死病史。舌质红，苔白，中间略厚，脉沉缓。

依据舌脉诸症，辨证为痰湿瘀阻，脉络闭塞。治宜补气行血，化瘀利水，通络消肿。方用消栓通络汤化裁。

处方：黄芪30克，炒白术30克，当归30克，川芎15克，水蛭15克，炮山甲10克，川牛膝30克，木瓜30克，干姜20克，薏苡仁60克，防己15克，通草6克。每日1剂，水煎2次，取汁混合，分2次温服，第三煎药汁外洗，药渣外敷，外洗外敷需注意温度不宜过高，以免烫伤皮肤。并嘱抬高患肢，保护患肢，防止碰伤、烫伤和蚊虫叮咬。

2013年8月2日家人来诊代述，服药6剂，患肢肿胀疼痛略有减轻，微痛，瘙痒消失，精神、体力较前改善。予上方继服。

2013年8月9日复诊，下肢肿痛明显减轻，行走自如，晨起肿轻，午后肿重，久站则有木胀感，大便稀，日行1~2次，食欲增加，时常感觉口干，偶有干咳，舌质红，苔薄白，脉沉细。查见右下肢肤色仍紫黯，考虑为瘀阻日久、络脉痹阻、血行不畅，予上方加芦根30克，红花15克，以助生津润燥、化瘀通络。服用方法同前。以上方化裁服用30余剂，自觉症状基本消失，患肢皮色渐变红润，停药观察，未再复发。

【按】在门诊期间，刘老经常接到产科或骨科病房的会诊单，最常见的就是下肢肿痛症，据不完全统计，近几年有近百名病人用本法治愈。本病的临床疗效好坏取决于能否得到早期治疗。在急性肿胀期，采用内外兼治，一般6~10剂即可痊愈。就诊时即使发病1个月以上，也能取得满意的疗效。如果疾病进入慢性阶段，属中医气虚瘀血留滞，以补气活血、利湿消肿药物徐徐图之，疗效也佳。

【调护和预防】

1. 急性期应卧床休息，抬高患肢，可控制水肿，减轻疼痛。但不要过度伸展下肢或在膝下垫枕致膝关节屈曲，以防进一步阻塞静脉回流。切忌用手按摩和摩擦患肢，以免血栓脱落造成肺动脉栓塞。病情稳定后也要避免过久站立或长距离行走。

2. 饮食宜清淡、低脂、低盐，多吃富含纤维素、维生素、优质蛋白的饮食，保持大便通畅，以免因用力排便腹压增高而影响下肢静脉回流。推荐食物有牛奶、鸡鸭（最好是野生的柴鸡）、鱼类、蛋类、豆制品、绿叶蔬菜、新鲜水果、粗杂粮，忌食油腻、肥甘、辛辣之品，严格戒烟，避免喝咖啡、浓茶等刺激性饮料。

3. 调节情绪，避免精神紧张，保持心情舒畅，积极治疗。

【歌诀】 下肢肿痛有奇方，刘氏消栓通脉汤，归芪芎甲苈水蛭，川膝木瓜通干姜。
　　　　 肢凉附桂以助阳，痛甚乳没秘大黄，滑石甘草清苔腻，活血消栓通脉强。

十八、益气温经托毒汤治疗附骨疽

附骨疽，相当于西医急性、慢性化脓性骨髓炎。其特点是感染引起骨组织增生、硬化、坏死、形成反复发作的死骨、死腔、窦道、脓肿，缠绵难愈，病程漫长，有的可长达数十年。儿童常见，多发于四肢长骨，以发于下肢小腿内侧踝上为多见，属于骨伤科疑难病症，有一定的致残性，严重影响人们的身心健康。

【病因病机】附骨疽，因其发生部位不同而有不同的名称，生于大腿外侧者，称附骨疽；生于大腿内侧者，谓咬骨疽；生在股胫部者，称股胫疽。病名虽异，而其病因、证治大致相仿，故合并论述，统名为附骨疽。《灵枢·痈疽》曰："热气淳盛，下陷肌肤，筋髓枯，内连五脏，血气竭，当其痈下，筋骨良肉皆无余，故命曰疽"。说明本病虽然表现为筋骨损害，但与气血有关。因气为血之帅，血为气之母，气血充沛，正气强盛，邪毒不侵。由于气血不足，损伤后再感邪毒，邪毒客于筋骨；或病久必耗气血，气虚血行缓慢，久则瘀阻化毒；留聚于骨或关节的邪毒，与气血搏结，津液不得输布，痰浊内生，郁而化热，"热盛则肉腐，肉腐则成脓"，邪毒损筋腐骨。病机是寒、热、虚、实交杂，从整体来看，以虚为主，气血两虚，邪毒内留。化脓之后，形成窦道，长期不愈，不仅热转为寒，阳转为阴，实转为虚，而且随着病变的发展，脓为血所化，必致气血更亏，邪毒留滞。故出现一派气血不足、邪毒留滞之象。

【方药组成】黄芪30克，炒白术30克，当归30克，熟地30克，鹿角胶15克（烊化），肉桂15克，干姜15克，炮山甲10克，蜈蚣2条，（焙干，研末冲服），甘草 10 克。

【服用方法】 上药浸泡 2 小时，武火煮开，文火再煮 30~40 分钟，取汁；加水再煎 25~30 分钟，取二汁混匀，烊化鹿角胶，纳蜈蚣粉，再煮 5 分钟，分 2~3 次温服。药渣煎水外洗患处。

【功用】 益气温经，托毒散结。

【主治】 局部皮肤色暗，不肿，或轻微肿胀，急性期则肿胀疼痛，皮肤贴骨面或有小孔流脓血水，排脓不畅，淋漓不尽，走路时疼痛加重，常年不愈，形体羸瘦，面色苍白或萎黄，四肢倦怠，舌淡苔薄白，脉细弱或沉迟。骨质萎缩缺损，骨折久不愈合或延迟愈合。

【组方依据】 本病的病机为气血亏虚、邪毒留滞，治疗应从整体观念出发，扶正祛邪，标本同治。药用黄芪、炒白术健脾益气，当归、熟地养血生血、养阴益气，共为君药；鹿角胶乃血肉有情之品，温补肝肾、益精养血；肉桂、干姜温经解凝、祛腐生肌；炮山甲、蜈蚣性善走窜，透窍达络，无所不至，以毒攻毒，用之以解毒通瘀、活络止痛；甘草清热解毒、调和药性。诸药合用，共奏盛气血、解寒凝、散结消毒之功效。

【加减应用】 四肢不温者，加附子以温经散寒；体质虚弱，或疮口流脓血较多者，加人参以益气固脱；局部疼痛较甚者，加没药以活血止痛；局部红肿者，去干姜、肉桂，加苍术、黄柏以燥湿消肿。

【典型病例】

王某某，男，16 岁，1999 年 4 月 2 日初诊。

主诉：左下肢肿痛 2 个月。患者自幼顽皮、娇惯，爬墙上树，外伤时常发生，10 岁时双下肢经常出现肿块流黄脓，6 年来时溃时愈。2 个月前左下肢前外侧起包块，疼痛逐渐加剧，半月来出现体温忽高忽低，最高时可达 40℃，患肢剧痛，不敢活动，经各项检查，均诊为慢性骨髓炎急性发作，经静注大量抗菌素，效果不显著，求助中医。刻诊见患者形体消瘦，发育迟缓，痛苦病容，贫血消耗外观，面色萎黄不华，查见左大腿中下 1/3 前外侧有一处 1cm×1cm 大小瘢痕，其周围有大面积的红肿热痛区域，皮色暗红，皮温发热，拒按，无明显波动，舌质红，苔黄腻，脉洪数。自述下肢疼痛，不敢着地，身热，口渴，食欲欠佳，小便短黄，大便干结。

依据舌脉诸症，辨证气血亏虚，邪客于筋骨，瘀久化毒，留聚骨节，筋损骨腐，发则为病。治宜益气养血，托毒散结，消肿止痛。方用益气温经托毒汤化裁。

处方：黄芪30克，白术30克，人参10克，当归30克，熟地30克，鹿角胶15克（烊化），炮山甲10克，蜈蚣2条，（焙干，研末冲服），没药5克，柴胡15克，黄芩15克，甘草10克。每日1剂，水煎2次，取汁混合，分2~3次温服。药渣煎水，外洗患处。

上方连续服用7剂，体温降至37.5℃左右，局部肿痛减轻，但仍倦怠神疲，食少纳呆，尿黄便干，舌质红，苔白，脉稍数。予上方去柴胡、黄芩、没药，加陈皮、砂仁以行气和胃，加大黄以通腑泄热。又连续服用14剂，肿痛明显减轻，已能下地行走，纳食增，二便调，但局部仍能触及硬结，为巩固疗效，予上方化裁，制成蜜丸，服用半年余，病未再复发。

【按】如果本病进入慢性期，治疗时间较长，其间引流极为重要，切不可将湿（热）毒余邪留内。否则，极易复发。另外，要抬高患肢，以帮助血液回流。避免活动，防止病理性骨折；加强营养，以利于疾病的康复。应坚持按疗程服药，不可半途而废。

【调护和预防】

1. 保护患肢，避免外伤，若不慎受伤，不要自行按摩，注意伤口卫生，防止感染进一步加重。在急性期抬高患肢，避免活动，防止病理性骨折。

2. 提倡清淡可口的素食，因素为食能提供最天然、最易消化、最能直接吸收的营养素，通过合理配制，可满足人体所需要的糖、脂肪、蛋白质。建议多吃新鲜蔬菜和水果，多吃谷类、豆类食物，忌食辛辣刺激性食物，少吃肥甘滋腻性食物，患病期间禁食海鲜、葱姜、香菜等发物。

3. 平时加强锻炼，改善体质，增强免疫力，提高抗病能力。

【歌诀】附骨疽类骨髓炎，刘氏立方不难痊，归芪术地甲鹿桂，蜈蚣姜草胜金钱。

肢凉附子散经寒，流脓流血入参煎，痛剧没药肿去桂，去姜加入苍柏痊。

十九、固本解毒汤治疗肿瘤术后

肿瘤术后，主要指恶性肿瘤手术、放疗或化疗后，身体出现的不适感觉，患者在承受身体痛苦的同时，也会有一定的心理压力，故肿瘤术后及时服用中药治疗，可以帮助患者缓解身体和精神上的痛苦，提高生活质量，有利于疾病的康复。

【病因病机】恶性肿瘤放化疗后当属中医虚劳范畴。病机特点为大病久病气血方虚、脏腑功能受损、气机运化失调、后天摄纳不足，加之体内伏邪残留、余邪未尽，治疗时过用有毒有害药物，更加损伤人体正气，从而出现一派虚象。

【方药组成】黄芪 30 克，人参 10 克，炒白术 30 克，制首乌 30 克，炒白芍 30 克，全蝎 10 克，炮山甲 10 克（焙干，研末），蜈蚣 2 条（焙干，研末），砂仁 6 克，炙甘草 10 克。

【服用方法】上药浸泡 2 小时，武火煮开，文火再煮 30～40 分钟，取汁；加水再煎 25～30 分钟，取二汁，再加水煎煮 25 分钟，取三汁混匀，纳入炮山甲、蜈蚣粉，再煮沸 5 分钟，分 4 次温服。

【功用】益气固本，排毒清瘀。

【主治】放化疗后出现的乏力、出汗、纳食不馨等。

【组方依据】经手术、放化疗后，恶性肿瘤患者都会出现气血亏损、脏腑功能虚弱、气化失调、余邪未尽等现象，可表现为不同程度的乏力、出汗、纳食不馨等症状。治疗应从提高病人自身免疫力入手，配合虫类药物以毒攻毒，有利于机体的恢复，促使余毒排尽。药用黄芪、人参、炒白术益气固本、扶助正气；制首乌、炒白芍滋补肝肾、养血生精；全蝎、炮山甲、蜈蚣攻毒散结、驱逐余邪；砂仁温中暖胃、理气醒脾；炙甘草补脾和胃、调和药性。诸药合用，共奏扶助正气、逐邪外出、恢复体质之功效。

【加减应用】上方尤适宜于胃部肿瘤术后病人，治疗其他部位的肿瘤均可以上方为基础进行化裁。如肺部肿瘤者，加薏苡仁、三七粉；肝脏肿瘤者，加鳖甲；骨肿瘤者，加杜仲、川牛膝；伴见舌苔厚、食欲不振者，加半夏、陈皮以燥湿和胃；大便干结者，加熟大黄、肉苁蓉润肠通便。

【典型病例】

周某某，女，49 岁，2012 年 4 月 21 日初诊。

主诉：咳嗽 5 个月。2011 年底无明显诱因出现持续性咳嗽，中西药治疗 2 个月无效，胸部 CT 检查发现右肺下叶占位样改变，后经多项检查确诊为肺癌，予胸腔镜行右下肺叶切除+纵膈淋巴结清扫术治疗，病理定性为高分化腺癌。术后咳嗽略有减轻，但多次复查白细胞、血红蛋白均低于正常值，谷丙转氨酶轻度增高，求治中医术后调理。刻诊见患者形体虚胖，面虚欠润，偶闻干咳。自述干咳无痰，呈刺激样咳嗽，无胸闷憋喘，乏力明显，动则汗出，食欲一般，二便自调。舌质淡，苔薄白，脉细弱。

依据舌脉诸症，辨证为痰浊瘀阻，气血受损。治宜补气养血，化瘀散结，扶正固本。方用固本解毒汤化裁。

处方：黄芪 30 克，人参 10 克，炒白术 30 克，防风 15 克，麦冬 30 克，炮山甲 10 克（焙干，研末），蜈蚣 2 条（焙干，研末），桃仁 30 克，薏苡仁 30 克，五味子 15 克，砂仁 6 克，浮小麦 30 克，炙甘草 10 克。每日 1 剂，水煎 2 次，取汁混合，分 4 次温服。并嘱其饮食清淡，情绪稳定，规律起居，适当运动，按时服药，定期复诊。

2012 年 4 月 30 日二诊，服药后咳嗽较前略有缓解，能咯出少许白痰，仍感乏力、精神不振、顾虑多，舌质淡，苔薄白，脉沉细，服药期间月经来潮，经量、经色基本如常。又予上方倍人参，原法服用，嘱其家人适当结伴外出活动，到空气新鲜的场所做深呼吸以缓解压力、减轻心理负担。

患者守上方化裁，连续服药治疗 3 个月，除偶有干咳外，身体恢复如常，各项检查指标基本正常，后又间断服药 6 个月，近年来有时因感冒、更年期不适来诊，肺部病变未再复发。

【按】本方适用于各种恶性肿瘤手术放化疗后，对于兼症较多者，还需要针对兼症辨证施药。经临床验证，运用活血化瘀、软坚散结、扶正固本等法则创制的固本解毒汤，可以最大限度地发挥中医整体治疗的优势，有助于增强体质，提高免疫力，明显减轻或消除毒副反应，减轻痛苦，延长寿命。

【调护和预防】

1. 保持情绪稳定，避免焦虑、紧张、惊恐等不良情绪的影响，克服沮丧心境，勇于面对患病的现实，积极配合治疗。可以将注意力集中在自己感兴趣的事情上，比如看书、听音乐、写字、画画、种花、养鱼等，以此来转移疾病带来的负面情绪。只有保持良好的心态，才能维持各系统的正常功能，增强应激反应能力，提高免疫力，战胜癌症。

2. 注意饮食均衡，调整饮食习惯，荤素搭配，宜多素少荤，勿过量摄入脂肪和高蛋白食品，不要吃腌制食品、煎炸烧烤食品，控制盐的摄入，戒烟戒酒，避免一些致癌物质和促癌物质从口而入。烹调应以清蒸、炖煮为主。此外，饮食要定时定量，饥饱适度，细嚼慢咽，多吃新鲜蔬菜和水果，不能过分挑食、偏食。

3. 在体力允许的情况下，适当锻炼，如散步、打太极拳等，能提升人体的"正气"，提高抵御"邪气"的能力，活动要量力而行，以不感到疲劳为度，切忌活动过度造成体力下降。

【歌诀】固本解毒瘤术后，参芪焦术制首乌，全蝎山甲炒白芍，再加炙草和蜈蚣。

加入鳖甲治肝瘤，骨瘤加入牛杜仲，苔厚食少入夏陈，便秘熟军肉苁蓉。

二十、清热败火汤治疗痔疮

痔疮，是由于肛门处黏膜下和肛管缘皮下静脉丛瘀血、曲张、扩张，形成柔软的血管瘤样病变。有内痔、外痔、混合痔之别，统称为痔疮，因其发病率较高，民间有"十人九痔"之说。临床表现为"血、脱、痛、痒"四大症状特点。

【病因病机】痔疮，早在《黄帝内经》中就指出："因而饱食，筋脉横解，肠澼为痔。"说明痔疮是血管及经脉的病变，与现代医学"直肠下端黏膜下和肛管皮肤下扩大曲张的静脉团"之说基本一致。后世医家对痔的病因病机不断加以发展，认为本病主要与风、湿、燥、热、气虚、血虚等因素有关。《丹溪心法》曰："痔者皆因脏腑本虚，外伤风湿，内蕴热毒……以致气血下坠，结聚肛门，宿滞不散而冲为痔也。"由此可见，脏腑本虚，伏邪内蕴，湿热下注，蕴毒积聚，瘀血阻络，结聚肛门，结而为肿，壅阻成痔。正气不足、脾肾亏虚为本，湿热下注、蕴毒结聚为标。

【方药组成】槐花 15 克，黄柏 15 克，苦参 15 克，蒲公英 30 克，生地榆 20 克，大黄 10 克，甘草 10 克。

【服用方法】上药浸泡 2 小时，武火煮开，文火再煮 25~30 分钟，取汁；加水再煎 25~30 分钟，取二汁混匀，分 2 次温服。药渣煎水，外洗患处。

【功用】清热燥湿，凉血散结。

【主治】早期无痛性便血，常表现为便后滴血或手纸带血；后期出现痔核脱出，最初仅在排便时脱出，便后能自行还纳，症状较重者，脱出后需用手推回，更严重者用力、行走、咳嗽、喷嚏、下蹲等，都可能脱出；若痔疮发炎肿胀，痔内有血栓形成或嵌顿，则疼痛，甚至疼痛剧烈，患者坐卧不安；因分泌物或脱出痔核的刺激，肛门周围皮肤终日潮湿，导致湿疹和瘙痒。

【组方依据】本病风、湿、燥、热等邪气蕴结成毒，毒邪怫郁气血，凝滞成瘀，瘀毒互结，故治宜清热凉血，燥湿解毒，消肿散结。方中槐花苦寒沉降，能清大肠之火而凉血止血，尤善治大肠火盛或湿热瘀结引起的大便下血、痔疮出血；黄柏、苦参清热燥湿、泻火解毒、杀虫止痒；蒲公英、生地榆、大黄清热解毒、清泻腑热；甘草清热解毒、调和药性。诸药合用，共奏清热、化湿、消肿、止痛之功。

【加减应用】配合元明粉 30 克，白矾 15 克。沸水溶化，先熏后洗患处，旨在清热消肿、解毒散结、燥湿止痒。

【按】痔疮的发生多因脏腑本虚，久立久坐，负重远行，或长期便秘，或泻痢日久，或临厕久蹲，或饮食不节，过食辛辣醇酒厚味之品，导致脏腑功能失调，风湿燥热下迫大肠，瘀阻魄门，瘀血浊气结滞不散，筋脉懈纵而成痔。男女老幼均可发病，且多见于20岁以上的成年人。病位在大肠，病性有实有虚，以实证居多。初起病轻，如不重视，可发展成更严重的痔，痔核增大，甚至可以脱出，且不能及时回纳。临床观察表明，痔疮的发生与个人生活习惯和行为密切相关，因此，生活调理对于治疗和预防痔疮非常重要。

【调护和预防】

1. 合理饮食，禁食辛辣刺激、油腻、煎炸熏烤及热性食品，如羊肉、狗肉、生蒜、生葱、辣椒、胡椒、生姜、大茴、肥肉、烤肉、熏鱼等，不宜饮酒，因为此类食品可刺激盲肠肛门处的黏膜和皮肤，使之充血、水肿，加重痔疮出血、脱垂。宜多食新鲜蔬菜和水果，如芹菜、菠菜、绿花椰菜、甘蓝、胡萝卜、马齿苋、黄花菜、苹果、鲜桃、杏、瓜类等，这些食品含纤维素较多，可促进胃肠蠕动，润肠通便。

2. 养成良好的排便习惯，按时排便，纠正久忍大便，蹲厕时间过长的陋习，排便时闭口静思，不谈笑。

3. 保持肛门周围清洁，注意卫生，保持局部干燥，每天大便后、临睡前各清洗肛门皮肤1次，防止感染，以免诱发或加重痔疮，勤换内裤，在痔疮发作期间，每天可进行2次肛门热水坐浴，以促进肛门部血液循环，及时治疗肠道炎症和肛门局部炎症。

4. 生活要有规律，多进行体育锻炼，体育锻炼可加强血液循环，促进胃肠蠕动。不要连续几个小时坐在椅子上不动，即使必须如此，也应每小时至少起身活动5分钟。坚持运动，拒绝肥胖，体重过重的人较易出现痔疮，因下肢承受较大的压力，容易发生静脉曲张。

5. 平时可做防治痔疮康复操：①腹式呼吸，吸气时腹部慢慢鼓起，要深长而缓慢地深深吸气，呼气时，要最大限度地收缩腹部，胸部保持不动，把气流从嘴里长长呼出，重复10~20次。②提肛运动，站立，两腿分立与肩同宽，两手并贴大腿外侧，全身放松，闭口，缓慢吸气时提起肛门，肛门紧闭，腹部稍用力上提，稍停，缓慢呼气，呼气时肛门慢慢放松。每天早晚各10次。

【歌诀】刘氏清热败火汤，槐花黄柏苦大黄，公英地榆加甘草，屡用屡验愈痔疮。
元明白矾沸水烫，加入原方合一汤，先熏后洗消肿痛，解毒散结共止痒。

第三章 妇科病症治验

一、养血调经汤治疗月经不调

月经不调，又称月经紊乱，可表现为月经周期或出血量异常，或是月经前后、行经期间伴随腹痛及全身不适感。

【病因病机】月经不调又称为月经紊乱，中医认为，月经和天癸、肾气、冲任的充盈以及子宫的盈虚密切相关，病因多系肝、脾、肾三脏气血不足，冲任二脉功能失调，风、寒、湿等邪气侵袭所致。正气不足、气血失调为本，寒湿、瘀阻为标。

【方药组成】当归 30 克，生地 30 克，川芎 10 克，赤芍 30 克，乌药 15 克，益母草 30 克。

【服用方法】上药浸泡 2 小时，武火煮开，文火再煮 25～30 分钟，取汁；加水再煎 25～30 分钟，取二汁混匀，分 2 次温服。

【功用】养血活血，散瘀调经，调和冲任。

【主治】月经提前或衍后，月经量少，月经色暗或淡。

【组方依据】月经不调，中医称之为"乱经""经水先后不定期"，多系气滞血瘀、气血虚弱所致，故治宜补养营血、调畅血脉为主。上方为治疗月经前期、量少、无腰腹痛而设。药用当归、生地补血和血、滋阴凉血；川芎、赤芍、乌药活血化瘀、温经散寒；益母草活血调经、祛瘀生新。诸药合用，共奏补气养血、活血调经之功效。

【加减应用】经血难下，夹有血块者，前方生地易熟地，加桃仁、红花、川牛膝以活血散瘀、引血下行；经期前后少腹冷痛者，加肉桂、良姜以温经散寒、暖宫止痛；经期腰酸痛者，加炒杜仲、菟丝子以壮腰强筋、固肾滋血；伴见乳房胀痛者，加柴胡、香附以疏肝理气、解郁止痛。

【典型病例】

周某，女，25 岁，2014 年 6 月 20 日初诊。

主诉：痛经、月经延迟 1 年。因在外地求学，压力大，月经 30～40 天一行，每次月经来潮前 1 周即出现小腹坠胀疼痛，双乳胀痛不舒，伴见心烦意乱，腰痛，大便干结，经期 5~7 天，量少，色暗，夹杂小瘀血块，平时白带较多，色黄白相兼，体倦乏力，睡眠不宁。末次月经 5 月 14 日。舌质红，苔薄白，脉细稍数。

依据舌脉诸症，辨证为肝郁脾虚，气血郁滞，冲任受损，月经不畅。治宜活血养血，疏肝散瘀，调和冲任。方用养血调经汤加味治疗，告知需要连续调治 3 个月经周期以上。

处方：当归 30 克，熟地 30 克，川芎 10 克，赤芍 30 克，桃仁 30 克，红花 15 克，川牛膝 30 克，肉桂 15 克，乌药 15 克，香附 20 克，益母草 30 克。每日 1 剂，水煎 2 次，取汁混合，分 2 次早晚温服。并嘱其稳定情绪，避免劳累，少食生冷、辛辣、油腻食物。

2014 年 7 月 2 日复诊，自诉服药 3 剂后，月经来潮，经血量较前增多，并夹杂大量瘀血块，腹痛、腰痛及乳房胀痛明显减轻，行经 5 天即净。因白带较多，遵医嘱前来调治，予健脾益肾化浊汤化裁。

本例患者的发病，究其原因，一是生活环境和生活方式的变化，患者不适应；二是学习竞争压力过大，精神过度紧张，从而造成肝郁脾虚，疏泄失常，湿浊内阻，气血不和，冲任受损，脉络瘀阻，出现经期延迟、白带增多之经、带同病。在治疗时，根据不同时期的病变，采取不同的治疗方法。可选择在月经来潮前 5 天开始服药，服至月经来潮的第 3 天停药；待月经干净 3 天后，再服用调治白带的药物，如此连续服用，可收到双倍效果。因为两种病症虽然不同，但病机相同，病症之间相互影响，治疗效果也会相互影响。经连续服药调治 3 个月经周期，月经基本恢复正常，白带减少，偶有经来腹痛，其余一切正常。

【按】由于社会竞争激烈，生活、工作压力大以及减肥等诸多因素，月经不调的发病率越来越高。一些情志因素，如压力过大、烦躁、郁闷，容易使月经周期提前、错后、1 个月内来潮 2 次甚至闭经。而过度运动与节食，内分泌失调亦可能导致月经不规律，甚至可能造成闭经。

月经不调包括月经先期、月经先后不定期、月经后期、继发闭经等，主要是由于气虚不固或热扰冲任所致。气虚则统摄无权，冲任失固；血热则流行散溢，以致月经提前。月经先后不定期，多见于更年期女性，主要是因为冲任气血不调，血海虚溢失常所致。月经后期有虚有实，实证或因寒凝血瘀、冲任不畅，或因气滞血瘀、冲任受阻，致使经期延后；虚者或因气血亏损，或阳气虚衰，以致气血化源不足，血海不能按时溢满。在现代女性中，月经后期较为普遍，且虚实夹杂之证较为常见。在治疗方面，本着"女子以血为本"的原则，以上方补气养血、活血调经为基础，针对不同原因进行辨证治疗，加减用药。

【调护和预防】

1. 生活要有规律，保证充足的睡眠，不要熬夜，避免过度劳累。

2. 调整心态，保持心情平稳，避免焦虑、紧张等不良情绪的影响。

3. 防止受寒，尤其是月经前后及行经期间注意勿冒雨涉水，无论何时都要避免小腹受寒。

4. 饮食宜清淡，禁食寒凉冷积及辛辣燥热之品，蔬菜、水果、全谷类、全麦、糙米、燕麦等食物含有较多纤维，能够增加血液中镁的含量，有调节月经的作用。还可以多进食含铁食品，如乌骨鸡、羊肉、青虾、对虾、猪羊肾脏、淡菜、黑豆、海参、胡桃仁等，更年期妇女应多摄取牛奶、小鱼干及豆制品等含钙质丰富的食品。

【歌诀】 养血调经四物汤，再加乌药坤草帮，冲任不调气血少，妇人月经基础方。

经血难下有血块，生地换成熟地良，再加桃红川牛桂，活血化瘀效更强。

二、益气固冲汤治疗崩漏

崩漏，指妇女非周期性子宫出血，其发病急骤，暴下如注，出血量大者为"崩"；病势缓，出血量少，淋漓不绝者为"漏"。本病相当于西医学无排卵型功能失调性子宫出血病。多见于青春期和更年期妇女。

【病因病机】 崩漏指妇女不在行经期间阴道突然大量出血，若经期延长达2周以上者，应归崩漏范畴，又称为"经崩"或"经漏"。崩与漏的出血情况虽不相同，但其发病机理是一致的，而且在疾病发展过程中常相互转化，如血崩日久，气血耗伤，可变成漏，久漏不止，病势日进，也能成崩，故临床多以崩漏并称。正如《济生方》所载："崩漏之病，本乎一证，轻者谓之漏下，甚者谓之崩中。"中医认为，崩漏为气血同病，多脏受损，是妇科难症。证虽有气虚、血热、血瘀之不同，但日久损血耗气，皆以气虚为主。主要是脾肾气虚，冲任损伤，不能制约经血所致。

【方药组成】 炙黄芪30克，高丽参10克，炒山药30克，山萸肉15克，杜仲炭15克，续断15克，生地15克，熟地15克，三七粉3克（冲服），香附炭15克，阿胶12克（烊化），旱莲草30克，仙鹤草30克，益母草30克。

【服用方法】 上药浸泡2小时，武火煮开，文火再煮25~30分钟，取汁；

加水再煎 25~30 分钟，取二汁混匀；加水再煎 30 分钟，取汁混合，先将阿胶放入药汁中加热烊化，然后纳入三七粉，分 4 次温服。

【功用】 健脾益气，补肾填精，凉血散瘀，固气摄血。

【主治】 非经期突然出现流血过多，或阴道流血淋漓不尽，或经期延长，可伴见面色萎黄、头晕眼花、倦怠乏力、精神不振。

【组方依据】 崩漏之病，病情复杂，病势缠绵，虚实夹杂，易于复发，其病位在胞宫，与肝、脾、肾及冲任二脉相关。病机归结起来不外乎脏腑失调（脾虚、肾亏、肝郁）、气血失和（血热、血瘀、气虚）、冲任损伤。故治宜健脾益气，补肾填精，疏肝解郁，凉血散瘀，固气摄血。药用炙黄芪、高丽参、炒山药健脾益肺、生精补血；山萸肉、杜仲炭、续断、熟地益肾固冲、调理经脉；香附理气解郁、调经止痛，炒炭（黑）则止血；三七粉、阿胶、旱莲草、仙鹤草养血活血、散瘀止血；生地、益母草滋阴凉血、化瘀生新。诸药合用，共奏健脾益肾、固冲调经之功。

【加减应用】 根据不同年龄及经血量而随症加减，如青春期室女，月经前期来潮，经量多，持续数天，上方加补骨脂、鹿角胶以补益肾气、塞流止崩；育龄女性因流产或放置避孕环不适引起漏血不止者，以上方去炙黄芪、高丽参，加白芍、赤芍、地骨皮以凉血止血、清热解毒；更年前期经量紊乱者，加白芍、女贞子以调理肝肾；由子宫肌瘤引起者，加赤芍、茜根炭、蒲黄炭以活血化瘀、固涩止血；如漏下不止、小腹凉坠、四肢欠温者，加炮姜、艾叶炭、荆芥炭以温经止血。

【典型病例】

陈某某，女，42 岁，2013 年 5 月 21 日初诊。

主诉：月经淋漓不净半月。近半年来，每次行经期间经血量较多，可持续 7~10 天左右，色暗，夹杂多量瘀血块，经前腹痛、乳胀、心烦意乱，曾服用加味逍遥丸、人参归脾丸等药物治疗，取出 15 年前放置的节育环，效果仍不理想。末次月经 5 月 5 日，前 5 天流血量较多，此后几天淋漓不净，每天需要更换 3 次卫生巾，伴腰腹坠胀疼痛、头晕、心烦、乏力、阴部潮湿不舒，食欲尚可，二便自调，舌质暗红，苔白，脉沉细而弱。

依据舌脉诸症，辨证肝肾亏虚，脾失统摄，气滞血瘀。治宜健脾益气，调补肝肾，凉血散瘀，固气摄血。方用益气固冲汤化裁，

处方：炙黄芪 20 克，炒白芍 30 克，生地炭 30 克，炒山药 30 克，山萸肉 15 克，杜仲炭 15 克，续断 15 克，三七粉 3 克（冲服），阿胶 12 克（烊化），

旱莲草 30 克, 仙鹤草 30 克, 益母草 30 克。每日 1 剂, 水煎 2 次, 取汁混合, 分 2 次早晚温服。

2013 年 5 月 25 日二诊, 自述经血量明显减少, 色暗, 无血块, 腰腹疼痛基本消失, 头晕、阴部潮湿缓解, 心烦、乏力轻度改善, 纳食可, 二便调, 予上方酌加人参, 以助补气固脱、安神宁智。

2013 年 5 月 30 日复诊, 流血停止, 诸症减轻, 考虑流血时间长, 存在气血亏虚、肝肾不足的情况, 标症已除, 仍需固本。嘱其更方再服, 以善其后。

处方: 炙黄芪 20 克, 人参 10 克, 炒白芍 30 克, 炒白术 30 克, 制首乌 30 克, 枸杞子 30 克, 山茱萸 15 克, 山药 15 克, 阿胶 10 克 (烊化), 炙甘草 10 克。每日 1 剂, 水煎服。经连续服药治疗月余, 血色素恢复正常, 经随访半年, 月经周期、经期、经色均正常。

【按】治疗崩漏, 要根据不同的年龄及流血多少而随证加减, 如青春期室女, 月经前期, 经量多, 持续时间长, 间隔数天月经复来, 此多为先天肾气不足, 治疗应重点补肾; 更年期因月经紊乱引起的崩漏, 常因肝肾亏虚、脾气不足引起, 应脾肾同治; 育龄期因放置避孕环引起者, 可考虑取出避孕环。

【调护和预防】

1. 注意休息, 保证充足的睡眠。出血期间避免运动和劳累, 禁行房事, 保持外阴清洁, 及时更换卫生巾, 不宜坐浴, 且要避风寒。

2. 避免精神紧张, 不要思想压力过大, 切忌焦躁、忧虑等不良情绪的影响。

3. 饮食品种要杂, 荤素混合食用, 宜清淡、富有营养的食物, 多吃含蛋白质丰富的食物, 如鱼类、肉类、禽蛋类及牛奶, 多吃新鲜蔬菜和水果, 如菠菜、油菜、黑木耳、苋菜、红枣等, 以及含有大量铁质和微量元素的食物, 忌食辛辣刺激性食品, 少吃煎炸、炙煿伤阴类食物。

4. 平时注意经期卫生, 不要乱服药物, 月经前后避免精神刺激、受凉和过度劳累, 要防寒避湿, 避免淋雨、涉水、游泳, 不吃生冷食物或辛辣炙热之品, 不饮酒。

【歌诀】自古崩漏最难瘥, 参芪二地山山莲, 杜续胶七鹤坤草, 益气固冲力回天。

未婚流血鹿骨填, 已婚先把参芪减, 再加地骨赤白芍, 清热凉血效如仙。

天癸将竭已更年, 加入贞芍养肾肝, 芍茜蒲黄消肌瘤, 肢凉加荆姜艾炭。

三、健脾益肾化浊汤治疗带下病

带下病是指带下绵绵不断, 量多腥臭, 颜色异常, 并伴有全身症状者,常见于现代医学阴道炎、子宫颈炎、盆腔炎、妇科肿瘤等疾病引起的带下增多。正常女子自青春期开始，肾气充盛，脾气健旺，任脉通调，带脉健固，阴道内即有少量白色或无色透明无臭的黏性液体，特别是在经期前后、月经中期及妊娠期量增多，以润泽阴户，防御外邪，此为生理性带下。但当机体抵抗力下降，霉菌、阴道滴虫、念珠菌等细菌感染后引发妇科炎症，常出现白带色、质、量、味的异常，引发带下病。

【病因病机】中医将白带增多称为带下病，带下病为妇女的常见病及多发病，古有扁鹊"过邯郸，闻贵妇人，即为带下医"之说，故妇科病多与带下病有关。中医学认为本病主要是由于脾气虚弱，肝气不疏，湿气侵入及热气急逼，导致带脉受伤所致，病位在带脉，与脾、肝、肾关系密切。脾肾亏虚为本，湿热入侵为标。脾为中州后天之本，喜燥恶湿，如因饮食不节，劳作失度，或思虑抑郁致土衰木郁，水谷精微失于健运，停聚而成水湿之邪下流肝肾，侵及冲任，致带脉失其约束遂成本病；而肾为先天之本，凡因先天不足，肾气素虚，或房劳、多产伤及下元，使阴液滑脱，走失于下窍可致带下病。《妇人良方》云："妇人带下，其名有五，因经行产后，风邪入胞门，停于脏腑而致之，若伤足厥阴肝经，色如青泥，伤于手少阴心经，色如红津，伤手太阴肺经，形如鼻涕，伤足太阴脾经，黄如烂瓜，伤足少阴肾经，黑如衃血。人有带脉横于腰间，如束带之状，病生于此，故名为带。"详细说明了带下病的成因，以及与肝、脾、肾各脏腑和带脉之间的关系。

【方药组成】芡实30克，金樱子15克，炒白术30克，炒山药30克，炒杜仲30克，续断15克，苦参15克，炮姜30克，乌药15克，车前子30克。

【服用方法】上药浸泡2小时，武火煮开，文火再煮25~30分钟，取汁；加水再煮30分钟，取二汁，混合，分2次早晚空腹温服。

【功用】健脾化湿，益肾化浊。

【主治】白带增多，伴色、质、气味发生异常，或伴全身乏力、腹痛腰酸、阴部湿痒。

【组方依据】带下病常为素体脾虚，或饮食不节，损伤脾胃，导致脾失健运，湿浊内生，流注下焦，伤及任带二脉。故病变以脾肾亏损为本，湿热下注为标。方中芡实入脾、胃、肝经，《本草纲目》云其可"止渴益肾，治小便不禁，遗精，白浊，带下"，擅长固肾涩精，金樱子功用固精止带，《神农本草经》记载其"主女子赤白漏下经汁"，使用此二药共奏固肾涩精止带之效，既补肾气之虚，又有收敛的作用，治疗带下过多；炒白术健脾益气、燥湿利水、炒山药补脾肾、固精止带，使脾气健运，水湿得化，以杜绝湿热生化之源；带脉缠腰而过，腰部系足少阴肾经所属，故肾与带下病有密切的关系，肾主藏精，有固摄精气的作用，肾气亏虚，带脉不引，约束无力，可致带下增多，故方以炒杜仲、续断补肾壮腰、固摄止带，刘老选用此二味药补肾，有其独特的见解。首先，这两味药均甘温性平，无蕴湿助热之虞，且均有安胎之功，有固冲任之效，故可治疗带下之病，《神农本草经》中即指出杜仲可"除阴下痒湿"；刘完素在《河间六书》中指出："带脉起于季胁章门，如束带状，今湿热冤结不散，故为病也"。故湿热侵袭是带下病的重要原因，患者常有带下色黄味臭，阴部痒痛等湿热证表现，故方以苦参清热燥湿，车前子清热通淋、渗湿化浊，基于吴鞠通"湿为阴邪，非温不解"的宗旨，给予炮姜守而不走、温阳化湿，三药合用，使热祛湿除，病自愈也。

现代药理研究表明，苦参对多种细菌、真菌有抑制作用；配合乌药暖肾调气、疏肝解郁，且乌药尚有温肾止遗之功，对固精止带有辅助作用。本方标本同治，补中有清，散中有收，补而不留邪，清而无伤正，既解决了带下病的根本原因，即脾肾亏虚，又兼顾了湿热为患，故临床应用中稍加以辨证加减即可奏效。

【加减应用】 带下色白如豆浆样，伴小腹冷痛者，为脾肾阳虚，上方去苦参之苦寒，加吴茱萸、小茴香以温经散寒、理气止痛；带下灰白如豆汁状，伴阴痒者，加蛇床子以温肾燥湿、杀虫止痒；带下黏着色黄，有腥臭味者，加黄柏、土茯苓以清下焦湿热、燥湿解毒；带下色黄呈黏水样，伴外阴瘙痒者，为肝胆湿热下注，加龙胆草、木通以清利肝胆湿热；带下赤白相兼如脓样者，为湿毒下侵，热灼脉络，上方去炮姜，加黄柏、蒲公英以清热凉血、解毒燥湿；伴腰膝酸软者，加山萸肉以补益肝肾。

【典型病例】

朱某某，女，34岁，2012年9月11日初诊。

患者自述带下量多，色黄味臭，外阴部瘙痒，乏力，腰部酸痛，月经先期，经期延长至10日左右，小腹隐痛，舌质淡，苔黄腻，脉濡。

依据舌脉诸症，辨证为脾肾气虚，湿热浸淫。治宜健脾化湿，益肾化浊。方用健脾益肾化浊汤化裁。

处方：芡实30克，金樱子15克，人参15克，炒白术30克，炒山药30克，炒杜仲30克，续断15克，苦参15克，炮姜30克，车前子30克。每日1剂，水煎二次，取汁混合，分2次早晚温服。药渣再多加水煎煮，熏洗外阴部。服药期间，禁食生冷、辛辣、油腻食物。

2012年9月29日二诊，服药后带下量逐渐减少，色变白，无异常气味，外阴部瘙痒消失，腰酸乏力等症减轻，10剂药服完后自行停药1周，带下又有增多，外阴部略感瘙痒，感觉未治疗彻底，病情有所复发，故前来复诊，自述胃胀隐痛不舒，无明显返酸，舌脉同前。上方加川楝子6克，玄胡索30克以理气止痛，继服10剂。

2012年10月9日三诊，服药后带下量逐渐减少，色变白，无异常气味，外阴部瘙痒、腰酸乏力等症消失，月经正常，胃胀减轻，但饭后仍感胃胀，纳差，上方加紫苏梗15克以理气宽中，继服10剂。

后患者因感冒前来就诊，询问带下情况，述服药后带下病已治愈，一直未有复发，月经正常，胃胀消失，纳食正常。

【按】 少量带下，且色清无味，是女性阴道的润滑剂，对阴道有保护作用。若带下量明显增多，则为病态，常见于现代医学的阴道炎、子宫颈炎、盆腔炎、妇科肿瘤等疾病引起的带下增多。

带下病以湿邪为患，故其病缠绵，反复发作，不易速愈，而且常并发月经不调、闭经、不孕、癥瘕等疾病，是妇科中仅次于月经病的常见病，应给予重视。故在诊治妇人疾病时，一定不要忘记问其带下如何，因有些病人因体倦、腰腹痛来诊，问其白带增多，常先治带下病，带下愈后，其他症状或随之而解。因带下病病情较缠绵，患者需坚持用药，即使病情缓解或症状消失，亦应坚持服药2~4周，严重者延长至2~3月，方可达到痊愈之目的。

另外，本病的发生与肝、脾、肾亏虚有关，需要提醒患者注意养生，"正气存内，邪不可干"，疾病的发生，与正气的虚弱有关，故扶助正气，是防止发病的关键，通过药物治疗及调节饮食起居，不但使病情得以痊愈，还可达到防止复发之目的。

治疗带下病，除应针对病因进行治疗外，还需结合全身症状及病史等进行综合分析，辨证与辨病相结合，方能正确诊治。必要时应进行妇科检查及排癌检查，避免贻误病情。

【调护和预防】

1. 注意个人卫生，勤换内裤，内裤要穿棉质宽松的，内裤要单独洗涤，洗后用开水烫，阳光下暴晒。月经期间勤换卫生巾，卫生巾要购买有资质的产品，不要贪图便宜，或为了节约而不及时更换。服药期间，可用药渣再煎取药液每晚睡前清洗外阴，愈后可每晚用温水清洗会阴部，先洗前阴，再洗后阴。

2. 在饮食上，禁忌辛辣刺激、油腻及寒凉之品，多吃粗杂粮，多喝水，多吃新鲜蔬菜和水果，以增加维生素和微量元素的摄入量，保持大便通畅，及时排出毒素。

3. 已婚女性要夫妇同防同治，过正常单纯的性生活。

4. 保持心情舒畅，养成按时睡觉、按时起床的习惯，以提高机体的免疫功能。

5. 适当锻炼身体，增强体质，抵御病邪侵入。

【歌诀】 健脾益肾化浊汤，艾实金樱苦炮姜，白术山药杜皆炒，车前乌药续断方。

白如豆浆小腹冷，去苦加茱小茴香，白如豆渣外阴痒，方中再加蛇床子。

黄黏水样外阴痒，去姜加胆木通良，带下黄黏气味臭，加入黄柏功效强。

四、养血安胎汤治疗先兆流产

先兆流产指怀孕后出现阴道流血、小腹坠痛等异常感觉，民间俗称"见红"。

【病因病机】 先兆流产属于中医"胎漏""胎动不安"范畴，多发生在妊娠 12 周内，一般将妊娠腹痛、胎漏下血称为胎漏，若仅见腰腹酸胀坠痛，无阴道出血者，则称为"胎动不安"。中医认为，导致胎漏、胎动不安的主要病机是冲任损伤、胎元不固。妊娠是胚胎寄生于母体子宫内生长发育和成熟的过程，母体和胎儿必须互相适应，否则会发生流产。中医把母、胎之间的微妙关系以"胎元"来涵盖。胎元包括胎气、胎儿、胎盘三个方面。胎气、胎儿、胎盘任何一方有问题，均可发生胎漏、胎动不安。在母体方面，则有肾虚、气血亏损、血热及外损之不同。冲为血海，任主胞胎，冲任之气血充足，则胎元得气载摄，得血滋养，胎儿才能正常生长发育。若先天不足，肾气虚弱，或孕后房事不慎，损伤肾气，冲任不固，胎失所系；后天脾气虚弱，化源不足，冲任气血虚弱，不能载胎养胎；或素体阳盛，或阴虚内热，或孕后过食辛热，或感受热邪，导致热伤冲任，扰动胎元；宿有癥疾占据子宫，或由于跌仆外伤导致气血不调，瘀阻子宫、冲任，使胎元失养而不固。总体来讲，以血热、气损为主，热则动血，虚则失摄，胎气失固而下血不止。

【方药组成】 生地 30 克，熟地 30 克，炒黄芩 15 克，炒白芍 15 克，炒白术 15 克，桑寄生 30 克，炒杜仲 15 克，三七粉 3 克（冲服），阿胶 15 克（烊化），仙鹤草 30 克，益母草 20 克。

【服用方法】上药浸泡 2 小时，武火煮开，文火再煮 25~30 分钟，取汁；加水再煮 30 分钟，取二汁，混合，阿胶烊化后纳入三七粉，分 4 次温服。

【功用】养血凉血，固肾安胎。

【主治】怀孕早期，阴道有少量出血，有时伴有轻微下腹痛，胎动有下坠感，腰酸腹胀。

【组方依据】本病的形成原因多为血热气损，冲任不固，不能摄血养胎。故治宜养血凉血、固冲安胎。自拟养血安胎汤，药用生地、炒黄芩清热凉血，黄芩性苦寒，炒制后其苦寒之性减弱，具有清热燥湿、泻火解毒、凉血止血、除热安胎之功，尤适用于怀胎蕴热之胎动不安；炒白芍养血敛阴、平肝止痛；炒白术健脾补中、固气安胎；熟地、桑寄生、炒杜仲滋补肝肾、养血；阿胶、旱莲草、仙鹤草补血养血、凉血止血；三七粉、益母草化瘀止血，有止血不留瘀的特点，对气血损伤者尤为适用。诸药合用，共奏清热凉血、健脾益气、补肾安胎之功效。

【加减应用】若气虚甚，流血量较多、色淡，伴体倦气短者，加炙黄芪、高丽参大补元气以补血固脱；若血热甚，下血鲜红量较多，伴见口干、五心烦热者，加地骨皮、牡丹皮、茜根炭以凉血止血、清心除烦；兼有头晕、腰痛、小便频数者，加山萸肉、菟丝子、续断以补肾固精；若腹痛甚，呕吐不能进食者，加紫苏梗、砂仁、竹茹、生姜以理气和胃、降逆止呕；大便干结者，加玄参、肉苁蓉、黑芝麻以滋阴增液、润燥通便。

【典型病例】

刘某某，女，28 岁，2013 年 5 月 30 日初诊。

主诉：停经 56 天，多项检查确定宫内受孕，3 天前出现小腹隐痛、阴道流暗红色液体，西医检查孕酮偏低，予黄体酮治疗，症状不减，求治中医。刻诊述停经 40 天左右，有轻微的厌食油腻、乏力、腰酸、小腹坠胀感，可以自行调解，3 天前出现阴道流血后，精神极度紧张，纳食减少，睡眠不宁，大便干结，小便频短黄而，查见患者形体偏瘦，面色微黄，舌质红，苔白，脉虚滑稍数。

依据舌脉诸症，辨证为脾肾亏虚，气血不足，胎元失养。治宜养血凉血，固肾安胎。方用养血安胎汤化裁。

处方：生地 30 克，熟地 30 克，炒黄芩 15 克，炒白芍 15 克，炒白术 15 克，桑寄生 30 克，炒杜仲 15 克，三七粉 3 克（冲服），阿胶 15 克（烊化），仙鹤草 30 克，益母草 20 克，紫苏梗 10 克。每日 1 剂，水煎 2 次，取汁混合，分 4 次温服。并嘱其放松心情，尽量卧床休息，饮食宜清淡且富含营养，少吃生冷、辛辣、油腻及不易消化的食物，避风寒，防感冒。

2013 年 6 月 5 日复诊，服药 3 天，阴道流血症状消失，食欲、睡眠改善，大便日 2 次，仍有腰酸及小腹坠胀不适感，予上方生地、熟地量减半，去三七粉、仙鹤草、益母草，加菟丝子 30 克，连续服药治疗 2 周，未再出现明显不适，后足月顺产一男婴，母子健康。

【按】如果出现流产征兆，应以卧床休息为主，药物治疗为辅。尽可能减少活动，躺在床上，也不要因为症状稍好转或在床上待烦了而随意下床走动。西药保胎最常用的是孕激素，但是孕激素仅适用于准妈妈孕激素分泌不足而引起的先兆流产，所以也不能滥用。如果滥用，有可能引起女胎男性化或胎宝宝生殖器官畸形。另外，现代临床观察发现，遗传因素导致怀孕 12 周前出现流产现象的比例相当高，通俗地讲，这类流产都是由胎宝宝自身缺陷引起的，出于优生考虑，以不保为好。

刘启廷教授自拟养血安胎汤适用于一般先兆流产者，但对流血十余日就诊者，服药效果较差，故本病越早治疗，疗效越佳。在治疗中应特别注意及早解决便秘的问题，用增液行舟法，禁用苦寒泻下之品，以防伤及胎元之气。

【调护和预防】

1. 应尽量卧床休息，减少活动，保证充足的睡眠时间。

2. 要注意调节自己的情绪，尽量保持心情舒畅，避免各种不良刺激，消除紧张、烦闷、恐惧心理，尤其不能大喜、大悲、大怒、大忧，否则对胎儿的生长发育是非常不利的。

3. 饮食上要注意以温补和易于消化为主，可以多吃些含丰富蛋白质和维生素的食物，如鸡蛋、牛奶、排骨、鸡、鱼及新鲜蔬菜等，还可以多吃一些健脾补肾的食品，如芡实、鸡胗、海菜等。多饮水，保持大便通畅，如果大便干燥难解，可以早晚服用 1 匙蜂蜜，以润肠通便。不吃辛辣、动物血及热性食物，包括蒜、姜、胡椒、咖喱、肉桂、酒、咖啡等。

4. 注意个人卫生，保持阴部清洁，可每晚用洁净温水清洗外阴部，以防止病菌感染。衣着宜宽松，勤换内衣，宜穿平跟鞋。不宜盆浴，浴后避风，不要着凉。

5. 禁止性交，避免刺激乳房，避免不必要的妇科检查，以免受刺激引起宫缩。如出现腹痛加重、流血过多，应及时就诊。

【歌诀】先兆流产不用慌，二地胶七术鹤桑，杜仲益母苓芍炒，屡用屡验刘师方。

虚甚参芪固血脱，茜根骨丹清血热，头晕腰痛小便频，菟兔续断固肾作。

苏梗砂竹止呕恶，再加生姜胃气和，便秘巨胜元苁蓉，固肾保胎功可贺。

五、益气固肾汤治疗习惯性流产

习惯性流产是指自然流产连续发生 3 次或以上者，且每次流产的时间往往发生在同一妊娠月份。现代医学认为，引起习惯性流产的原因较为复杂，有免疫因素、遗传因素、感染因素、内分泌因素、解剖因素等，常见的如孕妇黄体功能不全、甲状腺功能低下、子宫发育异常、染色体异常、自身免疫性疾病等。此外，习惯性流产还和思想压力过大有一定的关系。

【病因病机】习惯性流产属于中医学的"滑胎""屡孕屡堕"或"数堕胎"范畴。中医学根据受孕时间的长短，又划分为"暗产""堕胎""小产"等，如对怀孕一月不知其已受孕而伤堕者，称为"暗产"，《叶氏女科证治·暗产须知》云："惟一月堕胎，人皆不知有胎，但谓不孕，不知其已受孕而堕也"；对妊娠 12 周内，胚胎自然殒堕者，称为"堕胎"；妊娠 12~28 周内，胎儿已成形而自然殒堕者，称为"小产"，亦称"半产"。《医宗金鉴·妇科心法要诀》云："五、七月已成形象者，名为小产；三月未成形象者，谓之堕胎。"即现代医学所称的"早期流产""晚期流产"或"早产"等。

堕胎、滑胎、小产的发病机理与胎漏、胎动不安基本相同，常以胎漏、胎动不安发展而致，一般有先兆流产的临床表现，如阴道流血、腹痛、下坠感、腰痛等，继而胎堕而下。中医认为，冲任不固、肾失封藏是本病的主要病机。肾气亏损，冲任不固，系胎无力；或气血两虚，冲任不足，胎失濡养；或阴虚内热，热扰冲任，结胎不实，如此则不能载胎养胎，故屡孕屡堕而成滑胎。此外，本病与孕后起居不慎、房事不节、情志不调或跌仆损伤等亦有密切关系，冲任二脉受损，气血不和，胎失所养，胞宫失固，滑堕而下。

【方药组成】黄芪 30 克，红参 10 克，炒白术 15 克，菟丝子 30 克，炒杜仲 15 克，桑寄生 30 克，山萸肉 15 克，当归 15 克，炒白芍 15 克，砂仁 6 克，甘草 10 克。

【服用方法】上药浸泡 2 小时，武火煮开，文火再煮 30 分钟，取汁；加水再煎 30 分钟，取二汁，混匀，分 2~3 次早晚温服。

【功用】健脾益气，益肾固冲，养血安胎。

【主治】怀孕后自然流产、小产连续发生 3 次以上，表现为屡孕屡堕，或数次堕胎，连续数年不能固胎成子。

【组方依据】 习惯性流产，以怀孕后自然流产、小产连续发生 3 次以上为特点，表现为屡孕屡堕，或数次堕胎，胞宫受损，肾气倍伤，以致连续数年不能固胎成子。因此，健脾、补肾、养血、固冲是治疗本病的关键。在治疗时强调未孕先治，以固肾为本，所谓"肾旺自能萌胎也"，然肾气又有赖于后天脾胃水谷之精气以滋养，因女子以血为主，经、孕、产、乳都以血为用，治疗应该本着调先天补后天的原则，健脾补肾，益气固冲，养血安胎。药用黄芪、红参、炒白术健脾益气，以资化源，使气血流畅，胎有所养；菟丝子、炒杜仲、桑寄生、山萸肉以补肝肾、益精血、固冲系胎；当归、炒白芍养血滋阴，以助胎生；砂仁温胃降逆、行气和中、安胎止呕；甘草调和药性。诸药合用，共奏健脾益气、益肾固冲、养血安胎之功效。经临床验证，本方通过对母体的整体调节，可以改善局部病态，从而达到壮母益胎的双重作用。

现代药理研究证明，菟丝子具有雌激素样活性，川断含有大量的维生素 E，两者可促进子宫及胚胎发育；杜仲对子宫兴奋及收缩有明显的拮抗作用，与黄芪、白芍、甘草等均有镇静解痉作用；当归能够轻度抑制子宫收缩，使子宫肌肉弛缓，血流通畅，局部营养改善，有利于胚胎的生长发育。经检测，本组药物含有大量人体必需的微量元素，故除具有安胎、保胎、护胎作用外，还有改善机体免疫功能、增强体质、调整微量元素失衡的综合作用。

【加减应用】 素有阴虚内热较甚，表现为口干有异味者，加炒黄芩、生地以养阴清热；体虚经常感冒者，加防风、苏叶以祛风解表；素体阳虚、恶寒怕冷、夜尿频数者，加仙茅、覆盆子以温阳固肾；若怀孕后恶心呕吐、不能进食者，加苏梗、竹茹、生姜以理气降逆、和胃止呕；怀孕后出现少许腹痛、阴道见红等胎动不安先兆者，加三七粉、阿胶、旱莲草、艾叶炭以凉血止血、固胎安胎。

【典型病例】

王某某，女，34 岁，教师。2010 年 3 月 15 日初诊。

患者诉婚后 7 年，习惯性流产 4 次。结婚当年曾受孕，因其他因素在停经 50 余天人工终止妊娠，在其后的 6 年间，妊娠 4 次，均在受孕 80 多天后出现轻微腹部坠痛、胚胎自然流出，末次流产时间 2009 年 5 月中旬。来诊见患者形体消瘦，精神忧虑，述平时怕凉，容易感冒，不爱活动，月经周期正常，经量少，经色暗，经前头痛、心烦、小腹坠胀、腰骶酸楚，白带不多，纳食一般，大便稀不成形。3 年前曾在当地服用中药治疗近百剂无效果，患者自信心不足，男方检查各项指标基本正常，受家庭和社会的影响，思想压力较大。

舌质淡，苔薄白，脉沉缓。

依据舌脉诸症，患者久病伤身，脏腑功能失调，脾气虚则见消瘦、乏力、精神忧虑、易患感冒，肝郁化火则见心烦、经前头痛，肾气亏虚则见腰骶酸楚、肢冷便稀。综合分析，辨证为脾肾虚损，气血亏虚，冲任不固。治宜健脾益气，益肾固冲，养血安胎。拟益气固肾汤化裁。

处方：黄芪30克，红参10克，炒白术15克，防风15克，菟丝子30克，炒杜仲15克，桑寄生30克，山萸肉15克，当归15克，炒白芍15克，砂仁6克，甘草10克。每日1剂，水煎2次混合，分2次早晚温服。并给予双方饮食起居调理指导，男方应戒烟酒、多运动、不熬夜、节制性生活等，女性要禁食生冷，少食辛辣刺激及油腻易生痰湿之食物，注意心理调节，适当进行户外运动，增强体质。

2010年3月25日二诊，自觉心情放松，体力渐增，畏寒减轻，大便成形，服药后无任何不适，舌脉同前，效不更方，仍予原方继服。

2010年4月5日三诊，服药期间月经来潮，经量少，经色暗，有细碎瘀血块，经前头痛、腰腹坠痛略有减轻，自述服药期间未再发生感冒现象，胜任正常工作，不觉疲乏，予上方去防风之发散，以免过用伤及阴血。本着急病急治，慢病缓治的原则，给予中药汤剂2日服1剂，连续服用。

2010年6月30日复诊，体重增加2公斤，体力、精神明显改善，末次月经5月21日，经期推迟9天，3天前自测尿检呈妊娠阳性改变，身体尚无明显不适，但患者已出现紧张情绪，纳食不馨，时有脘痞干哕感。经超声检查确诊子宫内妊娠。舌质红，苔薄白，脉滑数。给予上方加苏梗20克，以宽中开胃、理气止呕，达到肾气足、肝血充、冲任固、系胎牢之目的。仍隔日服1剂。

2010年8月7日复诊，已妊娠2月余，产科检查提示均在正常范围，因患者数次流产均发生在此时间段，心中惶恐不安，睡眠不宁，予上方加炒黄芩15克，以清热安胎，隔日1剂水煎服。此后每月复诊1次，跟踪产科检查，又连续服药50余剂，于2011年2月产一男婴，母子健康。

【按】本病发生的主要原因有二点，一为母体，俗喻为种植庄稼的土地，土壤肥沃，则庄稼丰收；土薄地瘦，庄稼难长。二为胎元，俗喻为庄稼的种子，种子优良，能苗壮成长，种子干瘪，则难以成苗。因此，在母体方面，责之于素体虚弱，脾肾亏损，或房事过度，损肾耗精，不能固胎而自流；胎元方面，主要责之于夫妇之精气不足，两精虽能结合，但胎元不固，不能成体而自流。因肾主生殖，为冲任之本，胞脉系于肾，故本病以肾虚为本，肾虚则冲任失职，胎元不固，使未成形之胚胎滑堕而下。因此补脾肾、调冲任于未孕之前是治疗本病的关键，使胎孕基础充实，受孕后才不致应期而堕。

习惯性流产的治疗原则是预防为主，防治结合。首先从夫妇双方入手进行调理，提高身体素质。中药采用孕前调治、孕后巩固的方法。在孕前及孕后均以补肾健脾、益气养血、调固冲任为治疗大法，一般在准备怀孕前先服益气固肾汤，即在准备怀孕前先服益气固肾汤，隔日 1 剂，2 月后准备怀孕，目的在于资助母体先后天之精气，修复已损之肾气，健运脾气，以足肾气、健脾运、旺肝血、调冲任，由此建立良好的着床基础，以利于萌胎系胎、固胎安胎，使胚精有所附、孕胎有所养。待妊娠之后或怀疑有孕之后，再根据身体出现的不同情况，酌情加减药物，每日 1 剂或隔日 1 剂服，服至 3 个月后，改为每 3 日服 1 剂，至 6 个月后停药，以达到保胎安胎的作用。不要等到流产先兆症状出现后才去保胎，那时为时已晚。对滑胎的治疗期限，必须超过以往发生流产的妊娠月份，根蒂固护，方可停药观察。

此外，对于求治者，首先要求夫妇双方注意调神养精，加强营养，节制房事，戒除烟酒，并采取先治疗后怀孕的方法，要求两次受孕的时间间隔 1 年以上，最好在堕胎后先避孕 1 年，这样对修复胞宫和固护胎儿大有裨益。若胎元难保，则不宜强行保胎。

【调护和预防】

1. 精神要舒畅，避免各种不良情绪的刺激，设法消除焦虑、烦闷、恐惧心理，以调和情志，保持放松的状态。怀孕期间亦要保持心情平静，在以往流产的限期内要注意休息，同时消除心理上的紧张感。

2. 要注意个人卫生，勤换衣被，特别要注意阴部卫生，防止病菌感染。衣着应宽大，腰带不要束紧，平时应穿平跟鞋。性生活要适度。

3. 注意加强营养，多吃富含各种维生素、微量元素的食品，如各种蔬菜、水果、豆类、蛋类、肉类等。虚寒体质者，少吃生冷、寒凉的食品；阴虚火旺体质者，少吃辛辣、煎炸、炙煿等易上火之品。要戒除吸烟、饮酒、浓茶、咖啡等嗜好。

4. 平时生活要有规律，不要熬夜，每日保证睡够 8 小时，参加适当的活动，劳逸结合，养成每日定时大便的习惯，保持大便通畅，不要久蹲努挣。

5. 为保证精子质量，男性亦应配合治疗，起居有常，心平气和，戒烟戒酒，适当锻炼，劳逸结合，不要久坐，不要泡温泉。可以适量补充含有精氨酸和锌等对生殖机能有益的食物，如海参、章鱼、鳝鱼、芝麻、核桃、豆类、花生、大白菜、牡蛎、鸡肝、蛋类等。

【歌诀】益气固肾治滑胎，黄芪术杜寄菟苞，归芍砂仁草人参，数年胎滑从此摘。

阴虚内热口异味，清热养阴用地芩，体虚感冒加防苏，畏寒尿频覆仙垂，

孕后恶心不能食，姜苏竹茹恶阻除，胎动不安见先兆，胶七旱莲艾叶炭。

六、生化温经祛瘀汤治疗产后诸症

妇女产后是指从胎儿及附属物娩出，到全身器官（除乳房外）恢复至妊娠前状态，医学上称之为"产褥期"，其时间为 6~8 周。产后诸症，即指产褥期常见的疾病，如产后腹痛、产后发热、产后恶露不尽、产后多汗、产后便秘、产后身痛、产后抑郁等。

【病因病机】产后诸症又称产后病，为新产之时劳倦甚至气竭神伤，或产时脱血而气耗，或产后调养失当以致气血益损，在产褥期即可出现各种症状。病因为产时伤气伤血、气虚血滞、瘀血内阻，多为虚中有实之证。

中医认为，"产后百节空虚"，不论是顺产、剖腹产，还是小产、流产（人工或药物），均可使妇女元气、津血俱伤，腠理疏松，若生活起居稍有不慎，或饮食调摄失当，造成气血不调、营卫失和、脏腑功能失常、冲任损伤则易发生产后诸疾。如产后血虚，胞脉失养，气弱不行，或血瘀，胞脉受阻，导致气血运行不畅，而发为腹痛；产后体虚，感染邪毒，正邪交争，或败血停滞，营卫不调，可导致产后发热；产后气血运行失常，气滞血瘀，或气虚不能摄血，以及阴虚血热，均可导致恶露不尽；产后气血受伤，气虚则大肠传导无力，血虚则津亏肠失滋润，导致大便秘结、排出困难；气血亏虚，调养不当，经脉失养，风寒湿邪乘虚而入，稽留关节、经络，使机体气血运行失畅，筋骨肌肉失却温煦、濡养，出现产后身体冷痛等症状；七情失调，五志化火，痰瘀内阻，心神失养，则可出现情志抑郁。

产后身痛，与调养失当、过早操劳、感受风寒有关，导致瘀血滞留、气血亏虚、寒湿之邪痹阻络脉，俗称"月子病"（见产后肢痛症）。

【方药组成】当归 30 克，川芎 15 克，桃仁 15 克，红花 10 克，炮姜 15 克，益母草 30 克，炙甘草 10 克。

【服用方法】上药浸泡 2 小时，武火煮开，文火再煮 30 分钟，取汁；加水再煎 30 分钟，取二汁，混匀，加红糖少许，分 4 次温服。

【功用】养血活血，温经通络，祛瘀生新。

【主治】产后腹痛、产后发热、产后恶露不尽、产后便秘、产后身痛、产

后抑郁等。

【组方依据】 按照产后诸症虚中有实的病理机制，《傅青主女科·产后篇》云："血虚者补之""血实者决之"，在治疗上强调"于补血之中以行瘀之法"，使气血不耗而瘀亦尽消。治宜散瘀祛邪。药用当归补血活血，川芎活血行气；桃仁、红花活血化瘀；炮姜温经散寒；益母草散瘀清热；炙甘草补脾益气，缓和药性。诸药合用，共奏补虚、化瘀、散寒之功效。

【加减应用】 产后瘀块留滞、腹痛甚者，加蒲黄、五灵脂、延胡索以祛瘀止痛；若小腹冷痛甚者，可加肉桂以温经散寒；产后高热者，加柴胡、黄芩以升阳达表、退热和解；产后发低热、午后为重者，加地骨皮、白薇清退虚热；产后便秘者，加火麻仁、肉苁蓉以润肠通便；产后出血不止者，加血余炭、大黄炭以化瘀止血；产后肢体冷痛者，加制附子、肉桂以补火助阳、散寒止痛；产后汗出较多者，加黄芪、人参以益气扶正、固表止汗；产后抑郁者，加柴胡、合欢花疏肝解郁；产后咳嗽者，加炙百部、枇杷叶以助宣肺止咳。

【典型病例】

林某某，女，39 岁，2012 年 8 月 20 日初诊。

主诉：反复高热 4 天。产妇孕 40 周，于 8 月 16 日经阴侧切分娩一女婴，自产后反复高热，体温多在 39℃ 以上，血常规检查：白细胞 7.2×10^9/L，中性粒细胞 70.8%，血红蛋白 90g/L。刻诊见患者面虚浮㿠白，主诉全身酸痛，出汗较多，小腹胀痛，双乳胀痛而乳汁不下，恶露中等、微有异味，小便少、色黄，大便二日未解，查见舌质淡胖，苔白，脉沉细而数。

依据舌脉诸症，辨证为产后气血亏虚，蒸乳发热。治宜养血活血，温经通络，祛瘀生新，行气通乳。方用生化温经祛瘀汤加味治疗。

处方：当归 30 克，川芎 15 克，桃仁 15 克，红花 10 克，炮姜 15 克，益母草 30 克，柴胡 15 克，黄芩 15 克，炮山甲 5 克，王不留行 30 克，通草 6 克，炙甘草 10 克。每日 1 剂，水煎 2 次，红糖为引，分 4 次温服。服药 3 剂，热退、乳通，出院回家调养。

【按】 生化汤出自《傅青主女科》，具有行中有补、化旧生新之功，系"血中之圣药"，以上产后诸症皆有虚、瘀、滞之象。对于产后子宫复旧不良、产后子宫收缩痛、小产后胎盘残留、人工流产后出血不止、子宫肌瘤、子宫肥大症、宫外孕等，证见虚、寒、瘀并存者皆可化裁应用。产后血热而有瘀滞者，则非本方所宜。

【调护和预防】

1. 卧床休息，居室宜寒温适宜，阳光充足，不宜紧闭门窗，应保持室内空气流通，注意保暖，避免风寒。产后要保证充足的睡眠和休息，以利于机体的恢复，避免过劳和心理负担过重。

2. 随时观察身体变化，如果出现发热、腹痛、恶露不尽等应及时就诊，注意外阴部清洁卫生，以防病邪趁虚入侵。

3. 心情宜舒畅，避免情绪激动，不宜悲恐、抑郁太过，以防情志伤人。

4. 饮食宜清淡，富含营养且易消化；不宜过食生冷、辛辣及肥腻、油炸之品；适量进食含纤维素丰富的食物，以保持大便通畅。

【歌诀】 刘氏加味生化汤，产后诸症效果良，加入红花坤草力，暖宫化瘀不二方。

腹痛玄胡热骨薇，产后便秘肉麻追，血余大黄炭止血，产后诸症此方回。

七、益气通络汤治疗产后缺乳

产后缺乳症，指新产之后乳汁甚少或全无，不足够甚至不能喂养婴儿者。妊娠、分娩、哺乳是女性生理特点，是女性激素的一种正常调节。有些产妇为了形体美而拒绝哺乳，不但影响婴儿的健康成长，也不利于产妇的康复，甚至会增加患乳腺病的几率。因此，应大力提倡产后正常哺乳，对缺乳者给予治疗。

【病因病机】 乳汁来源于脏腑、气血、冲任，如《胎产心法》云："产妇冲任血旺，脾胃气壮，则乳汁足而浓，乃生化之源旺也。"明代御医薛立斋云："血者，水谷之清气也，和调五脏，洒陈六腑，在男子则化为精，在妇人上为乳汁，下为血海。"说明产妇的乳汁是否充足与脾胃气血的强健充盈有关。乳汁由气血化生，又赖肝气疏泄与调节，缺乳不仅可因气血虚弱、肝郁气滞所致，也可因痰气壅滞所致，在治疗时首当辨别虚实。虚者表现为乳房柔软、乳汁少，或全无，病因系产后气血亏虚，化生无源；实者表现为乳房胀硬、乳汁少，或点滴难下，病因系肝气郁结，乳络不通。

【方药组成】 黄芪 30 克，炮山甲 10 克，王不留行 30 克，通草 3 克。猪蹄 2 只。

【服用方法】 先将猪蹄洗净，水煮，去浮沫，慢火煮 1 小时。取煮猪蹄汁液煎煮上药 2 次，混合，分 2 次温服。

【功用】 益气养血，通络下乳。

【主治】 产后缺乳。

【组方依据】 治疗缺乳以通乳为原则，虚者补而通之，实者疏而通之。上方为虚证而设，治宜补气养血，滋阴生乳。方中君药黄芪为补益脾气之要药，益气以助生血、养血，正如《本草纲目》所云："夫黄芪乃补气之圣药，如何补血独效。盖气无形，血则有形。有形不能速生，必得无形之气以生之。"臣用炮山甲、王不留行，具活血化瘀、通经下乳之功，炮山甲善活血走窜，无微不至，能宣通脏腑，贯彻经络而通经下乳，为治疗产后乳汁不下之要药；王不留行苦泄宣通，行而不留，能行血脉、通乳汁，常与炮山甲同用，古有"穿山甲、王不留，妇人吃了乳长流"之说；佐以通草行气通经、引乳入络；猪蹄为血肉有情之品，善于滋阴生精、补血通乳。诸药合用，共奏充气血、足化源、生乳汁之功效。

【加减应用】 属实证者，上方去黄芪、猪蹄之滋补品，以防闭门留寇，加柴胡、路路通以疏肝行气、通络行乳；伴有发热、乳房有肿块、局部灼热者，去黄芪、猪蹄，加蒲公英、赤芍、漏芦以清热解毒、消肿散结。

【典型病例】

吴某，女，28 岁，2012 年 3 月 12 日初诊。

主诉：产后 5 天，乳房胀满，乳头内陷，婴儿无法吸吮，乳汁内郁，吸出不畅，产妇为初产妇，乳汁不出，乳房胀痛，婴儿因吸吮困难而啼哭，使之心情忧郁，刻诊见患者面部虚浮潮红，微汗出，查见两侧乳房胀满、微红，触痛明显，稍硬，舌质红，苔白，脉细数。

依据舌脉诸症，辨证为气血亏虚，肝郁气滞，乳络不通。治宜疏肝行气，通络下乳。方用益气通络汤化裁。

处方：柴胡 15 克，路路通 15 克，漏芦 15 克，炮山甲 10 克，王不留行 30 克，通草 3 克。每日 1 剂，水煎 2 次，取汁混合，分 2 次温服。

服药 3 剂后，乳房胀痛明显改善，用吸乳器及时吸出乳汁喂养婴儿，又服 3 剂，乳汁已能满足婴儿食用。

张某某，女，25 岁，2012 年 4 月 26 日初诊。

家人代述，剖宫产后 7 天，乳房柔软，乳汁甚少，服食猪蹄汤、鸡汤、骨头汤，乳汁不见增加，前来求助中医。

据此辨证耗气伤血，化生无源。治宜益气养血，通络下乳。予益气通络汤原方治疗，并配合饮食、心理调节，服药 3 剂而告愈。

【按】 产后缺乳以虚证为多见，一般服用上药 3 剂即可达到乳汁明显增多、增稠的效果。对实证者，亦可配合推拿把淤积的乳汁推出，防止形成乳痈。

另外，正确、合理地注意生活、饮食、精神等方面的调理，对缺乳症患者的预防和治疗非常重要。

【调护和预防】

1. 要鼓励产妇，使其对母乳喂养充满信心，保持乐观、舒畅的心情，即使奶量少，也要坚持按需哺乳，养成良好的哺乳习惯，勤哺乳，一侧乳房吸空后再吸另一侧，若乳房未吸空，应将多余乳汁挤出，防止淤积成结；避免因过度紧张、焦虑、抑郁等精神刺激导致乳汁泌泄发生异常。

2. 家人要为产妇提供足够的营养，但不要太过滋腻，应鼓励产妇少食多餐，多饮汤水，多食用具有催乳功效的食品，如花生仁、黄豆芽、莲藕、木耳、香菇、山药、鲜虾等，适量进食新鲜蔬菜和水果。保持大便通畅。

3. 要保证产妇睡眠充分，避免因睡眠不足、过度劳累而引起情绪不稳。

4. 发现乳汁较少，要及早治疗，一般在产后 15 日内治疗效果较好。时间过长，乳腺腺上皮细胞萎缩，此时用药往往疗效不佳。

【歌诀】 益气通络治缺乳，芪甲不留通蹄猪，乳胀去蹄和黄芪，柴胡路通疏肝益。

乳房肿块又灼热，加入公英赤漏芦。

八、益气温阳汤治疗产后肢冷症

产后肢冷是指女性在分娩后坐月子期间，尤其是在冬季和夏季受风受凉，或体质虚弱过早活动而造成的一种以关节、筋骨、肌肉冷痛为主要表现的病症，多发生于腰脊后背和四肢部位，严重者兼见肢体关节麻木重着，可在产后数月甚至数年后逐渐加重。现代医学将其归为"产后风湿"病，患者的自觉症状很明显，但西医检查各项理化指标往往在正常范围，对症治疗效果不明显。

【病因病机】 产后肢冷属于中医学"产后痹""产后风"范畴，产后感受风寒湿邪，引起以肢体、关节酸困疼痛，麻木不适，怕风、怕冷为主要表现的疾病，故又称之为"产后风湿"。中医认为，"产后百节空虚"，不论是顺产、剖腹产，还是小产、流产（人工或药物），均可使妇女元气、津血俱伤，腠理疏松，若生活起居稍有不慎，或饮食调摄失当，造成气血不调、营卫失和、脏腑功能失常、冲任损伤而易发生产后诸疾，俗称"月子病"。产后肢冷是产后常见疑难病症，但是治疗不及时，则病情由表入里、由浅入深，预后较差，甚至可能诱发其他难治疾病。究其病因，主要为产后气血亏虚，调养不当，经脉失养，风寒湿邪乘虚而入，稽留关节、经络，使机体气血运行不畅，筋骨、肌肉失去温煦濡养，故出现产后肢冷症状。本病风寒湿邪侵入为发病诱因，但产后瘀血留滞、气血亏虚、寒湿之邪痹阻络脉则是主要病因。本病本虚为主，标实为次。

【方药组成】黄芪30克，炒白术30克，炮姜15克，桂枝30克，当归30克，川芎15克，炒白芍30克，全蝎10克，细辛6克，炙甘草10克。

【服用方法】上药浸泡2小时，武火煮开，文火再煮25~30分钟，取汁；加水再煮30分钟，取二汁，混合，分2次早晚空腹温服。药渣再煎，睡前泡足。

【功用】温阳益气，养血活血，温经散寒。

【主治】周身关节、筋骨、肌肉冷痛，多发生于腰脊后背和四肢部位，严重者可兼见肢体关节麻木重着。

【组方依据】产后肢冷症多发生于产妇满月后数月乃至数年内，自觉周身发凉，畏寒怕风，关节、肌肉麻木酸痛，新产可伴见出汗较多，体表不温，时时有冷风内侵之感觉。每到天气变冷时加重或复发，此病缠绵难愈，甚至可长达数十年。病因系气血亏虚、肌肤失养、寒湿内侵、阳气不达、筋骨肌肉失其濡养。治疗重在补气养血、温经散寒。方中重用黄芪、炒白术以补气固表、健脾益气，两药相须为用，使正气旺盛，因气能生血，气能行血，气充则血运，不仅可以提高卫外功能，还可促进血行，提高免疫力。药理实验研究表明，黄芪、白术均有提高免疫力、增强体质的作用。炮姜、桂枝温阳散寒、化气除湿，因炮姜经炒制后其辛燥之性较干姜弱，温经之力虽不如干姜迅猛，但作用持久缓和，尤适用于女性虚寒之体；当归、炒白芍、川芎补血养血、活血行气、敛阴和营、润养肌肤；全蝎、细辛息风止痉、温脉止痛；炙甘草益气和药。诸药合用，共奏脾旺气盛、阳复气化、血生瘀祛、络通痛止之功效。

【加减应用】寒甚肢冷重者，加附子、肉桂以补火助阳、驱逐寒湿；颈背部冷甚者，加羌活、片姜黄散寒止痛以祛除在上之寒凝；腰腿冷痛重者，加炒杜仲、续断、巴戟天以甘温助阳、补肾壮筋；大便干结者，加熟大黄以缓泻通便；体虚甚者，加人参以大补元气、扶正祛邪。

【典型病例】

郭某，女，32岁，2012年9月14日初诊。

主诉：全身冷痛10年。2002年4月顺产一女婴，因产后调养、护理不周，过早下床活动，以致感受风寒湿气，近 10 年来经常感觉全身畏风怕冷，特别是头部、肩背、双下肢和手关节冷痛不适，每遇冷天、接触冷水或者天气变化，则出现全身酸沉凉痛感，而且逐渐加重，曾服用解热镇痛药及抗抑郁药物治疗，收效短暂，10 年间两次因胎儿发育不全而行流产术。来诊述自觉身体尤为虚弱，肩背、四肢处仿佛有冷风向内渗透，添衣带帽无济于事，伴见头脑不清、心烦忧虑、不耐劳累、腰膝酸软，久站或远行则脚痛、脚踝肿，月经周期正常，经量少、色暗、有瘀血块，白带不多。舌质暗淡，苔薄白，脉沉细弱。化验风湿三项、血沉、血常规均在正常范围，患者形体中等，面虚欠润，表情漠然，查见脊柱及四肢关节无畸形，躯体活动自如，四肢末端皮温偏低。

依据舌脉诸症，辨证为产后失调，气血亏损，风寒湿邪乘虚入侵，阳气痹阻，日久络脉失养，肌肤受伤。治宜益气温阳，养血活血，散寒祛风，通络止痛。方用益气温阳汤加味。

处方：黄芪 30 克，炒白术 30 克，炮姜 20 克，桂枝 30 克，当归 30 克，川芎 15 克，炒白芍 15 克，全蝎 10 克，细辛 6 克，片姜黄 15 克，盐杜仲 30 克，续断 15 克，炙甘草 10 克。取药 10 剂，每日 1 剂，水煎 2 次，取汁混合，分 2 次早晚温服。每晚睡前将药渣再加水 3000 毫升，煎煮 10 分钟，待水温在 40℃～50℃（能够耐受）时泡脚 30 分钟，有利于促进血液循环，改善症状。另外，嘱其适当进补生姜、羊肉，温中散寒，可以增强御寒能力。避风寒，温水洗手，少吃生冷食物。

2012 年 9 月 25 日二诊，服药期间身体有短暂的烘热感，头面及前胸部可有微汗出，畏寒怕风感明显，有时伴见头晕，精神明显好转，肩背腰脊、肢体冷痛基本同前，但有放松感，服药期间按时行经，经量较前增多，经期 5 天。由此可见，方药对证，身体温热，头胸微汗，乃阳气有上宣外达之趋势，效不更方，予上方继服 10 剂，服用方法同前。

2012 年 10 月 11 日三诊，自觉身体冷痛减轻，头晕及头部怕风感消失，活动后全身易出汗，汗出后身有凉意，观其面部表情自然，红润有光泽，触上臂皮温正常，手心微潮湿，舌质红，苔薄白，脉细数。予上方白芍加至 30 克，以增强敛阴止汗之功。

2012 年 10 月 29 日四诊，身体冷痛明显改善，自觉体力增强，能够耐受一般体力劳动，但受凉后肩背部及双下肢仍有酸痛感，出汗减少，月经经期、经量、经色基本正常。为巩固疗效，又予上方 10 剂，服药方法同前。2 个月后来述，上方又间断服用 30 余剂，身体冷痛基本消失。前来求助中医调理身体，以祈再孕，刘老结合舌脉诸症，又予益气血、补肝肾、调经助孕药物。

2013 年 8 月 30 日来述，已受孕 45 天，宫内着床，胚胎正常。嘱其避免剧烈运动，少食辛辣刺激及肥腻生冷易生痰湿之食物，定期复查。次年顺产一男婴，母子健康。

【按】产后肢冷，新病易治，久病难愈，新病症状轻，痼疾则较重，若不及时治疗，则病情由表入里、由浅入深，预后较差，有的可以延至数年，更严重的话，则可能造成终身疾病，因此，一旦出现产后身凉肢痛要及时治疗。西医在治疗产后肢体冷痛方面缺少特效方法，而通过中药气血双补、整体调理，可杜绝病情发展。即便是在哺乳期服药也不会影响孩子的生长发育。

另外，煎服后的药渣里还含有一定的有效成分，可以加水再煎煮，用于睡前泡脚。中医学认为"足为人身之根"。以上药物多具有温热补益之功效，用此类药物泡脚，借助药力和热力，可以疏通经络，调和气血，达到辅助治疗的目的。现代医学认为，足浴时水的温热可以促进血液循环、加快新陈代谢，而药物可从皮肤的汗腺、皮脂腺渗透吸收，从而发挥内病外治的作用。

由于社会在不断进步，生活观点在改变，年轻女性因意外怀孕而流产者逐渐增多，她们可能根本不懂流产后的调护，还有部分女性流产后因为害怕影响工作及学习，忽视了产后休息，从而使得其患产后病的几率大大增加，应该引起社会的足够重视。

【调护和预防】

1. 注意保暖，避免受凉，随着天气变化及时增减衣服，切勿汗出当风，更不可用冷水洗涤或室外冒风淋雨，夏天慎用空调。居室应通风、干燥、洁净，保持空气新鲜，避免久处潮湿阴寒之地。

2. 饮食宜清淡、富含营养、易消化，禁食寒凉食物和冷饮，禁食辛辣及肥腻食物，可适量进食高蛋白、低脂低盐食品及富含维生素的蔬菜水果，如牛肉、羊肉、蛋类、牛奶、豆制品、鱼类、山药、胡萝卜、西红柿、茄子、南瓜、花生、核桃、红枣、黑木耳、葡萄、桂圆、樱桃等。

3. 保持身心愉悦，避免紧张、焦虑、烦躁、抑郁等不良情绪的影响。

4. 适当运动，经常到户外晒太阳，可选择慢走、做操、太极拳等运动方式，以增强机体免疫力。

5. 不论是足月正常生产，还是终止妊娠流产者，都要合理安排休息，注意保暖，避免久处风寒潮湿的环境及汗后当风。

【歌诀】 益气温阳活血汤，芪术归芎桂炮姜，白芍细辛蝎炙草，产后肢冷服之良。

　　　　寒甚冷重加附桂，颈背冷甚片姜羌，腰腿冷重巴仲断，便干大黄虚用参。

九、温经活血汤治疗妇女少腹痛

中医学将小腹的中部称小腹，将小腹的两侧称少腹，在临床上很难将此两者截然分开，故经常通称为"小腹痛"或"少腹痛"。因女性生理结构的特殊性，小腹部是女性生殖器官所居之处，故小腹痛又是女性临床常见病。

【病因病机】少腹痛多见于育龄妇女，古人称之为"妇人腹痛"，亦称"妇人腹中痛"。临床主要表现为小腹、少腹作痛，受凉加剧，可同时伴见小腹坠胀，腰骶酸楚，或伴见月经不调，或伴见白带增多。中医学认为，引起女性腹痛的主要机理为冲任虚衰，胞脉失养，"不荣则痛"；或冲任阻滞，胞脉失畅，"不通则痛"。根据临床兼见症状，又可分为肾阳虚衰、血虚失荣、气滞血瘀、湿热蕴结及寒湿凝滞等类型。肾阳虚衰，乃禀赋不足，或房事过度，以致命门火衰，或经期摄生不慎，感受风寒，寒邪入里，损伤肾阳，冲任失于温煦，胞脉虚寒，血行迟滞而发生小腹痛；血虚失荣，多见素体虚弱，气血不足，或忧思太过，或饮食不节，劳役过度，损伤脾胃，化源匮乏，或大病久病，耗伤气血，以致冲任血虚气弱，运行迟滞，胞脉失养而致小腹痛；若素性抑郁，或忿怒过度，肝失条达，气机不利，以致气滞血瘀，冲任阻滞，胞脉血行不畅，不通则痛；湿热瘀结，多为宿有湿热内蕴，流注下焦，阻滞气血，瘀积冲任，或经期产后，余血未尽，感受湿热之邪，湿热与血搏结，瘀阻冲任，胞脉血行不畅，不通则痛；寒湿凝滞，见于经期产后，余血未尽，冒雨涉水，感寒饮冷，或久居寒湿之地，寒湿伤及胞脉，血为寒湿所凝，冲任阻滞，血行不畅，不通则痛。

【方药组成】当归30克，川芎15克，生蒲黄20克，制五灵脂20克，小茴香15克，干姜15克，肉桂15克，没药10克，延胡索15克。

【服用方法】上药浸泡2小时，武火煮开，文火再煮30分钟，取汁；加水再煎25~30分钟，取二汁，混匀，分2次早晚温服。

【功用】补血活血，温经散寒，理气止痛。

【主治】小腹、少腹作痛，受凉加剧，可同时伴见小腹坠胀，腰骶酸楚，或伴见月经不调，或伴见白带增多。

【组方依据】小腹痛，指小腹疼痛、发凉，或痛而伴有积块，或少腹胀满而痛。多见于现代医学的子宫腺肌病、附件炎、盆腔炎及膀胱炎等疾病。病因系脏腑功能失调，寒凝气滞，疏泄不畅，血瘀留滞，冲任受损，胞脉失养，结于少腹。故症见少腹积块作痛，或伴月经不调等杂病。治宜逐瘀活血、温阳理气为法。药用当归、川芎活血补血、行气止痛；蒲黄、五灵脂活血祛瘀、散结止痛；小茴香、肉桂、干姜温通血脉、散寒止痛；没药、延胡索活血散瘀、理气止痛。诸药合用，共奏活血祛瘀、温经止痛之功效。

【加减应用】 伴见少腹坠痛者，加橘核以行气散结；伴见尿急尿频者，加覆盆子、桑螵蛸以补肾助阳、固精缩尿；伴见尿浊者，加芡实、金樱子以益肾滋阴、收敛固摄；腰痛甚者，加续断、桑寄生以补益肝肾、强筋壮骨、通利血脉；若两胁胀满者，加香附、枳壳、柴胡、青皮以疏肝理气、除胀止痛；病久气虚甚者，加人参、炒白术以健脾益气；兼有瘀阻膀胱而致癃闭者，加琥珀、炮山甲以化瘀通窍。

【典型病例】

刘某，女，37岁，2012年10月22日初诊。

主诉：小腹阵发性疼痛反复发作半年。1年前因意外怀孕，在当地诊所取"流产药"口服，服药1周后因流血较多在县医院行清宫术，术后月经如期而至，但月经量明显减少，经色暗，有瘀血块，伴见小腹坠胀疼痛，经前头痛、腰痛，平素畏寒肢冷，体倦乏力，西医按"子宫腺肌病"治疗未见好转，自觉半年来有逐渐加重趋势，求助中医。刻诊如上，小腹坠胀作痛，自觉腹内发凉，腰骶酸楚，伴见心烦、口干苦，但不想喝水，乏力肢凉，食欲一般，睡卧怕风，多梦易惊，二便正常，白带不多。查见患者形体偏瘦，精神紧张，面白无光泽，四肢欠温，舌质暗淡，苔白，脉沉细。

依据舌脉诸症，患者当属阳虚体质。腹痛坠胀、畏风怕凉为气滞寒凝之见症，心烦、梦多、易惊乃瘀血扰心所致，口干苦而不想喝水乃阳气不足、无力化水生气。辨证为产后胞脉受损，冲任虚衰，气滞血瘀，寒凝阻络。治宜补血行血，活血祛瘀，温经散寒，理气止痛。

处方：当归30克，川芎15克，生蒲黄20克，制五灵脂20克，小茴香15克，干姜15克，肉桂15克，没药10克，延胡索15克，红花15克。每日1剂，水煎2次混合，分2次早晚温服，药渣装布袋内，趁热外敷脐下小腹部，每日1次，注意温度，防止烫伤。

另嘱其禁食生冷，少食油腻及辛辣刺激性食物，多喝热水，饮热粥，适当进行户外运动，以鼓舞身体阳气，增强体质，注意腹部保暖，保持心情愉快。

2012年11月7日二诊，服药3天后月经来潮，月经量较前增多，月经色暗，夹杂瘀血块，经前头痛、腰腹痛亦略有缓解，5天后经净，患者小腹疼痛减轻，仍感觉乏力明显，懒言懒语，偶见心慌气短，活动后出凉汗，舌脉同前。此乃旧血去而新血不能速生，依据中医"血为气之母，气为血之帅""气能生血，亦能行血"之理，加黄芪30克，人参15克，以补气生血、活血助运。

2012年12月3日三诊，上方又服22剂，小腹坠胀疼痛明显减轻，能够正常从事家务劳动，面色、精神较前改善，但又出现睡眠不宁，夜间易惊醒，心烦意乱，追问其因，告知家务纠纷，情绪激动，此乃心肝火旺、虚烦躁扰所致，故于上方又加用珍珠母30克，酸枣仁30克，莲子心10克，以平肝清心、安神定志。同时嘱其放平心态，可采取与人交流、适当运动的方式来缓解心情。

2012年12月28日复诊，小腹疼痛基本消失，月经如期而至，经色暗红，行经5天而净，睡眠改善，偶有心烦，食欲增加，腰骶酸楚亦明显好转，但仍有夜卧怕风、饮食偏凉后小腹部发凉的感觉，观舌质淡，苔薄白，脉沉细，予上方去酸枣仁、珍珠母，继续巩固治疗。患者连续服药62剂，体重增加3公斤，身体恢复正常，予调理再求孕育。

【按】温经活血化瘀汤是由王清任《医林改错》少腹逐瘀汤化裁而来，方中当归倍川芎，在清代吴谦《删补名医方论》中命名为佛手散，原本主治妇人胎前产后诸疾，称其如佛手之神妙，当归、川芎皆为血分之主药，性温味甘而辛，温能和血，甘能补血，辛能散血，施之于气郁血凝之证无不奏效，使瘀血去、新血生，血各所归，诸病愈矣。蒲黄与五灵脂合用，乃《太平惠民和剂局方》之失笑散，是治疗血瘀作痛的常用方，五灵脂通利血脉、散瘀止痛，蒲黄能行血、止血，二药配用，活血行血，共奏祛瘀止痛、推陈致新之功。另有小茴香辛香走窜，引药下行，直趋下元，助干姜、肉桂温肾散寒、行血活血；没药、延胡索皆为活血化瘀、行气止痛之品，临床常相伍为用，可治疗气滞血瘀之脘腹疼痛，有祛瘀止痛之功效。另外，以药渣趁热外敷小腹，可充分发挥药效，有助于提高疗效。

小（少）腹痛是女性常见疾病，常见于附件炎、子宫内膜异位、子宫腺肌病、卵巢疾病、盆腔炎症以及膀胱炎（女性多发病之一）。妇人腹痛与痛经有一定的区别，痛经是指月经前后发生的腹痛现象，而妇人腹痛可发生在任意时间，月经期间可能加重，一般持续时间较长，有一定的诱发因素。其病因复杂、病程较长、治疗效果不理想，来诊的病人多辗转多处就医，因求医心切而表现出心情烦燥，心理压力较大，故生活调理、心理调节非常重要。

【调护和预防】

1. 注意休息，调节情志，避免精神紧张，消除恐惧、忧虑情绪的影响。

2. 宜营养易消化饮食，食物富含维生素和纤维素，避免进食生冷、辛辣、油腻食品，因本病多属寒凝气滞型，故在饮食上可适当进食姜汤、红糖水、桂圆等温热食物。

3. 劳逸结合，适当运动，增强体质。

4. 注意个人卫生，行经期间忌房事，流产、放取环及妇科检查都要在正规医院进行，以避免因消毒不严格而造成的感染。平时要保持阴部清洁、干燥，每晚用清水清洗外阴，要勤换内裤。月经期间及时更换卫生巾，禁止盆浴。

【歌诀】 温经活血治痛经，芎归失笑玄胡行，干姜肉桂有没药，妇人服后笑不停。

少腹坠胀橘核平，尿频急迫盆蛸灵，尿浊芡实金樱子，腰痛续断寄生请。

香柴青枳除胁胀，加入参术益脾经，膀胱瘀阻至癃闭，琥珀穿山水不停。

十、补肝益肾助孕汤治疗不孕症

不孕症指婚后夫妇有正常的性生活，同居 2 年未避孕而未受孕的一种病症。近年来，不孕症的发病率较高，现代医学认为，本病发生的原因主要有以下三点：1. 生殖器先天发育异常或后天生殖器病变，从外阴到输卵管的生殖道不通畅并影响其功能，从而阻碍精子与卵子的结合，引发不孕，这是女性不孕的主要原因。2. 排卵功能障碍，主要表现为月经周期中无排卵，或虽有排卵，但排卵后黄体功能还是不健全。3. 性生活失调，性知识缺乏，全身系统性疾病及不明因素等导致的不孕约占各类不孕病症总数的 1/3。4. 免疫学因素，是指女性生殖道或血清中有抗精子抗体，导致精子凝集，失去活力或死亡，从则引发不孕。此外，一些不孕女性的血清中有对自身卵子透明带抗体样物质，可妨碍精子穿越卵子进行受精，也会引起不孕。

【病因病机】 明代万全《妇人秘科》记载："生育者，必阳道强健而不衰，阴癸应候而不愆，阴阳交畅，精血合凝，而胎元易成矣。不然，阳衰不能下，应乎阴，阴亏不能上从乎阳，阴阳乖离，是以无子。"因此，精气充足，阴平阳秘是怀孕的关键。肾主藏精，肾精是胚胎发育的原始物质，又能促进生殖功能的成熟。随着肾精的不断充盛，体内便产生了一种具有促进生殖功能发育成熟及维持生殖功能的精微物质，称为"天癸"，于是，女子便按时月经来潮，性功能逐渐发育成熟，具备了生殖能力。正如《素问·上古天真论》所云："女子……二七而天癸至，任脉通，太冲脉盛，月事以时下，故有子。"因此，肾精具有促进生殖功能的作用，为生殖繁衍之本，故有"肾主生殖"之说。而阴阳互根互用，肾中阳气充足，阴精才化生有源。

【方药组成】黄芪 30 克，炒白术 30 克，当归 30 克，炒杜仲 30 克，巴戟天 15 克，菟丝子 30 克，覆盆子 15 克，制首乌 30 克，续断 15 克，紫苏梗 15 克。

【服用方法】上药浸泡 2 小时，武火煮开，文火再煮 30 分钟，取汁；加水再煎 25~30 分钟，取二汁，混匀，分 2 次早晚温服。

【功用】补益肝肾，益气养血，暖宫散寒，调和冲任。

【主治】不孕症。

【组方依据】刘启廷教授十分重视阳气在机体中的作用，治疗疾病时尤为注重振奋阳气，阳气充足，则机体阴霾一扫而净，功能强健，方能怀孕有子。而肾中阳气为一身元阳之根本，故刘老认为治疗不孕，以温补肾阳、补益肾精为主，"乙癸同源"，肝血和肾精互相化生，且女子以血为本，气血充足方能有孕，所以，治疗不孕应肝肾同补，使肾气充沛，肾精充足，肝血旺盛。《妇人秘科》又云："种子者，女贵平心定气，盖女子以身事人，而性多躁，以色悦人，而性多忌，稍不如意，则忧思怨怒矣。忧则气结，思则气郁，怨则气阻，怒则气上，血随气行，气逆血亦逆，此平心定气，为女子第一紧要也。"故调畅情志、疏肝理气在不孕症的治疗中亦起着重要作用。刘老治疗不孕，多以补益肝肾、益精补血、调和气机、暖宫散寒为主，自拟补肝益肾助孕汤，疗效显著，治愈了众多不孕症患者。方中黄芪、炒白术健脾益气，补后天以滋先天，以补肾精之不足；当归补血，配合黄芪、炒白术以气血双补，一方面使胞脉充实以孕育胎儿，另一方面，肝血充足，肝疏泄功能正常，使冲任二脉调顺，气血调和，女子方能有孕；炒杜仲、巴戟天甘温，温而不热，健脾开胃，既益元阳，复填阴水，温补肝肾，补其火而又不烁其水；菟丝子、覆盆子、制首乌、续断辛温，均归肝肾经，功能滋补肝肾，益精养血，肝肾之精气充足，方能孕育胎儿，《药性论》云：覆盆子"女子食之有子"，《日华子本草》云：何首乌"久服令人有子"，均为助孕之良药；醋香附疏肝理气、宽中解郁、调畅气机，肝主疏泄，主调畅情志，临床上有很多夫妇怀孕的要求过于迫切，却一直无法如愿，一旦丧失信心，随其自然，反而出乎意料的顺利怀孕，这从另一方面说明情志因素对不孕的影响，故疏肝理气、调畅气机在不孕症的治疗中是非常重要的；肉桂暖宫散寒、温补肾气、振奋阳气。诸药合用，共奏滋补肝肾、益气养血、暖宫散寒、调和冲任之功。

【加减应用】形体虚胖者，多因气化功能不足，可加五苓散以增强气化功能；形体消瘦者，可加山药以补脾益肾、固肾益精；腰痛腰凉者，加葫芦巴以温补肾阳、驱逐寒湿；体虚月经量多者，加人参、炮姜以补气温中止血；属宫寒不孕者，加煅紫石英以温补下元、暖宫散寒；大便稀溏者，加破故纸以温肾助阳、固气止泻；大便干结者，加熟大黄以散结通便；白带多者，加芡实、金樱子以补肾收敛固涩；气滞不舒者，加紫苏梗以宽中理气。

【典型病例】

许某某，女，26岁，2012年8月23日初诊。

自述婚后2年半，未采取避孕措施，一直未孕，曾于西医院就诊，妇科彩超及妇科检查无异常，形体较瘦，易疲倦，纳食少，常感腰腹冷，月经量少色淡，舌质淡，苔白，脉沉细。

依据舌脉诸症，辨证为肝肾亏虚，气血不足。治宜补益肝肾，益气养血，调和冲任。方用补肝益肾助孕汤化裁。

处方：当归30克，川芎15克，菟丝子30克，制首乌30克，覆盆子15克，炒杜仲30克，川断15克，肉桂15克，益母草30克。取药6剂，水煎2次，取汁混合，分2次早晚空腹服。并嘱其保持心情舒畅，提高心理承受能力，树立信心，这样才有利于怀孕。饮食宜清淡且富含营养，多食新鲜蔬菜水果，少吃生冷、辛辣、油腻及洋快餐、方便食品、饮料、烟酒等。适当运动，增强体质。用药期间配合测定基础体温，并在排卵期前后行房事，多能收到满意效果。

2012年8月31日二诊，服药后腰腹冷感及乏力减轻，纳食较前转佳，舌脉同前。上方加生熟地各30克，以增强补肾益精之效。

2012年9月10日三诊，腰腹冷感消失，仍有乏力，上方加炒白术30克，砂仁6克，紫苏梗15克，以健脾益气、理气宽中，使中焦健运，滋补后天之本以养肝肾精血，取药10剂，服法同上。

2012年9月21日四诊，无腰腹冷感，无乏力，纳食正常，精神佳，舌淡红，苔白，脉微缓，上方继服10剂。

2012年10月22日再次复诊，上方连续服用50余剂，近期乏力、厌食、月经逾期未至，经尿检及彩超检查已怀孕，嘱注意休息，调畅情志，停药饮食调养。

2013 年 6 月患者因产后乳少前来就诊，育一男婴，母子健康。

【按】治疗不孕症，首先要经过各方面的检查，排除男女生殖系统缺陷。女子不孕的原因有二，一为先天性生理缺陷所致不孕，非药物所能治疗；二为后天因素造成。《石室秘录·诠子嗣》将女子不孕概括为：一曰胎冷也，二曰脾胃寒也，三曰代脉急也，四曰肝气郁也，五曰痰气盛也，六曰相火旺也，七曰肾水衰也，八曰任督病也，九曰膀胱气化不行也，十曰气血虚而不能摄也。故在临证时可在上方的基础上辨证加减治疗。其次要避免急躁情绪，对受孕要有顺其自然的态度。另外，采取排卵期受孕法，可有效提高受孕率。

补肝益肾助孕汤既注重肝肾同补，又兼顾调理气血，且不忘养肝疏肝理气，补中有泄，兼顾了导致不孕的各个环节，是刘老多年临床经验的总结，体现了其对不孕症病因病机及治疗的深入研究，以及在组方用药时的匠心独具。

对不孕症患者因求子愿望过于强烈，表现出过度的焦虑、紧张、抑郁、忧虑，医学上称这种现象为心因性不孕。如有些因精神紧张造成排卵障碍的女性在收养子女后不久即怀孕，就说明这些女性一旦精神放松，就会恢复生育能力。因此，刘老常嘱咐她们放松心情，随其自然，不可过于焦虑。而且还要注意饮食起居，忌食麻辣烧烤等炙煿之品，因其会伤及中焦脾胃，累及先天之精气而致不孕。故饮食起居调摄是治疗不孕的基础，再配合药物调治，方可使内外和平而有子矣。

【调护和预防】

1. 保持心情舒畅，情绪稳定，树立信心，合理安排生活起居，不要熬夜，劳逸结合。

2. 饮食宜清淡且富含营养，要做到荤素搭配，因长期素食容易导致营养不良，而过食肥甘厚味容易造成痰湿内壅，都会影响女性排卵的规律。尽量少吃洋快餐、方便食品、功能性饮料，避免过多添加剂对身体的负面影响。多食新鲜蔬菜以及水果，以及具有健脾补肾作用的食物，如豆类、花生、山药、核桃、芝麻、海参、墨鱼等。戒烟酒，少喝咖啡、浓茶。

3. 注意经期卫生，防止逆行感染；性生活要适度，避免伤精耗阴。

4. 适当运动，根据身体情况选择合适的锻炼项目，如散步、慢跑、舞蹈等，保持适当的体重，以增强体质。

5. 夫妻之间应当充分沟通，调整心态，创造适宜的备孕环境。用药期间配合测定基础体温，并在排卵期前后行房事，多能收到满意效果。

6. 为保证精子质量，男性亦应配合治疗，如起居有常，心平气和，戒烟戒酒，适当锻炼，劳逸结合，不要久坐，不要泡温泉。可以适量补充含有精氨酸和锌等有益于生殖机能的食物，如海参、章鱼、鳝鱼、芝麻、核桃、豆类、花生、大白菜、牡蛎、鸡肝、蛋类等。

【歌诀】补肝益肾不孕方，归芪术杜巴戟帮，覆盆首乌加苏梗，菟丝续断此方良。

加入五苓治虚胖，形体消瘦山药胖，月经提前丹皮入，腰冷芦巴温肾阳。

艾樱参姜治白带，大便干结熟大黄，虚实寒热须明辨，随症加减是良方。

第四章　儿科病症治验

一、小儿表虚易感方

小儿表虚易感是儿科临床常见病证，其发病特点是上呼吸道感染反复发作，大多由病毒引起，稍受风寒即出现感冒症状，严重者每月1~2次，甚至每周1次，如治疗不当或不及时，不仅可以诱发其他疾病，还会影响孩子的生长发育。

【病因病机】中医认为，小儿脏腑娇嫩，形气未充，"稚阳未充，稚阴未长"，正气不足，不能抵御外邪，对疾病的抵抗能力较差，再加上寒温不能自控，极易感受风寒之邪而反复感冒，正如《医学三字经》所云：小儿"肌肤嫩，神气怯，易于感触"。

【方药组成】黄芪10克，炒白术5克，防风2克，甘草2克。

【服用方法】上药浸泡1小时，武火煮开，文火再煮20分钟，取汁；加水再煎20分钟，取二汁，混匀，分4次温服。因小儿对服用中药的耐受性较差，家长要多给予鼓励，每剂药汁的煎取量以120~150毫升为宜，每次喂服30~40毫升，儿童也能够接受，有利于长期服用。

【功用】益气固表，补脾实卫。

【主治】体弱易感，易出汗。

【组方依据】小儿易感的主要原因是正气不足、肺脾气虚，故治疗以扶助正气为主。药用黄芪益气固表、扶助正气；炒白术健脾补气，以资生化之源，辅助黄芪益气固表；防风祛风实表、固护腠理；甘草调和药性。诸药合用，共奏益气固表、补脾和卫、扶正驱邪之功效。

【典型病例】

杨某，男，3岁，2013年10月22日初诊。

家长代述，患儿自小体弱，纳食不馨，稍有不慎，遇风寒易患感冒，经常出入各家医院输液治疗，3天前因感冒发热来医院就诊，经病友推荐，求助中医。刻诊见患儿形体偏瘦，发育一般，营养中等，咽部微红，扁桃体不大，指纹浮微暗红，舌质红，苔白，时测体温37.1℃，无咳嗽、喘促，无腹痛、腹泻，食欲欠佳。

依据舌脉诸症，辨证为先天不足，后天失调，脏腑失养，正气不固，不能御邪，遇寒则感。治宜益气固表，补脾实卫。在小儿表虚易感方的基础上酌加砂仁 3 克，以醒脾和胃，增进食欲。

处方：黄芪 10 克，炒白术 5 克，防风 3 克，砂仁 3 克，甘草 2 克。每日 1 剂，水煎 2 次，取汁混合，分 3 次温服。并嘱其避免汗后受风，饮食宜清淡且富含营养，少吃膨化食品、功能性饮料及小零食，多喝水，适量增加山药等健脾益胃的食物，适当运动，以改善体质，增强免疫力，提高抗病能力。

2013 年 10 月 31 日复诊，患儿服药期间未再感冒，食欲渐增，出汗减少，查见舌质红，苔薄白，指纹隐现，病已向愈。为巩固治疗，提高免疫力，又予小儿表虚易感膏（由我院中药制剂室调配加工），嘱其连服 3 个月。个人生活调理同前。

患儿因自幼多病，多处求医，不仅造成家庭经济负担，也给家人造成心理负担，每到医院，患儿即啼哭烦闹，家长亦称身心憔悴，自服用中药治疗后，虽然亦有感冒发生，但稍用药物或在家自行调理即可痊愈，故对中药倍加信任，又连续服药 2 个月。至今患儿健康活泼，发育良好。

【按】小儿表虚易感方由玉屏风散化裁而来。玉屏风散出自《世医得效方》，由黄芪、白术、防风三味药组成，具有益气固表、祛邪止汗之功，古人谓之玄府御风关键方，无汗能发，有汗能止，功似桂枝汤而不燥。主治气虚自汗，体虚感冒。中医认为，反复感冒是肺气虚所致。肺主腠理，腠理在表，肺气虚证应治以先补肺气以实表。方中黄芪为君药，具有益气固表之功，抵御风邪使其无以乘虚而入；白术补气健脾，以资水谷之源，助黄芪益气固表止汗；防风走表祛风邪，为佐使，引药达腠理，从而起到预防感冒的作用。这就宛如用屏风将人围起来，使人免遭风邪之袭，避免感冒发生而得名。古人告诫，玉屏风散可治疗虚人易感风邪，既能提高人体免疫功能，还能调节人体免疫功能，有双向调节作用。有的研究还认为，玉屏风散能治疗小儿反复呼吸道感染的原因之一，是因为反复呼吸道感染的患儿体内微量元素锌的含量偏低，而玉屏风散具有一定的补锌作用，能调节机体免疫功能。刘老常用玉屏风散加味治疗多种儿科疾病，均取得了较好的效果，有病能治，无病可防。此外，有关报道显示，在临床上玉屏风散还可治疗原发性血小板减少性紫癜、口腔溃疡、慢性荨麻疹、美尼尔综合征、柯萨奇 B 病毒性心肌炎、慢性结肠炎、面神经麻痹、支气管哮喘、过敏性鼻炎、皮肤瘙痒症、习惯性便秘、原发性多汗症等。

【调护和预防】

1. 饮食宜清淡、富含营养、易消化，少吃生冷、油腻及洋快餐食品，多吃新鲜蔬菜和水果，多喝温水，加快机体代谢，有利于感冒早期康复。

2. 偶受风寒，出现流涕等轻微感冒症状时，可以用连须葱白、生姜煮水频服，取微汗，注意避免汗后受风。

3. 衣着要适宜，随气候变化及时增减衣物，防止受凉或过热。注意室内通风，避免去人多拥挤及空气污浊的公共场所。平时要注意锻炼身体，合理安排户外活动，以适应环境和气候的变化，提高机体免疫力。

【歌诀】 小儿表虚易感寒，刘师岐黄得薪传，玉屏风散加甘草，补脾实卫有金砖。

二、小儿易感扁桃体肿大方

小儿慢性扁桃体肿大是临床常见疾病，现代医学称之为慢性扁桃体炎，多由于反复上呼吸道感染或发病后未彻底治疗所致。扁桃体是幼儿时期极具特征的器官，西医认为扁桃体是人体的一个免疫器官，将其形容为人体第一道防线，可抵御侵入机体的各种致病微生物，起到一定的抗病作用，特别是在 4 岁以前，扁桃体的免疫功能较强，成为人体抵御疾病的重要防线。但是，有一些小儿素体虚弱，或养护不当，身体抵抗力差，受凉则引起感冒，容易导致口腔、咽部、鼻腔以及外界的细菌侵入扁桃体而发生急性炎症，若反复发作，扁桃体经多次炎症的刺激变得肿大，就形成了一个潜在的易感病灶，稍有不慎就可诱发，使儿童体质变得更差。扁桃体肿大发作频繁，可出现消瘦、生长迟缓等现象，极大地影响儿童身心健康，同时也给家庭带来了经济和心理的双重压力。因此，儿童时期的扁桃体炎是防治的重点。

【病因病机】 小儿扁桃体肿大属中医"慢乳蛾""木蛾""石蛾"等范畴。因扁桃体形状似乳头或蚕蛾，古代医学将其称之为"乳蛾"，而"木蛾""石蛾"系指乳蛾较硬者。主要表现为扁桃体明显肿大，多呈淡红色，表面不平，伴见咽部干痒不适，微疼或不疼，或影响呼吸，睡眠打鼾，抵抗力下降，又经常因外感或劳累诱发扁桃体红肿疼痛、身发寒热等急症，严重者可并发颈部淋巴结肿大，若淋巴结长期反复肿大得不到及时治疗，可导致中耳炎、鼻炎、气管及支气管炎、颈淋巴结炎及肾炎，危害极大。本病的病因为小儿形气未充，脏腑柔弱，经脉未盛，神气怯弱，内脏精气不足，卫外机能未固，抗病能力较差，易为外邪所感，邪毒虽不盛，然常留滞咽喉，凝聚不散，肿而为蛾。又病后不仅阴液受伤，阳气亦受伤，抗病能力更差，日久不愈，气血凝结不散，肿大而成石蛾。

【方药组成】黄芪 10 克，炒白术 5 克，防风 2 克，板蓝根 5 克，牛蒡子 3 克，桔梗 3 克，甘草 2 克。

【服用方法】上药浸泡 2 小时，武火煮开，文火再煮 30 分钟，取汁；加水再煎 25~30 分钟，取二汁，混匀，分 2 次早晚温服。

【功用】益气固表，补脾实卫，清热散结。

【主治】小儿扁桃体肿大常因感冒、受凉、细菌感染而引起，可伴见发热、咳嗽、咽痛、易出汗，体检可见扁桃体充血、肿大，严重者可并发颈部淋巴结肿大。

【组方依据】《医学三字经》云：小儿"肌肤嫩，神气怯，易于感触"。小儿表虚易感，指由于小儿对疾病的抵抗力较差，加上寒温不能自控，极易感受风寒而反复感冒。扁桃体位于消化道和呼吸道的交汇处，可产生淋巴细胞和抗体，具有抵抗细菌侵袭和抗病毒等防御功能，但是，当机体因虚弱或受凉而导致免疫力下降，扁桃体就会遭受细菌感染而发炎。小儿扁桃体肿大通常由于感冒、受凉、细菌感染而引起。病因系脏腑娇嫩，形气未充，卫外不固，邪热入侵，结聚咽喉。治宜益气固表、解毒散结。药用黄芪益气固表、扶助正气；炒白术健脾补气，以资生化之源，辅助黄芪益气固表；防风祛风实表、固护腠理；板蓝根苦寒，入心胃二经，善于清解实热火毒，并且以解毒、利咽、散结见长，可用于治疗风热上攻、咽喉肿痛，药理研究表明，板蓝根有抗菌和抗病毒作用；牛蒡子清热解毒、凉血散结，《药鉴》谓之："气寒，味苦辛，无毒，苦能解毒退热，而利咽喉之痛……"。桔梗辛散苦泻、开宣肺气、泄热利咽，是治疗肺经气分病的重要药物。药理研究表明，桔梗皂甙对急性及慢性炎症有较强的抗炎作用，其水提取物可增强巨噬细胞的吞噬能力以及中性白细胞的杀菌力，提高溶菌酶的活性。甘草清热解毒、调味和药。诸药合用，共奏补气固表、消肿散结之功。

【典型病例】

史某某，女，5 岁，2012 年 8 月 30 日初诊。

家长代述，患儿经常患感冒，稍微受凉即重感，每因扁桃体肿大而引起发热，有时每个月感冒 3~5 次，每次均用多种抗生素配合输液治疗。1 周前又因感冒引起发热，经输液治疗 6 天，体温恢复正常。因反复输液治疗，造成患儿和家人的恐惧心理，慕名求助于刘启廷。来诊时查见患儿形体消瘦，营养不良貌，头发稀疏，神怯声低，扁桃体呈鲜红色，Ⅲ度肿大，偶闻干咳声，自述咽喉痛，代述食欲不振，爱吃甜食，睡眠打鼾，出汗较多。舌质红，苔薄白，脉细数。

依据舌脉诸症，辨证为脏腑虚弱，卫表失固，外邪入侵，留恋咽喉，凝聚成结。治宜益气固表以扶助正气，清热散结以祛除痼疾。方用小儿易感扁桃体肿大方。

处方：黄芪 10 克，炒白术 5 克，防风 5 克，板蓝根 5 克，牛蒡子 3 克，桔梗 3 克，甘草 3 克。取药 6 剂，每日 1 剂，水煎，2 次混合，分 4 次温服。告知家长，患儿要避风寒，以免再次感冒；要减少肉类、油炸食品、洋快餐以及各类甜咸食物的摄入，以防化热生痰；注意休息，多喝温开水，保持大便通畅。

2012 年 9 月 6 日二诊，观其扁桃体淡红色，呈Ⅱ度肿大样，咽喉疼痛消失，夜间鼾声、出汗均已减轻，余未述明显异常，每次服药 30 毫升左右，患儿因不用输液也乐意接受中药，效不更方，原方继取 10 剂。服法同前。

2012 年 9 月 17 日三诊，服药期间患儿未再发生感冒，体质明显改善，扁桃体略有缩小，夜间鼾声消失。为巩固疗效，处以我院自制小儿易感扁桃体肿大膏（方药组成同上），每次 15 毫升，每日 2 次，口服。此后多次复诊取药，连续服用 60 天，病情未再反复。

【加减应用】伴见发热者，加柴胡、黄芩以透表泄热；伴见咳嗽者，加炙百部、川贝以宣肺止咳；伴见大便干结者，加大黄以通腑泄热。

【按】扁桃体肿大和反复发作的扁桃体炎是儿科临床医师常遇到的棘手问题，反复使用抗生素不仅容易产生耐药性，也会削弱自身的免疫力。针对小儿"稚阳未充，稚阴未长"的生理现象，刘启廷教授运用中药扶助正气有利于祛邪的原理，自拟小儿固表散结汤，由我院制剂室熬制成膏方（取名小儿易感扁桃体肿大膏），通过近百例的临床观察，表明本方剂能够明显增强患儿体质，可以有效防治扁桃体肿大。

小儿易感扁桃体肿大方，原名小儿固表散结汤，是在玉屏风散的基础上化裁而成的。玉屏风散出自《世医得效方》，由黄芪、白术、防风三味药组成，具有益气固表、祛邪止汗之功，古人谓之为玄府御风关键方，无汗能发，有汗能止，功似桂枝汤而不燥。主治气虚自汗，体虚感冒。中医认为，患者反复感冒大多是肺气虚所致。肺主腠理，腠理在表，肺气虚的病人也多表虚，故治宜先补肺气以实表。

方中黄芪为药首，具有益气固表之功，抵御风邪使其无以乘虚而入；白术补气健脾，以资水谷之化源，助黄芪益气固表止汗；防风走表祛风邪，为佐使，引药达腠理，从而预防感冒。诸药合用，宛如用屏风将人围起来，使人免遭风邪之袭，避免感冒而得名。古人告诫，虚人易感风邪者，对玉屏风散当"珍如玉，倚如屏"。

现代药理研究表明，玉屏风散能提高正常小鼠巨噬细胞的吞噬功能；既能提高人体免疫力，还能调节人体免疫功能，有双向调节作用。有的研究还认为，玉屏风散之所以能治疗小儿反复呼吸道感染的原因之一，是因为患儿多有微量元素锌含量偏低的现象，而玉屏风散具有一定的补锌作用。刘启廷教授常以玉屏风散加味治疗多种儿科疾病，均取得了较好的效果，有病能治，无病可防。

此外，要预防扁桃体炎反复发作，家长对患儿的日常防护十分重要。

【调护和预防】

1. 保持口腔清洁卫生，睡前刷牙，早晚及饭后用淡盐水漱口，以减少口腔内细菌感染的机会。

2. 养成不挑食、不过食、不偏食的饮食习惯，少吃生冷、辛辣、油腻、海鲜及洋快餐食物。饮食宜清淡，以易消化之稀软饭为佳，多吃蔬菜和水果，加强营养，多饮水，保持大便通畅。

3. 注意休息，睡觉取侧卧位，保证充足的睡眠时间，并随天气变化及时增减衣服。

4. 适当参与户外活动，特别是在冬春季，增强免疫力，减少扁桃体发炎的机会。

【歌诀】 小儿扁桃体肿大，玉屏加味效亦佳，板蓝牛蒡桔甘草，易感肿大一把抓。

发热柴芩透表热，咳嗽百贝宣肺嗽，便干大黄泻腑热，随症加味效益彰。

三、小儿易感冷热方

小儿易感冷热，主要指小儿外感发热，是小儿时期最常见的病症，一年四季皆可发病，具有发病快、病程短、传变迅速的特点，多见于现代医学病毒或细菌等致病微生物感染所致，一般来说，当腋下温度超过37.5℃时，可认为是发热。

【病因病机】 小儿感冒与成人感冒不同，因小儿脏腑娇嫩，脾常不足，神气怯弱，感冒之后，容易化热，初起为寒象，可能第二天就转为热性表现，这一点与成人感冒不同。究其病因，小儿稚阴稚阳，肌肤娇嫩，脏气未充，肺脾尚虚，卫外不固，容易受到风邪的侵袭，以致阴阳失衡，营卫不调，外感风寒，入里化热。小儿正处于生长发育阶段，阳气相对比较旺盛，所以，感受外邪后更容易出现发热诸症。

【方药组成】黄芪10克，炒白术5克，防风2克，柴胡5克，黄芩5克，甘草3克。

【服用方法】上药浸泡2小时，武火煮开，文火再煮30分钟，取汁；加水再煎25~30分钟，取二汁，混匀，分2次早晚温服。

【功用】益气固表，补脾实卫，疏风散热。

【主治】感冒发热，或同时兼见鼻塞流涕、喷嚏咳嗽等症状。

【组方依据】小儿肌肤柔嫩，腠理不密，卫外机能不固，容易感受六淫外邪，且病情变化迅速，当外邪侵袭后，机体阴阳失衡而致病，常以发热为突出表现。故治宜益气固表，补脾实卫，疏风散热。方中以玉屏风散为主，补脾实卫、益气固表，其中，黄芪为补气要药，于内可大补脾肺之气，于外则固护卫外之气；白术补气健脾，更助黄芪加强益气固表之功；防风走表而散风邪，且黄芪得防风固表而不致留邪，防风得黄芪祛邪而不伤正，有补中寓疏，散中寓补之意。用柴胡、黄芩疏风散热，柴胡苦辛，"苦以发之"，可散火热之标；黄芩苦寒，"寒以胜之"，直折火热之本，二药相须为用，透表泄热，疏半表半里之邪。药理实验研究表明，柴胡、黄芩对多种病毒有明显的抑制作用，对革兰氏阳性杆菌和阴性杆菌均有广泛的抑制作用，具有显著的解热、抗炎作用。甘草益气补中、清热解毒、调和药性。诸药合用，共奏益气固表、疏风散热之功效。

【加减应用】伴见扁桃体肿大者，加板蓝根、牛蒡子以解毒散结；伴见咳嗽者，加炙百部、川贝以宣肺止咳；伴见大便干结者，加大黄以通腑泄热。

【典型病例】

于某某，男，4岁，2013年9月3日初诊。

家长代述，3天前外出受风寒，出现打喷嚏、流鼻涕、发热等症状，体温最高时可达39.5℃，经输液治疗，体温恢复正常，但次日体温再次升高，并伴有轻微的咳嗽，平时食欲好，偏嗜肥甘厚味而厌食蔬菜。刻诊见患儿形体偏胖，面色潮红，口唇红而干，咽部充血，扁桃体不大，舌质偏红，苔白稍厚，指纹浮现红紫，时测体温39℃，听诊双肺呼吸音粗。

依据舌脉诸症，辨证为小儿经脉未充，腠理疏松，正气不足，卫外不固，外邪乘虚内舍，伏于表里之间，入里化热，故症见寒热交作，发热起伏，时高时低。治宜固表实卫，疏风散热。方用小儿易感冷热方治疗。

处方：黄芪 10 克，炒白术 5 克，防风 2 克，柴胡 5 克，黄芩 5 克，炙百部 3 克，甘草 3 克。每日 1 剂，水煎 2 次，取汁混合，4 小时服药 1 次，服药后覆被取微汗。并嘱家长多喝温水，饮食宜清淡，少吃油腻食品，避免汗后受风，在体温升高时可用温水浴足。

2013 年 9 月 7 日二诊，服药 3 剂，体温恢复正常，仍时有咳嗽，听诊双肺呼吸音粗，余未述明显不适，纳食可，二便调。改用小儿易感阵咳膏（由我院中药制剂室调配生产），服用一瓶（5 天）后咳嗽症状消失。因患儿有反复感冒史，又给予小儿表虚易感膏巩固治疗，此后极少感冒，体质明显改善。

【按】发热是机体与病毒博弈的表现，是动员自身抵抗力的良好手段，保持适当的体温，将有利于疾病的恢复。当发现小儿受凉刚出现感冒症状时，急用生姜、连须葱头煮水喝，解表使其微汗出，可控制病情进一步发展。当出现发热症状时，采用中药治疗，可有效缓解症状。若体温超过 39℃，可予上方每日 2 剂服用，间隔 2 小时服药一次，或配合物理降温法，亦可采用口服解热镇痛药对症治疗，尽量不要使用抗菌素、激素等，以免削弱机体抵抗力，延长病程，甚至出现肺炎等并发症。

【调护和预防】

1. 密切观察患儿病情，若发热超过 39℃ 应及时就医，防止高热惊厥的发生。

2. 服药后可饮稀粥以助散热，覆被取微汗，避免汗后受风。饮食宜清淡易消化，少吃辛辣、油腻、炙煿等燥热伤阴的食物，多喝温水，保持大便通畅。

3. 轻微感冒时可用生姜、连须葱头煮水喝，解表使其微汗出，若出现发热征象，用温水泡脚，取微汗，可控制病情进一步发展。

【歌诀】小儿感冒冷热方，玉屏柴芩效果强，加入甘草调诸药，固表实卫散热良。
扁桃肿大板蓝牛，咳嗽川贝蜜百部，便干大黄通腑热，随症加味病痊愈。

四、小儿易感低热方

小儿易感低热，指小儿感冒后出现低热（体温在 37.5℃～38℃）持续 2 星期以上，往往伴有食欲不振、疲乏或其他症状。夏天低热的小儿较多见，一般检查多无异常，从而给治疗带来一定的困难。

【病因病机】 中医认为小儿稚阴稚阳，发育不全，阴阳不相协调，外感风寒，邪留肺卫，低热，温温然其势不盛，故微恶风寒，兼有鼻塞流涕，干咳少痰，指纹浮而红；因小儿的体质特点是阴阳相对不足，在一些致病因素的作用下，容易发生外感热病，出现高热或长期发热，亦可伤及津液，导致低热久治不愈；或暑季外感，湿热蕴结，低热缠绵，出汗暂缓但继而复热，头身困重，伴有纳呆呕恶，便溏尿少，指纹隐伏。

【方药组成】黄芪10克，炒白术5克，防风3克，地骨皮5克，白薇5克，甘草3克。

【服用方法】上药浸泡2小时，武火煮开，文火再煮30分钟，取汁；加水再煎25~30分钟，取二汁，混匀，分2次早晚温服。

【功效】益气固表，补脾实卫，清退虚热。

【主治】不规则发热，或潮热，或朝热暮退，或夜重昼轻等，常伴有头汗多，手足心发热，口干口臭，夜间睡眠不宁，或腹痛多啼。

【组方依据】针对小儿体质特点，一旦出现发热症状，家长首先想到的往往是输液治疗，这反而加重体内正气的匮乏，使正虚不能抗邪，故治宜益气固表，辅以清热退蒸。药用玉屏风散益气固表、补脾实卫。黄芪益气固表、扶助正气；炒白术健脾补气，以资生化之源，辅助黄芪益气固表；防风祛风实表、固护腠理。地骨皮、白薇清热凉血、益阴除热，其中，地骨皮甘、寒，既能清降肺火，又善清虚热，为退热除蒸常用佳品；白薇苦、咸，寒，长于清解血分之邪热，对清解血热或阴虚发热之证尤为平妥。甘草清热解毒、补脾润肺、调和诸药。诸药合用，共奏益气固表、养阴除热之效。

【加减应用】伴见扁桃体肿大、睡眠打鼾者，加板蓝根、牛蒡子以解毒散结；伴见咳嗽者，加炙百部、川贝以宣肺止咳；伴见食欲不振者，加砂仁以醒脾开胃；伴见大便干结者，加大黄以通腑泄热。

【典型病例】

李某，女，4岁，2014年1月2日初诊。

家长代述，患儿反复感冒发热3个月，体温多在37.5℃~38℃之间，输液治疗5~7天后症状缓解，间隔十多天又会出现感冒发热症状，3天前复现发热，轻微咳嗽，求助中医。刻诊见患儿形体偏瘦，营养一般，发育正常，精神可，面唇微红，舌体瘦、质红，苔白，指纹隐现，家长代述，患儿在发热之前可见精神萎靡不振，平时活动后或睡眠中容易出汗，食欲一般，爱挑食，小便黄，大便干结，时测体温37.4℃，咽部无充血，扁桃体无肿大，颈软，颈部未触及肿大淋巴结，双肺呼吸音清，心率90次/分，律齐，未闻及病理性杂音，腹部无压痛，化验血常规、尿常规基本正常。

依据舌脉诸症，辨证为正气不足，卫外不固，外邪乘虚内舍，伏于表里之间，入里化热，阴津亏虚则见发热起伏。治宜益气固表，清退虚热。方用小儿易感低热方清热透邪。

处方：黄芪 10 克，炒白术 5 克，防风 3 克，地骨皮 5 克，白薇 5 克，甘草 3 克，大黄 2 克。每日 1 剂，水煎 2 次，取汁混合，分 3~4 次温服，4 小时服药一次。嘱咐家长调节饮食，按时进餐，少予零食，饮食清淡，多喝温水，多吃新鲜蔬菜和水果，保持大便通畅，若见体温升高，可用温水泡脚，避免汗后受风。

2014 年 1 月 6 日二诊，体温偶有升高，但未超过 37.5℃，出汗减少，服药后告知有短暂腹痛，大便 1 日 2 行，精神较前改善。予上方去大黄。继服 4 剂。调护同前。

2014 年 1 月 11 日复诊，上方连服 8 剂，未再出现发热症状，精神、进食、出汗均较前明显改善，考虑患儿有反复感冒发热病史，存在正气不足、卫外不固的现象，给予小儿表虚易感膏（由我院中药制剂室加工生产），每次 15 克，每日 2 次吞服，连续服用 3 个月，未见明显感冒症状，体重增加，发育良好。

【按】低热，虽然发热不高，但需要及时补充消耗的水分，促进体内毒素排出，以淡糖水、糖盐水为宜。饮食宜清淡，富含蛋白质和维生素，且不油腻。另外，低热时一般不主张用解热镇痛药，如低热超过 2 周以上者，应就医查明低热原因。

【调护和预防】

1. 饮食清淡且富含营养，多喝温水，多吃新鲜蔬菜和水果。少吃洋快餐及生冷食物。

2. 居室保持适宜的温度和湿度，避免汗后受风。

3. 注意休息，避免到人员密集的公共场所，避免交叉感染。

【歌诀】小儿易感低热病，愁煞家长忙不停，玉屏骨薇生甘草，固表实卫低热清。
扁桃肿大板蓝牛，咳嗽川贝蜜百部，纳食不馨砂仁助，便干大黄通腑热。

五、小儿易感出汗方

小儿感冒后出汗较多，常表现为时时汗出，以头颈部位为多。

【病因病机】中医认为，小儿生理尚未发育完善，属于稚阴稚阳之体，易虚易实，若后天失养，调护不当，以致营养不良，进而损伤小儿正气，造成气虚或阴虚，因表虚不固、气阴两虚、虚热内盛等原因引起阴阳失调，导致汗出多于常人。另外，容易出汗的小儿，往往存在消瘦、厌食、挑食、经常感冒、大便干结等症状，家长误认为体虚而乱用补品或过食膏粱厚味，益损气阴，使汗出加重。

【方药组成】 黄芪10克，炒白术5克，防风3克，白芍5克，桂枝3克，浮小麦5克，炙甘草3克。

【服用方法】 上药加生姜1片、大枣2枚为引，共浸泡2小时，武火煮开，文火再煮30分钟，取汁；加水再煎25~30分钟，取二汁，混匀，分2次早晚温服。

【功用】 益气固表，补脾实卫，和营敛汗。

【主治】 易感，自汗或盗汗。

【组方依据】 小儿易感出汗方，是在玉屏风散和桂枝汤基础上化裁而来的有效方剂。玉屏风散出自《世医得效方》，由黄芪、白术、防风三味药组成，具有益气固表、祛邪止汗之效，古人谓之玄府御风关键方，无汗能发，有汗能止，功似桂枝汤而不燥。主治气虚自汗，体虚感冒。现代药理研究表明，玉屏风散能提高正常小鼠巨噬细胞的吞噬功能；提高人体免疫力。桂枝汤出自张仲景《伤寒论》，主治太阳表虚证，以桂枝解肌发表、外散风寒，白芍益阴敛营，两药合用，一治卫强，一治营弱，和营以敛汗。生姜辛温，既助桂枝解肌，又能暖胃止呕；大枣甘平，既能益气补中，又能补脾生津，姜、枣相合，还可以升腾脾胃生发之气而调和营卫。现代药理研究表明，桂枝汤不仅具有较强的消炎、镇痛、镇静、镇咳、平喘、祛痰作用，且对体温和汗腺有双向调节作用。浮小麦甘，凉，甘能益气，凉可除热，入心经，益气、除热、止汗是其所长，盖汗为心之液，养心退热，津不为火扰，则自汗、盗汗可止，且有扶正祛邪之功。炙甘草一为佐药，益气和中，合桂枝以解肌，合芍药以益阴；一为使药，调和药性。诸药合用，共奏益气固表、和营敛汗之效。

【加减应用】 伴见手足心热、指纹浮现、舌苔剥脱（地图舌）者，加麦冬益气养阴清热；伴见食欲不振者，加砂仁以醒脾开胃；伴见大便干结者，加大黄以通腑泄热。

【典型病例】

柯某某，男，7岁，2014年1月15日初诊。

家长代述，患儿自幼多动，食欲好，出汗多，容易感冒，以头部、肩背部出汗明显，活动后尤甚，夜间睡觉出汗严重时可将被头浸湿，曾因表虚易感，服用小儿表虚易感膏治疗2个多月，感冒症状减轻，出汗减轻不明显。刻诊见患儿面色少华，发育良好，肢端欠温，手心微汗，舌质淡，苔白，脉沉弱。

依据舌脉诸症，辨证为气阴两虚，卫外不固。治以益气固表、调和营卫为主，方用小儿易感出汗方。

处方：黄芪10克，炒白术5克，防风3克，白芍5克，桂枝3克，浮小麦5克，炙甘草3克，生姜1片、大枣2枚为引。每日1剂，水煎2次，取汁混合，分2次早晚温服。并嘱家长，饮食宜清淡，少吃生冷、辛辣、油腻、洋快餐、膨化食品及功能性饮料，避免汗后受风，勤换衣被，适量进食山药以助益气健脾。

2014年1月25日二诊，上方连服6剂，白天出汗明显减少，夜间偶见盗汗，分析盗汗原因，多与白天进食过多有关，建议调整饮食，中药隔日1剂服用。又服6剂，自汗、盗汗基本缓解。嘱饮食调节，半年后来诊，异常出汗现象基本消失。

【按】临床观察表明，小儿汗证以气虚、脾虚、湿热为主，尤其是随着生活条件的改善，洋快餐流行，过食肥甘厚味、麻辣辛香，会造成胃肠受纳过盛，胃肠积滞，导致湿热蕴蒸，迫汗外泄，这也是小儿汗症最常见的发病机理，应引起家长的重视。

【调护和预防】

1. 及时擦干汗液，避免感受风邪，必要时更换干净衣服。

2. 注意寒温适宜，衣被厚薄要与季节相符，衣着过厚可加重出汗。

3. 饮食宜清淡且易消化，少吃生冷、麻辣、油腻及洋快餐、膨化食品，适量进食山药以助健脾益气。

【歌诀】 小儿易感出汗症，表虚卫弱感冒生，和营敛汗固表卫，体健气充自汗停。

手足心热苔剥脱，麦冬养阴与清热，食欲不振加砂仁，便干大黄通腑热。

六、小儿易感鼻炎方

小儿鼻炎是指鼻腔黏膜和黏膜下组织的炎症，从发病急缓及病程长短来说，可分为急性鼻炎和慢性鼻炎。另外，还有一种十分常见的与外界环境有关的鼻炎，称为过敏性鼻炎。小儿急性鼻炎与感冒的症状非常相似，孩子出现鼻塞、咽痛、头痛、打喷嚏等症状时，家长往往认为孩子是感冒了，殊不知是鼻炎在作怪。儿童时期机体各器官的形态发育及生理功能还不完善，造成儿童抵抗力以及对外界适应力较差，因此儿童更容易诱发鼻炎。

【病因病机】 鼻炎属于中医学"鼻窒""鼻鼽"范畴。鼻鼽与肺关系密切，中医认为，肺开窍于鼻，当正气亏虚，卫外功能不固时，风、寒、暑、湿、燥、火等外邪乘虚而入，肺失清肃，外邪滞留鼻窍导致鼻塞不利。如《诸病源候论·鼻窒塞气息不通候》云："肺气通于鼻，其脏为风冷所伤，故鼻气不宣利，壅塞成齆。冷气结聚，搏于血气，则生息肉。冷气盛者，则息肉生长，气息窒塞不通也。"儿童时期，由于机体各器官的形态发育和生理功能不完善，免疫力较差，儿童更容易诱发鼻炎。

【方药组成】 黄芪 10 克，炒白术 5 克，防风 3 克，鹅不食草 3 克，蝉衣 3 克，甘草 3 克。

【服用方法】 上药浸泡 2 小时，武火煮开，文火再煮 30 分钟，取汁；加水再煎 25~30 分钟，取二汁，混匀，分 2 次早晚温服。

【功用】 益气固表，补脾实卫，祛风通窍。

【主治】 不明原因的反复"感冒"，经常出现流清鼻涕，甚者鼻流浊涕，鼻塞，张口呼吸，咳嗽，懒动易疲劳。

【组方依据】 小儿易感鼻炎，多因卫表不固，外感风寒、风热之邪，肺失清肃，鼻窍不利。故治宜益气固表，祛风散寒，通利鼻窍。药用玉屏风散益气固表、补脾实卫。中医认为，鼻为肺之窍，肺为华盖，主腠理，腠理在表，故外感风寒之邪气，首先侵犯鼻窍和腠理，以致肺失宣肃，鼻窍不利，肺气虚也表现为表虚，故治疗应当先补肺气以实表。方中黄芪为药首，具有益气固表之功，抵御风邪使其无以乘虚而入；白术补气健脾，以资水谷之化源，助黄芪益气固表；防风走表祛风邪，引药达腠理，从而起到预防感冒的作用。鹅不食草辛、温，味辛烈，其性温升散，能通窍散寒，善治鼻窦炎及寒哮、百日咳；蝉衣甘、寒，轻浮宣散，走表向上，疏散风热，两药一温一寒，辛不太过，寒不太凉，祛风以通窍。药理研究表明，鹅不食草含有大量挥发成分，对多种病菌有抑制作用，具有抗炎、抗过敏、抗变态反应等作用；蝉蜕含有大量甲壳质，并含有多种氨基酸、蛋白质、有机酸等成分，具有镇静、抗过敏和提高机体免疫力的作用。甘草清热解毒、补脾润肺、调和诸药。诸药合用，共奏益气固表、清热解毒、祛风通窍之功。

【加减应用】 伴见头痛者，加辛夷通窍止痛；伴见舌苔厚、纳食不馨、时时干呕者，加半夏、陈皮、砂仁以健脾燥湿、醒脾开胃；伴见大便干结者，加大黄以通腑泄热。

【典型病例】

许某，男，9岁，2014年1月25日初诊。

主诉：鼻塞流涕时轻时重2年余，伴见头晕头痛，睡眠打鼾，上课注意力不易集中，有反复感冒史多年，爱出汗，纳食可，二便调。刻诊见患儿面色黯淡，形体消瘦，发育正常，营养一般，咽部无充血，扁桃体Ⅰ°肿大，颈部未触及肿大淋巴结，心肺听诊正常，言语闷浊，鼻音较重，舌质红，苔白，脉沉细稍数。

依据舌脉诸症，辨证为气虚卫表不固，外有寒湿，内有郁热，肺失宣肃，鼻窍不利。治宜益气固表，祛风散寒，宣肺通窍。方用小儿易感鼻炎方治疗。

处方：黄芪15克，炒白术5克，防风5克，鹅不食草3克，蝉衣3克，板蓝根15克，甘草3克。每日1剂，水煎2次，取汁混合，分4次饭后和睡前温服。并嘱家长，在中药煎煮取汁后，让患儿趁热熏蒸鼻部。每天起床后用冷水洗面，晚上睡前用温水洗面，并指导患儿早晚用食指按摩鼻翼两侧3~5分钟，再按揉迎香穴1分钟（迎香穴具体位置在鼻翼外缘中点5~8毫米处，左右各一，按压后有酸楚感），饮食宜清淡，少吃生冷、辛辣、油腻、洋快餐及功能性饮料，要喝温水，多吃粗杂粮、新鲜蔬菜和水果，保持大便通畅，注意汗后避风寒。

2014年2月7日二诊，上方服用4剂后，鼻塞流涕、鼻音、头痛头晕、出汗逐渐减轻，因过年家人忌讳而停止服药，加之新年睡眠不足、饮食过多、外出游玩，上述症状遂加重，并伴有精神不振、食欲减退、轻微咳嗽，有时可见体温升高，多在37.5℃左右，来院化验血常规、尿常规基本正常，双肺呼吸音粗，未闻及明显干湿啰音。考虑到患儿复感风寒，肺失宣肃。予上方加炙百部、荆芥，服用方法同前，另嘱注意休息，按时睡眠，饭后服药，服药后覆被取微汗为佳。

2014年2月13日复诊，上方又服6剂，鼻部症状略有改善，体温正常，咳嗽消失，精神好转，饮食恢复，又予小儿易感鼻炎方原方巩固治疗半月余告愈。

【按】鼻炎是小儿常见疾病之一，诊断不难。但病情容易缠绵反复。鼻炎最困扰小儿的症状除了流不完的鼻涕以外，鼻子不通气引起的呼吸不畅，晚上被迫张口呼吸、睡眠深度不够、睡醒后易疲劳等，对于孩子的大脑，包括记忆力和心理活动有显著的影响，严重时可导致鼻腔狭窄而影响通气，进而导致氧气吸入受阻引起血氧饱和度下降，使全身各组织器官出现不同程度的缺氧，表现出记忆力减退、智力下降、周期性头痛、头昏、视力下降、学习成绩下滑等症状，长期张口呼吸不仅会因为空气刺激咽腔导致咽炎，还会造成面部畸形，医学上俗称"鼻炎面容"。因此，应引起家长的高度重视，及早带孩子去医院治疗，不要将鼻炎误认为感冒，治疗不当，以致发展成慢性鼻窦炎。临床观察发现，小儿鼻炎若能得到及时有效的治疗，治愈率比成人高。

【调护和预防】

1. 关注气候变化，注意保暖，遇冷及时增添御寒衣、裤、围巾、手套和鞋帽，冬季出门尤其迎风时最好戴口罩，对保持鼻腔的湿度有较好的效果。

2. 要保持规律的作息、充足的睡眠和舒畅的心情。

3. 注意多饮热水，饮食宜清淡，易消化。忌食辛辣、燥热之物，多吃蔬菜、水果，保持大便通畅。

4. 适当运动锻炼，以改善体质，增强免疫力，提高抗病能力。

【歌诀】 小儿鼻炎易感冒，普通成药难奏效，玉屏鹅蝉生甘草，固表实卫再通窍。

头痛再把辛夷添，便干大黄通泄腑，呕逆纳呆舌苔厚，半夏陈皮缩砂仁。

七、小儿易感阵咳方

小儿易感阵咳指小儿感冒后反复发生咳嗽的一种病症，是儿科常见病症，在气候寒冷和换季时节发病率较高，该病虽不属于疑难顽症，但若治疗不及时，咳嗽症状时轻时重，反复不愈，缠绵数月，既会增加患儿的痛苦，又给家庭带来了负担。

【病因病机】 咳嗽是小儿常见疾病，因小儿为稚阴稚阳之体，肺脏娇嫩，形气未充，卫外不固，腠理疏薄，对外界寒暖变化调节能力较差，而外感六淫之邪又多从皮毛及肺脏侵袭人体，致使肺失宣肃，肺气上逆发为咳嗽。而感邪之后，若治疗不及时，或后天失养，致使咳嗽迁延不愈。中医认为，脾为生痰之源，肺为贮痰之器，小儿脾常不足，目前临床滥用抗生素、过用苦寒药，往往损伤脾胃，中气不足，易聚湿生痰，痰随气升，上逆于肺而致咳嗽、咯痰，病程日久，肺病及脾，如此反复，致肺脾并虚，导致咳嗽反复发作。中医将较长时间的咳嗽或阵发性痉挛性咳嗽称作"小儿痉咳"。小儿咳嗽病因虽多，但其发病机理皆为肺脏受累，宣肃失司所致。外感咳嗽病起于肺，内伤咳嗽可因肺病迁延，也可由它脏先病累及于肺所致。其病理因素主要为痰。外感咳嗽为六淫之邪侵袭肺系，致肺气壅遏不宣；清肃之令失常，痰液滋生。内伤多为脾虚生痰，痰阻气道，影响肺气出入，致气逆而作咳。若小儿肺脾两虚，气不化津则更易滋生痰湿。若痰湿蕴肺，遇感引触，转从热化，则可出现痰热咳嗽，小儿禀赋不足，素体虚弱，若外感咳嗽日久不愈，可耗伤气阴，发展为肺阴耗伤或肺脾气虚之证。

【方药组成】黄芪10克，炒白术5克，防风3克，炙百部3克，川贝3克（研末冲服），甘草3克。

【服用方法】上药浸泡2小时，武火煮开，文火再煮30分钟，取汁；加水再煎25~30分钟，取二汁，混匀，放入川贝末后再煮沸，分4次，每餐后30分钟和睡前温服。

【功用】益气固表，补脾实卫，润肺止咳。

【主治】体质虚弱，易患感冒，反复阵咳，咳痰不爽。

【组方依据】《景岳全书》指出："六气皆令人咳，风寒为主"。小儿外感六淫后，易感咳嗽的途径有二，一是邪犯皮毛，腠理郁闭，开合失调；二是邪经口鼻犯肺。外邪经这两条渠道均可导致小儿肺系不利，宣降失调，从而出现咳嗽、鼻塞、流涕、畏风寒或发热等肺卫表证，治则宜益气固表、补脾实卫、宣散表邪、宣肺止咳、驱邪外出。药用玉屏风散益气固表、补脾实卫，其中，黄芪益气固表、扶助正气；炒白术健脾补气，以资生化之源，辅助黄芪益气固表；防风祛风实表，固护腠理。炙百部、川贝润肺止咳，炙百部甘、苦，微温，温而不燥，润肺止咳力专；川贝母苦、甘，微寒，善于润肺化痰，又能清泻胸中郁结之火，不论新旧咳嗽皆可使用；甘草清热解毒、补脾润肺、调和诸药。诸药合用，共奏益气固表、润肺止咳之效。

【加减应用】肺热炽盛，由气入营，舌红少苔者，加生石膏、知母清热泻火；伴见发热者，加黄芩、柴胡以透表散热；伴见扁桃体肿大者，加板蓝根、牛蒡子以解毒散结；伴见口干舌赤者，加芦根、天花粉以养阴清热；伴见喉中痰鸣者，加僵蚕以化痰解痉；便溏纳呆者，加怀山药、砂仁以健脾化湿、醒脾开胃；伴见腹胀、舌苔浊腻者，加茯苓、莱菔子以健脾化湿、消食除胀；伴见大便干结者，加大黄以通腑泄热。

【典型病例】

孙某某，男，4岁，2014年3月26日初诊。

家长代述，患儿自幼体虚易感，每次感冒均以咳嗽为主要症状，1周前受凉感冒，复现咳嗽，咳声连连，喉中痰鸣，咳甚时出现呕吐，偶见流清涕，食欲不振，纳食不馨，食后脘腹微胀，大便干，小便清长，来院检查，因支原体弱阳性，输液治疗 6 天，症状不减反而加重，求助中医。刻诊见患儿面色萎黄，发育一般，营养中等，咳声连续，偶闻喉中痰鸣，不会咳吐痰液，咽部充血，双肺呼吸音清，偶而闻及湿罗音，体温正常，舌质红，苔白，指纹隐现。

依据舌脉诸症，辨证为表虚不固，外邪乘虚入侵，肺络受邪，宣肃失常。治宜益气固表，补脾实卫，宣散表邪，宣肺止咳。方用小儿易感阵咳方加味。

处方：黄芪 10 克，炒白术 5 克，防风 3 克，炙百部 3 克，川贝 3 克（研末冲服），僵蚕 2 克，砂仁 2 克，莱菔子 5 克，甘草 3 克。每日 1 剂，水煎 2 次，取汁混合，纳入川贝，分 4 次温服。并嘱家长饮食宜清淡，低盐饮食，少吃生冷、辛辣、油腻、洋快餐及功能性饮料，可以用梨和银耳煮水代茶饮，多吃粗杂粮、新鲜蔬菜和水果，保持大便通畅，注意汗后避风寒，引导患儿尽量吐出喉中痰液。

2014 年 4 月 1 日二诊，咳嗽略有减轻，能咯出少量白痰，精神改善，食欲增加，但食后腹胀不舒，查咽部充血好转，扁桃体无肿大，听诊双肺呼吸音清，未闻及干湿啰音，予上方去僵蚕，继服 6 剂。

2014 年 4 月 8 日复诊，家长述患儿在过量活动或进食油腻食品后，仍会出现阵发性呛咳，因连续服用 12 剂汤药，患儿对服用中药汤剂产生恐惧，后改服由我院制剂室生产的小儿易感阵咳膏，连续服用 10 日而告愈。

【按】从医学角度来讲，咳嗽是一种正常的生理防御反射，是人体清除呼吸道内分泌物或异物的保护性呼吸反射动作，小儿通过咳嗽反射能有效清除呼吸道内的分泌物或进入气道的异物。3 岁以下的小儿咳嗽反射较差，痰液不易排出，如果父母一见小儿咳嗽，便给予较强的止咳药，咳嗽暂时停止，但痰液不能顺利排出，大量蓄积在气管和支气管内，反而会造成气管堵塞。另外，小孩子早上起床有几声轻轻的咳嗽，这是生理现象，只是清理一夜积存在呼吸道的黏液，父母不必担心。反复咳嗽生病的孩子需要及时去医院就诊。

小儿之体，阴阳稚嫩，五脏六腑成而不全，全而未壮，外感六淫极易伤肺系、损脾胃，导致肺宣降失调，脾胃纳运不利，出现咳嗽、痰喘；但是，小儿在生理上又有脏器清灵、生机蓬勃之优势，只要进行及时有效的治疗，家长护理得法，往往数剂即可告愈。平时家长还应该督促孩子多运动，加强身体锻炼，增强抗病能力，并注意随时增减衣物。

【调护和预防】

1. 饮食宜清淡易消化，低盐饮食，少吃生冷、麻辣、油腻及洋快餐，多吃粗杂粮、新鲜蔬菜和水果，以保持大便通畅。可以用银耳冰糖煮梨服食。

2. 外出避风，避免接触刺激性气体，少到公共场所。

3. 注意口腔卫生，尽量引导患儿吐出喉中痰液。

4. 注意休息，避免剧烈运动。

【歌诀】小儿阵咳又易感，肺失宣降屡生痰，玉屏百部贝甘草，补脾益气肺安然。

肺炽热盛知石膏，发热莫忘黄芩柴，扁体肿大板蓝牛，便溏纳差淮山砂。

喉中痰鸣加僵蚕，腹胀苔腻莱菔茯，大便干结添大黄，随症加味小儿康。

八、小儿易感咳喘方

小儿易感咳喘是指小儿感冒后反复发生咳嗽、喘促的一种病症。相当于现代医学小儿支气管哮喘，为儿科常见的慢性呼吸道疾病，学龄前儿童发病率较高。有研究表明，大部分小儿支气管哮喘发生在 5 岁之前，若没有得到及时治疗，将延续到成年。因此，采取有效的治疗，控制疾病进一步发展具有重要的意义。

【病因病机】从中医辨证观点来看，该病属于"喘证""哮证"的范畴，而引发咳喘的根源主要在于正气不足，肺脾亏虚，痰饮内阻。小儿乃稚阴稚阳之体，肺常不足，固表御邪功能尚弱，加之冷暖不知自调，故易为外邪所犯，导致卫表不固、肺失宣肃；小儿脾胃素虚，若调养不当，每易挟痰、挟湿、挟食，以致胃浊不降，肺气难肃，引发咳喘。故有学者认为，阳怯寒必侵，气弱痰瘀生，咳喘多挟积滞，是小儿咳喘发病的必然结果。

【方药组成】黄芪 10 克，炒白术 5 克，防风 3 克，蜜百部 3 克，蜜麻黄 2 克，杏仁 3 克，甘草 3 克。

【服用方法】上药浸泡 2 小时，武火煮开，文火再煮 30 分钟，取汁；加水再煎 25~30 分钟，取二汁，混匀，分 2 次早晚温服。

【功用】益气固表，补脾实卫，宣肺平喘。

【主治】咳嗽，喘促，甚者喉间痰鸣，气短懒言。

【组方依据】小儿慢性咳喘多由急性上呼吸道感染、急性支气管炎、肺炎等引起，小儿为稚阴稚阳之体，脏腑娇嫩，形体未充，且五脏之中，"肺常不足"，卫外之阳不能充实腠理，若为外邪侵袭，则引起咳嗽。久咳不愈，更伤肺气。故本病多素有宿患，复因感受外邪而复发，临床上常邪实与正虚并见。患儿多伴见面色萎黄、多汗、容易感冒、食欲不振或挑食等，这是肺脾素虚的表现，故小儿慢性咳喘的病位主要在肺脾。在急性发作期，家长为了尽早缓解症状，大多先接受西医治疗，抗生素多为苦寒之品，易伤脾胃，土衰金亦衰，肺金无所养，故反复发作，缠绵难愈。针对小儿幼稚之体，易虚易实、变化多端的特点，本着急则治其标、缓则治其本的原则，急性发作期以治标为主，缓解期以固本为要。拟方小儿易感咳喘方，标本兼顾。药用玉屏风散益气固表、补脾实卫，其中，黄芪味甘，性温，能益气升阳、固表止汗；白术味苦、甘，性温，能补益脾气，助黄芪以加强益气固表之功；防风味辛、甘，性微温，能走表祛风；黄芪、白术合用，使气旺表实，则汗不能外泄，邪不易入侵；黄芪、防风相配，固表而不留邪，祛风而不伤正。百部甘润苦降，功专润肺止咳，不论外感内伤，暴咳久嗽，皆可用之。麻黄辛散而微兼苦降之性，外可开皮毛之郁闭，使肺气宣畅，内可降上逆之气，以复肺司宣降之常，用蜂蜜拌炒后，辛散作用减弱，发汗、解表、利水之功效降低，但宣肺平喘之功增强；杏仁主入肺经，味苦性降，且兼疏利开通之性，降肺气兼有宣肺之功，而达止咳平喘之效，蜜麻黄与杏仁相配，为治肺气壅遏之喘咳的要药，辅助为用，宣畅肺气、止咳平喘。甘草清热解毒、补脾润肺、调和诸药。诸药合用，共奏益气固表、宣肺平喘之功效。

【加减应用】伴见午后低热者，加地骨皮、白薇以凉血除蒸、清退虚热；伴见痰涎较多、清稀者，加茯苓、姜半夏、陈皮以燥湿化痰；伴咯痰黄黏者，加竹茹以清化热痰；伴唇红口干者，加西洋参以养阴润燥；伴见食欲不振者，加砂仁以醒脾开胃；伴见大便干结者，加大黄以通腑泄热。

【典型病例】

黄某某，女，5岁，2013年11月26日初诊。

家长代述，患儿在3岁时因患肺炎住院治疗月余，此后体质渐见虚弱，稍微受凉即出现咳嗽、憋喘症状，近1年来，几乎每月都会因咳喘而输液治疗。一周前又出现咳嗽、憋喘症状，伴见咯吐黄白痰、鼻塞流涕、午后低热、精神不振、纳食不馨、小便频、大便稀。连续输液治疗5天，症状改善不明显，又出现厌食、呕吐等不适。刻诊见患儿面黄肌瘦，体重偏低，发育一般，言语低怯，精神萎顿，舌质红，苔白稍厚，指纹紫红隐现。

依据舌脉诸症，辨证为肺脾气虚，肺失宣肃，脾失运化，痰湿内阻，浊气上逆。治宜补脾助运，宣肺平喘，化痰降逆，清胃止呕。方用小儿易感咳喘方化裁，加竹茹以清热和胃、降逆止呕。

处方：黄芪10克，炒白术5克，防风3克，蜜百部3克，炙麻黄2克，杏仁3克，竹茹3克，甘草3克。每日1剂，水煎2次，取汁混合，分4次饭后和睡前温服。并嘱家长宜清淡，低盐饮食，少吃生冷、辛辣、油腻、洋快餐及功能性饮料，多吃粗杂粮、新鲜蔬菜和水果，适量进食山药，每天食用2枚核桃，并保持大便通畅，注意汗后避风寒，引导患儿尽量吐出喉中痰液。

2013年12月3日二诊，患儿咳喘明显减轻，流涕、午后低热、干哕呕吐已除，精神改善，二便正常，但仍不爱吃饭，活动后上半身容易出汗，舌质红，苔薄白，指纹隐现。予上方又加砂仁3克，继续服用。

2013年12月12日复诊，经上述综合调理，患儿咳喘基本消失，面色改善，食欲增加，为巩固疗效，防止咳喘反复发作，予上方去苦杏仁、竹茹，嘱其2天服用1剂，饮食调理同前，适当运动，增强体质。平时注意预防感冒，仍常服山药、核桃。

【按】小儿咳喘症是常见肺系疾病，一旦患病，若误治失治可变化迅速，轻者累及饮食、睡眠，重者耗气伤津，反复发作，缠绵难愈，对小儿生长、发育极为不利，而西医治疗颇为棘手，往往出现愈治愈咳之情况，刘老采用小儿易感咳喘方治疗常应手取效。

小儿易感咳喘方方经多年临床疗效验证，能有效扶助正气，从整体上改善易感患儿的症状和体征，为治疗小儿易感咳喘的有效方剂。

【调护和预防】

1. 注意避免有害物质及刺激性气体，如烟雾、螨虫、粉尘、煤气等对呼吸道的刺激，居室温度、湿度要相对稳定，保持空气流通，少到人群密集的公共场所，可有效缓解小儿咳喘的发生。

2. 随着天气变化，及时增减衣物，在天寒或气候变化无常时，需要注意前胸后背的保暖，可避免呼吸道感染。

3. 饮食宜清淡且富含营养，禁食容易引起小儿咳喘发作的食物，如海虾、鱼、蟹等，少吃生冷、麻辣、肥腻及过咸、过甜的食品，以防损伤脾胃，助湿生痰。多吃蔬菜和水果，如萝卜、白菜、丝瓜、梨、香蕉、枇杷等，保持大便每日通畅。适量补充具有补肺、健脾、益肾作用的食物，如杏仁、核桃、山药、莲子、罗汉果等。

4. 注意休息，避免剧烈运动。缓解期进行适当运动，以改善体质，增强免疫力，防止上呼吸道感染的发生。

【歌诀】小儿易感咳喘方，玉屏甘草杏麻黄，宣肺平喘固表卫，守方服药美名扬。

午后发热地骨薇，痰稀二陈痰黄茹，口干唇红西洋添，便结大黄通腑热。

九、小儿易感惊厥方

惊厥，又称"惊风""抽风"，是小儿时期常见的一种急重病症，临床以抽痉伴神昏为主要特征，任何季节均可发生。在各种小儿惊厥中，高热惊厥约占30%，多见于6个月~3岁的患儿。年龄越小，发病率越高，其症情往往较凶险，变化迅速，威胁小儿的生命。

【病因病机】中医认为，小儿发热惊厥主要是由于小儿肌肤薄弱，腠理不密，感受外邪，入里化热，邪气枭张而壮热，热极而生风，故多先有外感表证，继则引动肝风，出现发热、项强、抽搐、神昏等症状。

【方药组成】黄芪10克、炒白术5克、防风2克、茯苓3克、蝉衣5克、灯心草1克、甘草2克。

【服用方法】上药浸泡2小时，武火煮开，文火再煮30分钟，取汁；加水再煎25~30分钟，取二汁，混匀，分2次早晚温服。

【功用】益气固表，补脾实卫，疏风散热，宁心安神。

【主治】轻者仅肢体抽搐，重者伴有神志不清。

【组方依据】中医治疗小儿高热惊厥采用急则治标、缓则治本的原则。在惊厥发作之时，急予针刺人中、涌泉等穴位，以尽快控制抽搐，然后再进行中药治疗。药用玉屏风散益气固表、补脾实卫，正如《古今名医方论》所云：防风遍行周身，称治风之仙药，上清头面七窍，内除骨节疼痹、四肢挛急，为风药中之润剂，治风独取此味，任重功专矣。然卫气者，所以温分肉而充皮肤，肥腠理而司开阖。惟黄芪能补三焦而实卫，为玄府御风之关键，且无汗能发，有汗能止，功同桂枝，……是补剂中之风药也。所以防风得黄芪，其功愈大耳。白术健脾胃，温分肉，培土即以宁风也。夫以防风之善驱风，得黄芪以固表，则外有所卫，得白术以固里，则内有所据，风邪去而不复来，当倚如屏，珍如玉也，治疗小儿易感抽搐尤为适宜。茯苓甘淡而平，入心、肺、脾经，具有健脾利湿、宁心安神之功效；蝉衣、灯心草疏散风热、宁心解痉；甘草清热解毒、补脾润肺、调味和药。诸药合用，共奏扶正固本、疏散风热、宁心安神之功效，避免惊厥再度发作。

【加减应用】伴见高热、口渴者，加生石膏、知母以清泄肺胃之火；伴见大便干结者，加大黄以通腑泄热。

【典型病例】

孙某某，男，15个月，2013年9月27日初诊。

家长代述，患儿在 6 个月时曾感冒发热一次，当时体温高达 39.6℃，出现抽搐痉厥症状，住院治疗半月余。此后抵抗力下降，稍有受凉即出现鼻流清涕、咳嗽、发热等症状，体温超过 38.5℃ 即出现抽风。3 天前家人带其外出游玩，出汗较多，沐浴后受凉，复现发热，出现频繁惊厥抽搐，急诊入院，经多方治疗，体温仍忽高忽低，时有惊厥发作，脑地形图检查，排除癫痫，化验血常规，血象偏高，住院予抗生素治疗。查见患儿面色潮红，呼吸急促，喉中痰鸣，指纹紫红。

根据症状分析，辨证为素体亏虚，外邪内侵，入里化热，引动肝风。治宜扶正固本，健脾利湿，疏风散热，解痉止惊。方用小儿易感惊厥方，因其发热忽高忽低、呼吸急促，加入石膏、知母清泄肺胃之火。

处方：黄芪 10 克，炒白术 5 克，防风 2 克，茯苓 3 克，蝉衣 5 克，灯心草 1 克，生石膏 6 克，知母 3 克，甘草 2 克。每日 1 剂，水煎 2 次，浓缩取汁约 100 毫升左右，分 3~4 次喂服。并嘱及时服药，体温升高时可以配合物理降温。

2013 年 9 月 30 日二诊，经上述综合调治，患儿未再出现惊厥症状，体温亦恢复正常，考虑到患儿体虚易患感冒，予小儿表虚易感膏（由我院中药制剂室加工生产），每次 10 克，每日 2 次，口服。连续服用 3 个月，期间很少感冒，即使感冒，症状亦较轻微，未再出现惊厥现象。

【按】该病来势凶险，变化迅速，直接危及小儿生命，为儿科重症之一。提醒家长，对此类患儿而言，预防感冒是关键。有高热惊厥史的患儿，在外感发热初起时，要及时降温，必要时服用止痉药物。平时做好小儿保健工作，加强体育锻炼，提高抗病能力。注意饮食卫生，宜吃营养丰富且易消化的食物，少吃煎炸、油腻、洋快餐等助湿生热的食物。若为急性发病，需要及时就诊。

【调护和预防】

1. 积极治疗引起惊厥的原发疾病，密切观察病情，保持呼吸道通畅，及时降温，减少刺激，保证患儿安静休息。

2. 惊厥发作时，不能喂水和进食，以免发生窒息和吸入性肺炎。

3. 惊厥缓解后可给予糖水或富含营养、易消化的流质或半流汁质，如鸡蛋、牛奶、藕粉、米粉、面条、果蔬汁等，适当增加含维生素和矿物质的食物，如胡萝卜、萝卜、油菜、山药、蛋黄、鱼类、香蕉、梨、猕猴桃等，避免进食肥甘厚味及洋快餐，以免助热伤阴，多喝水，保持大便通畅。

4. 居室保持空气流通，环境安静，保证充足的睡眠，有利于机体的恢复。

【歌诀】小儿惊厥不用慌，刘师临证有神方，玉屏苓甘蝉灯草，宁心止痉体自康。

肺胃炽盛热烦渴，石膏知母随症加，大便干结添大黄，通腑泄热惊自安。

十、小儿易感恶心呕吐方

小儿恶心呕吐与胃肠不适、消化不良、积食、胃肠感冒等胃肠疾病有关，与不良饮食习惯亦有关，如饮食不节、不洁，寒温失宜，致胃肠道功能紊乱；或所吃食物中含人工色素、辛辣等添加物，刺激咽喉，产生不适感。

【病因病机】小儿发生恶心呕吐的原因，以乳食伤胃、胃中积热、脾胃虚寒、肝气犯胃为多见。常因乳食过量，或恣食肥甘、生冷及难以消化食物，致乳食积滞胃中，则呕恶不舒；因胃为阳土，如乳母过食辛辣食品，乳汁蕴热，儿食母乳，或较大儿童过食辛热之品，热积胃中，再感受夏秋湿热，致胃气上逆而发生呕吐；先天禀赋不足，脾胃素虚，或乳母平时喜食寒凉生冷之品，乳汁寒薄，儿食其乳，脾胃受寒；或小儿过食瓜果生冷；或感受风寒之邪，均可使寒凝中脘，脾胃受损，胃失和降，寒邪上逆；另外，若环境不适或所欲不遂，或被打骂，情志怫郁，可导致肝气不疏，横逆犯胃，胃气上逆而致恶心呕吐。临床以脾胃素虚，调养失当，脏气受损，脾失升清，胃失降浊，运化失调，以致积食不消而呕恶频发者为多见。先天禀赋不足、脾胃娇嫩虚弱是小儿易患呕吐的病理基础，而感受外邪是引起小儿恶心呕吐的直接原因，喂养不当是小儿恶心呕吐的重要病因。

【方药组成】黄芪 10 克，炒白术 5 克，防风 3 克，半夏 2 克，陈皮 2 克，生姜 1 片。

【服用方法】上药浸泡 2 小时，武火煮开，文火再煮 30 分钟，取汁；加水再煎 25~30 分钟，取二汁，混匀，分 2 次早晚温服。

【功用】益气固表，补脾实卫，降逆止呕。

【主治】体虚易感，恶心呕吐，腹胀纳呆。

【组方依据】呕吐是儿科常见症之一，以乳食从口中吐出为主症，若经常呕吐或反复呕吐，会损伤胃气，津液化生不足，气血亏虚，从而影响小儿的生长发育。小儿呕吐有其独特的生理特点，因小儿稚阴稚阳，脏腑娇嫩，发生呕吐的病机总属于胃，和肝脾有关。小儿先天不足，易感外邪，或乳食不得运化而积滞于中脘，脾胃运化不足，胃不能降浊，胃气上逆导致呕吐，这是临床常见的病机之一，其次，喂养不当，饮邪上逆，肝胃不和，是发病机制。因此，在扶正固本的基础上，可适当增加具有化湿降逆作用的药物。药用玉屏风散益气固表、补脾实卫，正如《成方便读》所云："大凡表虚不能卫外者，皆当先建立中气，故以白术之补脾健中者为君，以脾旺则四脏之气皆得受荫，表自固而邪不干；而复以黄芪固表益卫，得防风之善行善走者，相畏相使，其功益彰，则黄芪自不虑其固邪，防风亦不虑其散表，此散中寓补，补内兼疏，顾名思义之妙，实后学所不及耳。"辅以半夏、陈皮燥湿化痰、降逆止呕。陈皮与半夏都具有燥湿化痰的作用，历代医家认为，二者入药以陈久者为贵，故有"二陈"之谓。半夏之辛，行水气、燥痰湿且能健脾；陈皮之辛，通三焦、理气机又能和胃。半夏得陈皮之助则气顺而痰自消，化痰湿之力尤佳；陈皮得半夏之辅则痰除而气自下，理气和胃之功更著。生姜辛而微温，益脾胃、温中降逆、消痞除湿、和胃调中。诸药合用，共奏益气固表、降逆止呕之功效。

【加减应用】伴见腹胀脘痞者，加鸡内金以消积滞、健脾胃；厌食者，加砂仁以和胃醒脾；伴见大便干结者，加大黄以通腑泄浊。

【典型病例】

陈某某，男，8岁，2014年8月21日初诊。

主诉：恶心、呕吐、不思饮食1周。暑假期间，外出游玩，饮食不规律，加之旅途疲劳，出现食欲不振，晨起恶心干哕，曾多次呕吐胃内容物，口服多种西药和中成药，恶心呕吐症状不见减轻，大便2天未解。家长代述，患儿挑食，爱吃零食，体力不及同龄儿，活动后出汗较多。刻诊见患儿形体偏胖，营养、发育正常，面色红润，巩膜无黄染，咽部无充血，腹部平软，肝脾未及，无明显压痛和反跳痛，无寒热往来，经化验肝功能、腹部超声检查，均未见异常改变。舌质红，苔白厚，脉滑细稍数。

依据舌脉诸症，辨证为脾胃素虚，饮食失当，脏气受损，复受外邪，寒湿中阻，损伤脾胃，脾失升清，胃失和降，运化失调，以致积食不消而呕恶频发。治宜补脾实卫，健脾和胃，降逆止呕。方用小儿易感恶心呕吐方，加生大黄以通腑泻便。

处方：黄芪15克，炒白术10克，防风3克，半夏3克，陈皮2克，大黄3克，生姜1片。每日1剂，水煎2次，浓缩取汁约200毫升左右，分2次早晚温服。并嘱家长，饮食宜清淡易消化，少吃生冷、辛辣、油腻及快餐食品，一日三餐按时定量，晚餐不要吃得过晚，以清淡稀粥为宜。再用生姜1片，泡水代茶温饮。

2014 年 8 月 26 日复诊，上方连服 4 剂，恶心呕吐逐渐消失，服药后出现明显腹痛，大便日行 3 次，仍纳食不馨，饱食后出现腹胀、嗳气，予上方去大黄，加砂仁、莱菔子以醒脾开胃，下气除胀。配合饮食调养，又服 4 剂告愈。

因患儿不愿接受服用中药汤剂治疗，故从饮食起居给予调理，告知偏嗜零食的坏处和规范饮食对生长发育的益处，要求饮食定时定量，忌食辛辣、香燥及不容易消化的食物，不要喝瓶装水，尽量喝温水，注意腹部保暖。

【按】小儿脾胃功能薄弱，消化能力不强，若不注意饮食调节，喂养不当，很容易引起恶心呕吐，直接影响营养物质的吸收，而营养不良又是导致小儿易感的常见原因。

【调护和预防】

1. 注意饮食调节，按时定量进食，不要暴饮暴食，可以少食多餐，荤素搭配，以素食为主，多吃新鲜蔬菜和水果，以满足机体需求，保持大便通畅。注意饮食卫生，少吃刺激性和不易消化的食物，避免进食过夜或腐败的食物。

2. 注意腹部保暖，避免受凉。亦可按摩腹部，以助脾运，去积滞，通秽气，有利于胃肠功能的恢复。

3. 消除紧张情绪，以免造成心理障碍。

4. 平时加强体育锻炼，增强机体免疫力，防止病毒及细菌的感染。

【歌诀】易感恶心呕吐方，玉屏半夏加生姜，固表实卫降呕逆，恶心呕吐服之良。
腹胀脘痞鸡内金，厌食醒脾用砂仁，大便干结添大黄，小儿从此体健康。

十一、小儿易感食欲低下方

小儿食欲低下是指小儿较长时期不思饮食、食欲不振，严重者出现厌食、拒食，本病以 1~6 岁小儿为多见，城市儿童发病率高于农村，独生子女发病率更高，流行病学称之为富裕社会儿童的主要摄食问题之一。如果厌食持续时间较长，就会影响小儿正常的生理机能，抵抗力下降，容易变生他病，也不利于生长发育，尤其是身高的增长，故应引起家长的重视。

【病因病机】小儿食欲低下多为小儿厌食、拒食的先期表现，古代医籍中称之为"恶食""不嗜食""不思食""不思乳食"等，病因为乳食不节，脾胃受伤，受纳运化功能减弱；或恣食生冷瓜果、零食甜点，脾阳受损，痰湿内生，壅阻中州，影响脾胃消化功能；或先天禀赋不足，后天失养，消化功能减弱，以致食欲不振，不思饮食。

【方药组成】黄芪 10 克，炒白术 5 克，防风 3 克，鸡内金 3 克，砂仁 2 克，甘草 3 克。

【服用方法】上药浸泡 2 小时，武火煮开，文火再煮 30 分钟，取汁；加水再煎 25~30 分钟，取二汁，混匀，分 2 次早晚温服。

【功用】益气固表，补脾实卫，消食开胃。

【主治】体质虚弱，纳食不馨，食欲不振。

【组方依据】小儿食欲低下的病因为素体虚弱，喂养不当，导致脾胃受伤，受纳运化功能减弱，影响消化吸收而出现食欲不振；脾胃虚弱，后天失养，则体虚易感，生长迟缓，发育不良。本病病位在脾，病理机制为脾胃虚弱、脾胃不和。故治疗首当补脾益气，药用黄芪补气，固表护卫，以增强机体免疫力，白术健脾利湿，助黄芪益气固表，防风为风药，善走一身之表，黄芪固表，白术顾内，防风驱散表邪又防外风入侵，表里皆固，邪祛不复，犹如屏风固护。鸡内金消积滞、健脾胃，清代张锡纯《医学衷中参西录》记载：鸡内金，鸡之脾胃也。中有瓷石、铜、铁皆能消化，其善化瘀积可知。脾胃居中焦，以升降气化，若有瘀积，气化不能升降，是以易致胀满，用鸡内金为脏器疗法。若再与白术并用，为消化瘀积之要药，更为健补脾胃之妙品，脾胃健壮，运化药力以消积。砂仁辛散温通，气味芬芳，化湿醒脾、健胃消食。甘草清热解毒、补脾润肺、调和诸药。诸药合用，共奏益气固表、消食化积、开胃醒脾之功效。

【典型病例】

黄某某，男，11 岁，2014 年 8 月 23 日初诊。

家人代述，患儿体弱易感，食欲低下，见食不思，看饭发愁，纳谷不馨，每次进食少量即拒绝再食，家长恐吓或催促后，过量饮食则出现腹痛、呕吐，平时大便干结，2 日一行。刻诊见患儿形体消瘦，发育不良，身高、体重明显低于同龄儿，精神可，思维正常，应答切题，面色萎黄，口唇色暗，巩膜无黄染，咽部无充血，扁桃体无肿大，颈部未触及肿大淋巴结，腹平软，肝脾未及，无明显压痛及反跳痛，舌质红，苔白，脉细弱。

依据舌脉诸症，辨证为先天不足，后天失养，脾胃亏虚，运化失常。治宜健脾益气，扶正固本，调胃助运。方用小儿易感食欲低下方，重用鸡内金以健脾胃、消积滞。

处方：黄芪 10 克，炒白术 5 克，防风 3 克，鸡内金 10 克，砂仁 2 克，炙甘草 3 克。每日 1 剂，水煎 2 次，取汁混合，分 2 次早晚温服。并嘱家长，饮食宜清淡易消化，尽量以发面饮食为主，且饮食品种宜多样化，以提高患儿的食欲，不要在餐前进食小零食，保持安静的进餐环境，适当运动，以提高免疫力，增强体质，有利于按时排便。

2014年8月29日二诊，通过以上综合调治，患儿食欲略有改善，食量渐增，但饱食后出现嗳气、腹胀，大便仍干结，余未述明显不适，考虑脾胃素虚，纳谷欠运，腑气不通，浊气不降，予上方酌加大黄，以促进肠蠕动，达到降逆、除胀、通便的作用。

2014年9月6日复诊，患儿饭量较前增多，饭后一切正常，大便每日1次，排便通畅，面色较前红润，活跃爱动，容易出汗，舌质红，苔薄白，因既往体虚易感，又予小儿表虚易感膏连续服用3个月，体重、身高均有改善，期间未患感冒，家长极为满意。

【按】造成食欲下降的原因很多，主要包括体质虚弱，饮食不规律，过食甜食、生冷、油腻、各类调味品及饮料，以及家长不正确的喂养方式，唯恐吃不饱、勉强或鼓励过多进食、或在吃饭时训斥责骂孩子等。因此，在治疗小儿食欲低下症的同时，需要配合心理调节，特别强调三餐要有规律，定时、定量，切忌暴饮暴食。饮食上强调种类多样化，避免单调重复，注意掌控食物的色、香、味、形，做到干稀搭配、粗细搭配，多食用开胃食物，养成良好的饮食习惯，不挑食，不吃零食。另外，保持大便通畅也非常重要。

【调护和预防】

1. 养成良好的饮食习惯，科学喂养，粗细粮搭配，荤素搭配，果蔬调配，饮食定时、定量，不吃零食，少吃生冷及肥腻、油煎食品，多喝水，餐前少吃糖果和甜食，以免影响食欲和正常进餐。应该有愉快、安静的进餐环境，在吃饭时不要管教，以免造成孩子情绪紧张，影响消化系统的功能。

2. 注意饮食卫生，避免进食隔夜饭菜和不洁食物，减少胃肠疾病的发生。

3. 适当运动锻炼，改善体质，增强免疫力，提高抗病能力。

【歌诀】 小儿易感食欲差，刘师此方效果佳，玉屏内金砂甘草，合理饮食紧紧抓。

十二、小儿易感腹痛（肠系膜淋巴结炎）方

小儿肠系膜淋巴结炎是引起小儿急慢性腹痛的原因之一，常易反复发作，多见于学龄前儿童，男童发病率较高。现代医学认为本病是由于病毒、细菌感染，其毒素随血液循环进入体内，蓄积于肠系膜淋巴结而引发炎症，常因上呼吸道感染诱发，腹部彩色多普勒超声示多发肿大淋巴结。经临床观察，

近几年来该病的发病率有增长趋势，若病情迁延，常致再发性腹痛，伴发食欲不振，影响儿童的生长发育。

【病因病机】小儿肠系膜淋巴结炎属中医"腹痛""瘰疬"范畴，根据其特点及伴随症状，结合小儿生理病理特点，辨证病位在脾及肠胃。因小儿形气未充，卫外功能不足，易于感触外邪，若感冒久而不愈，或经常反复感冒，邪毒久羁不散，聚于腹膜肠间；又小儿脾常不足，易聚湿生痰，复感外邪，邪壅气滞，痰气交阻，结于腹部，使脾胃运化功能失调，"不通则痛"；或因暴饮暴食，食积停滞，或因过食生冷，阻遏脾阳，均可影响脾胃运化功能，邪滞于肠腑，腑气不通而发生腹痛。本病以正虚为本，外感引发，病机为脾胃失健、中焦气机失调，不通则痛或不荣亦痛，痰核内结为其病理产物，饮食不当虽然不是直接的致病原因，却可导致症状加重或病情反复。在急性期，病性以邪实为主，慢性期则出现虚实错杂、虚中有实之证，正如《幼幼集成·腹痛证治》所云："夫腹痛之证，因邪正交攻，与脏气相击而作也"。

【方药组成】黄芪15克，炒白术8克，防风3克，板蓝根6克，炒白芍5克，炮山甲3克，蜈蚣1条，甘草3克。

【服用方法】上药浸泡2小时，武火煮开，文火再煮30分钟，取汁；加水再煎25~30分钟，取二汁，混匀，分2次早晚温服。

【功用】益气固表，补脾实卫，解毒散结，消肿止痛。

【主治】脐周腹痛，腹痛部位不固定，疼痛性质可为隐痛或痉挛性疼痛，在疼痛发作间隙症状较轻。可伴见食欲减退，甚至恶心、呕吐、发热、腹泻或便秘等消化系统症状。

【组方依据】因小儿脏腑娇嫩，肺脾不足，易感时行邪毒，不仅肺卫失宣，邪毒聚于咽喉，引发乳蛾，还可使脾胃运化失常，引起胃肠气血失和，中焦停滞，聚湿生痰，痰、食、湿互结，聚于腹部，形成痰核，以致气血运行受阻。故治宜益气固表，补脾实卫，解毒散结，消肿止痛。方药首选玉屏风散，以黄芪补气，白术健脾，防风祛风，共奏益气固表、补脾实卫之功；板蓝根清热凉血、解毒散结，药理研究表明，板蓝根对多种病毒与病菌有明显的抑制作用，还可促进身体的康复，增强免疫力；炒白芍柔肝和脾，最善止痛，《幼幼集成》赞芍药"无论寒热虚实，一切腹痛收之神效"；炮山甲、蜈蚣皆为虫类药，性善走窜，透窍达络，无所不至，以毒攻毒，用之以解毒通瘀、活络止痛，尤其是炮山甲一味，张锡纯《医学衷中参西录》云："穿山甲味淡性平，气腥而窜，其走窜之性，无微不至，故能宣通脏腑，贯彻经络，透达关窍，血凝血聚为病，皆能开之，以治疗痈，放胆用之，立见功效"；甘草清热解毒、补脾润肺、调和诸药。诸药合用，共奏益气固表、疏通络脉、散结止痛之功效。

【典型病例】

韩某某，男，6 岁，2014 年 11 月 12 日初诊。

主诉：脐周腹痛阵发性发作 2 天。家长代述，患儿 2 天前晚餐后进食水果，出现恶心呕吐，入夜后又出现腹痛，排稀便 2 次，腹痛减缓，但此后脐周腹痛反复发作，时轻时重，受凉和进食后疼痛加重，伴腹胀、纳呆、便稀。患儿因体虚易感，恐惧西医输液治疗，求助中医。刻诊见患儿形体羸弱，营养不良，面色萎黄，毛发枯黄，无寒热往来，巩膜无黄染，咽部充血，扁桃体无肿大，颈部未触及肿大淋巴结，腹软，未扪及包块，脐周有轻微压痛，舌质红，苔白，脉细数。腹部彩色多普勒超声检查提示肠系膜多发肿大淋巴结。

依据舌脉诸症，辨证为素体亏虚，外邪内侵，湿热蕴结，毒壅气滞。治宜固表扶正，解毒散结，消肿止痛。方用小儿易感腹痛方。

处方：黄芪 15 克，炒白术 8 克，防风 3 克，板蓝根 6 克，炒白芍 5 克，炮山甲 2 克，蜈蚣 1 条，甘草 3 克。每日 1 剂，水煎 2 次，浓缩取汁约 200 毫升左右，分 4 次于饭前 30 分钟和睡前温服。服药后卧床休息片刻，并嘱饮食清淡易消化，少吃生冷、辛辣、油腻及快餐食品，少喝饮料，适量进食山药以健脾益气、强胃助运，避免过度运动，睡眠时要保护腹部以免肚脐受凉。

2014 年 11 月 18 日二诊，家长代述，患儿服药后腹痛明显减轻，惟活动后和进食后有腹痛，大便每日 1 次，排便通畅，查舌脉同前，予上方继服 4 剂巩固之。

2014 年 11 月 22 日复诊，上方连服 10 剂，腹痛症状消失，纳食增加，精神改善，考虑到患儿素体虚羸，经常感冒，又予小儿表虚易感膏，并嘱咐家长做好饮食调护，让患儿适当锻炼，以改善体质，提高免疫力，连续服药 4 个月，期间未再出现腹痛症状，而且机体免疫力明显增强，极少患感冒，体重增加 2 公斤。

【按】感冒久而不愈，邪毒久羁不散，或易感外邪，经常反复感冒引起肠系膜淋巴结炎反复发作者，多为伏邪正虚所致，故正虚、伏邪为本，新感诱发为标。所以，小儿肠系膜淋巴结炎病变多见于体虚易感儿，或有反复发热史，或素体痰热较重的患儿。患者大多恣食生冷、肥甘、鱼腥、油腻之品，少食蔬菜，以致肺胃积热。当患儿腹痛发作时，做腹部彩色多普勒超声检查，大多能检查出肿大淋巴结，这些情况并非都需要使用抗生素。病情较轻者，合理饮食，注意休息，如伴消化不良，服用助消化药物即可，有可能自行痊愈。平素还要注意增强小儿体质，预防感冒，饮食卫生。建议在一段时间内坚持服用中药，以患儿不易感冒、腹痛消失为佳。

【调护和预防】

1. 注意休息，不宜剧烈运动，消除紧张情绪，并注意腹部保暖。

2. 不吃生冷、不卫生、不易消化的食品，以减少饮食及化学性因素对肠道的刺激，防止肠道内毒素的产生。饮食要有规律，以清淡、富含营养、低糖、维生素及植物纤维素含量丰富的食物为主，少食易产气的食物。减少糖类、海鲜、鱼腥、肉食和油炸食物的摄入，养成定时排便的习惯，以减轻胃肠负担。

3. 缓解期鼓励患儿坚持正常的活动和学习，以增强体质，提高免疫力。

【歌诀】 小儿易感又腹痛，玉屏蓝芍甲草蜈，解毒散结消肿痛，固表实卫力无穷。

十三、小儿易感腹泻方

小儿易感腹泻是小儿时期最常见的脾胃疾病，以大便次数增多，粪质稀薄，或如水样为特征，好发于婴幼儿，以 2 岁以下的小儿最为多见。此病虽一年四季均可发生，但以夏秋季节发病率为高。轻症一般预后良好，重症可因病势急骤，出现危症，若病程迁延不愈，可耗伤正气，损及气血，影响小儿营养及生长发育，形成疳证、慢惊风等病症，对儿童健康危害大，已列为我国儿科重点防治的四病之一。本病属现代医学的婴幼儿腹泻，包括消化不良及小儿肠炎等。

【病因病机】 中医认为，泄泻之本，无不由于脾胃。小儿脏腑娇嫩，形气未充，肌肤薄弱，冷暖不知自调，易为外邪侵袭而发病；又脾胃薄弱，运化功能不足，无论内伤乳食、感受外邪或脾肾虚寒等，都可引起脾虚运化失司，因胃主受纳，腐熟水谷，脾主运化水湿及水谷精微，若脾胃受病，运化失职，则饮食入胃之后，水谷不化，精微不布，清浊不分，合污而下，致成泄泻。

【方药组成】 黄芪 10 克，炒白术 5 克，防风 3 克，炒鸡内金 3 克，炒山药 3 克，炮姜 3 克，炙甘草 3 克。

【服用方法】 上药浸泡 2 小时，武火煮开，文火再煮 30 分钟，取汁；加水再煎 25~30 分钟，取二汁，混匀，再浓缩取汁约 200 毫升左右，分 4 次于饭前 30 分钟和睡前温服。

【功用】 益气固表，健脾和胃，燥湿止泻。

【主治】 大便次数增多，粪质稀薄或如水样为其主症。

【组方依据】 小儿感受外邪，或乳食不适，调护不当，久病久泻，致使宿食停滞，损伤脾胃阳气，脾虚则运化失司，胃弱则不能腐熟水谷，中阳之气下陷而为泄泻。本病最易耗气伤液，重症者可引起伤阴、伤阳或阴阳俱伤之危重证候；迁延日久不愈，常导致小儿营养不良、生长发育迟缓、疳积等慢性疾患。在扶正的基础上，治以调理脾胃、利湿止泄。药用黄芪补气，以增强机体免疫力，固表护卫，白术健脾利湿，助黄芪益气固表，防风为风药，善走一身之表，黄芪固表，白术顾内，防风驱散表邪又防外风入侵，表里皆固，邪祛不复，犹如屏风固护；炒鸡内金、炒山药、炮姜健脾和胃、消食化积、燥湿止泻，尤其炮姜一味，性质温和，可以温暖脾胃，能温中止痛止泻，对脾胃虚弱所致腹泻和腹痛有良好的疗效；甘草清热解毒、补脾润肺、调和诸药。诸药合用，共奏益气固表、健脾止泻之效。

【加减应用】 伴见呕恶、纳呆者，加砂仁以和降胃气、醒脾化湿；兼有食积腹胀痛者，加焦山楂、木香以消食导积、理气消胀。

【典型病例】

史某某，男，4 岁，2015 年 2 月 2 日初诊。

家长代述，患儿便稀 5 天，每日 4~6 次，呈稀粪水样，夹杂不消化食物，每次便前先有腹痛，泻后痛止，服用小儿止泻颗粒、蒙脱石散，腹泻略有缓解，但出现腹胀、纳呆、恶心等不适感，刻诊见患儿精神萎靡不振，面色萎黄，表情痛苦，家长代述，仍有腹痛腹胀，大便 3~4 次，量少不成形，食欲不振，平素体质较弱，易患感冒，但感冒极少发热，容易出汗，有慢性扁桃体炎史，舌质红，苔白，脉滑数，指纹微紫隐现。

依据舌脉诸症，辨证脾胃虚弱，运化失调。治宜益气固表，健脾和胃，燥湿止泻。方用小儿易感腹泻方化裁。

处方：黄芪 10 克，炒白术 5 克，防风 3 克，炒鸡内金 3 克，炒山药 3 克，炮姜 3 克，焦山楂 3 克，炙甘草 3 克。每日 1 剂，水煎 2 次，浓缩取汁约 200 毫升左右，分 2 次，早晚温服。并嘱家长，饮食宜清淡易消化，少吃生冷、煎炸、油腻、膨化食品及洋快餐，多喝温水，以预防因腹泻造成脱水，注意保暖，避免腹部受凉。上方连服 6 剂，腹痛、腹泻缓解，大便每日 1 次，仍便稀不成形，夹杂不消化食物，食欲增加，精神改善，予上方加炮姜，又服 4

剂而告愈。

【按】治疗小儿泄泻，应以调理脾胃，助以化湿为基本法则。临床可根据虚实之不同，而分别施以不同的治法。凡暴泻属实者以祛邪为主，常用疏风散寒、消食导滞、清热化湿等法；久泻属虚者以扶正为主，常治以健脾益气、温补脾肾等；若久病迁延，虚实夹杂者，则须扶正祛邪，消补兼施。在治疗中须时时注意顾护脾胃，保护阴液。凡苦寒清热、消导化滞之品，易伤脾胃，宜中病即止，不可过量、久用；辛燥淡渗之品，多有伤阴之弊，用之亦勿过量；滋阴温补之品，虽为补剂，过量使用，亦能碍脾，故也不可滥用。此外，收敛固涩药物须在祛积化湿后方可使用，切不可用之过早而留邪于内。对于不耐口服用药，且腹泻较重的患儿，需要配合液体疗法以提高疗效。另外，敷脐、外治、推拿等疗法简便易行，疗效佳。

治病求本是中医学的治疗原则，在泄泻症状控制之后，应以"健脾崇土"的方法巩固培本，尤其适用于脾胃素虚的患儿。在食疗方面，山药、胡萝卜均有健脾、开胃、止泻、止痢的作用，可以配合药物使用。

【调护和预防】

1. 饮食宜清淡易消化，以流质或半流质为佳，多喝温水，腹泻严重者可以适量喂淡糖盐水，避免因腹泻造成脱水。因牛奶、鸡蛋、肉类等高脂肪、高蛋白食物可加重胃肠负担，绿叶蔬菜含多纤维食品可刺激肠蠕动，故腹泻时不宜食用。

2. 注意饮食卫生，建议对患儿使用的餐具进行高温消毒。

3. 注意腹部保暖，因腹部受凉可导致肠蠕动加快，从而加重病情。

4. 由于排便次数增多，肛门周围的皮肤及黏膜有不同程度的损伤，因此需要清洁肛门部位。便后应用细软的卫生纸轻擦，或用细软的纱布蘸水轻洗，洗后可涂些油脂类的药膏。婴儿需防红臀，要及时更换尿布，避免粪便、尿液浸渍的尿布与皮肤摩擦而发生破溃。对于患儿用过的便具、尿布以及被污染过的衣物、床单，都要及时洗涤并进行消毒处理，以免反复感染或传染给其他人。

【歌诀】易感腹泻不用愁，玉屏鸡金姜草求，健脾止泻炒山药，小儿服此健如牛。

十四、小儿易感便秘方

便秘是儿科常见病和多发病。近年来，随着生活水平的提高以及饮食和生活习惯的改变，便秘患儿有逐渐增多的趋势，便秘日久不仅可以引起食欲不振、腹胀腹痛等现象，还可导致小儿肛门局部的病变，使小儿惧怕排便，形成恶性循环，影响儿童的生长和发育。

【病因病机】中医学认为，小儿便秘的发生与脾、肺关系最为密切。小儿脾常不足，一方面是因为小儿生而未全、全而未壮，其脏腑功能较弱，另一方面还因其处于旺盛的生长发育期，对水谷精气的需求比成人相对更高，而小儿脾气尚弱，运化功能不健。若素体虚弱，饮食稍有调摄不当，则易造成脾胃虚弱、运化无权，脾升胃降失常，浊阴不降，影响大肠气机，传导功能低下，糟粕内留而便秘。又肺与大肠相表里，肺为华盖，主一身之表，肺气亏虚，卫表不固，易受外邪侵袭，入里化热，燥热下移于大肠，导致大肠传导失职而发生便秘。

【方药组成】黄芪 10 克，白术 6 克，防风 3 克，玉竹 5 克，大黄 1 克，甘草 2 克。

【服用方法】上药浸泡 2 小时，武火煮开，文火再煮 30 分钟，取汁；加水再煎 25~30 分钟，取二汁，混匀，分 2 次早晚温服。

【功用】益气固表，养阴润燥，导滞通下。

【主治】排便困难，排便间隔时间延长，大便干结，排出困难，可伴腹胀、纳减。

【组方依据】中医认为，胃主受纳，脾主运化，脾胃吸收水谷精微，糟粕则由肠道传导而排出。因小儿脾常不足，脾胃虚弱，运化失常，气机升降紊乱，大肠传导阻滞而见便秘。故儿童功能性便秘的治疗，通便只治其标，健运脾土则是治其本，又小儿脏腑娇嫩，形气未充，不可妄用峻下之剂，以免伤其正气。方用玉屏风散化裁，攻补兼施，扶正固本，健脾行气，养阴润燥，导滞通下。药用黄芪益气固表，生白术健脾、运脾通便而不燥，防风升脾之清气，还可助大黄宽肠顺气；玉竹润肺养胃、生津增液、滋润肠道；大黄泄热导滞、消积通下；甘草清热解毒、补脾润肺、调和诸药。诸药合用，共奏益气固表、润燥通下之功效。

【典型病例】

刘某，男，6 岁，2015 年 1 月 30 日初诊。

家长代述，患儿自幼大便干结，至上幼儿园期间，大便干结逐渐加重，有时大便数天不解，在排解大便时肛门撑裂出血现象时常发生，以致患儿恐惧排便，自服多种药物，大便干结不见缓解。刻诊见患儿形体偏瘦，营养一般，面黄不华，唇甲色淡，舌质淡，苔白，舌边尖有齿痕，脉滑稍数。

依据舌脉诸症，辨证为脾胃素虚，运化失常。治宜益气固表，养阴润燥，导滞通下。方用小儿易感便秘方治疗。

处方：黄芪 10 克，白术 6 克，防风 3 克，玉竹 5 克，大黄 1 克，甘草 2 克。每日 1 剂，水煎 2 次，取汁混合，分 2 次早晚温服。并嘱家长，饮食宜清淡易消化，少吃煎炸、油腻、麻辣等容易助湿生热、伤津耗液的食物，多喝温水，多吃新鲜蔬菜水果及粗杂粮，每天晨起喝一杯蜂蜜水，养成每天晨起按时排便和排便不要久蹲的习惯。

2015 年 2 月 6 日二诊，大便 1~2 日一次，粪便初干结，后稀软，服药后出现短暂的腹痛，休息片刻即可缓解，但便意不明显，考虑到患儿平素易患感冒咳嗽，肺气亏虚，肺与大肠相表里，肺气宣则肠腑通，故予上方加苦杏仁 3 克，以润肺降气、滑肠通便。又服 6 剂，调护方法同前。

2015 年 2 月 28 日复诊，上方连续服用 18 天，大便每日 1 次，排解通畅，自服药后未再出现肛门破裂出血现象。在新年期间，由于饮食过于丰盛，且不规律，再次出现大便干结，2~3 天排便一次，考虑为旧病复发，仍用上方调治，又服药 12 剂，并向家长强调了调整饮食的重要性。此后通过药、食两方面综合调治，患儿大便干结基本治愈，自服药后亦很少患感冒，体重增加，面色红润，家长甚为满意。

【按】小儿习惯性便秘在儿科门诊最为常见，其原因一是饮食不调，如食物成份不适宜，食物含蛋白质过多，缺乏必需的水分、油脂和纤维素，致大便干燥不易排出，这种现象可以通过调整食物种类来改善；二是体质因素，如功能性神经体液调节失常，常见于一些有过敏体质或好动、注意力不易集中的儿童，这些儿童总是精神异常亢奋，随时满头大汗，而排便则不通畅。

对年龄稍大些的慢性便秘儿童，除鼓励其多运动、多吃富含纤维素的食物外，家长应诱导患儿养成良好的排便习惯，如按时上厕所，适当增加运动量，增强体质，提高自身免疫力。儿童大多有功能性便秘症状，但若被家长忽视，可导致病情加重。

【调护和预防】

1. 正确引导低龄儿童养成排便的习惯，对于 3 岁以上的儿童，每天早餐及晚餐后，要提醒他排便，并鼓励尽量排干净，如果不排便，也不可勉强，更不可强制孩子长时间蹲坐便盆，无论是否有排便感，都须每日按时上厕所，才能养成按时排便的好习惯。

2. 在饮食方面，适当增加含纤维素丰富的粗杂粮及蔬菜水果，这样可以促进肠蠕动，有助于排便。多喝水，滋润肠道，缓解便秘。少吃炸鸡块、快餐食品、可乐饮料等助热生燥伤阴食品。

3. 适当增加运动量，低龄儿的爬、走、跑动，都可增加腹内压力，避免小儿便秘。

【歌诀】易感便秘玉屏风，玉竹甘草把津荣，稍加大黄通腑气，小儿排便乐融融。

十五、小儿易感遗尿方

遗尿，就是人们通常所说的"尿床"，遗尿症指 3 岁以上的儿童在睡眠中无意识控制排尿而出现遗尿或尿床。现代医学认为，通常儿童 5 岁后，膀胱中枢神经发育完全，睡眠中不可能遗尿，但据泌尿科医学会的统计，仍有 5.5% 的学龄儿童有尿床的现象。这种现象至少每周出现两次以上且持续超过半年，即可诊断为小儿遗尿症。13 岁以下的儿童多见，亦有延至成人者。小儿遗尿症不仅影响患儿的生活质量，还可影响患儿的心理健康，故小儿遗尿症应当引起家长的高度重视。

【病因病机】小儿遗尿，中医称为"遗溺"，俗名尿床，系指患儿夜间睡眠中小便自遗不知，醒后方觉的一种病症。中医认为，小儿遗尿病的发生与肺、脾、肾、膀胱、三焦的功能失调有关，如《素问·经脉别论》云："饮入于胃，游溢精气，上输于脾，脾气散精，上归于肺，通调水道，下输膀胱"。说明饮食入胃，经消化后，精微散布到脾，由脾上输于肺，通过肺的宣发肃降，使水道通畅，而体内多余的水分，则下输至膀胱成为尿，然后排出体外，这是水液代谢的过程。《素问·灵兰秘典论》云："膀胱者，州都之官，津液藏焉，气化则能出矣。"又云："三焦者，决渎之官，水道出焉。"且肾主水，与膀胱互为表里，膀胱气化有赖于肾气的充足与温煦。由此可见，尿液的生成及排泄，与肺、脾、肾、三焦、膀胱有着密切关系。遗尿的发病机制虽说主要为膀胱失于约束，然而，肺、脾、肾功能失调，三焦气化失司都与之有关。临床上，患有遗尿病的儿童常有气虚多汗、容易感冒咳嗽、面色苍白、食欲不振等症状。此外，亦有因憋尿滞碍膀胱气化，尿液久留，化生湿热，湿热客于膀胱，造成遗尿，尤其儿童更为多见。

【方药组成】黄芪 15 克，炒白术 15 克，防风 3 克，桑螵蛸 10 克，益智仁 10 克，甘草 3 克。

【服用方法】上药浸泡 2 小时，武火煮开，文火再煮 30 分钟，取汁；加水再煎 25~30 分钟，取二汁，混匀，分 2 次早晚温服。

【功用】健脾益气，补肾固精，缩尿止遗。

【主治】睡眠状态下不自主排尿的病态现象，轻者数日一次，重者一夜多次。

【组方依据】小儿遗尿的病因主要为卫表不固，脾肾虚损，收纳无权。不仅与肾及膀胱虚寒，不能固摄密切相关；还与肺、脾、肾等脏腑功能失调有关，肺主上焦，为水之上源，肺气虚，则失去通调水道的能力，因而影响水液的输布和排泄；脾主中焦，为太阴湿土，能运化水湿，脾气虚，则调节体内水液平衡的功能失常；膀胱主下焦，膀胱者，州都之官，津液藏焉，气化则能出矣，膀胱气虚，气化不能，则储尿和排尿的功能不全，导致小儿遗尿。临床上，患有遗尿症的儿童多存在先天不足，后天失养的现象，故治疗着重于调理脏腑功能，调补肺脾，补肾固脱。药用黄芪、炒白术、防风，健脾益气、补助后天。益智仁、桑螵蛸补肾纳气、固涩缩尿、扶助先天。益智仁辛温气香，温脾暖胃，益火暖肾，且带涩性，缩尿固精，温宣中兼有固涩作用；桑螵蛸甘、咸、平，为补肾助阳固下药，肾与膀胱相表里，肾得所养，则膀胱自固，强壮收敛。甘草清热解毒、补脾润肺、调和诸药。诸药合用，共奏足脾气、固肾气、缩尿止遗之功效。

【典型病例】

周某某，男，7岁，2015年2月10日初诊。

家长代述，患儿有遗尿史多年，自上学以来，每晚都有遗尿发生，家长常在午夜时将患儿叫醒排尿，每次尿量不多，次晨仍会发现遗尿在床，曾多方求医，土单验方、针灸治疗皆使用过，遗尿症状短期可以控制，或间隔1~2天遗尿一次，患儿平时体质较弱，容易感冒，挑食偏食，大便干结。刻诊见患儿营养一般，发育正常，精神好，舌质红，苔薄白，脉沉细。

依据舌脉诸症，辨证为气虚不固，脾失健运，肾失气化，膀胱失约。治宜益气固表，健脾助运，温肾助阳，固脬缩尿。方用小儿易感遗尿方。

处方：黄芪15克，炒白术15克，防风3克，桑螵蛸10克，益智仁10克，甘草3克。每日1剂，水煎2次，取汁混合，分2次温服。同时要求家长配合治疗，尽量在夜间叫醒孩子小便一次，睡前不要让孩子过于兴奋，少看紧张、刺激性的电视节目，少进食液体饮料，平时多吃新鲜蔬菜水果及粗杂粮，少吃零食及洋快餐，并适当运动锻炼，以增强体质，注意汗后避风。

2015年3月10日二诊，上方间断服用10剂，服药期间未再遗尿，因值新年，停药数天，遗尿依旧，余未述明显不适，又予上方10剂，要求连续服用。该患儿连续服用 50 余剂，遗尿消失，体质明显改善，亦未再感冒，经随访一切恢复正常。

【按】临床观察发现，长期尿床的儿童易患泌尿系统感染，夏天尤其易发生外阴部皮炎，冬天尿床后受凉易患感冒。更应引起家长重视的是，该病对患儿心理和智力方面的影响，如性格内向、不爱与人交往、心理自卑、易产生多疑胆怯心理、脾气固执等。

【调护和预防】

1. 家长应积极配合治疗，不要责备训斥和讥笑，在晚上孩子入睡后，定时唤醒孩子起床排尿，养成良好习惯。家长要鼓励孩子树立战胜疾病的信心，千万不要歧视孩子和打骂孩子，使孩子产生自卑感，从而影响智力发育。

2. 生活起居要有规律，避免过分紧张和疲劳，不要贪玩熬夜，睡前少看紧张、刺激性的电视节目，少进食液体饮料。

3. 平时多吃新鲜蔬菜水果及粗杂粮，保持大便通畅，多保持情绪稳定；少吃生冷、辛辣、油腻及洋快餐、功能性饮料等。

4. 适当运动锻炼以改善体质，增强免疫力，提高抗病能力。

【歌诀】 小儿遗尿玉屏风，桑蛸益智甘草同，健脾益肾助纳气，温肾缩尿汤验灵。

十六、小儿湿疹方

小儿湿疹属于变态反应性皮肤病，俗称"过敏性皮肤病"，因过敏或者不耐受食入物、接触物、吸入物而引起，初起症状多为皮肤发红，出现皮疹，皮损以丘疱疹为主的多形性损害，或有渗出倾向，后期皮肤发糙和脱屑，当遇热或遇湿时症状加重，常反复发作，急、慢性期重迭交替出现。该病不仅会影响患儿的生长发育，还会加重家长的思想及经济负担。

【病因病机】小儿湿疹，发于 1~2 岁以内的婴幼儿者俗称"奶癣"。特点是好发在患儿头面部，重者可延及躯干和四肢，瘙痒剧烈，患儿常有家族过敏史，多见于人工哺育的婴幼儿。主要原因为对食入物、吸入物或接触物不耐受或过敏所致。小儿湿疹的病因复杂，临床表现多样。《外科正宗·奶癣》记载："儿在胎中，母食五辛，父餐炙煿，遗热于儿，生后头面遍身发为奶癣，流脂成片"。《中医外科学》载："由于怀胎时母食五辛，遗热于儿。乳儿母怀孕时多食辛辣炙煿、鱼腥海味等发物；或因产母情志内伤，易于发怒，肝火内动，遗热于儿；或因生后喂乳失当，饮食不节，脾胃薄弱，过食甘肥，以致脾失健运，湿热内生"。先天因素为禀赋不足，导致脾胃湿热，后天因素则为小儿脏腑功能尚未健全，脾胃传输功能不强。一旦饮食不节，损伤脾胃，内生湿热，外受风湿热邪，皆可导致湿疹的发生。

【方药组成】 黄芪 15 克，炒白术 10 克，防风 5 克，茯苓 5 克，土茯苓 5 克，荆芥 5 克，威灵仙 5 克，甘草 5 克。

【服用方法】 上药浸泡 2 小时，武火煮开，文火再煮 30 分钟，取汁；加水再煎 25~30 分钟，取二汁，混匀，分 2 次早晚温服。药渣再煎外洗患处。

【功用】 益气固表，健脾燥湿，祛风止痒。

【主治】 皮疹分布于面颊、额部、眉间和头部，严重时前胸、后背、四肢也可有皮疹，多为对称性分布，伴局部瘙痒。

【组方依据】 小儿稚阴稚阳，形气未充，脏腑娇嫩，发生本病的原因多为先天禀赋不足，后天调养失当，脾为湿困，肌肤失养，或因湿热久蕴，发为湿热之证，久之湿则伤脾，热则伤阴血，而致虚实夹杂之证。急性湿疹多见湿热之证，慢性湿疹多为虚实夹杂之证。因本病有反复发作、缠绵难愈的特点，故治疗当标本兼治。药用黄芪补气生血，取"血行风自灭"之意，以增强机体免疫力，固表护卫，白术健脾利湿，助黄芪益气固表，防风为风药，善走一身之表，黄芪固表，白术顾内，防风驱散表邪又防外风入侵，表里皆固，邪祛不复；茯苓味甘而淡，甘则能补，淡则能渗，药性平和，可祛邪，可扶正，既能健脾，又能渗湿，还具有提高免疫的功能；土茯苓，善治湿热疮毒，《本草正义》谓："土茯苓，利湿去热，能入络，搜剔湿热之蕴毒"；荆芥解表散风、透疹止痒、祛风通络、除湿止痒；甘草清热解毒、补脾润肺、调味和药。诸药合用，共奏益气固表、解毒化湿、透疹止痒之功效。

【按】 因小儿脏器娇嫩，不耐攻伐，故在治疗中慎用黄芩、黄连、黄柏等苦寒燥湿药物，以免伤阴耗血。在治疗的同时，尽量寻找发病原因，做好调护和预防工作。

【调护和预防】

1. 患儿日常要注意避开过敏源和刺激物，不吃易过敏和刺激性的食物。哺乳的母亲亦应避免进食这类容易引起过敏的食物。少吃牛奶、鲫鱼汤、鲜虾、螃蟹等诱发性食物，多吃豆制品，如豆浆等清热食物。不吃刺激性食物，如蒜、葱、辣椒等，以免刺激性物质进入乳汁，加剧宝宝的湿疹。

2. 保证居住环境温度适宜、见光、透风，及时清理屋内垃圾，防止滋生细菌。避免接触灰尘、羽毛、蚕丝以及动物的皮屑、植物的花粉等过敏原。

3. 洗澡不宜太勤，避免使用肥皂，用软毛巾轻轻将水吸干，尽量保持湿疹皮损干燥，减少患处刺激。

4. 衣被不可太厚，衣服要穿得宽松些，以全棉织品为好。避免毛线衣等接触皮肤，因为其会刺激皮肤，加重湿疹。瘙痒时避免搔抓破溃引起继发感染。

【歌诀】刘师立方治湿疹，玉屏二苓荆白薇，甘草和入调诸药，固表止痒湿疹没。